ワシントン マニュアル
循環器内科
アップグレード

監訳 **池田 宇一** 信州大学医学部附属病院 循環器内科 教授

The Washington Manual™
Subspecialty Consult Series
Cardiology Subspecialty Consult
Second Edition

Editors
Phillip S. Cuculich, MD
Fellow, Cardiovascular Diseases
Washington University School of Medicine
Barnes-Jewish Hospital
St. Louis, Missouri

Andrew M. Kates, MD
Associate Professor of Medicine
Washington University School of Medicine
Barnes-Jewish Hospital
St. Louis, Missouri

Series Editors
Katherine E. Henderson, MD
Instructor in Medicine
Department of Internal Medicine
Division of Medical Education
Washington University School of Medicine
Barnes-Jewish Hospital
St. Louis, Missouri

Thomas M. De Fer, MD
Associate Professor of Internal Medicine
Washington University School of Medicine
St. Louis, Missouri

メディカル・サイエンス・インターナショナル

Authorized translation of the original English edition,
"The Washington manual™ cardiology subspecialty consult"
Second Edition
by Department of Medicine, Washington University School of Medicine ; Phillip S. Cuculich, MD ; Andrew M. Kates, MD ; Katherine E. Henderson, MD ; Thomas M. De Fer, MD

Copyright ©2009 by Department of Medicine, Washington University School of Medicine
All rights reserved.

This translation is published by arrangement with Lippincott Williams & Wilkins/Wolters Kluwer Health Inc., 530 Walnut Street, Philadelphia, PA 19106 U. S. A.
Lippincott Williams & Wilkins/Wolters Kluwer Health did not participate in the translation of this title.

© Second Japanese Edition 2010 Medical Sciences International, Ltd., Tokyo

Printed and Bound in Japan

監訳者序文

　本書はWashington大学の循環器内科研修医およびスタッフが執筆した循環器診療のハンドブックである。内科診療のハンドブックとしては，同大学の内科専門医らが執筆した名著 The Washington Manual™ of Medical Therapeutics（日本語版「ワシントンマニュアル」）がある。Washington Manual™の姉妹書である本書は2005年に初版が出版された。循環器診療のコツや最新のエビデンスが手に取るようにわかる実践的なハンドブックであり，日本語版「ワシントンマニュアル循環器内科コンサルト」として出版したところ，多くの方々にご愛読いただいた。

　循環器診療の進歩に伴い，この度，原著の第2版が出版された。執筆者が刷新され，新たにCT，MRI，IVUSなどの画像検査，末梢動脈疾患，糖尿病や女性の心疾患などに関する章も設けられた。単なる改訂版というより目次を含めて全面的にリニューアルされたが，さらに充実した内容となっている。

　第2版の翻訳に際しても，わかりやすい訳文になるように心掛けた。商品名は日本で発売され使用可能なものはカタカナで，日本で使用されていないものは欧文で表記した。また，日本における投与量を補足した。

　内科の「ワシントンマニュアル」から一歩踏み出して循環器診療の知識をアップグレードするという本書の目的が明確になるように，第2版のタイトルは「ワシントンマニュアル循環器内科アップグレード」に変更した。初版同様，研修医，循環器内科医，実地医家の方々にご愛読いただければ幸いである。

　最後に，翻訳にあたってくれた信州大学循環器内科の教室員ならびに秘書の小林芽生さん，(株)メディカル・サイエンス・インターナショナルの染谷繁實氏，金子史絵さんに心から感謝したい。

2010年3月
池田宇一

訳者一覧

池田宇一	信州大学医学部附属病院循環器内科　教授	1 章
竹内崇博	信州大学医学部附属病院循環器内科	2 章
熊崎節央	信州大学医学部附属病院循環器内科　助教	3 章
馬渡栄一郎	相澤病院循環器内科	4 章
小田切久八	信州大学医学部附属病院循環器内科　助教	5 章
嘉嶋勇一郎	信州大学医学部附属病院循環器内科	6 章
筒井　洋	諏訪赤十字病院循環器科　部長	7 章
今村　浩	信州大学医学部救急集中治療医学講座　准教授	8 章
柴　祐司	Department of Pathology, Center for Cardiovascular Biology, University of Washington	9 章
高橋将文	自治医科大学分子病態治療研究センターバイオイメージング研究部　教授	10 章
伊澤　淳	信州大学医学部附属病院循環器内科　助教	11 章
本郷　実	信州大学医学部保健学科　教授	12 章
川口政徳	安曇野赤十字病院循環器内科	13 章
林悠紀子	北信総合病院循環器科	14 章
笠井宏樹	信州大学医学部附属病院循環器内科　助教	15 章
元木博彦	信州大学医学部附属病院循環器内科　助教	16 章
小山　潤	信州大学医学部附属病院循環器内科　准教授	16 章
高橋文子	信州大学医学部附属病院循環器内科	17 章
島田健太郎	信州大学医学部附属病院循環器内科	18 章
相澤万象	信州大学医学部附属病院循環器内科　助教	19 章
川上　徹	社会法人杏嶺会一宮西病院循環器内科　副部長	20 章
富田　威	信州大学医学部附属病院循環器内科　助教	21 章
宮下裕介	信州大学医学部附属病院循環器内科　助教	22 章

渡辺　徳	北信総合病院循環器科　部長	23 章
三枝達也	信州大学医学部附属病院循環器内科	24 章
矢崎善一	NHO まつもと医療センター松本病院循環器科　医長	25 章
関　年雅	NHO まつもと医療センター松本病院循環器科	25 章
堀込充章	NHO まつもと医療センター松本病院循環器科	26 章
堀込実岐	伊那市国保美和診療所	26 章
鈴木智裕	相澤病院循環器内科　医長	27 章
山崎佐枝子	信州大学医学部附属病院循環器内科	28 章
伊勢真美子	信州大学医学部附属病院循環器内科	28 章
唐澤可奈	長野家庭裁判所	29 章
西村仁志	信州大学医学部附属病院循環器内科	30 章
越川めぐみ	信州大学医学部附属病院循環器内科　助教	付録

編集主幹の言葉

　医学の知識は指数関数的に増加しており，臨床医は猛烈なペースで新事実の洗礼を受けている。The Washington Manual™ Subspecialty Consult Series は役立つ実践的臨床情報を必要とする研修医，上級医，医学生，開業医のために発刊された。本書はこの情報過多の時代において，必要に応じて重要な情報を確実に提供することを目指している。

　本シリーズの執筆者たちに謝辞を述べたい。ことに，series editor である Katherine E. Henderson, MD と Thomas M. De Fer, MD には企画全体を担当していただいた。Melvin Blanchard, MD (Chief of the Division of Medical Education in the Department of Medicine at Washington University) からは指導と助言を受けた。執筆者たちの努力と卓越した技能により大変質の高いシリーズが完成した。診療の向上に応用できる実践的知識を提供するという本シリーズの目標が達成されたものと確信する。

Kenneth S. Polonsky, MD
Adolphus Busch Professor
Chairman, Department of Medicine
Washington University School of Medicine
St. Louis, Missouri

序文

　The Washington Manual™ Cardiology Subspecialty Consult 第2版の編集者として，心臓血管病を学ぶにあたり本書を選んでくれたことに感謝する。また，最新の心臓血管病の診療を行いたいという読者の情熱に敬意を払いたい。

　Series editor である Dr. Katherine Henderson の精力的な努力と忍耐に謝辞を述べたい。また，初版の素晴らしい構成を作成された Dr. Peter Crawford と第2版に貢献していただいた house staff, fellow, attending physician の皆様の多大な努力に感謝する。執筆者たちが卓越していることは理解していたが，質の高さと教育に対する情熱に圧倒される。

　循環器領域の多大な進歩と執筆者たちの献身により，第2版はほとんどの章が書き換えられた。各章では，患者のケアに焦点を当てた最新のガイドラインを重視し，診断と治療に関する最も有用な情報に重きをおいた。内容は実践的知識を中心に，記憶法や覚えやすい表，太字で示した重要箇所や理解しやすい図で構成した。学習には反復が必須であり，各章の最後には"覚えておくポイント"を示した。携帯用に薄くするために，American Heart Association と American College of Cardiology のガイドラインは各章の最後に文献と Web サイトで示した。読者には，本書の内容を補うためにこれらガイドライン，専門誌，総説，テキストを読むことを強く勧める。

　本書の量と質の高さに興奮している。第2版では新たに7つの章が追加された。進歩の著しい心臓イメージングは1つの章にまとめ，CT, MRI, PET, IVUS について解説した。冠動脈疾患と末梢動脈疾患の合併に関心が高まっていることを受け，新たな章を設けた。医療の個別化が重要となっていることから，女性，高齢者，HIV 感染者や糖尿病といった特別な患者群における心臓血管病の章を3つ追加した。

　第2版はこれらの新しい章を加え，疾患ごとにグループ化し，再構成した。末尾には，一般的な循環器治療薬，用量，重要な副作用を参照するための付録を新たに設けた。

　心臓血管病は魅力ある領域である。進行中の臨床研究により，新たな発見や進歩があり，それに伴いエビデンスに基づいた医療を実践することができる。臨床医には，心臓血管病の診療の基本である診断技術を磨きながら，最新の臨床研究を統合，評価し，日常で実践することが要求される。各章に注がれた情報と情熱が，このような診療を実践し，よい教育者，学習者，臨床医となるための一助となることを期待する。

－PSC & AMK－

原著者一覧

Michael O. Barry, MD
Clearwater Cardiovascular &
Interventional Consultants
Clearwater, Florida

Russell M. Canham, MD, MCS
Fellow, Clinical Cardiology
Barnes-Jewish Hospital
St. Louis, Missouri

Daniel H. Cooper, MD
Fellow, Clinical Cardiology
Barnes-Jewish Hospital
St. Louis, Missouri

Phillip S. Cuculich, MD
Fellow, Cardiovascular Diseases
Washington University School of Medicine
Barnes-Jewish Hospital
St. Louis, Missouri

Tillmann Cyrus, MB, MD
Senior Scientist
Washington University School of Medicine
St. Louis, Missouri

Sitaramesh Emani, MD
Resident, Internal Medicine
Washington University School of Medicine
St. Louis, Missouri

Steven M. Ewer, MD
Research Fellow, Cardiology
Washington University School of Medicine
St. Louis, Missouri

Anthony Hart, MD
Resident, Internal Medicine
Washington University School of Medicine
St. Louis, Missouri

Christopher Holley, MD
Chief Medicine Resident
Washington University School of Medicine
St. Louis, Missouri

Raksha Jain, MD
Clinical Fellow, Pulmonary, Critical Care
and Sleep Medicine
Barnes-Jewish Hospital
St. Louis, Missouri

Sujith Kalathiveetil, MD
Fellow, Clinical Cardiology
Barnes-Jewish Hospital
St. Louis, Missouri

Andrew M. Kates, MD
Associate Professor of Medicine
Washington University School of Medicine
Barnes-Jewish Hospital
St. Louis, Missouri

Brian R. Lindman, MD
Fellow, Clinical Cardiology
Barnes-Jewish Hospital
St. Louis, Missouri

Kan Liu, MD
Fellow, Clinical Cardiology
Barnes-Jewish Hospital
St. Louis, Missouri

Stacey Mandras, MD
Fellow, Clinical Cardiology
Barnes-Jewish Hospital
St. Louis, Missouri

Santhosh Jay Mathews, MD, MS
Fellow, Clinical Cardiology
Barnes-Jewish Hospital
St. Louis, Missouri

Jennifer L. Peura, MD
Research Fellow, Cardiology,
Washington University School of Medicine
St. Louis, Missouri

John Phillips, MD
Resident, Internal Medicine
Washington University School of Medicine
St. Louis, Missouri

Peter Rao, MD
Research Fellow, Cardiology
Washington University School of Medicine
St. Louis, Missouri

Ibrahim M. Saeed
Assistant Professor of Medicine
Washington University School of Medicine
St. Louis, Missouri

Joel Schilling, MD, PhD
Research Fellow, Cardiology
Washington University School of Medicine
St. Louis, Missouri

Timothy W. Schloss, MD
Fellow, Clinical Cardiology
Barnes-Jewish Hospital
St. Louis, Missouri

Jasvindar Singh, MD
Associate Professor of Medicine
Washington University School of Medicine
St. Louis, Missouri

Sumeet Subherwal, MD
Resident, Internal Medicine
Washington University School of Medicine
St. Louis, Missouri

Courtney Virgilio, MD
Fellow, Clinical Cardiology
Barnes-Jewish Hospital
St. Louis, Missouri

Michael Yeung, MD
Resident, Internal Medicine
Washington University School of Medicine
St. Louis, Missouri

目 次

■Part 1　序論
第 1 章　心臓血管病のコンサルトを受けたとき……………………………2
第 2 章　心電図の基本……………………………………………………4

■Part 2　臨床症状
第 3 章　胸痛の診断………………………………………………………14
第 4 章　心不全の臨床症状………………………………………………20
第 5 章　失神の診断………………………………………………………25
第 6 章　心血管疾患の救急………………………………………………31

■Part 3　冠動脈疾患
第 7 章　安定狭心症………………………………………………………46
第 8 章　急性冠症候群（不安定狭心症と非 ST 上昇型心筋梗塞）………61
第 9 章　ST 上昇型心筋梗塞………………………………………………80
第 10 章　心血管疾患の一次予防と二次予防……………………………98

■Part 4　心不全
第 11 章　急性および慢性心不全の管理…………………………………116
第 12 章　拡張型，拘束型，肥大型心筋症の評価と管理………………133
第 13 章　心膜疾患…………………………………………………………144
第 14 章　肺高血圧症と右心不全…………………………………………157
第 15 章　成人の先天性心疾患……………………………………………165

■Part 5　心臓弁膜症
第 16 章　心臓弁膜症 …………………………………190
第 17 章　感染性心内膜炎 ……………………………222

■Part 6　電気生理学
第 18 章　心電図の判読・上級編 ……………………234
第 19 章　徐脈と永久ペースメーカ …………………245
第 20 章　心臓突然死 …………………………………259
第 21 章　心房細動 ……………………………………273

■Part 7　血管疾患
第 22 章　末梢動脈疾患 ………………………………286
第 23 章　大動脈疾患 …………………………………296
第 24 章　深部静脈血栓症 ……………………………309

■Part 8　心臓画像検査と集中治療
第 25 章　標準的な診断的画像検査（核医学，エコー，心臓カテーテル検査）
……………………………………………………………318
第 26 章　新しい診断的画像検査（CT，MRI，PET，IVUS）………350
第 27 章　心血管疾患の集中治療 ……………………368

■Part 9　特別な集団
第 28 章　特別な集団における心血管疾患 …………382
第 29 章　糖尿病と心血管疾患 ………………………405
第 30 章　非心臓手術を受ける心臓病患者 …………413

付録：心血管系の薬物 …………………………………418
索引 ……………………………………………………439

略語集

ACC	American College of Cardiology	アメリカ心臓病学会
ACE	angiotensin converting enzyme	アンジオテンシン変換酵素
ADP	adenosine diphosphate	アデノシン二リン酸
AHA	American Heart Association	アメリカ心臓協会
ARB	angiotensin receptor antagonist	アンジオテンシンII受容体拮抗薬
ARVC	arrhythmogenic right ventricular cardiomyopathy	不整脈原性右室心筋症
AV	atrioventricular	房室
AVNRT	atrioventricular nodal reentry tachycardia	房室結節リエントリー性頻拍
AVRT	atrioventricular reentry tachycardia	房室回帰性頻拍
CABG	coronary artery bypass grafting	冠動脈バイパス術
CMR	cardiac magnetic resonance	心臓MRI
COX	cyclo-oxygenase	シクロオキシゲナーゼ
CRP	C-reactive protein	C反応性蛋白
CRT	cardiac resynchronization therapy	心臓再同期療法
DCM	dilated cardiomyopathy	拡張型心筋症
HCM	hypertrophic cardiomyopathy	肥大型心筋症
HDL	high-density lipoprotein	高比重リポ蛋白
HIV	human immunodeficiency virus	ヒト免疫不全ウイルス
HMG-CoA	hydroxymethylglutaryl-coenzyme A	ヒドロキシメチルグルタリル・コエンザイム A
IABP	intraaortic balloon pump(ing)	大動脈内バルーンポンプ(パンピング)
ICD	implantable cardiac defibrillator	植込み型除細動器
LBBB	left bundle branch block	左脚ブロック
LDL	low-density lipoprotein	低比重リポ蛋白
LMWH	low molecular weight heparin	低分子ヘパリン
LVAD	left-ventricular assist device	左室補助装置
LVEF	left-ventricular ejection fraction	左室駆出率
LVOT	left ventricular outflow tract	左室流出路

NSAID	non-steroidal anti-inflammatory drug	非ステロイド系抗炎症薬
NSTEMI	non-ST-segment elevation myocardial infarction	非ST上昇型心筋梗塞
PCWP	pulmonary capillary wedge pressure	肺動脈楔入圧
PET	positron emission tomography	
PVR	pulmonary vascular resistance	肺血管抵抗
RBBB	right bundle brunch block	右脚ブロック
SAM	systolic anterior motion	収縮期前方運動
SCD	sudden cardiac death	心臓突然死
SPECT	single photon emission computed tomography	単光子放出型コンピュータ断層撮影
STEMI	ST-segment elevation myocardial infarction	ST上昇型心筋梗塞
SVT	supraventricular tachycardia	上室頻拍
UA	unstable angina	不安定狭心症
VF	ventricular fibrillation	心室細動
VT	ventricular tachycardia	心室頻拍

American College of Cardiology/American Heart Association 実践ガイドライン

■ 勧告の分類

class Ⅰ：手技・治療が有効であることが証明されている，あるいは見解が広く一致している。
class Ⅱ：手技・治療の有効性に関するエビデンス，または見解が一致していない場合がある。
　class Ⅱa：エビデンスや見解から有効である可能性が高い。
　class Ⅱb：エビデンスや見解により有効性が十分確立されていない。
class Ⅲ：手技・治療が無効か，ときには有害となる可能性が証明されている。

■ エビデンスレベル

レベル A：複数の無作為化臨床試験あるいはメタアナリシスによりデータが得られている。
レベル B：1つの無作為化試験あるいは非無作為化研究からデータが得られている。
レベル C：専門家の合意，症例研究，あるいは標準的ケアであることのみに基づいている。

Gibbons RJ, Smith S, Antman E. American College of Cardiology/American Heart Association clinical practice guidelines：Part Ⅰ：where do they come from? Circulation 2003；107：2979-2986.

注 意

　本書に記載した情報に関しては，正確を期し，一般臨床で広く受け入れられている方法を記載するよう注意を払った。しかしながら，著者(監訳者，訳者)ならびに出版社は，本書の情報を用いた結果生じたいかなる不都合に対しても責任を負うものではない。本書の内容の特定の状況への適用に関しての責任は，医師各自のうちにある。

　著者(監訳者，訳者)ならびに出版社は，本書に記載した薬物の選択，用量については，出版時の最新の推奨，および臨床状況に基づいていることを確認するよう努力を払っている。しかし，医学は日進月歩で進んでおり，政府の規制は変わり，薬物療法や薬物反応に関する情報は常に変化している。読者は，薬物の使用にあたっては個々の薬物の添付文書を参照し，適応，用量，付加された注意・警告に関する変化を常に確認することを怠ってはならない。これは，推奨された薬物が新しいものであったり，汎用されるものではない場合に，特に重要である。

Part 1
序　論

第 1 章 心臓血管病のコンサルトを受けたとき

Andrew M. Kates

　心臓血管病のコンサルトは医学の中でも独特で，最も探求する価値のある専門領域である。循環器内科コンサルトでは，生理学と診察技術を統合し，常に進歩している科学技術の下，患者やその家族ごとに，エビデンスに基づく医学を実践する機会が与えられる。
　循環器内科コンサルトを依頼される理由としては，心房細動，心筋マーカー上昇，負荷試験異常，心不全，頻脈，徐脈など，多くの心臓の問題が挙げられる。心臓病が疑われる患者へのアプローチとして，コンサルトの役割，すなわち良い有用なコンサルトとはどのようなものかを理解しておくことが大切である。コンサルトでは以下のことを行うべきである。
- コンサルトを依頼した医師が求めていることを明確にする
- 緊急を常とする
- 自分で診察する（信用するが確かめる）
- コンサルトを依頼した医師の質問に答える
- 具体的かつ簡潔なアドバイスをする
- プロブレムリストを作成する
- 可能であればアドバイスは 6 つ以下とする
- コンサルトを依頼した医師に連絡する
- その後，経過観察を行う

　コンサルトの依頼の目的が必ずしも明確でないこともある。教育病院では，患者を十分把握していない，またはコンサルトに慣れていない医学生や研修医から依頼を受けることがある。市中病院では，患者について情報が乏しい看護師や秘書から依頼されることがある。よい依頼法のルールもあるが，コンサルトの理由を明確にして患者を評価することは，コンサルトを受けた医師の責務である。
　上記のコンサルトの仕方を循環器の問題に焦点を当てて応用することができる。特に重症患者の評価では，できるだけ迅速に明らかにすべき問題がある。
- なぜ患者は診察を受けているのか？
- 主要な問題はなにか？（しばしば前問とは異なる）
- 現時点のバイタルサインは？
- 患者はどこにいるのか（自宅，クリニック，検査室，救急，病棟，外来，手術室，避難所，ICU）？

- 症状はどのくらい持続しているか？
- 重要な検査所見は？
- 心電図所見は？

　これら明らかにするために，患者の評価に際しては以下のことを考慮する。
- 患者には，どの診断法，検査法や治療法(内科的または外科的)が適切か？
- どのくらい迅速に行う必要があるか？
- 最良の治療を行うにはどこがよいか(病棟，ICUなど)？

　これらを判断した後，患者に対する治療を開始する。病歴聴取，診察に要する時間は前述の判断により異なる。コンサルトを依頼された場合に必要な診断能力は知識と経験により育まれる。本書はコンサルトを依頼された場合に遭遇するさまざまな状況下で患者を診る際に有用な参考資料にもなると期待する。

　状況が複雑であれば，心臓病患者の管理に関する意見は，診療担当やコンサルト担当の研修医，循環器研修医，内科医や勤務医，循環器専門医などで異なる可能性がある。意見を述べる際には，自分の限界も心得ておくべきである。本書は，一般的臨床所見(第3～6章)，冠動脈疾患(第8～10章)，心不全の多面性(第11～14章)，電気生理学(第18～21章)，弁膜症(第16，17章)など，循環器領域全般にわたる有用なレビューであるが，決して原著や，ガイドライン，経験の蓄積，循環器トレーニングの実践に代わるものではない。

　最後にヒポクラテスの言葉を引用する——"病気に関しては次の2つのことを行うこと，すなわち，患者を救うこと。少なくとも患者に害を与えないこと"。

参考文献・推奨文献
Pearson SD. Principles of generalist-specialist relationships. *J Gen Intern Med* 1999；14：S13-S20.

第2章　心電図の基本

Phillip S. Cuculich

■ はじめに：私は心電図が読めない

　午前2時，強い胸痛を訴える患者さんの診察に呼ばれた。患者さんは明らかに苦しそうで冷汗をかいて呼吸が速くなっている。看護師から心電図を手渡され，つぎに何をすればよいか尋ねられたら，まず最初に考えるのは(1)心拍数が速い，(2)このST部分は上昇しているのだろうか，(3)ST上昇をきたす原因は20以上なかっただろうか？──だろう。

　通常，心電図(electrocardiogram：ECG)は病院で最も重要でよく行われる検査であるが，その読み方は医学部ではあまり詳しくは教えてくれない。心電図の講義は集中的には行われず，最も基本となる心電図の基礎すら教えてもらえないこともある。例えば，医学部の初期にはEinthovenという人物とEinthovenの三角について学ぶが，その後数年の間隔があいて病棟にてST上昇をきたす20の原因を学んだりする。本章は心電図学習におけるこのギャップを埋めたり，心電図診断の詳しい解説を目的としたものではない。しかし，最終的には前述の午前2時の患者さんが，心臓の虚血発作なのか心房粗動なのかを診断するためのいわば手引き書である。

　始める前に，私の心臓病学のジェダイ・マスター(優れたレジデントと担当医)から与えられた重要な3つのアドバイスを伝えておきたい。

- 練習あるのみ ── 解答が付いている心電図の本を買う。オンラインで講義を受ける。心臓病患者の心電図をたくさん見て医学部時代からのギャップをなくす。
- 常に同じ方法で読む ── 心電図はいつも同じ方法で読むと効率よく正確に読めるようになる。また診断ミスが減る。
- 興味ある心電図はファイルする ── 興味ある心電図をファイルすることで心電図への興味や用心を常に維持する。また疾患のパターンを理解できるようになる。さらに，カンファレンス時にもすぐに提示できる。

■ 超実用的な5段階法：心拍数，調律，軸，間隔，心筋障害

心拍数：数を数える

　心拍数を数える簡便で有用な2つの方法は：

- コンピュータを信頼して心電図の左上に印刷された心拍数を見る(ほぼ正確だが時折間

違いもある)。
- RR 間隔を「300, 150, 100, 75, 60, 50…」と記憶する。RR 間隔が大きな目盛 4 つであれば(300, 150, 100 と数えて)75/min である。
- 知っておくべき数値
  - 洞調律：60〜100/min
  - 接合部補充調律：40〜60/min
  - 心室補充調律：35/min
  - 2：1 心房粗動：150/min

調律：洞調律かそれ以外か？

- 洞調律について生理学的に考えてみよう。電気信号は洞結節から始まり両心房を脱分極させる。その後，房室結節(AV node)を通り，His-Purkinje 系を介して心室が同期して脱分する。同じ内容を今度は心電図と対応させて説明する。電気信号は洞結節から始まり両心房を脱分極させる(P 波)。その後，房室結節を通り(PR 間隔)，His-Purkinje 系を介して心室が同期して脱分極する(QRS 波)。心電図上で調律をみるときは，必ず P 波，PR 間隔，QRS 波の順で追っていく。
- 正常では洞性の P 波は規則的に出現し，1 つの P 波に対して必ず 1 つの QRS 波がみられる (1：1)。明らかに P 波の規則性が乱れたり，形の異なる P 波がみられた場合，異所性心房調律あるいは多源性心房調律が考えられる。P 波が認められなくなるのは通常心房細動(atrial fibrillation：AF)であるが，高度の高カリウム血症などによる心房静止(atrial standstill)でも認められない。
- 正常の PR 間隔は 200 msec(小さい目盛 5 つ)未満で，どの心拍でも一定である。PR 間隔が長くなったり，心拍ごとに変化したり，QRS 波を伴わない場合は**房室ブロック**を疑う。PR 間隔が短縮(40 msec 未満)している場合，Wolff-Parkinson-White(WPW)症候群のような心房-心室間の副伝導路が示唆される。
- 正常の QRS 波は 120 msec(小さい目盛 3 つ)未満で，P 波に続いて生じる。幅広い QRS 波(>120 msec)は 4 つの理由で生じる。**左脚ブロック**(left bundle branch block：LBBB)，**右脚ブロック**(right bundle branch block：RBBB)，**心室内伝導障害**(idioventricular conduction delay：IVCD，典型的には高カリウム血症による)，**心室期外収縮**(premature ventricular contraction：PVC)，**心室頻拍**(ventricular tachycardia：VT)などの心室起源がある。図 2-1 はより理解しやすいように解剖との対比を示した。調律は単に覚えるのではなく，生理的な単純な概念に基づいて考えるべきである。

軸：Ⅰ誘導で上向き，Ⅱ誘導で上向き

少しの間 Einthoven の三角に戻る。「軸」は主に心臓の脱分極の方向を示すものである。正常軸は左下方(−30°〜＋90°：図 2-2)である。軸が正常かどうかの確認には 2 つの誘導 (Ⅰ誘導とⅡ誘導)をみればよい。図 2-2 でⅠ誘導は三角形の一番上の辺に相当し患者の右から左への方向を示している。QRS 波がⅠ誘導で陽性成分が優位であれば，電気信号はⅠ誘導，すなわち患者の左側に向かっている(−90°〜＋90°の間)。同様にⅡ誘導で陽性成分が優位であれば，電気信号はⅡ誘導の方向，すなわち患者の左下方に向かっている(−

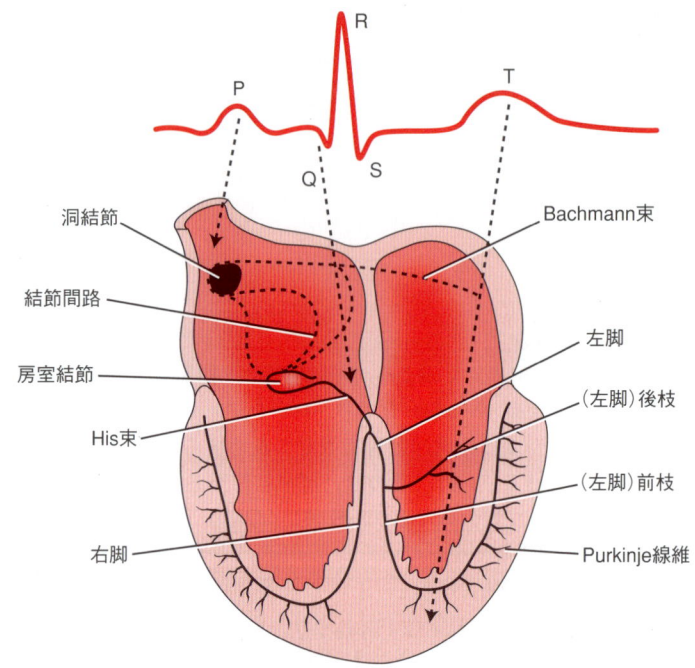

図 2-1　調律：洞調律の心電図成分と解剖。P 波は洞結節から心房までの活動を示している。PR 間隔は刺激が房室結節を通過する時間を示す。狭い QRS 波は His-Purkinje 系を通る心室の活動を示す。T 波は心室の再分極を示す。

30°〜150°の間）。I 誘導と II 誘導でともに陽性成分が優位であれば，軸は 2 つの誘導の重なる範囲，すなわち正常の −30°〜+90° となる（図 2-2 の濃色部分）。

　QRS 波が I 誘導で陽性で，II 誘導で陰性であったら，軸はどうなるであろうか？ 電気信号は患者の右から左へ向かう。しかし，II 誘導では反対方向であり，−30°〜−90° の方向となる。すなわち左軸偏位（left axis deviation：LAD）である。では，QRS 波が I 誘導で陰性，II 誘導で陽性であったらどうだろうか？ これは +90〜−150° を示し，右軸偏位（right axis deviation：RAD）である。

　少し混乱するかもしれないが，繰り返し練習すればすぐに心拍数-調律-軸が読めるようになる。図 2-1，図 2-2 を結びつけて，この考え方を復習するとよい。

間隔：形態と幅

　心電図では間隔（PR 間隔，QRS 幅，QT 間隔）をみる一方で，形態（P 波形，QRS 波形）もみていく必要がある。図 2-3 の心電図波形をよくみてみよう。

- P 波：V1 誘導で左房拡大（正常は二相性，異常では陰性成分が深くなる），II 誘導で右房拡大（P 波の幅と高さが小さなマスで 2×2 以上）。
- PR 間隔：正常 PR 間隔は 200 msec（小さい目盛 5 マス）。PR 間隔が長ければ房室ブロッ

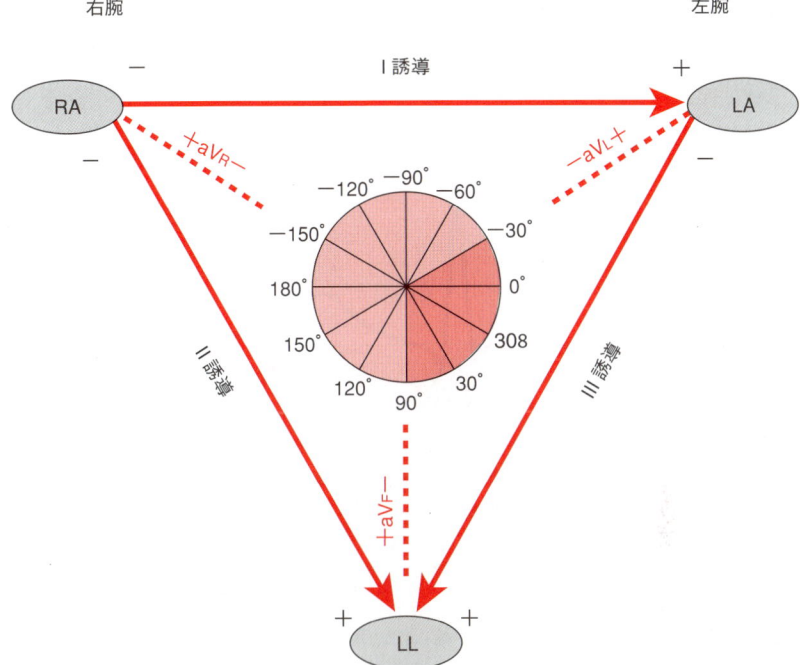

図 2-2 軸：Einthoven の三角と正常軸（濃い部分，−30°〜+90°）。(Alan E. Lindsay ECG Learning Center in Cyberspace：http://library.med.utah.edu/kw/ecg より許可を得て引用)

クである。また非常に短ければ，WPW 症候群を疑う。
- QRS 幅と高さ：
  - 幅：正常 QRS 幅は 80〜120 msec の間である。120 msec より長ければ，前述の LBBB，RBBB，IVCD，または心室起源の心拍である。
  - 高さ：左室肥大（left ventricular hypertrophy：LVH）では高い波形を認める。LVH の診断の基準はさまざまであるが（第 18 章参照），通常は V_1 誘導の深さと V_5 または V_6 誘導の高さの和が使われる。35mV 以上であれば LVH が疑われる。低電位（肢誘導で 5mV 未満，胸部誘導で 10mV 未満）では，心臓と電極の間に伝導を悪化させるものがあることが考えられる。通常は空気（慢性閉塞性肺疾患などで過膨張した肺），水（心膜液），脂肪などである。
- QT 間隔：心拍数によって修飾されるため，QTc〔$QT(sec)/\sqrt{RR(sec)}$〕を用いる。
  - 正常の QTc は男性 440 msec，女性 460 msec である。心電図計はほぼ正確に計測してくれるが，QTc の延長が疑われる場合は自分で QT を測定する。
  - QT 間隔延長（Long QT：LQT）は致死的な心室性の調律を生じる torsades de pointes と関係がある。QT 間隔の延長をきたす原因は以下の 5 つのグループに分類できる。
    ・低下：hypokalemia（低カリウム血症），hypocalcemia（低カルシウム血症），

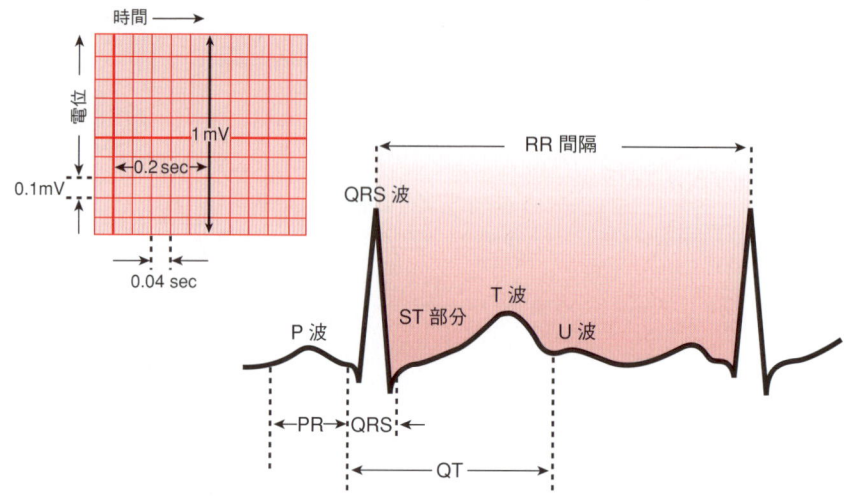

図 2-3　間隔：心電図の目盛りと生理的な心電図波形の間隔と区分。
P 波の大きさ── 心房の拡大をみる（左房拡大は V_1 誘導で，右房拡大はⅡ誘導で）
PR 間隔── 房室ブロック（＞200 msec）や，心室の早期興奮（＜40 msec）をみる。
QRS 波の大きさ── 高電位の QRS 波は左室肥大を疑う，低電位の QRS 波は心膜液貯留を疑う。
QRS 間隔── 幅広い QRS 波（＞120 msec）は左脚ブロック，右脚ブロック，心室内伝導障害，心室期外収縮による協調的な拍動の欠如を意味する。
QT 間隔── QT 間隔の延長は低下，Antis，先天性心疾患，頭蓋内出血，心筋虚血などさまざまな原因で生じうる（本文参照）。

   hypomagnesemia（低マグネシウム血症），hypothermia（低体温）
- **Antis**：antibiotics（抗菌薬），antiarrhythmics（抗不整脈薬），antihistamines（抗ヒスタミン薬），antipsychotics（抗精神病薬）
- **先天性**：QT 延長症候群（第 20 章参照）
- **頭蓋内出血**：広範囲で深く対称性の巨大陰性 T 波
- **心筋虚血**：典型的には左前下行枝領域の障害で，特に V_1〜V_3 誘導でみられる深く対称性の巨大陰性 T 波 "Wellen 波"

心筋障害（虚血/梗塞）：最も心電図がオーダーされる理由

次の心電図異常は心筋障害を示唆する。
- **ST 上昇** ── 典型的には急性心筋梗塞であるが，左室肥大，心膜炎，心室瘤でも認められる。ST 上昇は Q 波が出現するまでは，「急性障害パターン」と呼ぶのがよい。
- **ST 低下** ── 典型的には心筋虚血といわれるが，左室肥大，ジギタリス中毒，WPW 症候群，後壁障害/梗塞でも認められる。
- **T 波陰転** ── 極めて非特異的である。しかし Wellen 波は虚血を疑わせる所見である。
- **Q 波** ── 瘢痕化した以前の心筋梗塞を意味する。

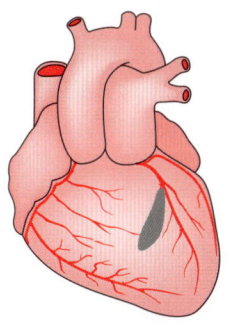
V_1, V_2 誘導：中隔梗塞

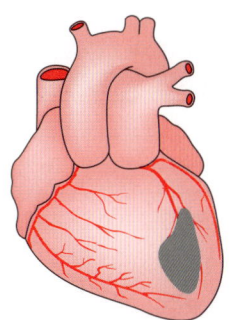
V_3, V_4 誘導：前壁梗塞

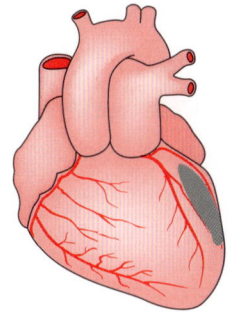
I, aV_L, V_5, V_6 誘導：側壁梗塞

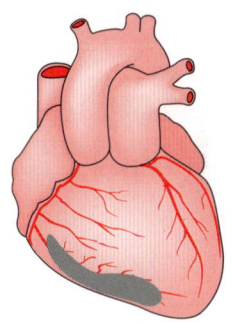
II, III, aV_F 誘導：下壁梗塞

図 2-4　障害：心電図から冠動脈支配領域を読む。ST 上昇がみられる誘導とそれに対応する心筋障害(虚血, 梗塞)の部位を示す。

　異常所見の分布に注意し，冠動脈の支配領域に一貫して変化が認められれば，さらに虚血の可能性が高まる(図 2-4)。
- 下壁(通常, 右冠動脈領域)：II, III, aV_F 誘導
- 前壁中隔(通常, 左前下行枝領域)：V_1〜V_4 誘導
- 側壁(通常, 左回旋枝領域)：I, V_5, V_6, aV_L 誘導

まとめ

　心電図の読み方の習い始めは，所見を大きな声に出して言ってみるとよい。
- 心拍数，調律，軸：「心拍数は(300, 150, 100)約 75/min で，調律は洞調律，軸は I 誘導で陽性で II 誘導で陰性であるから左軸偏位」
- 間隔：「P 波の形は正常で心房の拡大は認めない。PR 間隔は 220 msec で 1 度房室ブロックを認める。QRS 幅は 100 msec で正常，左室肥大なし。QTc 間隔は 410 msec で正常」
- 障害：「ST 上昇や低下は認めない。しかし II, III, aV_F 誘導で Q 波が認められ，下壁の陳旧性心筋梗塞が疑われる」

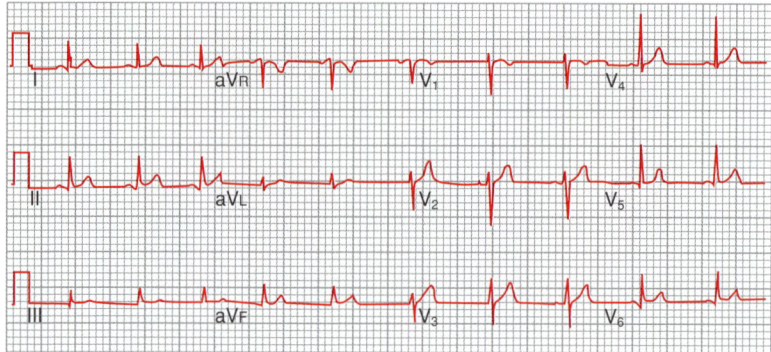

図 2-5　心電図の解釈。(Alan E. Lindsay ECG Learning Center in Cyberspace：http://library.med.utah. edu/kw/ecg より許可を得て引用)

心拍数：75/min。
調律：洞調律（V_1 と II 誘導をみる）。
軸：正常（I と II 誘導で陽性）。
間隔：P 波は正常，PR 間隔は正常（＜200 msec：小さな目盛 5 マス未満），QRS 波は正常（＜120 msec：小さな目盛 3 マス未満），左室肥大なし，QT 間隔正常。
障害：明らかな ST 上昇，ST 低下ともになし。
まとめ：正常心電図。

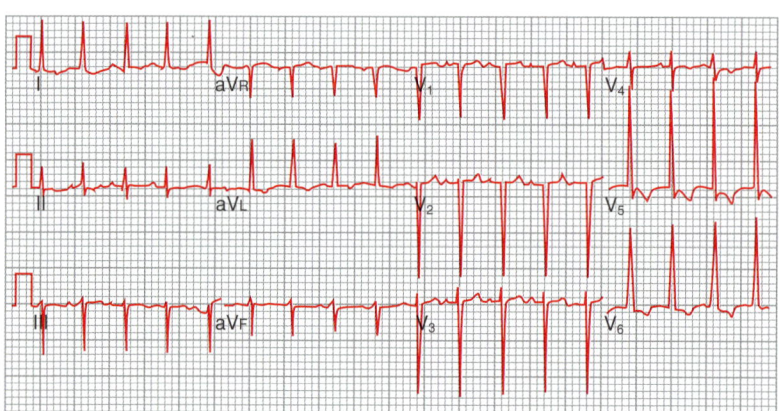

図 2-6　心電図の解釈。(Alan E. Lindsay ECG Learning Center in Cyberspace：http://library.med.utah. edu/kw/ecg より許可を得て引用)

心拍数：90/min。
調律：洞調律（V_1 誘導）。
軸：正常（I と II 誘導で陽性）。
間隔：P 波，PR 間隔は正常，QRS 波は幅広くないが高電位。V_1 誘導の S 成分＋V_5 誘導の R 成分＞35 mV であり左室肥大。QT 間隔は正常。
障害：明らかな ST 上昇，ST 低下は認めない。左室肥大からくる V_5，V_6 誘導の陰性 T 波。
まとめ：左室肥大。

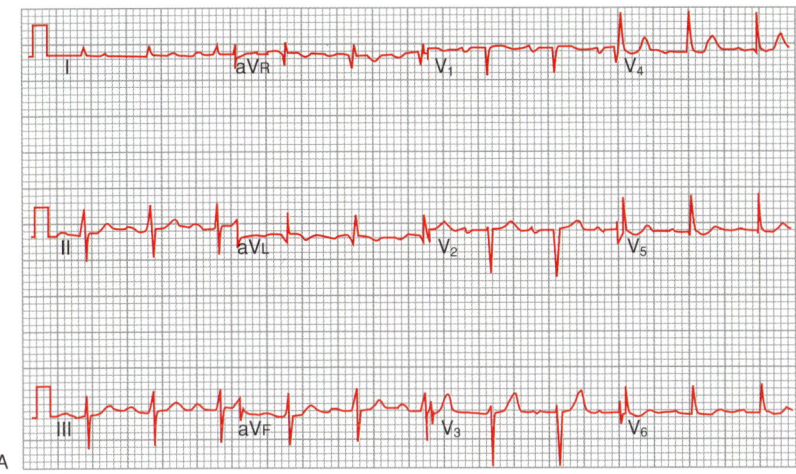

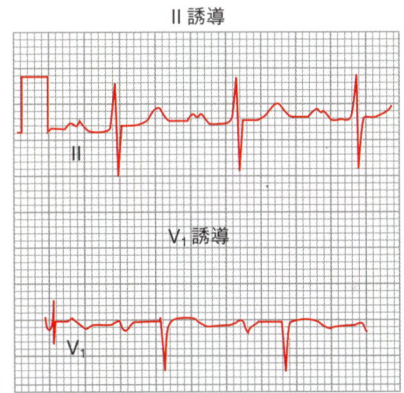

図 2-7 心電図の解釈。(Alan E. Lindsay ECG Learning Center in Cyberspace：http://library.med.utah.edu/kw/ecg より許可を得て引用)
心拍数：70/min。
調律：洞調律。
軸：境界型左軸偏位（Ⅰ誘導で陽性，Ⅱ誘導では陽性・陰性とも同程度）。
間隔：左房，右房ともに異常（Ⅱ誘導と V₁誘導を参照），PR 間隔は延長（1度房室ブロック）。QRS 波は高さ・幅ともに正常。QT 間隔正常。
障害：明らかな ST 上昇，ST 低下を認めない。正常な中隔の電位を示す V₁，V₂での Q 波。
まとめ：両心房の拡大と 1 度房室ブロック。

練習することで完璧に近づいていく。この章の最後にいくつかの心電図を掲載している（図 2-5～2-8）のでこの極めて実用的な 5 段階法（心拍数，調律，軸，間隔，障害）を試してほしい。

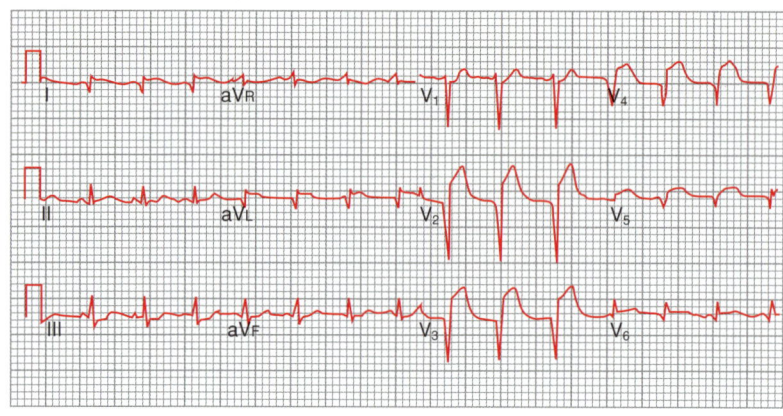

図 2-8　心電図の解釈。(Alan E. Lindsay ECG Learning Center in Cyberspace：http://library.med.utah.edu/kw/ecg より許可を得て引用)
心拍数：80/min。
調律：洞調律。
軸：右軸偏位（Ⅰ誘導で陰性，Ⅱ誘導で陽性）。
間隔：P 波と PR 間隔は正常。QRS 波は高さ・幅ともに正常。QT 間隔は延長。
障害：V₂〜V₆，Ⅰ，aVL誘導で ST 上昇。Ⅲ，aVF誘導で ST 低下。V₂〜V₆，Ⅰ，aVL誘導で Q 波を認める。
まとめ：前側壁の ST 上昇型心筋梗塞。

覚えておくポイント

- 心電図は常に同じ方法で読む：心拍数，調律，軸，間隔，障害。
- 練習あるのみ。
- 興味ある心電図はファイルし，重要な心電図のパターンを認識すること。

参考文献・推奨文献

Alan E. Lindsay ECG Learning Center in Cyberspace(http://library.med.utah.edu/kw/ecg)
O'Keefe JH, Hammill S. The ECG Criteria Book, 2nd ed. Royal Oak, MI：Physician's Press；2002.
Rubin D. Rapid Interpretation of EKGs, 6th ed. Tampa, FL：Cover Publishing, 2000.
Surawicz B, Knilans T, eds. Chou's Electrocardiography in Clinical Practice, 5th ed. Philadelphia：Saunders；2001.

Part 2
臨床症状

第3章 胸痛の診断

Sumeet Subherwal and Christopher Holley

■ 背　景

　胸痛は米国の救急外来を受診するすべての患者の5～10％にみられる主訴であり，軽症から生命を危うくする重症までの広範囲な疾患の徴候である。したがって，胸痛を主訴とし生命にかかわる最も一般的な5つの疾患を中心に速やかに除外診断しなければならない。
- 急性冠症候群
- 心タンポナーデ
- 大動脈解離
- 肺塞栓症
- 緊張性気胸

　胸痛の患者に対しては以下の5つの評価を正確かつ迅速に行う。的を絞った病歴と身体所見，来院から10分以内の心電図検査，胸部X線写真，適切な血液検査。視診で重篤な状態かどうかを速やかに判断する(眼球運動テストなどで)。顔面蒼白で，発汗しており，不安そうで病的な患者に対しては，血行動態の評価，心電図，胸部X線の結果も含め迅速な対応が必要である。血行動態が不安定な患者に対しては，ACLSプロトコールに沿って評価し，管理しなければならない。

■ 病　歴

　特に重要なことは，今の胸痛発作の性質を迅速かつ正確に把握することである。アルファベット順のOPQRSTUVWの質問(表3-1)は，的を絞った正確な病歴聴取に役立つ。この方法はトリアージにおいて最も重要な胸痛は今も継続しているか，という質問から始め，胸痛の増悪・改善因子についての質問で終わる。詳しい病歴の補足は後で行う。

■ 身体所見

　病歴に基づいた診察から得た身体所見は完全な身体所見ではないが，疑われる鑑別診断を絞りこむことが可能となる。病歴聴取と同様，的を絞った身体診察により，胸痛の特徴

表 3-1 迅速かつ正確な胸痛の描写（OPQRSTUVW 記憶術）

	質問	期待される答え
Ongoing（進行中）	今，胸痛が持続していますか？	はい/いいえ（高リスク患者の選別）
Prior（既往）	以前に心臓の発作，冠動脈造影，PCI あるいは冠動脈バイパス術の既往がありますか？ あれば今の胸痛は以前の発作と似ていますか？	はい/いいえ（胸痛の原因として強く急性冠症候群を示唆する）
Quality（性状）	どんな感じの胸痛ですか？	きりきりとした痛み，おしつぶされる感じ，引き裂かれるような痛み，締め付けられるような痛み，圧迫される感じ
Radiation（放散痛）	胸のどこが痛むか指せますか？ どこか他の場所が痛みますか？	心窩部，胸骨周囲，肩甲骨周囲，脇腹下顎，肩，腕，背中，腹部
Severity（胸痛の強さ）	過去に経験した一番痛い痛みを 10 として，今の痛みを 1〜10 の 10 段階で表現するとどのくらいですか？	1〜10 までの数で示す
Timing（発症）	いつから始まりましたか？ その痛みはどのくらい続きましたか？	突然の発症，分/時間/日単位の持続時間
Underlying disease（基礎疾患）	今まで冠動脈疾患が診断されていない患者に対して，糖尿病，高血圧，高コレステロール血症がありますか？ たばこを吸いますか？ 家族に心臓病の人がいますか？	冠動脈疾患のリスクの層別化
Various symptom（他の症状）	胸痛と関連した他の新しい症状はありますか？	発汗，呼吸困難，息切れ，動悸，失神，倦怠感，悪心，嘔吐，消化不良，吃逆
Worse or better（増悪と寛解）	どうしたら痛みが悪くなりますか？	運動，感情的なストレス，深吸気，食事，体位，手足や体幹を動かす，コカインの使用など
	どうしたら痛みがよくなりますか？	安静，ニトログリセリンの使用，前かがみなど

を迅速かつ正確に把握し，生命を脅かす所見を判別すべきである．数分間の身体診察の大半は，心血管系と呼吸器系の所見に費やすべきである．胸痛に直結する所見の重要なポイントを表 3-2 に示した．

■ 診断のための検査

　心電図は胸痛の評価に重要である．実際，急性疾患患者に対して，病歴聴取や身体診察の最後に心電図を確認するのが賢明である．見逃してはいけない心電図所見を表 3-3 に示した（詳細は第 2，18 章を参照）．過去の心電図との比較は非常に重要である．虚血がかかわっていれば，連続的な心電図記録は梗塞パターンの経過観察に有用である．右室梗塞を疑うときは右側前胸部誘導を記録し，後壁梗塞を疑うときは背部の胸部誘導を記録するべきである．

　胸部 X 線写真は，心電図のみでは診断困難な生命を危うくする多くの疾患のスクリーニングに役立つ．
- 大動脈解離（縦隔陰影の拡大）

表 3-2　臨床的に特異的な特徴を持つ胸痛に関連した身体所見

血圧	● 両上肢を測定：特に大動脈解離を考慮に入れる場合 ● 緊急に治療を要する重症高血圧および低血圧 ● 奇脈：吸気時に収縮期血圧が 10 mmHg 以上低下する（心タンポナーデ）
頸静脈	● まず患者の上半身を 45°まで起こす。頸静脈圧が高度に上昇している患者は頸静脈波形を観察する前に 90°まで起こす必要があるかもしれない ● 肝頸静脈逆流：腹部を押すと頸静脈の怒張が継続する（心不全） ● Kussmaul 徴候：吸気時の頸静脈圧の上昇（あるいは低下の欠如）（拘束）
頸動脈	● 心拍出量推測のための触診。通常の頸動脈の立ち上がりは重症低左心機能例や大動脈弁狭窄症にはみられない ● pulsus parvus et tardus：弱く遅い脈（大動脈弁狭窄症）
触診	● 最強拍動点の側面への移動（左室拡大） ● 右室抬起（右心不全）
心音	● III音（心不全） ● IV音（高血圧または心不全，心房細動では聴取不能） ● 心膜摩擦音（心膜炎）
心雑音	● 急性の大動脈弁逆流や僧帽弁逆流は雑音を聴取しない可能性がある ● 大動脈弁狭窄：漸増-漸減（ダイヤモンド型）の収縮期雑音は胸骨上右縁が最強点，通常重症のときは頸部に放散する ● 大動脈弁逆流：拡張期雑音を聴取するときは基本的に病的である（心内膜炎，解離） ● 僧帽弁逆流：心尖部に最強点をもつ収縮期雑音（虚血，左室拡大） ● 心室中隔欠損：荒く高調な全収縮期雑音（中隔梗塞発症から 3～8 日後）
肺	● クラックル/ラ音（無気肺，肺炎，肺水腫） ● 喘鳴（通常，気管支攣縮だが，ときに心不全でも） ● 気管支の偏位に伴う呼吸音の欠如（緊張性気胸） ● 呼吸音の低下，打診にて濁音（肺炎または胸水貯留）
筋骨格系	● 検査時に再生可能な痛みはほとんどは心臓病ではない ● 痛みを伴う皮膚の発疹（帯状疱疹）
腹部	● 肝腫大，拍動性肝，腹水（心不全） ● 触診による心窩部痛（消化性潰瘍あるいは膵炎） ● 右上腹部痛（胆嚢炎）
四肢	● 冷たい手足（低心拍出状態，片側性であれば血管閉塞の状態） ● 圧痕浮腫（容量負荷）

表 3-3　虚血の評価に関係ある心電図所見

ST 部分の上昇	● 胸痛の患者の ST 上昇はすべて虚血を疑う ● 典型的な虚血性の ST 上昇は 2 つ以上の隣接する誘導で凸状（墓石様）に出現し，鏡像変化として ST 低下を伴う ● PR 部分の低下または aVR誘導の ST 低下を伴う広範な ST 上昇は，当てはまる臨床経過があれば心膜炎を疑う
新たな左脚ブロック	● 当てはまる臨床経過があれば，ST 上昇と同等の意味がある
ST 部分の低下	● 水平あるいは右肩下がりの ST 低下は，虚血を示している ● 心筋梗塞の既往（Q 波）やもともと ST 異常のある患者の ST 低下は虚血に対する特異度が低い
T 波の陰転	● 特異的ではないが虚血の最初の指標である可能性がある
$S_I Q_{III} T_{III}$	● I誘導の S 波，III誘導の Q 波と陰性 T 波は肺塞栓症か右心負荷時にみられる

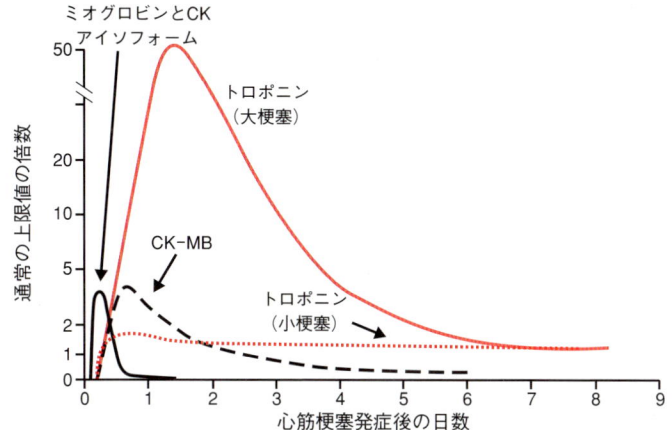

図 3-1　各種心筋マーカーの推移。(Anderson JL, et al. J Am Coll Cardiol 2007；50：652-726 より許可を得て引用)

- 心不全(肺うっ血)
- 心膜液貯留(心陰影の拡大)
- 気胸(通常は立位で肺尖部に free-air を認める)
- 肺浸潤(肺炎)
- 肺塞栓症(Humpton's hump：肺末梢の楔型の陰影)
- 消化管穿孔(横隔膜直下の free-air を認める)

　心筋梗塞の診断には，一連の心筋マーカーの測定が必要である。これらのマーカーの上昇は梗塞発症後数時間を要するため，マーカーが正常値であっても直ちに医療行為が必要な心筋梗塞患者がいることを知っておく必要がある。8 時間の間隔を空けて行った 2 回の心筋マーカー検査が陰性であれば，心筋梗塞を否定できる。心筋マーカーの上昇パターンで心筋梗塞の時間経過と重症度を示すことが可能である。

　トロポニン I，トロポニン T，クレアチンキナーゼ MB 分画(CK-MB)，ミオグロビンなどのマーカーが測定可能であり，それぞれ利点と欠点がある。我々の施設(Barnes-Jewish Hospital, St. Louis, MO)ではトロポニン I を指標として使用している。これは血中濃度が速やかに上昇し，心筋傷害に対して非常に感度・特異度が高い。血中濃度は数日間上昇しているが，逆にこの点が心筋梗塞後数日間の胸痛再発の評価が困難となる欠点にもなる。CK-MB も速やかに上昇し，トロポニンよりも速やかに低下する。しかしトロポニンより感度は有意に低い。CK-MB は発作を繰り返す亜急性心筋梗塞患者の再梗塞の診断に有用である。図 3-1 に各種心筋マーカーの特徴を示した。

　BNP レベルの上昇は，以前に診断されていない心不全の診断に有用であり，胸痛を有する患者では潜在的な虚血の関与が疑われる。脂質レベルは冠動脈疾患のリスク層別化には有用であるが，急性の胸痛の評価には有用でない。血清 D ダイマーの測定は臨床的に肺塞栓を疑うときに，アミラーゼ/リパーゼは膵炎を，肝機能は胆嚢炎を疑うときに測定する。

治療

胸痛の原因が生命を危うくする最も一般的な5つの疾患の1つと確定されたら，直ちに緊急処置が行わなければならない．

- ST上昇型心筋梗塞(ST-segment elevation myocardial infarction：STEMI)は，速やかな静注による血栓溶解療法か経皮的冠動脈インターベンションによる冠動脈血行再建が必要である(第9章参照)．
- 心タンポナーデは緊急で心膜穿刺術を行う(第6章，第13章参照)．
- 大動脈解離を疑うときは，適切な画像検査〔経食道エコー(TEE)，CT，MRI〕で診断を確定する．A型解離の場合は緊急手術のコンサルトが必要である(第23章参照)．
- 緊張性気胸では，直ちに胸腔穿刺針による減圧と胸腔ドレナージが必要となる．
- 肺塞栓症を疑うときは，適切な画像検査(CTか肺換気/血流シンチ)で診断を確定し，抗凝固療法を行う．血行動態が悪化している患者には血栓溶解療法を考慮する．

鑑別診断

患者のリスクが低く，血行動態が安定しているときは，より広範囲の鑑別診断が必要となる．

- 心臓：安定狭心症，非ST上昇型心筋梗塞(NSTEMI)，心膜炎，冠動脈攣縮
- 肺：肺炎，胸膜炎
- 消化管：胃食道逆流症，消化性潰瘍，食道炎，膵炎，胆嚢炎
- 神経・筋・骨格系：肋軟骨炎，胸部あるいは肋間筋の傷害，帯状疱疹
- 精神科領域：パニック発作，不安障害，疼痛症候群

覚えておくポイント

胸痛を訴える患者は，以下の5段階のトリアージを迅速かつ正確に行うことが必要である．

- 的を絞った病歴：現在進行中の痛み(O)，心疾患の既往(P)，性状(Q)，放散痛(R)，強さ(S)，発症(T)，基礎疾患(U)，胸痛に関連したさまざまな症状(V)，胸痛が増悪あるいは改善する因子(W)(OPQRSTUVW記憶術)．
- 病歴に基づき心血管系と呼吸器系に焦点を当てた身体所見．
- 心筋梗塞や虚血のスクリーニングのため，ときには病歴聴取や身体診察よりも先に来院10分以内の心電図検査(連続する2誘導でのST上昇や新規の左脚ブロックの出現は梗塞を意味し，ST部分の低下やT波の変化は虚血を示唆する)．
- 胸部X線写真による生命をあやうくする病態のスクリーニング．
- 心筋マーカーの経時的観察を含む，適切な血液検査．

参考文献・推奨文献

Boie ET. Initial evaluation of chest pain. *Emerg Med Clin North Am* 2005 ; 23(4): 937-957.

Braunwald E, Antman EM, Beasley JW, *et al*. ACC/AHA guidelines for management of patients with unstable angina : a report of the American College of Cardiology/American Heart Association Task Force on Practice Guidelines(Committee on the Management of Patients with Unstable Angina). *J Am Coll Cardiol* 2000 ; 36 : 970-1062.

Brown JE, Hamilton GC. Chest pain. Rosen's Emergency Medicine : Concepts and Clinical Practice, 6th ed. St. Louis : Mosby, Inc./Elsevier ; 2006.

Haro LH, Decker WW, Boie ET, *et al*. Initial approach to the patient who has chest pain. *Cardiol Clin* 2006 ; 24(1): 1-17.

Kelly BS. Evaluation of the elderly patient with acute chest pain. *Clin Geriatr Med* 2007 ; 23(2): 327-349.

Lee TH, Cannon CP. Approach to the patient with chest pain. Braunwald's Heart Disease : A Textbook of Cardiovascular Medicine, 7th ed. St. Louis : Saunders ; 2007.

Winters ME, Katzen SM. Identifying chest pain emergencies in the primary care setting. *Prim Care* 2006 ; 33(3): 625-542.

第4章　心不全の臨床症状

John Phillips and Joel Schilling

背　景

　心不全は米国の心血管病で最も急激に増加しつつある疾患の1つである。年間100万人以上が心不全で入院しており，その治療費は330億ドル以上である。心不全の治療にかなりの進歩がみられたにもかかわらず死亡率は依然高く，例えば心不全で入院した場合，その1年死亡率は約30%，5年死亡率は50%にものぼる。心不全の予後を改善し入院を減少するには，早期に診断し，生命予後を改善し症状を軽減する適切な治療を開始する必要がある。

　心不全の臨床症状は多岐にわたる。しかし，医学的に注意を引く所見から患者をいくつかのグループに分類することが可能である。本章では患者の臨床症状に焦点を当て，心不全の徴候について詳述する。

定　義

　心不全は心機能が異常であるために，呼吸困難，運動耐容能低下，体液貯留といった特徴をもつ臨床症候群である。多くの場合，患者は疲労や運動耐容能低下といった心拍出量低下の徴候か，あるいは肺水腫や四肢の浮腫といった容量負荷・うっ血の徴候を示す。

病　因

　臨床的に明らかな心不全をきたしうる心筋障害の原因は多く存在する。しかし，心機能異常の病態を考える際には，患者を収縮能が低下している群と収縮能が維持されている群に分類することが有用である（表4-1）。左室駆出率（left ventricular ejection fraction：LVEF）≦40%で定義される収縮能低下患者の約2/3は虚血性心筋症（ischemic cardiomyopathy：ICM）で，多くは以前の心筋梗塞により生じている。収縮能が低下した患者での非虚血性心筋症（nonischemic cardiomyopathy：NICM）の原因は多様であり，表4-1に示した。左室駆出率が低下した患者の80%は心不全による入院の既往がある。収縮能が低下した患者における最もよくみられる徴候は，緩徐に進行する体液の貯留である。

　左室収縮能が維持されている心不全患者の基礎疾患は異なる。左室収縮能が保たれた心

表 4-1　心不全の一般的な原因

収縮不全	収縮能が保たれた心不全
冠動脈疾患	高血圧
高血圧	糖尿病
心筋炎	冠動脈疾患
感染性	浸潤性：
自己免疫性	アミロイドーシス
心筋毒性	サルコイドーシス
アルコール	ヘモクロマトーシス
コカイン	肥大型心筋症
アンフェタミン	高拍出性：
化学療法	動静脈奇形
遺伝性	動静脈瘻
心筋特異的	甲状腺機能亢進症
不整脈原性右室異形成（ARVD）	貧血
一般的なミオパチー	拘束型心筋症
Duchenne あるいは Becker 型筋ジストロフィ	特発性心筋線維症
糖尿病	
周産期心筋症	
頻拍性心筋症	
特発性心筋症	

不全をきたす疾患の多くは，心筋の拡張に影響を及ぼし，その結果，心室充満圧が高くなる。最もよくみられる原因は高血圧であり，糖尿病，肥満，そしてときには冠動脈疾患（約25%）である。また，女性や 65 歳以上の高齢者に多い。心房細動や慢性腎不全を併発することが多い。その他の稀な原因については表 4-1 に示した。潜在的に体液貯留状態を示すことがありうるものの，左室収縮能が保たれた心不全では急性肺水腫と高血圧をきたすことが多い。

■ 病　歴

　心不全患者への問診では以下の 3 点に焦点を当てる。
- 心不全の病因を明らかにする。
- 病気の進行度と重症度を評価する。
- 体液量を評価する。

　まず，心不全の病態に寄与する因子を明らかにすることが重要である。はじめて心不全症状を起こした患者の場合，虚血性心疾患（心筋梗塞の既往，胸痛，危険因子），心筋炎，ウィルス性心筋症（最近のウィルス感染あるいは上気道炎症状，リウマチ性疾患の既往あるいは症状），遺伝性心筋症（心不全あるいは突然死の家族歴），中毒性心筋症（アルコールあるいは麻薬常用の有無，化学療法歴），周産期心筋症（最近の妊娠歴）などを明らかにするように問診する。それに加えて，高血圧，糖尿病も聞き出さなければならない。心筋症の既往が明らかで急性増悪で入院した患者では，心不全増悪のトリガーとなりうるものを識別することが重要である。「心不全で頻回に入院する患者は早晩消える（VANISH）」と覚えよう。
- Valvular disease：弁膜症

AHA 予後分類

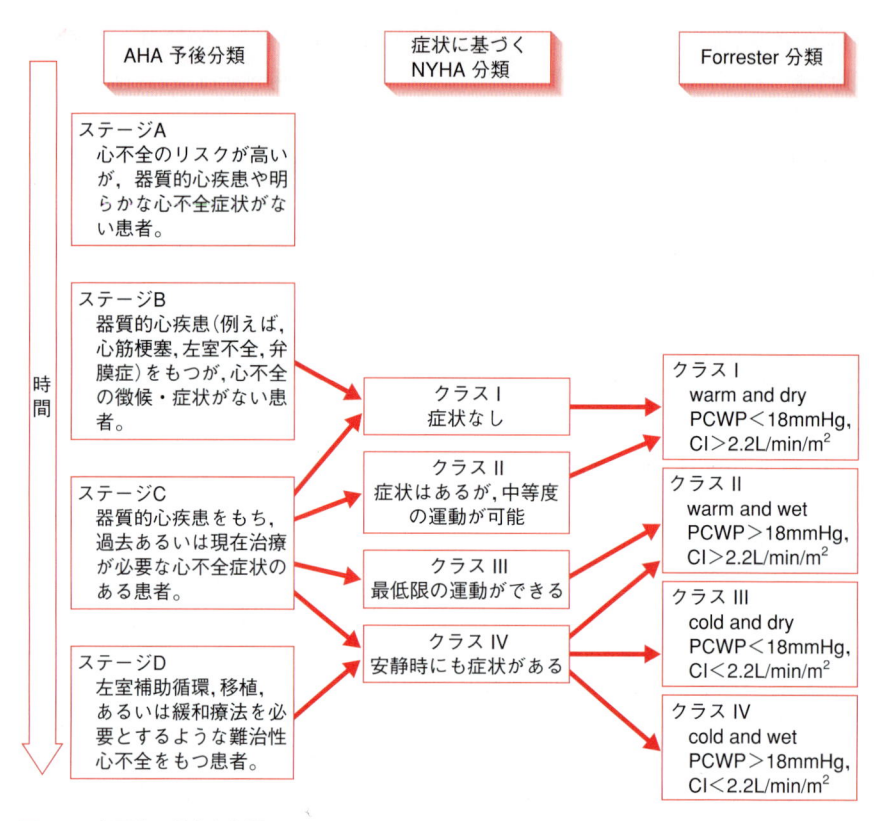

ステージA
心不全のリスクが高いが、器質的心疾患や明らかな心不全症状がない患者。

ステージB
器質的心疾患（例えば、心筋梗塞、左室不全、弁膜症）をもつが、心不全の徴候・症状がない患者。

ステージC
器質的心疾患をもち、過去あるいは現在治療が必要な心不全症状のある患者。

ステージD
左室補助循環、移植、あるいは緩和療法を必要とするような難治性心不全をもつ患者。

症状に基づく NYHA 分類

クラス I 症状なし

クラス II 症状はあるが、中等度の運動が可能

クラス III 最低限の運動ができる

クラス IV 安静時にも症状がある

Forrester 分類

クラス I warm and dry PCWP＜18mmHg, CI＞2.2L/min/m²

クラス II warm and wet PCWP＞18mmHg, CI＞2.2L/min/m²

クラス III cold and dry PCWP＜18mmHg, CI＜2.2L/min/m²

クラス IV cold and wet PCWP＞18mmHg, CI＜2.2L/min/m²

図 4-1　心不全の重症度分類。PCWP：肺動脈楔入圧，CI：心係数。〔McBride BF, White CM. Acute decompensated heart failure: a contemporary approach to pharmacotherapeutic management. *Pharmacotherapy* 2003；(8)：997-1020 より許可を得て引用〕

- Arrhythmia：不整脈（心房細動）
- Noncompliance：コンプライアンス不良（服薬，食事）
- Ischemia, infection：虚血あるいは感染
- Substance abuse：薬物乱用
- Hypertension：高血圧

　新規あるいは慢性的な心不全の患者を評価するためにつぎに重要となるのは，現在の機能評価と活動レベルの低下率を決定することである。今回息切れを起こす前にはどうであったか（どれくらい歩けたか？　何階くらいまで階段を上れたか？），また 6〜12 カ月前と比べてどうであったかを聞くことが重要である。その質問をすることで，患者を NYHA（New York Heart Association）機能分類，AHA（American Heart Association）心不全ステージ（図 4-1）に分類することができ，治療と予後評価に役立つ。

　病歴聴取で 3 番目に重要なことは患者の体液状態の評価である。臥床できない（起座呼吸），息切れで夜間に目が覚める（発作性夜間呼吸困難）などは慢性心不全患者の容量負荷を明らかに示唆している。加えて，体重増加は心不全症状を伴わない患者における体液貯留

の指標となることがあるため，体重の変化について常に聞くようにする．体液貯留の他の症状としては，腹部膨満感，右季肋部痛，下腿浮腫などがある．

■ 身体所見

　心不全患者の身体診察の第一の役割は，容量負荷を評価することである．身体所見は心不全の病態を知る重要な手がかりも提供しうる．例えば，心雑音や心膜ノック音は，それぞれ弁膜症や収縮性心膜炎の所見である．患者を診察する際には，心不全の徴候と容量負荷はかなり多様であると知っておくことが必要である．収縮不全と容量負荷を示唆する所見としては，頸静脈怒張，びまん性で外側に移動した心尖拍動，Ⅲ音ギャロップ，心尖部での僧帽弁逆流雑音，肺野のラ音，頸動脈拍動の減少，腹水，拍動性肝腫大，下腿浮腫などである．

　容量負荷を身体所見で評価するとき，患者が血流量減少か，正常血液量か，容量負荷かを判断することが重要になる．頸静脈怒張は最も特異的で信頼できる容量負荷の身体所見であり，患者を45°の起座位とし，ペンライトを使うと最もよくわかる．頸静脈拍動と頸動脈拍動は，頸動脈の拍動が二峰性であることから区別可能である．肺高血圧や重症三尖弁閉鎖不全，心タンポナーデや収縮性心膜炎などの患者でも頸静脈怒張がみられることをよく覚えておく．肺ラ音は左室拡張終期圧（left ventricular end-diastolic pressure：LVEDP）の上昇により，血管外の液体が肺胞に貯留していることを示す所見であるが代償できなくなった心不全の診断に必須であるとしばしば誤解されている．しかし実際には，肺ラ音はLVEDPの急激な上昇や高度の容量負荷と関連し，肺ラ音は左室充満圧が上昇した心不全患者の約40〜50％にみられるのみである．慢性心筋症の患者では，LVEDPは徐々に上昇し肺のリンパ排泄系の亢進によって代償されるため，ラ音は代償不全がかなり進行した際の徴候となる．下腿浮腫は容量負荷のもう1つのマーカーである．しかし，左室充満圧の上昇を診断する際の下腿浮腫の感度は46％と低い．加えて，下腿浮腫や肺水腫がなくても腹部のうっ血症状をきたす患者もいる．まとめると，身体所見は容量負荷の評価には重要な構成要素であるが，身体所見の限界を知ることも重要である．

■ 臨床症状

　心不全の臨床症状は，急性呼吸不全や循環不全から，徐々に進行する労作時の呼吸苦まで多岐にわたる．心不全のある患者では，一般的に3つのタイプの臨床像がみられる．
- 血圧上昇を伴う急激で突然の肺水腫
- 徐々に進行する体液貯留
- 低心拍出状態

　最も劇的な症状は突然の急激な肺水腫である．多くの場合，急速に症状が出現し，血圧の上昇もみられる．通常は有意な容量負荷はなく，血管トーヌス増大と左室の拡張不全による体液再分布が原因である．

　徐々に進行する心不全は慢性収縮不全の患者に最もよくみられ，典型例では血圧は正常〜軽度上昇，緩徐に進行する体液貯留の徴候あるいは症候を伴う．これらの患者は労作

時呼吸困難，発作性夜間呼吸困難や起座呼吸，下腿浮腫，体重増加などを示す。

　最も少ないタイプの心不全は，低心拍出状態型である。患者は典型的には低血圧であり，臓器の灌流障害の徴候（腎前性の高窒素血症，四肢の冷感，意識障害）が認められる。これらの患者にはしばしば綿密な医療管理のために肺動脈（Swan-Ganz）カテーテルの留置が必要となり，Forrester 分類で評価する（図 4-1）。心不全の治療はそれぞれのタイプで異なっており，第 11 章で詳述する。

■ 鑑別診断

　呼吸困難，頸静脈怒張，下腿浮腫といった心不全類似の徴候を呈する他の疾患（例えば，肺高血圧，肺塞栓，心タンポナーデ）を考慮することが重要である。肺の炎症疾患，進行性胸水貯留，重篤な貧血，甲状腺機能低下症，全身性の神経疾患なども進行性の労作時呼吸困難をきたし，原因となる心疾患がみつからない場合に鑑別すべき疾患として考慮する。

覚えておくポイント

- 心不全は頻度の高い臨床症候群であり，重症化あるいは死亡する確率が高い。早期に診断することで生命予後や症状を改善する治療を開始できる。
- 虚血性心筋症は収縮能が低下する心不全の最も多い原因である。高血圧，糖尿病，肥満，冠動脈疾患は，収縮能が保たれた心不全の原因となる。
- 病歴聴取と身体診察においては，(1)心不全の原因を明らかにする，(2)病状の進行と重症度を評価する，(3)体液量を評価する。
- 心不全増悪の原因の記憶法：「心不全で頻回に入院する患者は早晩消える（VANISH）」。
- 治療方針を決定する際には，患者を 3 つの主要な臨床表現型のいずれかに分類する。(1)血圧上昇を伴う急激な肺水腫，(2)緩徐に進行する体液貯留，(3)低心拍出状態。

参考文献・推奨文献

Cook DJ, Simel DL. The rational clinical examination : does this patient have abnormal central venous pressure? *JAMA* 1996 ; 275 : 630-634.

Hunt S, Abraham WT, Chin MH, *et al*. ACC/AHA 2005 Guideline Update for the Diagnosis and Management of Chronic Heart Failure in the Adult : a Report of the American College of Cardiology/American Heart Association Task Force on Practice Guidelines. *Circulation* 2005 ; 112 : e154-e235.

第5章 失神の診断

Christopher Holley

■ 背　景

失神(syncope)とは脳の血流低下で生じ，自然に回復する一過性の意識消失と定義される。一過性の意識消失(transient loss of consciousnes)の鑑別診断として，失神以外の原因も含める必要がある。

■ 疫　学

失神は一般的な病態であり，救急外来患者の3～5％および入院患者の1～3％を占めているが，把握できない多くの症例が存在すると考えられる。大規模な調査では，失神の発生率は少なくとも10年間で6％であり，年齢とともに増加する。70歳以上の入院患者における発生率は10年間で23％以上と高い。

■ 分　類

失神はまず，てんかん発作や転倒など一過性の意識消失といった非失神発作と鑑別する必要がある(表5-1)。さらに失神は特定の病態生理によりいくつかのタイプに分類される。一般的な失神の原因として反射性失神(神経調節性失神)，起立性低血圧，心原性不整脈，器質的心肺疾患の4つがあげられる(表5-2)。

表5-1　失神以外の一過性意識消失の原因	
完全な意識消失を伴わないもの	一過性もしくは完全な意識消失を伴うもの
転倒 脱力発作/転倒発作 心因反応 一過性脳虚血発作，頸動脈病変	てんかん発作 薬物中毒 代謝性疾患(低血糖，低酸素) 一過性脳虚血発作，椎骨脈底動脈病変

表 5-2　失神の分類とその典型的な原因

分類	典型的な原因
反射性（神経調節性）	反射性の徐脈または血管拡張あるいはその両方による――最も一般的な失神の原因
血管迷走神経反射	情動ストレス，長時間立位，悪心
頸動脈洞過敏症候群	頸動脈の圧迫
状況失神	排尿，排便，咳嗽
起立性低血圧	体位変換（立位）に伴う失神または 20 mmHg 以上の収縮期血圧低下
血管内脱水	高温による脱水（熱射病），飲水量の不足，利尿薬の内服
自律神経機能障害	Parkinson 病，糖尿病
薬物起因性	硝酸薬，α遮断薬，クロニジン，その他の降圧薬
心原性不整脈	徐脈もしくは頻脈により心拍出量が全身に必要とされる循環血液量を下回ることに起因し，しばしば動悸を伴う
洞機能不全	症候性徐脈，心房細動を合併した洞不全症候群
房室伝導障害	β遮断薬，カルシウム拮抗薬，Lenègre 病
頻脈	上室性もしくは心室性の頻拍
QT 延長症候群	先天性もしくは薬物誘発性，あるいはその両方による。最近内服を開始した抗不整脈薬，抗ヒスタミン薬，抗菌薬，抗精神病薬，抗うつ薬
器質的心肺疾患	心臓の器質的，機能的異常により心拍出量が全身に必要とされる循環血液量を下回ることに起因する。既知の心疾患，運動誘発性失神，突然死の家族歴，安静臥位での失神などが診断の糸口となる
弁膜症	高度の大動脈弁狭窄症
急性心筋虚血/心筋梗塞	特に右室梗塞
肥大型心筋症	しばしば運動誘発性の失神をきたす
肺高血圧症もしくは肺塞栓症	急激な左室充満の低下をきたす
盗血症候群	鎖骨下動脈盗血症候群。上肢の動脈血流の増加により Willis 動脈輪からの逆行性血流が起きることによる

自然歴

　失神患者の 1/3 は 3 年以内に再発するが，心原性失神以外は予後良好である。心電図所見に異常がなく，器質的心疾患を認めない若年者の死亡リスクは増加しない。また反射性失神は死亡率の増加とはほとんど無関係である。起立性低血圧に伴う失神は基礎疾患が容易に診断でき，治療されれば良好な予後をたどる。一方，明らかな心原性の失神で，特に重度の心不全患者に伴う場合は死亡率が増加し，左室駆出率が 20%未満で失神を伴う患者の死亡率は年 45%に達する。

診　断

　失神の初期診断では病歴，身体所見，心電図が原因分類および死亡リスクが高い患者の同定に用いられる。初期診断では次の 3 つを明確にすることが重要である。
- 意識喪失が失神によるものかどうか？
- 心疾患があるか？
- 病歴の中に診断につながる重要な臨床上の特徴があるか？

表 5-3　失神の病歴聴取における基本的な質問事項	
Before（前駆症状）	悪心，嘔吐，冷感，発汗，めまい，視覚異常
Eyewitness（目撃者）	意識消失していた時間の長さ，意識消失中の異常運動（強直性，間代性，その他），意識消失が生じた状況
After（失神後）	意識混濁，筋痛，失禁，悪心，嘔吐，発汗，顔面蒼白
Circunmstance（状況）	体位（臥位，立位），活動性（安静時，労作時，起立時，咳嗽，排尿），誘因となりうるストレス（恐怖，疼痛，長時間の起立）
History（既往歴）	失神の既往：既知の心疾患や神経疾患および代謝性疾患，内服歴，突然死の家族歴

■ 病　歴

　失神の診断はしばしば病歴から明らかになる．これは一過性の意識消失が脳血流の低下に関連して起きるからである．失神を診断しさらに病型を分類するために，発作の前駆症状（before the attack）の有無，発作の目撃者（eyewitness）からの状況聴取，発作直後（after the attack）の記憶，発作の誘因と考えられる状況（circumstance），患者の既往歴（medical history）を病歴聴取で明らかにすることが重要である．これらは語呂あわせで，「私は砂浜で失神した（I passed out on the BEACH）」と覚えるとよい（表 5-3）．

■ 身体所見

　心血管系および神経系の所見が最も重要である．起立時の血圧測定は起立性失神の診断に必須である．心血管系所見では，不整脈や心雑音（特に大動脈弁狭窄や閉塞性肥大型心筋症）および心不全所見などは心原性失神を示唆する．神経系の所見はしばしば伴わないこともあるが，自律神経障害（不適当な発汗，心拍数変動の欠如，極端な起立時の血圧変動）がみられることがある．5～10 秒の頸動脈洞マッサージは，特に高齢者において失神の症状を再現しうる．この手技は徐脈に対する治療を準備しモニタリングを行えば，ベッドサイドで安全に行うことができる．3 秒を超える心抑制を認めれば陽性と診断する．神経合併症は稀（5％未満）であるが，頸動脈病変の存在，頸動脈雑音，最近の一過性脳虚血発作（TIA）あるいは心血管障害のある患者には避けるべきである．

■ 診断のための検査

　詳細な病歴聴取，身体診察および心電図により，失神の約 80％は原因が特定できる（表 5-2）．心電図所見でみるべき異常を以下に示す．
- 洞結節機能の障害：洞性徐脈，3 秒を超える洞停止，心房細動（洞不全症候群）
- 房室結節機能の障害：房室ブロック（ブロックが高度なほど失神を生じやすい），心室の早期興奮，上室頻拍
- 心筋症：QT 延長，心室頻拍，幅広い QRS（>120 msec），2 枝ブロック，心筋梗塞の既往を示唆する Q 波，前胸部誘導における T 波異常を伴う左室肥大（肥大型心筋症），V_1～V_3誘導で ST 上昇を伴う右脚ブロック（Brugada パターン），V_1～V_3誘導で T 波異常を伴

う V_1 誘導の RSR′パターン(不整脈原性右室心筋症)

頻度が低いか，もしくは単回の反射性失神または起立性失神は，それ以上の精査は必要としない。これらの患者は一般的には予後が良好であり，後述する外来での治療により管理できる。

心原性失神が疑われる患者は入院して心臓の精査を行う必要がある。運動に伴う失神，失神時の転倒による重症外傷を伴う失神，突然死の家族歴のある失神患者も含まれる。2006 年に American Heart Association/American College of Cardiology(AHA/ACC)より発表された，失神に対する循環器学的精査のアルゴリズムを図 5-1 に示す。病歴聴取，身体診察および心電図に加え，心エコー検査，運動負荷試験および心筋虚血の精査が必要とされている。患者によっては，運動負荷心エコー検査でこれら 3 つの検査すべてを行うのに匹敵する所見が得られる(安静時心エコー検査に引き続く運動負荷と負荷心エコー検査)。心エコー検査単独では，弁膜症，心筋症，先天性心疾患を診断しうる。また運動負荷試験は症状が出現したら終了すべきである。心筋虚血の疑い，あるいは十分に評価されていない陳旧性心筋梗塞症例においては，非侵襲的検査に引き続き心臓カテーテル検査が推奨される。心臓 MRI 検査や心臓 CT は肥大型心筋症や不整脈原性右室異形成(arrhythmogenic right ventricular dysplasia：ARVD，または不整脈原性右室心筋症)，冠動脈奇形の診断に有用である。心原性失神が除外されるまでは，入院中は持続的な心電図モニタリングをすべきである。不整脈が失神の原因と疑われるが，初期検査やその後の心臓の精査では診断できない場合は，Holter 心電図(24〜48 時間持続的に記録可能)やイベントレコーダー(1 カ月間，症状が出現した際に患者自身で記録)，もしくは植込み型ループ式心電計(数カ月にわたり持続的に記録)などの携帯型心電図モニターにより診断が可能である。このモニタリング手段の選択は，症状の出現頻度や予想される不整脈の種類による。特に選別された患者群での，携帯型心電図モニターによる診断率は 30％程度である。

心臓の精査では異常を認めないが頻回に失神をきたす患者や，外傷を伴う失神を繰り返す患者は，反射性失神について再精査する必要がある。特に，経験的な治療(後述)あるいはチルト試験が有用である。チルト試験は臥位から立位にした際の血行動態の反応を評価するために用いられる。生理学的には，この体位変換により毎日多量の体液のシフトが起こっており，500〜1,000 mL の血液が胸郭から横隔膜下の末梢静脈叢へ 10 秒以内に移動している。さらに，立位により形成される静水圧により同程度の体液は細胞間質へ 10 分以内に移動する。自律神経反射による血管収縮がこの立位負荷に対抗する鍵となるが，この血管収縮メカニズムのどの過程における障害も失神をもたらしうる。チルト試験には多くのプロトコールが存在するが，一般的には 60〜70°に受動的に起こして 20〜45 分間保持する。またこの受動的な傾斜で失神しない場合には，薬物負荷も行われる。この結果は，血管抑制型，心抑制型，混合型に分類される。しかしながら，より積極的なプロトコールによるチルト試験では，失神の既往のない"正常人"にも失神を引き起こす場合がある。したがって，不特定の対象に対するこの検査の診断精度は高くない。特定の患者には侵襲的な電気生理学的検査は有用であるが，専門家に相談すべきである。

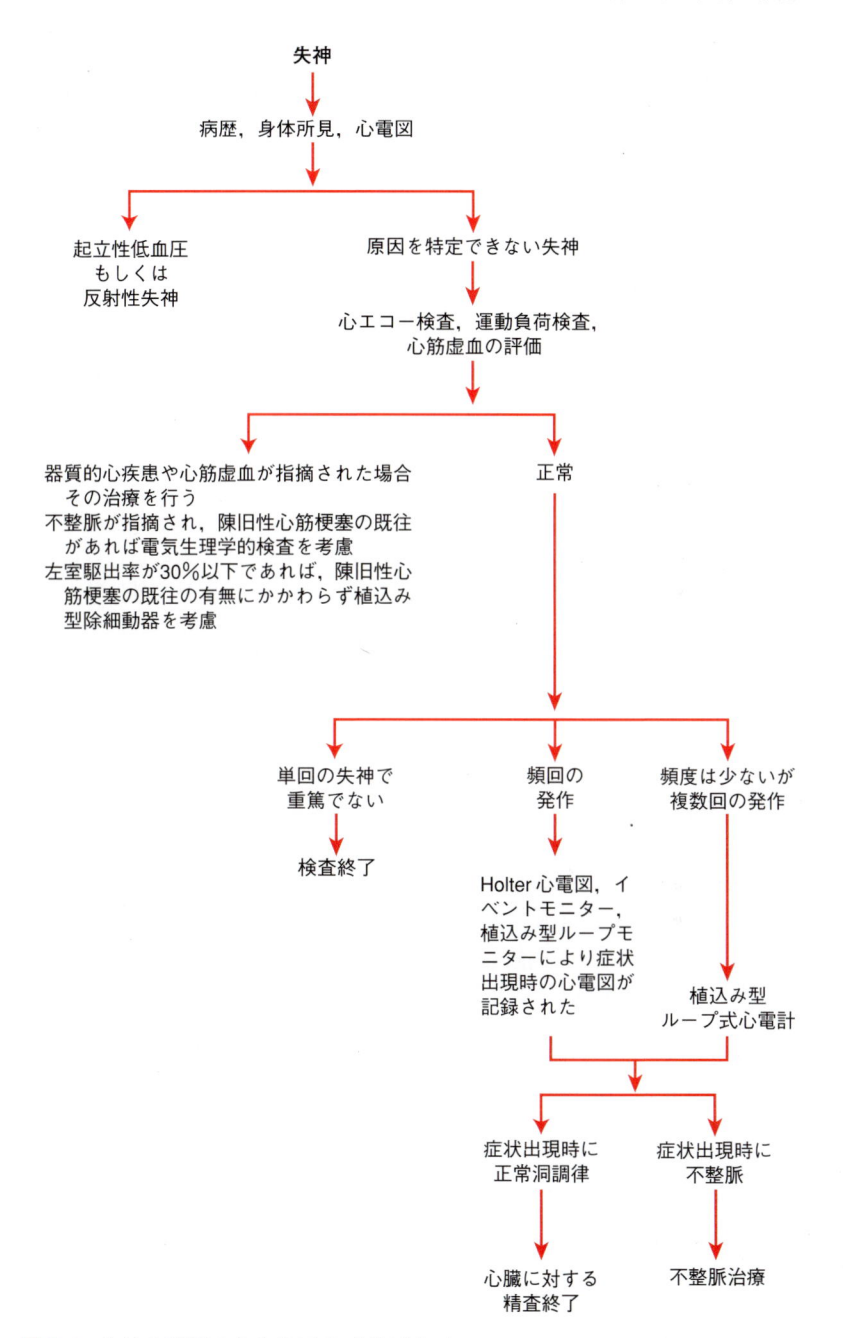

```
                          失神
                           ↓
                  病歴，身体所見，心電図
                    ↓              ↓
          起立性低血圧       原因を特定できない失神
          もしくは                  ↓
          反射性失神        心エコー検査，運動負荷検査，
                           心筋虚血の評価
                        ↓                    ↓
         器質的心疾患や心筋虚血が指摘された場合    正常
         その治療を行う
         不整脈が指摘され，陳旧性心筋梗塞の既往
         があれば電気生理学的検査を考慮
         左室駆出率が30%以下であれば，陳旧性心
         筋梗塞の既往の有無にかかわらず植込み
         型除細動器を考慮
```

      単回の失神で   頻回の   頻度は少ないが
      重篤でない   発作   複数回の発作
         ↓   ↓   ↓
      検査終了   Holter心電図，イ   植込み型
                  ベントモニター，   ループ式心電計
                  植込み型ループモ
                  ニターにより症状
                  出現時の心電図が
                  記録された
                     ↓   ↓
               症状出現時に   症状出現時に
               正常洞調律   不整脈
                     ↓   ↓
               心臓に対する   不整脈治療
               精査終了

図5-1 失神の鑑別のためのアルゴリズム。(American Heart Association/American College of Cardiology Foundation より AHA/ACCF scientific statement on the evaluation of syncope. *Circulation* 2006；113：316 より許可を得て改変)

表 5-4 失神の原因別治療方針

反射性失神	体液の下肢へのシフトを避ける（長時間の起立，高温曝露），脱水を避ける，前駆症状を生じたときには等尺性筋収縮を行う，徐脈による頸動脈洞失神にはペースメーカを考慮する
起立性低血圧	脱水を避ける，誘因となる薬物の中止，起立時に急に立ち上がることを避ける，弾性ストッキングの使用，塩分補給の考慮，フルドロコルチゾンもしくはミドドリンを処方
不整脈	洞機能不全もしくは高度房室ブロックに対するペースメーカ，QTを延長させうる薬物の中止，他の治療で抑制できない心室頻拍に対する植込み型除細動器，適応となる不整脈発作を有する患者に対するカテーテルアブレーション
器質的心肺疾患	基礎疾患の治療（弁置換術，血行再建術），左室駆出率が35％未満で失神を伴う患者への植込み型除細動器（たとえ心室頻拍が確認されていない症例でも対象となりうる）

治　療

　失神の治療は，主に再発予防と外傷や死亡のリスクを軽減させるために行われる。一般的に，治療は個々の症例の失神の原因に基づいて選択される。反射性失神に対する治療としては，単純に誘因を避けることである。それが無理な場合は対症療法，例えば等尺性筋収縮は静脈還流を改善させ，前駆症状の階階で失神を予防することが可能である。失神の4つの原因別に，それぞれの治療方法を表 5-4 に示す。

覚えておくポイント

- 一過性の意識消失においては，まず失神であるかどうか鑑別する。
- 失神に対して最初に行うことは病歴聴取，身体診察および心電図検査である。
- 心原性失神を疑うが確定できない場合は，心エコー検査，運動負荷検査，心筋虚血の精査を行う。携帯型心電図モニタリングを必要な症例に行う。
- 心原性失神の疑いが低く，頻回もしくは高リスクの失神症例では，チルト試験による反射性失神の検査が有用である。
- 多くの反射性失神や起立性失神症例の多くは初期診断で確定でき，それ以上の精査は必要としない。これらの治療としては，誘因や脱水を避け，失神の前兆を自覚した際に等尺性の筋収縮を行うことなどがある。

参考文献・推奨文献

American Heart Association/American College of Cardiology Foundation. AHA/ACCF Scientific statement on the evaluation of syncope. *Circulation* 2006；113：316.

Grubb BP. Neurocardiogenic syncope. *N Engl J Med* 2005；352：1004

The Task Force on Syncope, European Society of Cardiology. Guideline on management (diagnosis and treatment) of syncope-update 2004. *Europace* 2004；6：467

第6章　心血管疾患の救急

Phillip S. Cuculich

はじめに

　本章では，心血管治療チームによる緊急かつ的確な治療が必要となる多彩かつ劇的な臨床状況──症状のある徐脈・頻脈，ST上昇型心筋梗塞（ST-segment elevation myocardial infarction：STEMI），心筋梗塞の遅発性合併症，心タンポナーデ，高血圧緊急症，心原性ショック──に焦点を当てる。まず血行動態を安定させ，引き続き集中治療管理を行う。本章は，上記の心血管疾患の救急対応にすぐに役立つ実用的で簡易なチェックリストになっている。各疾患の詳細は，本書の随所に記載されている。

症状のある徐脈

　図6-1は，症状のある徐脈に対するACLS（Advanced Cardiovascular Life Support）ガイドラインである。第19章で記載しているように，徐脈には修正版 "5つのS" SSSSSlow heart rate アプローチが速やかな方針決定に有用である。
- Stable（安定）：患者の血行動態は安定しているか？
- Symptom（症状）：徐脈による症状があるか？　血圧が低下しているか，特に失神など安静時に徐脈による症状がある場合には，緊急処置が必要である。
  - 気道（Airway），呼吸（Breathing），循環（Circulation）の評価（ABC）
  - モニター/除細動器を装着。できれば，経皮的ペーシング可能なパッドが望ましい。
  - 適切な静脈路確保と酸素投与。緊急カートを準備。
- Source（原因）：伝導路のどこに障害があるか？
  - 長時間記録や心電図の迅速な判読が重要である。
  - 高度房室ブロック（MobitzⅡ型の2度房室ブロックまたは3度房室ブロック）は，アトロピンによる心房レート上昇には反応しにくいため，緊急ペーシングが必要となることが多い。
- Speed up the heart（心拍数を増加させる）：薬物療法──アトロピン，さらに必要ならばドパミンまたはアドレナリン。
  - アトロピン：0.5〜1.0 mg 静注。3〜5分ごとに繰り返し可。アトロピン使用で悪化する可能性のあるMobitzⅡ型の2度房室ブロックは例外。アトロピンは，静脈路が使用

図 6-1 ACLS 徐脈アルゴリズム

1. 徐脈
心拍数＜60/min で循環不全の所見あり

2.
- 気道確保を維持し，必要に応じて呼吸を補助
- 酸素投与
- 心電図(リズムの特定)，血圧，酸素飽和度をモニター
- 静脈路の確保

3. 徐脈による循環不良による自他覚症状があるか？
（例えば，急性意識障害，胸痛の持続，低血圧または，他のショック徴候）

- 十分な循環 → **4A. 観察もしくはモニター**
- 循環不良 → **4.**
  - 経皮的ペーシングの準備：高度ブロック(Mobitz II 型2度房室ブロックまたは3度房室ブロック)に対しては，遅れずに使用
  - ペーシングを待つあいだにアトロピン0.5mg静注を考慮。最大3mgまで繰り返し可
  - ペーシングを待つあいだ，またはペーシングが無効の場合に，アドレナリン(2〜10μg/mim)またはドパミン(2〜10μg/kg/mim)の持続静注を考慮

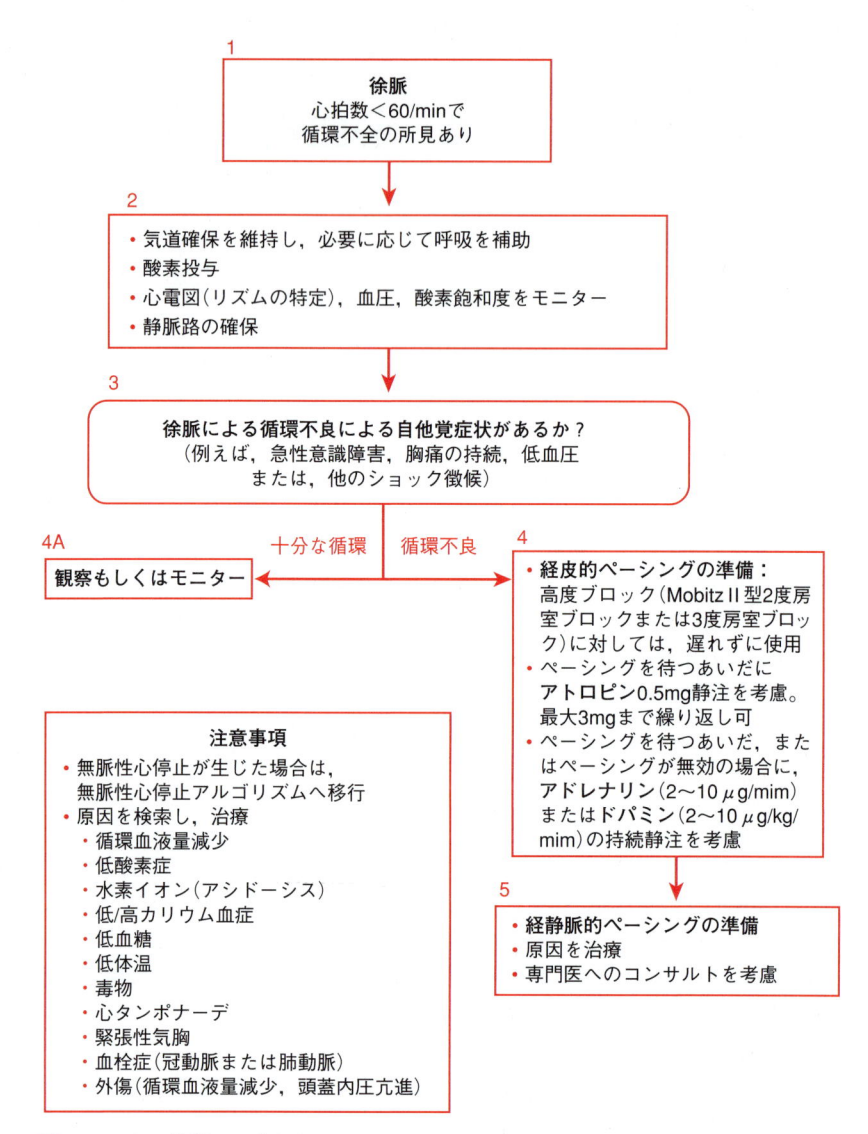

5.
- 経静脈的ペーシングの準備
- 原因を治療
- 専門医へのコンサルトを考慮

注意事項
- 無脈性心停止が生じた場合は，無脈性心停止アルゴリズムへ移行
- 原因を検索し，治療
  - 循環血液量減少
  - 低酸素症
  - 水素イオン(アシドーシス)
  - 低/高カリウム血症
  - 低血糖
  - 低体温
  - 毒物
  - 心タンポナーデ
  - 緊張性気胸
  - 血栓症(冠動脈または肺動脈)
  - 外傷(循環血液量減少，頭蓋内圧亢進)

図 6-1 ACLS 徐脈アルゴリズム。〔American Heart Association guidelines for cardiopulmonary resuscitation and emergency cardiovascular care. *Circulation* 2005；112(IV)：1-203 より許可を得て引用〕

できない場合には，気管内挿管チューブより投与できる(1〜2 mg を最大 10 mL の滅菌水または生理食塩水で希釈)。
- ドパミン——2〜10 μg/kg/min 静注。収縮期血圧＞90 mmHg を保つ。
- アドレナリン——2〜10 μg/kg/min 静注。収縮期血圧＞90 mmHg を保つ。
- Set up for pacemaker（ペースメーカの準備）：経皮的または経静脈的ペースメーカを準備。

- 経皮的ペーシング —— 胸壁の前後にパッドを装着。最大出力より開始。心室の捕捉が失われるまで速やかに出力を下げ，続いて一貫した捕捉が認められるまで出力を上げる。血圧低下が著明でなければ(意識がしっかりしている場合)鎮静する。
- 経静脈的ペーシングを準備。第27章を参照。

■ 症状のある頻脈

　図6-2は，頻脈に対するACLSガイドラインである。無脈，あるいは頻脈により臨床的に血行動態の不安定な患者には，直ちに非同期下高エネルギーショック(200 J，300 J，360 J)を行い，引き続きACLSガイドラインによる適切なABC評価を行う。ショックの後に短時間でリズムを確認する。アドレナリン(3～5分ごとに1.0 mg静注)，またはバソプレシン(ピトレシン®40 Uを1回静注)を投与。アミオダロン(Cordarone®，Pacerone® 300 mg静注1回，追加で150 mg静注1回)，またはリドカイン(初回1.0～1.5 mg/kg静注，最大3 mg/kgまで3～5分ごとに静注)を，持続する無脈性心室頻拍(ventricular tachycardia：VT)に対して使用する。無脈性VTまたは心室細動(ventricular fibrillation：VF)が持続すれば，30～60秒ごとに360 Jで除細動する。プロカインアミド(Procan®，Pronestyl® 20～30 mg/min)も使用可能である。高カリウム血症が疑われるときは，カルシウムと重炭酸を投与すべきである。

　脈が触れ，血行動態の安定している患者では，心電図の解析が次の治療の決め手となる。
- 正常QRS幅の頻拍〔上室頻拍(SVT)〕(QRS＜0.12 sec)。頻度順に，
  - 洞頻脈
  - 心房細動
  - 心房粗動
  - 房室結節リエントリー性頻拍(AV nodal reentry：AVNRT)
  - 房室回帰性頻拍(AV reciprocating tachycardia：AVRT)
  - 心房頻拍(異所性またはリエントリー性)
  - 多源性心房頻拍(MAT)
  - 接合部頻拍
- 広いQRS幅の頻拍(QRS≧0.12秒)
  - 心室頻拍
  - 変行伝導を伴うSVT
  - 早期興奮性頻拍〔Wolff-Parkinson-White(WPW)症候群〕

　正常QRS幅の不整脈は，房室結節の伝導を遅くすると，診断しやすい(しばしば治療にもなる)。房室結節の伝導をブロックすると，(1)大きな心室性のQRS群がなくなり，隠れていた心房リズム(心房細動，心房粗動，異所性心房頻拍)がはっきりする，または，(2)頻拍の回路が房室結節に依存するものであれば，頻拍が停止する(AVNRT，AVRT)。迷走神経の緊張を高める(頸動脈洞マッサージ)か，アデノシン(6～12 mg急速静注＋フラッシュ)にて，房室結節の伝導を抑制できる。

　広いQRS幅の不整脈は，治療方針を決定する前に，より積極的に診断をする必要がある。VTの治療は，変行伝導を伴うSVTや，早期興奮性頻拍の治療とはまったく異なる。

ACLS 頻脈アルゴリズム

1. 脈が触れる頻拍

2.
- ABCを評価し，必要に応じて補助
- **酸素投与**
- 心電図（リズムの特定），血圧，酸素飽和度のモニター
- 治療可能な原因を特定し，治療

症状が持続 →

3. 患者の状態は安定しているか？
不安定の徴候には，意識障害，胸痛の持続，低血圧または他のショック徴候がある
注意：心拍数<150/minでは，心拍数に関連する症状は稀

- 安定 →
- 不安定 →

4. 直ちに同期下除細動を実施
- 意識がある場合は静脈路を確保し，鎮静薬を投与する。除細動は遅らせない
- 専門医へのコンサルトを考慮
- 無脈性心停止が生じた場合は，無脈性心停止アルゴリズムを参照

5.
- 静脈路を確保
- 12誘導心電図（可能な場合）またはモニター波形を記録
- QRS幅は狭いか（<0.12sec）？

- 狭い →
- 広い（≧0.12sec）→

6. 正常QRS幅*：リズムは規則的か？

- 規則的 →
- 不規則 →

12. 広いQRS幅*：リズムは規則的か？
専門医にコンサルト

- 規則的 →
- 不規則 →

7.
- 迷走神経刺激を試みる
- アデノシン6mgを急速静注。反応しない場合は12mgを急速静注。さらに12mgを1回追加投与してもよい

8. リズムは変化するか？
注意：専門医へのコンサルトを考慮

- 変化 →
- 変化しない →

9. リズムが変化した場合は，リエントリー性上室頻拍の可能性がある
- 再発しないかを監視
- 再発にはアデノシンまたは長時間作動性房室結節遮断薬（例えば，ジルチアゼム，β遮断薬）を投与

10. リズムが変化しない場合は，心房粗動，異所性心房頻拍，接合部頻拍の可能性がある
- レートコントロール（例えば，ジルチアゼム，β遮断薬。肺疾患やうっ血性心不全患者ではβ遮断薬は慎重に投与）
- 基礎疾患の治療
- 専門医へのコンサルトを考慮

11. 不規則な正常QRS幅の頻拍
心房細動が考えられるが，心房粗動や多源性心房頻拍の可能性もある
- 専門医へのコンサルトを考慮
- レートコントロール（例えば，ジルチアゼム，β遮断薬。肺疾患やうっ血性心不全患者ではβ遮断薬は慎重に投与）

13. 心室頻拍またはリズム不明の場合
- アミオダロン150mgを10分かけて静注する。必要に応じて，最大2.2g/24hまで反復投与
- 待機的同期下除細動を準備

変行伝導を伴う上室頻拍の場合
- アデノシンを投与（ボックス7へ）

14. 変行伝導を伴う心房細動の場合
- 不規則な正常QRS幅の頻拍（ボックス11）を参照

早期興奮性心房細動の場合（心房細動＋WPW症候群）
- 専門医にコンサルト
- 房室結節遮断薬（アデノシン，ジゴキシン，ジルチアゼム，ベラパミル）は避ける
- 抗不整脈薬を考慮（例えば，アミオダロン150mgを10分かけて静注）

再発性多形性心室頻拍の場合は，専門医にコンサルト

torsades de pointes の場合は，マグネシウムを投与（負荷用量1～2gを5～60分かけて投与後，持続静注する）

*注意：患者の状態が不安定になった場合は，ボックス4

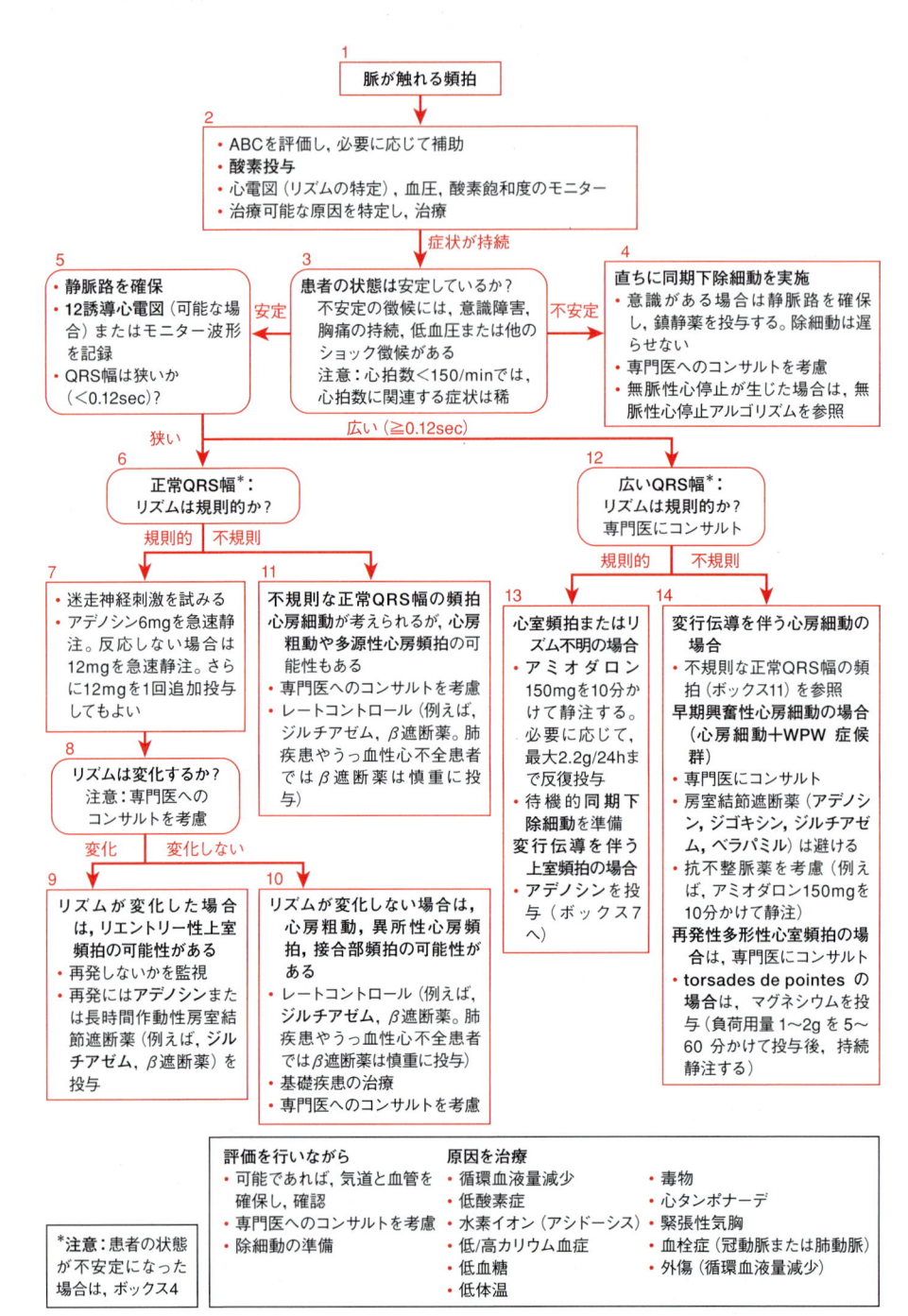

評価を行いながら
- 可能であれば，気道と血管を確保し，確認
- 専門医へのコンサルトを考慮
- 除細動の準備

原因を治療
- 循環血液量減少
- 低酸素症
- 水素イオン（アシドーシス）
- 低/高カリウム血症
- 低血糖
- 低体温
- 毒物
- 心タンポナーデ
- 緊張性気胸
- 血栓症（冠動脈または肺動脈）
- 外傷（循環血液量減少）

図 6-2 ACLS頻脈アルゴリズム。〔American Heart Association guidelines for cardiopulmonary resuscitation and emergency cardiovascular care. *Circulation* 2005；112：IV-1-IV-203〕

原因として VT を示唆する手がかりがある。
- 器質的心疾患の既往，特に冠動脈疾患では，VT が広い QRS 幅の頻拍の原因となりやすい。
- 洞調律時の心電図との比較は有用である。QRS 波形が明らかに変化していたり，軸の変化がみられるときは，VT の可能性が高い。
- その他の VT を示唆する特異的所見として，(1)房室解離，(2)融合または捕捉収縮，(3)右軸偏位を伴う左脚ブロック，そして(4)心電図の V_1〜V_6 で一致した上向きまたは下向きの QRS があげられる。
- 疑問があれば，さらに Brugada 基準を用いて VT と SVT を診断する(第 18 章参照)。

単形性 VT の患者には，アミオダロン(150 mg を 10 分以上かけて静注，その後 1 mg/min にて 6 時間持続点滴，さらにその後 0.5 mg/min にて 18 時間持続点滴)を使用する。プロカインアミドやソタロールが代替薬となる。患者の血行動態が不安定なときや，VT が持続する場合には，同期下カルディオバージョンを行うべきである。

多形性 VT の場合には，すぐに血行動態が不安定になりうるため，速やかに対応しなければならない。洞調律で QT 時間が延長していれば，torsades de pointes を考慮する。直ちに，マグネシウム 4 g 静注，高頻度ペーシングやイソプロテレノール(セララ®) 5 µg/min 持続静注を行う。特に洞調律時に QT 延長がみられない場合には，アミオダロン(150 mg を 10 分かけて静注)が有効である。常用薬や過量内服をチェックすべきである。持続する torsades de pointes には除細動が必要となる。

冠動脈疾患が VT の原因として最も多いので，特に抗不整脈薬に抵抗性の VT 症例では，緊急冠動脈造影検査を行うのが妥当である。

ST 上昇型心筋梗塞

多くの ST 上昇型心筋梗塞(STEMI)に関する臨床試験が示す最重要事項は，"時は心筋なり time is muscle" である。すなわち，冠動脈の早期再灌流に成功すると，長期・短期予後に改善がみられる。適応となる患者に，経静脈的血栓溶解療法("lytic")または経皮的冠動脈インターベンション("lab")が行われる。図 6-3 に，薬物使用とその禁忌を含めた STEMI の治療アルゴリズムの概略と治療の標準的な目標をまとめた。詳細は，第 9 章にまとめられている。

心筋梗塞の遅発性合併症

梗塞後合併症の発症率は，早期再灌流戦略の進歩により劇的に減少している。それにもかかわらず，多くの患者(広範囲梗塞，無痛性梗塞，診断の遅れた梗塞，長時間経過または不完全な血行再建)は，梗塞後の致死的な遅発性合併症のリスクが高い。早期診断のためにベッドサイドで行う緊急心エコー検査の役割は，いくら強調してもし過ぎることはない。暗記法 "FEAR A MI" は，心筋梗塞患者の ICU 管理中に起こりうる致死的合併症を覚えるとともに，それらを常に念頭に置いてほしいという意味合いを込めたものである。
- Failure(心不全)：左心不全は，心筋梗塞後の最も有力な生命予後予測因子である。広範

患者
達成基準：発症から救急医療施設に連絡する時間＝5分

搬送
達成基準：救急医療施設到着＝8分。搬送中に血栓溶解療法を考慮（可能ならば）。

救急外来〔3つのD：Data（データ），Decision（治療方針），Drug（薬物療法）〕
データー病歴と身体所見に焦点を当てる。達成基準：心電図＝10分。
- STEMI：虚血症状と連続した2誘導で1mm以上のST上昇あるいは新規出現の左脚ブロック
- 下壁梗塞なら→右室梗塞の診断のため，右前誘導（V_4R）を記録
- 前胸部誘導でST下降が単独でみられた場合→後壁梗塞診断のため，背面心電図（V_7, V_8, V_9）を記録

治療方針－経皮的冠動脈インターベンション
1) door-to-baloon time＝90分以内
2) 心原性ショック
3) 血栓溶解療法の禁忌
4) 長時間経過（発症から3時間超）
5) STEMIの診断が疑わしい

治療方針－血栓溶解療法
1) door-to-needle time＝30分以内
2) 経皮的冠動脈インターベンションができない
3) 経皮的冠動脈インターベンションが可能な施設への搬送の遅れ

血栓溶解療法の絶対禁忌
- 脳出血の既往
- 脳内悪性腫瘍が明らか
- 大動脈解離の疑い
- 1年以内のあらゆる種類の脳梗塞
- 活動性の内部出血

血栓溶解療法の相対禁忌
- 血圧＞180/110mmHg
- 脳梗塞の既往
- 最近の外傷，4週間以内の大手術または内部出血
- 圧迫止血できない血管穿刺
- 心肺蘇生＞10分施行
- INR＞2.0

薬物－禁忌でなければ，すべての患者に使用
- アスピリン325mg咀嚼錠
- メトプロロール5mg静注3回：収縮期血圧＜100mmHg，心拍数＜50/min，ショックの徴候があれば避ける
- 症状に対してニトログリセリン静注：右室梗塞が診断されれば避ける
- 抗血小板療法：ヘパリン60 U/kg静注（最大4,000 U），その後12 U/kg/h，最大1,000 U/hにて持続点滴または，エノキサパリン（Lovenox®）1mg/kg皮下注：腎不全があれば避ける
- クロピドグレル（プラビックス®）300～600mg経口〔手術の必要な冠動脈疾患（すなわち高齢，糖尿病，3枝病変）でなければ〕

薬物－経皮的冠動脈インターベンション
- "上流の"糖蛋白IIb/IIIa受容体阻害薬
- abciximab（Reopro®）0.25mg/kg静注，その後0.125μg/kg/min（最大10μg/kg/min）にて持続静注

薬物－血栓溶解療法：処方は以下の通り
- reteplase（Retavase®）＋ヘパリン
- reteplase 10Uを2分以上かけて静注，30分後に再度10U静注
- tenecteplase（TNKase®）＋エノキサパリン
- 75歳以上または到着の遅れ（発症から4時間超）に対して行われることが多い
- エノキサパリン30mg静注，その後1mg/kg皮下注
- 1/2量のreteplase＋abciximab＋1/2量のヘパリン
- 比較的若い（＜75歳）広範囲の前壁梗塞の患者に好まれる
- reteplase 5Uを2分以上かけて静注，30分後に再度5U静注
- abciximab 0.25mg/kg静注，その後0.125μg/kg/min（最大10μg/kg/min）にて持続静注
- ヘパリン60U/kg静注（最大4,000U），その後7U/kg/h持続点滴（最大1,000U/h）。

再灌流：経皮的冠動脈インターベンション
- TIMI3の血流再開
- 経皮的冠動脈インターベンションの利点
  - 冠血流の再開に優れる
  - 病変部位とリスク管理を明確にできる
  - 血栓とプラークの治療

再灌流：血栓溶解療法
- 胸痛の完全消失
- ST上昇の改善＞50%
- 促進心室固有調律（AIVR）

図6-3　ST上昇型心筋梗塞の治療アルゴリズムと達成基準。

囲梗塞，高齢者，糖尿病患者では心不全症状が出現しやすい。第 11 章に心筋梗塞後の心不全治療がまとめられている。
- **Effusion and tamponade**（心膜液貯留と心タンポナーデ）：心筋梗塞後の心膜液貯留は，致死的となることは少ない。しかし，心タンポナーデのときには，心破裂による出血性心膜液を考慮しなければならない（以下の「心タンポナーデ」参照）。
- **Arrhythmia**（不整脈）：心筋梗塞に特異的な不整脈合併症を以下に挙げる。
  - 促進心室固有調律は"再灌流不整脈"として，再灌流成功直後にしばしばみられる。再灌流の際にみられる場合には，特に治療を必要としない。
  - 心室頻拍は，心筋梗塞発症早期に起こる致死的不整脈であり，入院後 48 時間以内に起こる場合には死亡率増加と関連する。抗不整脈薬（アミオダロン，リドカイン）の使用や同期下電気的除細動により積極的な洞調律への復帰を行う。低カリウム血症，低マグネシウム血症は持続性心室頻拍を生じることがあるので，電解質の補正を行う。一方，非持続性心室頻拍（non-sustained ventricular tachycardia：NSVT）は，入院中や梗塞後 1 年間の死亡につながる危険性はない。
  - 心筋梗塞では，さまざまレベルの伝導障害が生じうる。一般に，近位（房室結節）伝導障害は，右冠動脈（right coronary artery：RCA）の梗塞と関連がある。一過性の房室ブロックを生じることがあるが，直ちに一時的ペースメーカ留置の適応とはならないことが多い。例外は，右室梗塞に合併した房室ブロックで，房室伝導の同期化をはかることで右室への血液還流量が増加し，心拍出量増加につながる。遠位（房室結節以下）の伝導障害は，左前下行枝や中隔枝の心筋梗塞によくみられ，長期にわたって持続し致死的となりうる。直ちにペーシングを行うべきである。
- **Rupture**（心破裂）：心破裂の臨床症状は，多くの場合劇的かつ致死的である。破裂は，心室自由壁，心室中隔，または乳頭筋に起こる。臨床的に疑い，適時に施行する心エコー検査と肺動脈カテーテル検査は，この重篤な合併症を迅速に診断するうえで重要であり，通常は緊急手術のコンサルトが必要となる。
- **Aneurysm**（心室瘤）：真性左室瘤を合併するのは，急性心筋梗塞の 5％以下に過ぎないが，合併した場合の生存率はきわめて低い。左室瘤に特徴的な心電図所見は，持続する ST 上昇を伴う q 波であるが，診断は非侵襲的な画像検査により確定される。偽性瘤は真性瘤とは異なり，"一部がすでに破れた瘤"と考えられる。下壁梗塞に多くみられ，治療は緊急手術である。手術，保存的加療のいずれも致死率が非常に高い。
- **Myocardial Infarction**（心筋梗塞）：心筋梗塞後の胸痛の訴えは，不完全な血行再建による心筋虚血の再発で起こりうる。血栓溶解療法を施行された患者の 20～30％，経皮的冠動脈インターベンションを施行された患者の約 10％に心筋虚血が再発する。経時的な心筋マーカーと心電図の検査が高リスク患者の同定に有用である。通常は，狭心症に対する薬物（硝酸薬，β遮断薬）で症状のコントロールが可能である。ステント血栓症による再梗塞では，通常は薬物療法が奏効しない強い胸痛，心電図上の ST 上昇の所見を呈する。これらの所見は速やかな血行再建の必要性を示している。

心タンポナーデ

　心タンポナーデは，心膜液貯留による心膜内圧上昇のため引き起こされ，(1)心膜内圧上昇，(2)右室拡張期充満の障害，そして(3)1回拍出量と心拍出量の減少を特徴とする。心膜液の存在は，必ずしも心タンポナーデが生じていることを意味するわけではない。心タンポナーデは臨床診断であり，既往歴(可能性のある原因疾患，心膜液の貯留速度)，身体所見(精神状態の変化，血圧低下，頸静脈怒張，奇脈)，その他の情報を考慮する必要がある。
- 心電図：低電位，電気的交互脈
- 胸部 X 線写真：水瓶様心陰影
- 心エコー検査：心膜液貯留，右室拡張期虚脱，右房ノッチ形成，Doppler 検査で三尖弁・僧帽弁でそれぞれ＞40％，＞25％の流入速度変動，下大静脈(inferior vena cava：IVC)の拡張。

　初期管理は，前負荷増大を目的とした静注による**循環血液量増加**である。血圧を保つために，必要に応じてノルアドレナリン(Levophed®)，ドブタミン(ドブトレックス®)を使用する。血管拡張薬と利尿薬の使用は避ける。心膜液のドレナージを行うかどうかは，その方法(外科的または経皮的)と時期(緊急または待機的)とともに，全身状態の重症度，熟練したスタッフの存在，心膜液貯留の原因を考慮に入れ，症例ごとに決定するべきである。

　経皮的心膜穿刺は，致死的合併症を生じうる手技であり，可能であれば必ず血行動態のモニター管理下で行い，超音波ガイド下に，手技に習熟したスタッフが行わなければならない。心膜穿刺の合併症には，心臓穿刺による心膜血腫や心筋梗塞，気胸，VT，心停止，冠動脈損傷，徐脈，腹腔臓器損傷，感染，瘻孔形成，肺水腫である。

　生命に危険のある緊急の状況下では，血行動態安定のために，"盲目的な"経皮的心膜穿刺が必要なことがある。理想的には，必要な器具が揃っており，素早い手技が可能となる心膜穿刺キットを使用する。先端が鈍の 8 cm の 18 G の針をシリンジに取り付け，剣状突起下領域より穿刺する(図 6-4)。針の先端は，わずかに吸引しながら，体表面と 30°の角度で，左肩に向けてゆっくりと背面に進める。心臓穿刺を避ける方法としては，心膜穿刺針に心電図の電極を付けるやり方がある。針が心筋に接した場合には，モニターに電気的活動が表れる。透明な漿液性な液体の吸引物は，心膜液あるいは胸水である。一方，血性の液体吸引物は，心膜液あるいは右室由来である。一般的に，血圧低下の原因が心タンポナーデであれば，心膜液を 50～100 mL 吸引すれば，血行動態に改善がみられるはずである。心膜液貯留の病因，病態生理，管理についての詳細は，第 13 章を参照のこと。

高血圧緊急症

　高血圧性クリーゼは，臓器障害の有無により，高血圧緊急症(hypertensive emergency)と高血圧性切迫症(hypertensive urgency)に分けられる。重篤な高血圧は，特に腎臓(血清クレアチニン値上昇，血尿)，心血管(狭心症，心不全，大動脈解離)，そして神経系(頭痛，精神状態の変化，網膜障害および乳頭浮腫による視野変化)に障害を与える。末梢臓器障害の存在(高血圧緊急症)は，通常，経静脈的な薬物使用による速やかな降圧の必要性を意味する。一方，高血圧性切迫症では，内服薬を用い数日かけて降圧を行う。

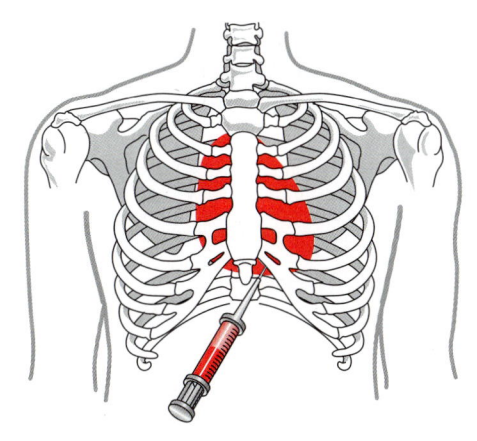

図 6-4　経皮的心膜穿刺の方法。

　一般的に，高血圧緊急症における合理的で安全な治療目標は，数時間以内に平均動脈圧を 20〜25% または拡張期血圧を 100〜110 mmHg まで降圧することである。最初の数時間に過度の降圧を行うと，末梢臓器障害，特に脳の障害を悪化させることがある。例外は大動脈解離，左室不全，そして肺水腫で，速やかに目標レベルまで降圧をはかるべきである。最も正確な測定のためには動脈ラインの留置が推奨される。降圧薬は症例に応じて選択すべきで，一般的には下記の静注薬が第 1 選択薬となる。

- ニトロプルシド（Nipride®）── 速効性の動静脈拡張薬。経静脈的に 0.25 μg/kg/min にて投与を開始し，5 分ごとに最大 10 μg/kg/min まで増量する。チオシアン酸中毒は稀な副作用であるが，肝機能障害または腎機能障害の患者での長期使用（数日）により起こる。
- ラベタロール（Normodyne®，トランデート®）── α 受容体と β_2 受容体刺激作用も有する非選択的 β 受容体拮抗薬である。ラベタロールは，20〜40 mg を 10〜15 分ごとに静注するか，0.5〜2 mg/min にて持続点滴する。相対禁忌は，心不全，徐脈，房室ブロック，そして慢性閉塞性肺疾患（COPD）である。
- エスモロール（ブレビブロック®）── 速効性の，半減期の短い選択的 β_1 遮断薬である。相対禁忌はラベタロールと同様である。
- ニトログリセリン（Tridil®）── 弱い全身性の動脈拡張薬であるが，冠動脈疾患に伴う高血圧管理には考慮されるべきである。通常の初期使用量は 5〜15 μg/min で，目標血圧に達するか頭痛（よくみられる副作用）が出現するまで 5 分ごとに増量していく。ニトログリセリンの効果は，発現も消失も速やかである。
- ヒドララジン（アプレゾリン®）── 動脈への直接作用をもつ血管拡張薬。開始用量は 10〜20 mg 静注で，10〜30 分で効果発現がみられる。反射性頻拍を起こすことがあるため，虚血性心疾患と大動脈解離では禁忌となる。

　一部の高血圧緊急症では，それぞれに特異的な治療法がある。

- 高血圧性脳症 ── Nipride® またはラベタロールが選択される。クロニジン（カタプレス®）のような中枢神経系抑制薬は避けるべきである。痙攣のある患者では，抗痙攣薬の

使用が降圧を促すことがある。
- 脳血管障害 ── 急激な降圧より脳灌流圧の維持に重点を置く。脳内圧モニター管理が可能ならば，脳灌流圧(平均動脈圧－脳内圧)＞70 mmHg に保つべきである。急性の脳梗塞または脳内出血の患者には，
  - 血圧＞230/140 mmHg ── ニトロプルシドが選択薬となる。
  - 血圧 180～230/140～105 mmHg ── ラベタロール，エスモロール，またはその他の容易に増減可能な静注降圧薬を投与する。
  - 血圧＜180/105 mmHg ── 降圧管理は後回しにする。
- 大動脈解離 ── Stanford A 型解離の患者は，緊急手術を検討すべきであり，積極的に降圧薬で治療する。B 型解離の患者は，降圧薬にて治療する。心拍数を抑制するためにラベタロールまたはエスモロールを開始すべきで，必要であればニトロプルシドを併用する。大動脈解離への詳細なアプローチは，第 23 章に記載されている。
- 肺水腫を伴う左心不全 ── 硝酸薬(Nipride® またはニトログリセリン)を用いて，速やかな降圧をはかる。少量のループ利尿薬は，多くの症例に有効である。
- 虚血性心疾患 ── ニトログリセリン静注は冠血流量を増加させ，左室前負荷を軽減し，全身の動脈圧を中等度低下させる。心拍数と血圧を低下させる目的で β 遮断薬を併用すべきである。
- 子癇前症と子癇症 ── 多くの経験に基づき，中枢作用性 α 遮断薬(アルドメット®)が，妊婦の降圧の選択薬となる。ラベタロール静注も適切な胎児モニター管理下に使用される。妊婦には ACE 阻害薬は禁忌である。
- 褐色細胞腫 ── 褐色細胞腫クリーゼでは，著明な血圧上昇，多汗，著明な頻脈，四肢末梢の蒼白化，しびれ，冷感，刺痛がみられる。フェントラミン(レギチーン®)5～10 mg 静注が第 1 選択となり，必要に応じて繰り返し投与する。Nipride® は必要であれば併用する。β 遮断薬は，抑制不能な α 交感神経興奮を誘発するリスクを避けるために，フェントラミン投与後にのみ使用する。注意すべきは，ラベタロール(α および非選択的 β 遮断薬)とクロニジンは，褐色細胞腫の診断に際してカテコラミン測定に影響を与えるため，診断確定までは使用するべきではない。
- コカイン関連性の高血圧緊急症 ── 中等度の高血圧はベンゾジアゼピン系薬で治療可能である。重篤な高血圧は，非ジヒドロピリジン系のカルシウム拮抗薬(例えばジルチアゼム静注)，ニトログリセリン，またはフェントラミンにて治療する。β 遮断薬は抑制不能な α 交感神経興奮を誘発するリスクがあり使用を避けるべきであるが，ラベタロールは α 受容体拮抗作用があるため使用される。

心原性ショック

急性非代償性心不全(acute decompensated heart failure：ADHF)管理のアルゴリズムは，図 11-2 に示されている。低心拍出状態による臓器虚血の徴候や症状のある心原性ショックの患者は，即座の死亡率が非常に高い(＞50%)。心原性ショックにはさまざまな原因があるが，最も一般的なものは広範な心筋梗塞であり，重症かつ急激に左心不全を呈する。右室梗塞や，乳頭筋不全や断裂，心室中隔破裂，自由壁破裂のような機械的合併症は，心

原性ショックの原因としてそれほど多くはない。心筋症によるものは多い。

　心原性ショックは，通常は入院後に発症する。SHOCK試験では，75％の患者が入院後の心筋梗塞発症7時間(中央値)後に，心原性ショックとなっている。心原性ショック発症の危険因子は，高齢，糖尿病，前壁梗塞，心筋梗塞の既往，末梢血管疾患，低い左室駆出率，広範な心筋梗塞である。

　心原性ショックの患者は，血圧が著明に低下し，末梢血管は収縮し(触ると冷たい)，無尿で，しばしば精神状態に変化をきたす。脈は微弱で速い。聴診では，心音は遠くⅢ音またはⅣ音を聴取する。心室中隔欠損(ventricular septal defect：VSD)や乳頭筋断裂を示唆する収縮期雑音に細心の注意を払う。頸静脈怒張や肺野のラ音も認められる。

　血液検査では，動脈血の酸素分圧低下，クレアチニン上昇，乳酸アシドーシスがみられる。胸部X線写真では，肺野のうっ血所見がみられる。ベッドサイドの心エコー検査では，左室収縮能や急性心室中隔欠損症，重症僧帽弁逆流，自由壁破裂，心タンポナーデなどの機械的合併症に関する情報が速やかに得られる。このような状況下では，肺動脈カテーテルの留置は有用であり，左室または右室の梗塞，機械的合併症，循環血液量の低下を鑑別できる。また，強心薬開始または補液開始の際の決定に役立つ(表11-1の肺動脈カテーテル・データの解釈を参照)。

　"典型的な"左心ポンプ機能不全による心原性ショックの患者であれば(収縮期血圧＜90 mmHg，心係数＜2.2 L/min/m²)，直ちに下記の治療を行う。

- 酸素投与 ── 可能な限り，酸素飽和度を90％以上に保つ。気管挿管は必要かもしれないが，鎮静や陽圧呼吸管理による心室充満の減少による，さらなる血圧低下に備える。
- 静脈補液 ── 肺動脈楔入圧(PCWP)の目標は＜18 mmHgである。PCWPが低下している患者には，ゆっくり補液を行うとよい。肺水腫またはPCWPが上昇している患者には，フロセミド(Laxix®)静注による利尿が有効である。利尿薬使用による血圧低下には細心の注意を払う。
- 強心薬と血管収縮薬 ── 血管収縮薬は心原性ショックの管理に有用であるが，肺動脈カテーテル検査の結果に基づいて用量を決定すべきである。
  - 収縮期血圧＜70 mmHgの場合には，ノルアドレナリンを2 μg/minで開始し，平均動脈圧70 mmHgを目標に，20 μg/minまで増量してもよい。
  - 収縮期血圧が70～90 mmHgの場合には，ドパミンを開始する。2～5 μg/kg/minでは，β受容体とドパミン特異的受容体に作用し，それぞれ心拍出量と腎血流量を増加させる。5～20 μg/kg/minでは，ドパミンのα交感神経刺激により血管収縮をきたす。
  - 収縮期血圧＞90 mmHgの場合には，ドブタミン(ドブトレックス®)が適している。ドブタミン2.5 μg/kg/minで開始し，ゆっくり増量する(通常の最大使用量は10 μg/kg/min)。フォスフォジエステラーゼ(PDE)阻害薬のミルリノン(Primacor®)は，強心作用と血管拡張作用を併せもち，他の薬物が無効の場合には使用を検討する。
- 機械的サポート ── 大動脈内バルーンパンピング(intraaortic balloon pumping：IABP)は，後負荷を軽減し，拡張期冠動脈灌流圧を上昇させ，心拍出量と冠動脈灌流を増加させる。いくつかの試験で，血行再建までIABPを一時的に使用することにより，死亡率が低下する傾向があった(第27章)。症例に応じて，経皮的あるいは外科的に左室補助装置を挿入する。

● **冠動脈再灌流** ── 心原性ショック症例に対する冠動脈血行再建術（経皮的または外科的）あるいは薬物療法の有用性が，いくつかの試験により検討された。SHOCK 試験では，心筋梗塞発症 36 時間以内に心原性ショックとなった患者を対象に，血行再建群と積極的な薬物療法群に分けて前向きに比較検討した。30 日後の時点では両群に死亡率の差はなかったが，6 カ月後と 1 年後では，血行再建群で有意な死亡率低下がみられた。年齢別では，75 歳以下の患者では血行再建療法のメリットが示されたが，それより高齢の患者では薬物療法のほうが良い結果となった。

目まぐるしく状況の変化する心原性ショックの治療において大切なことは，治療効果を判定する客観的指標を設定することである。改善の臨床的指標としては，精神状態，尿量，動脈と静脈の酸素化がある。その他の二次的指標として，血圧，心拍数，肺動脈カテーテルのデータ，血清クレアチニン値，肝酵素がある。詳細は第 11 章に記載されている。

覚えておくポイント

- 徐脈への簡易アプローチは，暗記法 "SSSSSlow heart rate" で覚える。Stable（患者は安定しているか）？ Symptom（症状はあるか）？ Source（伝導路のどこに障害があるか）？ Speed up the heart（心拍数を増加させる），Set up for pacemaker（ペースメーカの準備）。
- どのような種類であれ臨床的に不安定な頻脈の治療は，直ちに電気的カルディオバージョン/除細動である。血行動態の安定した患者では，診断を特定するために心電図を解析する余裕がある。
- STEMI の患者では，再灌流までの時間が臨床的転帰に直結する。再灌流されない患者は，遅発性の致死的合併症を生じるリスクが高い。"FEAR A MI" で覚える。Failure（心不全），Effusion（心膜液貯留と心タンポナーデ），Arrhythmia（不整脈），Rupture（心破裂），Aneurysm（動脈瘤），Myocardial Infarction（心筋梗塞）。
- 心タンポナーデは臨床診断であり，心エコー所見のみで診断するものではない。心膜液のドレナージを行うかどうかは，その方法（外科的または経皮的）と時期（緊急または待機的）とともに，全身状態の重症度，熟練したスタッフの存在，心膜液貯留の原因を考慮し，症例ごとに決定すべきである。
- 高血圧緊急症は，臓器障害（腎臓，心臓，神経系）の存在により定義され，経静脈的な薬物投与により，25％までの速やかな降圧を必要とする。
- 心原性ショックの死亡率は高い。直ちに酸素投与，肺動脈カテーテル所見を指標とした輸液管理，利尿薬，強心薬，血管収縮薬，冠動脈血行再建術（適切であれば），機械的サポートなどの治療を行う。

参考文献・推奨文献

AHA. 2005 American Heart Association guidelines for cardiopulmonary resuscitation and emergency cardiovascular care. *Circulation* 2005；112(IV)：1-203.

Boden WE, Eagle K, Granger CB. Reperfusion strategies in acute ST-segment elevation myocardial infarction：a comprehensive review of contemporary management options. *J Am Coll Cardiol* 2007；50：917-929.

Mann HJ, Nolan PE Jr. Update on the management of cardiogenic shock. *Curr Opin Crit Care* 2006；

12：431-436.
Marik PE, Varon J. Hypertensive crises：challenges and management. *Chest* 2007；131；1949-1962.
Roy CL, Minor MA, Brookhart MA, *et al*. Does this patient with a pericardial effusion have cardiac tamponade? *JAMA* 2007；297：1810-1818.
Wilansky S, Moreno CA, Lester SJ. Complications of myocardial infarction. *Crit Care Med* 2007；35：S348-354.

Part 3
冠動脈疾患

第 7 章　安定狭心症

Courtney Virgilio and Andrew M. Kates

■ 背　景

　虚血性心疾患の約半数の患者は，その初期症状として慢性的で安定した胸痛症状を呈する。現在，米国における虚血性心疾患の罹患者数は約 1,500 万人と言われている。心血管病による死亡は明らかに減少しているが，虚血性心疾患はいまだに米国における死亡原因の第 1 位であり，約 5 人に 1 人がこれにより死亡している。

■ 定　義

　狭心症は心筋虚血による症状であり，その多くは冠動脈の病変に起因している。**典型的な狭心症（確実例）**は，(1)胸骨部位あたりの不快感であり，(2)ストレスなどが誘引となり，(3)安静やニトログリセリン投与で軽快するという特徴を持っている。**非典型的な狭心症（疑い例）**は，これら 3 つの基準のうち 2 つを満たすものである。**非心臓性**とは上記基準を 1 項目満たすか，またはまったく満たさない胸痛を指す。胸痛以外で注意すべき症状としては，患者によりさまざまではあるが，労作時の呼吸困難，易疲労感または脱力感，発汗，めまい，悪心，失神などが挙げられる。女性では（男性に比べ）典型的な胸痛ではなく，心窩部痛を訴えることが多いといわれている。糖尿病患者でこれら胸痛以外の症状（例えば心窩部痛）がみられた場合は，虚血性心疾患の存在を疑うべきである。

■ 重症度分類

　狭心症の重症度分類では通常，Canada 狭心症分類（Canadian Classification of Angina）が用いられている。
Ⅰ．心身にかなりの負荷をかけた際にのみ起こる狭心症
Ⅱ．中程度の負荷，例えば 1 階の階段歩行で起こる狭心症
Ⅲ．軽度の負荷，例えば 1 階程度未満の階段歩行でも起こる狭心症
Ⅳ．いかなる身体活動または安静状態でも起こる狭心症
　Canada 狭心症分類は冠動脈造影における狭窄度を示唆するものではない。この分類の重症群では，死亡や非致死的心筋梗塞など心血管イベントの短期的な発症の可能性が高いこ

とが報告されている。

原　因

病態生理
　心臓に負荷がかかった状態では心筋の酸素需要が増加する。冠動脈の動脈硬化により固定狭窄が進行すると，心臓負荷時の心筋への酸素供給が不十分となり狭心症が発症する。心筋における酸素需要は，心拍数，体血管抵抗（後負荷），心筋壁応力（前負荷），心筋収縮性などにより増減する。心外膜の主要冠動脈における固定狭窄では，狭窄度が正常血管径の70％程度以上になると遠位部への血流が不足する。すなわち心筋の負荷（酸素需要）に対して十分な血流（酸素供給）を供給できなくなると胸痛が出現すると考えられている。心筋虚血は胸痛を引き起こすほか，心不全や不整脈，心臓突然死などの原因ともなっている。

鑑別診断
　冠動脈疾患以外にも胸痛の原因となる心疾患がある。
- 冠動脈の先天性異常には多くの種類があり，全人口の1～2％にみられる。右または左冠動脈が通常とは反対側のValsalva洞から出る起始異常では，冠動脈が大動脈と肺動脈の間を走行するため虚血や突然死の原因となりうる。
- 心筋ブリッジ（myocardial bridge）は心筋内を冠動脈が走行する現象であり，左前下行枝にみられることが多い。通常では問題となることはないが，ときに心筋虚血性の原因となる。β遮断薬は拡張期の血流増加により症状を改善させるが，硝酸薬では胸痛を悪化させることがある。状況によりステント留置が有効なこともある。
- 冠動脈炎は通常，全身性エリテマトーデス，結節性多発動脈炎，強皮症など膠原病に関連して発症する。
- 冠動脈拡張症（coronary artery ectasia）は不規則なびまん性の紡錘型の冠動脈拡張を呈する。多くは高血圧によるもので，紡錘型の拡張部位に血栓形成や狭窄病変がみられることがある。
- 放射線治療により，内膜増殖を伴う冠動脈の線維化をきたすことがある。症例によりさまざまな経過で発症するが，狭心症の原因となることがある。
- コカインは冠動脈の攣縮や血栓形成を誘発し心筋虚血の原因となりうる。また，血管内皮障害に関与して動脈硬化を進展させることにより狭心症を生じる可能性がある。
- 大動脈弁狭窄症では壁応力の上昇による心内膜側の心筋虚血によって狭心症を引き起こす。
- 肥大型心筋症でも大動脈弁狭窄症と同様の起序により，心内膜側の心筋虚血を生じる。
- Prinzmetal型異型狭心症または冠攣縮性狭心症は安静時の胸痛が特徴で，発作時の心電図でST上昇がみられる。異型狭心症では通常は軽度の冠動脈狭窄が観察されるが，冠動脈造影所見がまったく正常である患者も多い。冠動脈の攣縮，特に軽度の狭窄病変の周辺で起こる冠攣縮が原因であると考えられる。冠動脈の攣縮はドパミンやアセチルコリン，エルゴノビンの投与により誘発することができる。
- シンドロームXとは，自覚症状としては典型的な狭心症があるが，冠動脈造影の所見が

正常または軽度狭窄(運動時の冠動脈血流に影響しない程度)の状態を指す。冠動脈における血管トーヌスの異常,すなわち心筋微小循環における内皮依存性血管拡張の障害が,微小血管性狭心症(microvascular angina)の原因となる。シンドローム X での心筋虚血は,タリウム心筋シンチグラフィでの再分布像や MRI,あるいは心エコー上の一過性の左室壁運動異常により証明される。このシンドローム X と,心血管の危険因子が重複したメタボリックシンドローム(第 10 章参照)とを混同してはならない。

胸痛の鑑別疾患は以下のとおりである。

- 心臓
  - 冠動脈疾患(T 波および ST 異常や脚ブロックを示すが,心電図所見正常の場合もある),冠動脈塞栓や冠動脈解離,冠動脈先天性異常
  - 弁膜症:特に大動脈弁狭窄症
  - 心筋疾患:慢性心不全(心筋の伸展によると考えられる),心筋炎,ストレスに関連した一過性の左室壁運動異常(たこつぼ心筋症)
  - 心膜疾患:心外膜炎
  - 血管疾患:大動脈解離
- 肺循環系
  - 肺塞栓または肺高血圧症
  - 肺実質:肺炎,肺気腫
  - 胸膜:胸膜炎,胸水
- 消化器系
  - 胃食道逆流症(GERD)
  - 食道痙攣,食道蠕動異常
  - アカラシア
  - 食道炎
  - 食道破裂(Boerhaave 症候群,すなわち特発性食道破裂)
  - 消化性潰瘍
  - 膵炎
  - 胆嚢炎
- 泌尿器系
  - 腎結石
  - 腎盂腎炎
- 皮膚疾患
  - 帯状疱疹
- 筋骨格系
  - 肋軟骨炎
  - 肋骨骨折
  - 関節リウマチ
  - 乾癬性関節炎
  - 線維筋痛症
- 精神疾患

- 不安神経症
- パニック障害
- 身体表現性障害
- 妄想

臨床像

危険因子（第10章参照）

　喫煙は喫煙者本人のみならず，受動喫煙者においても冠動脈疾患の罹患リスクを大きく上昇させる．また，他の冠危険因子に喫煙が加わると，相乗効果によりそのリスクがさらに上昇する．一方，禁煙に成功すると冠動脈疾患のリスクが著明に減少することが明らかになっている．高血圧症の存在により心血管イベントの発生率は上昇するため，140/90 mmHg 未満を目標に生活習慣の改善や（必要であれば）内服治療を行うべきである．腎不全，糖尿病，心不全などが合併している場合は，血圧130/80 mmHg 未満にコントロールする，より厳格な管理が必要である．糖尿病患者において冠動脈疾患は死亡原因の第1位となっている．さらに，糖尿病の合併症による入院理由としては冠動脈疾患が最多である．糖尿病患者の冠動脈疾患罹患率は，非糖尿病患者より2～4倍高い．さらにメタボリックシンドロームにみられるようなインスリン抵抗性の存在も冠動脈疾患のリスクを上昇させる．高LDLコレステロール，低HDLコレステロール，高トリグリセリド血症は独立した冠動脈疾患の危険因子である．冠動脈疾患の家族歴は，兄弟姉妹を含む遺伝学的第1度近親で，男性55歳未満，女性では65歳未満での発症がみられた場合とするのが適当である．肥満はそれ自体も冠動脈疾患の罹患リスクを上昇させるが，高血圧や糖尿病，脂質異常症といった他の冠危険因子の原因になっている．BMI>25 kg/m^{2}が体重過多の指標として用いられている．

　冠動脈疾患の関連疾患としては，このほか末梢動脈疾患，脳血管障害，末期腎不全などがある．

病歴

　胸痛の原因を正確に診断するためには，十分な病歴聴取が必要である（第3章参照）．既往歴や冠危険因子とともに胸痛の性状を正確に把握することにより，リスクの層別化や狭心症の検査前確率——確からしさ——の高低を判断できる．胸痛症状についての聴取すべき情報として以下の項目が挙げられる．

- 部位
- 特徴，性状
- 発生する状況
- 持続時間
- 程度
- 随伴症状
- 増悪因子，軽快因子

　患者の社会生活に関する情報としては，喫煙状況〔本数×期間（年）〕，アルコール摂取量

（適度なアルコール摂取は冠動脈疾患のリスクを低下させる），薬物摂取（コカインや興奮薬の使用）などを適切に聴取する．

そのほかに留意すべき重要な点として，糖尿病患者では心筋虚血があっても症状を自覚していないことが挙げられる．また，患者が胸痛を自覚するほどの身体活動を行っていない可能性もあるため，日常生活における活動性についての評価も必要である．逆に，胸痛のため日常的に活動を制限している場合もある．

身体所見

虚血性心疾患が疑われる患者では，病歴聴取と同様に身体診察も重要である．身体所見としては以下の点を網羅すべきである．
- バイタルサイン（両側の上腕血圧測定を忘れないように，また頻脈の有無も確認する）
- 頭部，耳，眼，鼻，咽頭：老人性角膜環，黄色板腫，耳染しわの斜走
- 頸部：頸動脈の血管雑音
- 肺野：ラ音（胸痛の訴えとともに聴取された場合は虚血による肺水腫の可能性）
- 心臓：弁狭窄や弁逆流を思わせる心雑音，Ⅲ音またはⅣ音ギャロップ
- 腹部：血管雑音（大動脈や腎血管），拍動性腫瘤（腹部大動脈瘤）
- 四肢：末梢動脈の触知（大腿動脈，足背動脈，後脛骨動脈など），大腿動脈の血管雑音，末梢の浮腫や血行障害

評　価

心臓病に関する初期検査は，冠動脈疾患の疑わしさに応じた検査計画をたてるべきである．**安静時心電図**は，胸痛時と胸痛がない状態で記録を行う．慢性的な安定狭心症の患者では，50％以上の確率で心電図上なんらかの異常所見を認めるといわれている．また，安静時の心電図が正常であっても，重篤な虚血性心疾患を否定することはできない．(1)心筋梗塞の既往を示唆する異常Q波（＞0.4mV），(2)安静時のST低下，(3)陰性T波，(4)左室肥大所見などの心電図異常がみられた場合，胸痛の原因が心臓である可能性が高まる．冠動脈疾患や急性冠症候群が疑われる患者では，生化学的なマーカーとして白血球，空腹時血糖，トロポニン，脂質関連の検査を行うべきである（第8章参照）．さらにC反応性蛋白（CRP），リポ蛋白(a)，ホモシステインが高い状態では冠動脈疾患のリスクが高くなる．**胸部X線**による評価は，うっ血性心不全，心臓弁膜症，大動脈疾患が疑われる場合に必要となる．

狭心症が疑われる患者では**運動負荷心電図**を施行し，運動耐容能の評価とリスク層別化を行う．予想最大心拍数（220－年齢）の85％を達成できれば検査として十分な感度をもつといわれている．新規に虚血を検出するための運動負荷では，検査に先立ってβ遮断薬，房室結節伝導を抑制する薬物，硝酸薬の中止が必要である．心筋虚血に対する内服治療が適切かどうか評価する場合は，内服下で検査を行う．心筋虚血に関する運動負荷心電図の感度は75％と報告されているが，特異度については安静時心電図異常の有無，運動耐容能，内服薬（β遮断薬，ジゴキシン）などの影響を受ける．

重症冠動脈疾患を示唆する**陽性所見**として，以下が挙げられる．
- 負荷開始直後にみられる新たなST低下所見

表 7-1　症状のある症例における冠動脈疾患の検査前確率の年齢/性別表

年齢（歳）	非心臓性胸痛		非典型的狭心症		典型的狭心症	
	男性	女性	男性	女性	男性	女性
30～39	4	2	34	12	76	26
40～49	13	3	51	22	87	55
50～59	20	7	65	31	93	73
60～69	13	3	51	22	87	55

出典：Gibbons RJ, Abrams J, Chatterjee K, et al. ACC/AHA 2002 guideline update for the management of patients with chronic stable angina. A report of the American College of Cardiology/American Heart Association Task Force on Practice Guidelines (Committee on the Management of Patients With Chronic Stable Angina), 2002. http://www.acc.org/clinical/guidelines/stable.pdf.

- 新たな 2 mm 以上の ST 低下が複数の誘導で出現
- 運動負荷を 2 分以上継続できない場合
- 運動中に収縮期血圧が低下
- 負荷により心不全症状または持続性心室頻拍の出現
- 虚血性 ST 変化が負荷終了後 5 分間以上持続

　Bruce の負荷プロトコールは 3 分間隔でトレッドミルの速度と傾斜角度が漸増するもので，現在多くの施設で用いられている。トレッドミル運動中と終了後，運動に対する血圧と心拍の反応をモニターする。検査中は胸痛の有無について質問し，虚血性変化の出現を常に心電図モニターで監視しなければならない。

　これら負荷検査の適応については Bayes の定理を念頭に置く必要がある。負荷検査により正しい診断に到達するか否かは，検査結果のみならず，検査前の事前確率（pretest likelihood）の影響も受けるといわれている（表 7-1）。すなわち，陽性適中率，陰性適中率は pretest likelihood の影響を受ける。例えば，検査前に冠動脈疾患の可能性がかなり低い患者では，負荷試験を行っても新たな情報を得ることはない。一方，検査前に冠動脈疾患の可能性がかなり高い患者では，検査感度の限界のために正確な診断に至らないことが起こりうる。したがって，冠動脈疾患の存在が中程度に確からしい患者に運動負荷試験を施行するのが最も有用であるといえる。

　Duke のトレッドミルスコアは運動負荷の結果から予後を予測するのに用いる。このスコアは Bruce プロトコールでの運動時間，心電図での最大 ST 変化，胸痛症状により算出されるものである［Duke スコア＝運動時間－〔5×ST 最大変化（mm）〕－（4×胸痛スコア）］。将来的な心血管イベントについては，スコアが－11 以下で高リスク，－10～＋4 が中リスク，＋5 以上で低リスクといわれている（表 7-2）。

　運動負荷試験で明らかに陽性所見を示す患者では，冠動脈血行再建術の適応検討のために冠動脈造影を行う（下記参照）。

　心臓負荷画像検査は，運動負荷心電図に適さない以下の患者群において，初期に行う診断的検査として有用である（第 25, 26 章を参照）。
- WPW 症候群
- 左室肥大

表7-2 Duke トレッドミルスコアによる各リスク群の予後

リスク（スコア）	全体の割合（%）	4年生存率（%）	年間死亡率（%）
低リスク（≧＋5）	62	99	0.25
中リスク（－10〜＋4）	34	95	1.25
高リスク（＜－10）	4	79	5.0

出典：Gibbons RJ, Abrams J, Chatterjee K, *et al*. ACC/AHA 2002 guideline update for the management of patients with chronic stable angina. A report of the American College of Cardiology/American Heart Association Task Force on Practice Guidelines（Committee on the Management of Patients With Chronic Stable Angina）, 2002. http://www.acc.org/clinical/guidelines/stable.pdf.

- 左脚ブロック（右脚ブロックではない）または著明な心室内伝導障害
- ジギタリス内服
- ペーシングリズム
- 安静時のSTまたはT波の異常

　タリウム201（^{201}Tl）やテクネチウム99m（^{99m}Tc）sestamibi を用いた**負荷心筋血流イメージング**は，冠動脈疾患の感度が80%，特異度は80〜90%と報告されている．この検査では冠動脈疾患の診断のみならず虚血領域の判定，左室駆出率，心筋バイアビリティの判定も可能である．検査費用が高額であるため，安静時心電図に異常所見がみられる場合（前項参照）や運動負荷ができない症例，またステント内再狭窄の症例に行うのが適当である．多枝領域の虚血，一過性の左室拡大，トレーサーの肺野への集積など明らかな陽性所見を認めた場合は，速やかに冠動脈造影を行う．

　運動負荷心エコーは冠動脈疾患の診断の手助けとなる検査である．通常のトレッドミル運動負荷心電図に比べ，負荷心エコーは心筋虚血の検出とともに虚血の部位の同定が可能である．

　心臓負荷としては，薬物負荷よりもトレッドミルなどの運動負荷が望ましい．しかし十分な運動負荷ができない症例や（前述の）特殊な状況下では，薬物負荷による検査が有用となる．運動負荷の代用として現在3種類の薬物（ジピリダモール，アデノシン，ドブタミン）が負荷試験に用いられている．ジピリダモールとアデノシンは血管拡張薬であり，通常は心筋血流シンチグラフィで用いられる．一方，ドブタミンは陽性変力作用（および陽性変時作用）をもつ薬物であり，心エコーでの評価の際に広く用いられる．安静時に心室ペーシングリズムが出たり左脚ブロックがみられる症例では，偽陽性所見を避けるためにアデノシンを用いた血流イメージングを行うのが適当である．

　新しいイメージングとしては負荷心臓MRIやマルチスライスCT血管造影がある．これらについては第26章で詳細に記載している．運動負荷試験の禁忌として以下があげられる．

- 急性心筋梗塞発症2日以内
- 薬物治療で安定しない不安定狭心症
- 症状や血行動態の悪化を伴う不整脈
- 症状を伴う重症大動脈弁狭窄症
- 症状を伴う心不全

● 急性肺塞栓症，心筋炎，心膜炎，大動脈解離

特殊な患者における負荷試験

　冠動脈疾患の既往のない患者は，冠動脈疾患のリスクを低・中・高リスクの3段階に分類する．一般的に，冠動脈疾患のリスクが低く**無症状**の対象者にはスクリーニング的な運動負荷試験を行う必要はない．**中リスク群**では，公共的な安全に支障を生じる職業の従事者(例えばパイロット)やこれから精力的に運動を始めようとする対象者では運動負荷試験の施行を考慮すべきである．**高リスク群**，すなわち糖尿病や末梢血管障害を合併している患者も運動負荷試験を検討する必要がある．

　心筋梗塞発症後に特に症状がなく冠動脈造影も施行していない患者では，**梗塞後の負荷試験**の結果から予後に関する情報を得ることができる．急性心筋梗塞発症4～7日後に行う**亜最大の運動負荷**や発症4～6週後の慢性期に施行する最大運動負荷により心筋虚血を認めた場合は，迅速に冠動脈造影を行う．また，血行再建術の施行の有無にかかわらず，**急性心筋梗塞後の運動負荷試験**の結果によって心臓リハビリテーションプログラムを作成する．経皮的または外科的な血行再建術後の無症状の患者に，運動負荷試験を行うかどうかについては議論がある．行う場合は，心筋シンチグラフィや心エコーなどの画像検査を加え，検査感度を高めるとともに虚血部位の確認を行うのが適当と思われる．

　女性：運動負荷試験による冠動脈疾患の評価は，女性では困難な場合がある(第28章参照)．冠動脈疾患の罹患率や運動負荷試験における感度・特異度に性差があることが原因と考えられている．女性における運動負荷試験の限界を補うため，心電図のST変化のみならずさまざまな情報を加えた診断モデルが試みられてきた．これらの試みは興味深いが，臨床には十分応用されていない．

　高齢者：高齢者では筋力低下や運動不足のため運動耐容能が低下しており，運動負荷検査の実施に問題がある(第28章参照)．

リスクの層別化

　冠動脈疾患の可能性が中等度～高度の場合には，リスク評価を考慮して侵襲的または非侵襲的検査の計画を立てる．運動負荷試験が適当か，CT血管造影や冠動脈造影検査が適当かは，すでに述べたDukeのトレッドミルスコアやBayesの定理などを念頭において判断する．

冠動脈疾患の侵襲的診断法

　冠動脈造影や心臓カテーテル検査(第25章参照)は，冠動脈疾患における診断法のゴールドスタンダードと考えられている．非侵襲的な他の検査と同様，血管造影は診断の確定やアテローム動脈硬化の状況を判定するために施行される．すなわち狭心症が確定的な症例，疑いが強く負荷検査も陽性である症例，心停止後に蘇生された症例などには冠動脈造影を施行する．また，左冠動脈主幹部病変や3枝病変が予想される症例や，職種との関連で冠動脈病変がないことを確認すべき対象者でも，冠動脈造影を考慮すべきである．最近の負荷検査で診断に至らなかった場合や負荷検査ができない場合にも冠動脈造影が考慮される．胸痛のため入院を繰り返す症例や冠動脈疾患の有無の確認希望が強い症例，検査で冠動脈疾患の疑いが中等度～高度の症例においても，病変の存在や重症度の確認，また最適な長期管理を行うために冠動脈造影が実施される．冠動脈造影は動脈硬化以外の原因による狭心症の診断にも有用である(例えば，冠動脈の起始異常や解離，放射線照射による

血管病変など)。冠動脈造影の適応でない状況(クラスⅢの適応)として，薬物治療により症状が消失した狭心症が挙げられる(以下の「治療」を参照)。

近年，冠動脈疾患の新しい診断機器が実用化されている(第26章参照)。心臓カテーテル検査時に血管内エコー(intravascular ultrasound：IVUS)でプラークの評価を行うことにより，冠動脈病変のより正確な評価が可能となる。Doppler flow probe(WaveWire®)は狭窄部位の冠血流予備能を測定することにより，冠動脈病変の機能的評価を可能とする。CT血管造影やMR血管造影(MRA)が非侵襲的な冠動脈検査法として期待されている。

■ 治　療

原　理

治療の目標は，(1)不安定狭心症，心筋梗塞，および心血管死の発症を予防すること(予後の改善)，(2)狭心症治療による症状の緩和(QOLの向上)の2点が挙げられる。治療法は食事と生活習慣の改善が第一であるが，必要に応じて薬物療法や血行再建術などを行う。

内科的治療

治療の目的は，心筋における酸素需要の抑制と酸素供給の改善，冠危険因子(高血圧，糖尿病，肥満)の是正，虚血の増悪因子(弁狭窄，貧血)への介入などである。

虚血性心疾患患者の治療アプローチの1つとして，"ABCDE"という記憶法がある。Aspirin(抗血小板薬)と Antianginal therapy(抗狭心症治療)と ACE 阻害薬，β遮断薬とBlood pressure control(血圧管理)，Cholesterol(コレステロール)低下療法と Cigarette(禁煙)，Diet(減量)，Exercise(運動)である。

アスピリン：安定狭心症では，アスピリン投与により心血管イベントが33%減少すると報告されている。Physician's Health Study では無症状の対象者に対しアスピリン(325 mg隔日)が投与され，心筋梗塞の発症が減少した。アスピリンアレルギーやアスピリン内服が困難な症例にはクロピドグレル(75 mg/日)が投与される。アスピリンアレルギーが疑われる患者については，筆者らはアレルギー専門医へのコンサルタントが必須と考えている。

β遮断薬：徐拍化と降圧作用により狭心症の症状を緩和する。投与量は安静時の心拍数が50〜60/min となるように調節する。狭心症が頻回である症例では，徐脈に伴う症状や房室ブロックが出現しなければ，目標とする安静時心拍数を50/min 未満とする。β遮断薬の内服中に運動負荷試験を行う際は，目標心拍を虚血が出現しうる心拍数の75%未満に設定して行う。β遮断薬の禁忌としては，重症気管支攣縮，有意な房室ブロック，著明な安静時徐脈，非代償性心不全が挙げられる。積極的なβ遮断薬投与により症状を伴う徐脈が出現した場合は，永久ペースメーカの植込みも考慮する必要がある。慢性の安定狭心症患者では，β遮断薬の投与により胸痛回数の減少や虚血閾値の改善，さらに胸痛発作が消失することもある。特に心筋梗塞の既往がある症例ではβ遮断薬による予後改善効果が証明されているため，禁忌がなければ第1選択とすべき薬物である。喘息や慢性閉塞性肺疾患(COPD)，インスリン依存性糖尿病，末梢血管疾患を合併している場合は，β_1受容体に選択性のあるβ遮断薬〔メトプロロール(ロプレソール®，Toprol-XL®)やアテノロール(テノーミン®)〕の選択が望ましい。用量が増えると，β_1選択性が失われる。安静時で45〜

60/min，中程度の運動時（2 階分の階段歩行）で 90/min 未満の心拍数を目安に投与量を調節する．β遮断薬を増量する場合は 6〜12 週間かけて行う．また，副作用のためβ遮断薬を中止する際は，狭心症の悪化や虚血イベントの誘発を予防するため 2〜3 週かけて減量・中止する．β遮断薬は心筋梗塞患者の予後を改善し，狭心症患者の胸痛症状を緩和する．β遮断薬は心拍数と心筋収縮の抑制，血圧低下の作用により，心筋の酸素需要を減少させる．また，徐拍化に伴い心周期における拡張期が延長するため，冠動脈血流を増加させる効果も期待される．

　カルシウム拮抗薬：β遮断薬の禁忌項目を有していたり投与後に副作用を認めた場合は，その代用としてカルシウム拮抗薬が投与される．β遮断薬の効果が不十分で胸痛症状が残存するときも，β遮断薬との併用でカルシウム拮抗薬が投与される．長時間作用型のジヒドロピリジン系または非ジヒドロピリジン系の薬物が使用される．短時間作用型のジヒドロピリジン系薬物（例えばニフェジピン）の投与は心血管イベントを増加させる可能性があるため，使用すべきではない．カルシウム拮抗薬は細胞内へのカルシウム流入を抑制することで血管抵抗を低下させ，冠動脈血流および心筋への酸素供給を増加させる．冠攣縮性狭心症にカルシウム拮抗薬が著効するのも同様の機序によって説明される．カルシウム拮抗薬は全身の抵抗血管も拡張し血圧を低下させるため，結果として心筋の酸素需要を低下させる．カルシウム拮抗薬の中には心筋収縮の抑制作用（陰性変力作用）により心筋の酸素需要を減少させる薬物もある．また，一部のカルシウム拮抗薬（非ジヒドロピリジン系）は徐拍化作用（陰性変時作用）や房室結節伝導を遅延させることにより心筋の酸素需要を減少させる．

　硝酸薬：長時間作用型薬物の継続投与や胸痛発作時における舌下投与などがあるが，基本的に硝酸薬はβ遮断薬やカルシウム拮抗薬に併用で用いられる．硝酸薬の薬理作用は内皮非依存性の血管拡張であり，動脈と静脈の双方に作用する．動脈拡張作用による血圧降下で後負荷を軽減し心筋の酸素需要を減少させるとともに，静脈拡張作用により前負荷を減少させる．また，冠動脈の拡張作用により心筋への酸素供給を増加させる．硝酸薬の内服により血圧が低下する可能性があるため，患者には座位で内服させる．硝酸薬の舌下投与は胸痛発作時に，また胸痛発作が生じることが予想される状況では予防的に使用される．安静時にも胸痛発作が起きる場合や 3 回の連続舌下投与が無効な場合，患者は早急に医療機関を受診する必要がある．すべての硝酸薬は硝酸塩耐性が生じてその効果が減弱する．硝酸薬が体内から消失する休薬時間を 10〜12 時間設定することにより効果を持続できる．

　ranolazine：心拍数や血圧とは無関係に作用を発揮する抗狭心症・抗虚血薬である．作用機序の詳細は不明であるが，心筋のナトリウムチャネルの機能に影響を与えているといわれている．胸痛発作時の投与により症状の軽減効果がある．

　ACE 阻害薬：安定狭心症における ACE 阻害薬の効果については，これまで多くの研究がなされてきた．正常左心機能で適正なβ遮断薬が投与されている狭心症患者では，ACE 阻害薬の併用により運動誘発性の心筋虚血が軽減したと報告されている．HOPE 研究では，心血管イベントの高リスク群（血管病の既往や糖尿病に加え他の危険因子をもつ患者群）における ACE 阻害薬ラミプリルの有用性が検討された．プラセボに比較して，ラミプリル 10 mg/日の投与による 5 年間の観察では，死亡・心筋梗塞・心血管イベントの有意な

減少がみられた。この予後改善効果は降血作用とは独立した効果であると考えられている。

コレステロール低下薬：スタチン，フィブラート系，胆汁酸系，ナイアシンなどが含まれる。診断が確定した冠動脈疾患患者に対するコレステロール低下療法は，心血管イベントの再発を抑制し予後を改善することが報告されている。最も多く検討されているのがHMG-CoA還元酵素阻害薬（スタチン）である。Scandinavian Sinvastatin Survival Study（4S）やCholesterol and Recurrent Events trial（CARE）の結果，スタチンの虚血性心疾患に対する効果が確立された。最近のHeart Protection Study（HPS）やTreating to New Targets（TNT）などでは，LDLコレステロール100 mg/dL以下の積極的治療の有効性が示されている。急性冠症候群における最初の大規模研究であるPROVE-IT-TIMI 22では，従来の目標値をより厳密にした積極的なLDLコレステロール低下療法の有用性が示された。

キレート療法と鍼灸治療：症状の軽減効果は証明されず，安定狭心症の治療法として推奨されていない。また抗菌薬の使用も推奨されていない。

血行再建

抗狭心症薬の内服治療としては最低でも2種類，状況によっては3種類の併用を行うが，それでも胸痛が残存するときには内服治療の限界と判断する。内科的治療抵抗性の狭心症患者では，冠動脈狭窄の状況を把握するため冠動脈造影が必要となる。カテーテルによる冠動脈形成術（percutaneous coronary intervention：PCI）の理想的な適応としては，胸痛症状，75歳未満，1枝または2枝病変，正常左室機能，非糖尿病合併を満たす症例である。血管径が2.0 mmを超える冠動脈では，狭窄部へのステント留置が可能である。ステント留置はバルーン拡張単独に比べ，長期的な冠動脈の開存率や予後の点で優れていることがこれまでの臨床研究で示されている。現在，通常のステントと薬剤溶出ステントの選択が可能であるが，それぞれ利点と欠点が指摘されている。

PCIの3大合併症としてステント血栓症，再狭窄，冠動脈解離がある。ステント留置後24時間以内に発生する血栓症は急性ステント血栓症と呼ばれ，通常は赤色血栓（フィブリンが主体）が原因である。PCI施行後24時間～30日の間に発生する血栓症（施行後11日目が最多）は亜急性ステント血栓症と呼ばれ，多くは白色血栓（血小板が主体）が原因である。施行後30日～1年未満に発生するものは遅発性ステント血栓症と呼ばれる。最近では施行後1年以上経過した血栓症（超遅発性ステント血栓症）が報告され注目されている。この超遅発性ステント血栓症は薬剤溶出ステントに限って出現し，ステント留置後の抗血小板薬2剤併用をいつまで継続するかが臨床的な問題となっている。冠動脈形成術の再狭窄は平滑筋細胞と炎症細胞の増殖による新生内膜肥厚が原因である。再狭窄は治療後の血管径が50%を超えて狭窄した場合と定義される。バルーン単独治療での再狭窄率は高率であり，ベアメタルステント留置により低下する。この再狭窄を予防するために抗腫瘍薬をステントにコーティングした薬剤溶出ステントが開発され，ステント留置後の再狭窄が著明に減少した。ベアメタルステントでの再狭窄率は20%弱であり，糖尿病合併例ではより高率となる。ステント再狭窄の時期は留置3～6カ月後がピークとなる。冠動脈解離が起った場合，解離部位にステントを複数留置することで修復可能であるが，冠動脈バイパス手術が必要となる場合もある。

PCIと内科的治療の優劣については，適切なデータがある。安定狭心症を対象とした

COURAGE 研究では患者全員に最適な内科的治療を行い，その中から無作為に選んだ半数の患者群で PCI 治療を追加して 4.6 年の経過観察を行った．結果として，PCI 追加群での死亡，心筋梗塞，その他の主要心血管イベントに有意な減少はみられなかった．この COURAGE 研究は，登録された症例はスクリーニングされた対象の 10%以下であったことや，相当数の患者が PCI 追加群に入ったこと，薬剤溶出ステントの使用がわずかであったことなどを述べておく必要がある．安定狭心症における PCI は予後に影響を与えないとの研究結果がこれまでも発表されてきたが，COURAGE 研究もこれを追認する結果であった．

　冠動脈バイパス術(coronary artery bypass grafting：CABG)は，(1)左冠動脈主幹部病変，(2)低左心機能で左前下行枝の近位部病変を含む 2 枝または 3 枝病変，(3)低左心機能で糖尿病を合併した多枝病変など，心血管死亡の高リスク患者に最適な治療法である．

　手術に関連するリスクは，死亡率 1～3%，周術期心筋梗塞発症率 5～10%，周術期脳卒中や認知機能障害のリスクが少しあり，術後 1 年での静脈バイパス閉塞が 10～20%である．また術後 5 年間のフォローでは，約 75%の症例で狭心症の再発や他のイベント発生をみない．待機的 PCI のリスクは，死亡率 1%以下，非致死的心筋梗塞は 2～5%，手技の不成功による緊急 CABG は 1%以下である．CABG で内胸動脈を用いた場合の 10 年後のグラフト開存率は 90%であるが，大伏在静脈を用いた場合は 40～50%に低下する．橈骨動脈を用いたバイパスの開存率については現在データの集積がなされているところである．CABG 後 10 年間のフォローでは，半数の患者で静脈グラフトの閉塞や自己冠動脈病変の進行による狭心症再発や心血管イベントが発生している．多枝病変における PCI と CABG の比較について，米国で 2 つの大規模研究(多施設研究である BARI 研究と単一施設での EAST 研究)が実施されている．約 5 年間の経過観察では，術後早期と慢性期における生存率は PCI と CABG に有意差はみられなかった．サブ解析では，糖尿病症例と重症多枝病変症例において CABG の優位性が示された．ちなみに，両試験とも PCI はバルーン拡張単独で行われており，ステント留置は行われていないが，バルーン拡張に加えてステント留置，特に薬剤溶出ステントを使用することにより PCI の長期成績は劇的に改善すると考えられている．

　内科的治療が奏効しない場合や PCI または冠動脈バイパス術が施行できない慢性安定狭心症の患者では，以下の治療法が可能である．

　経心筋レーザー血行再建術(transmyocardial laser revascularization：TMLR)：経皮的アプローチで心腔内から YGM(yttrium-aluminum-garnet)レーザーを心筋に照射する方法と，外科的に心外膜側から CO_2 または YAG レーザーを照射する方法がある．経皮的な方法は米国 FDA に認可されていないため，実験的な治療法と考えるべきである．これらの治療法の目的は心内膜側の心筋へ血流を送るチャンネルを作ることにある．安定狭心症においては外科的レーザー治療による症状の軽減効果が報告されているが，その機序については議論がある．また，運動耐容能の改善効果は明らかでなく，また心筋血流改善効果や予後改善効果は証明されていない．

　enhanced external counterpulsation(EECP)は非薬物療法であり，運動負荷試験陽性の安定狭心症患者に週 35 時間施行することで，運動負荷時の胸痛の減少や運動時間の延長効果が報告されている．EECP は 75～80%の患者で胸痛の改善効果があるといわれている

が，EECP が一般的な治療として推奨されるためには今後の臨床的なデータの蓄積が必要である．

キレート療法は狭心症の治療としては適応がない．

経過観察

狭心症発作の頻度や強さ，発作閾値などに多少の変化があった場合は抗狭心症薬の増減により対応する．狭心症が明らかに増悪している場合は運動負荷試験（画像検査も同時に行う）や冠動脈造影などによる再評価が必要となる．その結果，血行再建が適切であれば，PCI や CABG などを考慮する．

覚えておくポイント

- 典型的な狭心症の症状は胸骨裏の不快感である．安定狭心症ではいつも同程度の身体活動で胸痛が生じ，安静やニトログリセリンで消失する．新規の発作や安静時の発作，胸痛閾値の変化，安静でも胸痛が治まらない場合は，不安定狭心症を考慮する必要がある．
- 狭心症の検索としては病歴や身体所見の把握，心電図を行う．狭心症の可能性が高い患者では負荷検査を施行すべきである．
- 改善が可能な冠危険因子（喫煙，糖尿病，高血圧，脂質異常，肥満）については，是正が必須である．特に喫煙は是正すべき最も重要な危険因子である．
- 冠動脈造影は，内服治療が無効の狭心症分類Ⅲ，Ⅳの症例にのみ実施すべきである．
- アスピリン，脂質低下薬，β遮断薬，硝酸薬は安定狭心症の基本治療薬である．ACE 阻害薬は，特に左室機能低下や糖尿病を合併した症例において予後改善効果がある．
- 左冠動脈主幹部や左前下行枝の高度狭窄症例，特に糖尿病や左室機能低下の合併，広範な心筋虚血を示す症例には冠動脈バイパス術が選択される．治療法の選択（経皮的 vs 外科的）は，狭窄病変の数や性状，糖尿病合併や左室機能低下の有無，術者の経験に基づく．

参考文献

Abrams J. Chronic stable angina. *N Engl J Med* 2005；352：2524-2533.
Bello N, Mosca L. Epidemiology of coronary heart disease in women. *Prog Cardiovasc Dis* 2004；46：287-295.
Boden WE, *et al*. Optimal medical therapy with or without PCI for stable coronary disease. *N Engl J Med* 2007；356：1503-1516.
Braunwald E, Domanski M, Fowler S, *et al*. Angiotensin-converting-enzyme inhibition in stable coronary artery disease. *N Engl J Med* 2004；351：2058-2068.
Bugiardini R, Merz C. Angina with "normal" coronary arteries. *JAMA* 2005；293：477-484.
Cameron A, Davis KB, Green G, *et al*. Coronary artery bypass surgery with internal thoracic artery grafts：effects on survival over a 15-year period. *N Engl J Med* 1996；334：216-219.
Cannon C, Braunwald E, McCabe C, *et al*. Intensive versus moderate lipid lowering with statins after acute coronary syndromes (PROVE-IT-TIMI 22). *N Engl J Med* 2004；350：1495-1504.
CAPRIE Steering Committee. A randomized, blinded trial of clopidogrel versus aspirin in patients at risk of ischemic events. *Lancet* 1996；348：1329-1339.
Cupples LA, *et al*. Preexisting cardiovascular conditions and long-term prognosis after initial myocardial infarction：The Framingham Study. *Am Heart J* 1993；125：863-872.

Davis K, Chaitman B, Ryan T, *et al*. Comparison of 15-year survival for men and women after initial medical or surgical treatment for coronary artery disease : a CASS registry study. *J Am Coll Cardiol* 1995 ; 25 : 1000-1009.
Dunselman P, Liem AH, Verdel G, *et al*. Addition of felodipine to metoprolol vs. replacement of metoprolol by felodipine in patients with angina pectoris despite adequate beta blockade(FEMINA). *Eur Heart J* 1997 ; 18 : 1755-1764.
Estacio R, Jeffers B, Hiatt W, *et al*. The effect of nisoldipine as compared with enalapril on cardiovascular outcomes in patients with non-insulin-dependent diabetes and hypertension. *N Engl J Med* 1998 ; 338 : 645-652.
Fox KM, Bertrand M, Ferrari R, *et al*. Efficacy of perindopril, in reduction of cardiovascular events among patients with stable coronary artery disease : randomized, doubleblind, placebo-controlled, multicentre trial(the EUROPA study). *Lancet* 2003 ; 362 : 782-788.
Frank CW, Weinblatt E, Shapiro S. Angina pectoris in men : prognostic significance of selected medical factors. *Circulation* 1973 ; 47 : 509-517.
Gianrossi R, Detrano R, Mulvihill D, *et al*. Exercise-induced ST depression the in diagnosis of coronary artery disease : a meta-analysis. *Circulation* 1989 ; 80 : 87-98.
Gibbons RJ, Abrams J, Chatterjee K, *et al*. ACC/AHA 2002 guideline update for the management of patients with chronic stable angina : a report of the American College of Cardiology/American Heart Association Task Force on Practice Guidelines(Committee to Update the 1999 Guidelines for the Management of Patients with Chronic Stable Angina). 2002. Available at www.acc.org/clinical/guidelines/stable/stable.pdf.
Gibbons RJ, Abrams J, Chatterjee K, *et al*. ACC/AHA 2002 guideline update for the management of patients with chronic stable angina—summary article : a report of the American College of Cardiology/American Heart Association Task Force on Practice Guidelines(Committee on the Management of Patients With Chronic Stable Angina). *Circulation* 2003 ; 107(1): 149-158.
Gibbons RJ, Abrams J, Chatterjee K, *et al*. ACC/AHA 2002 guideline update for the management of patients with chronic stable angina. A report of the American College of Cardiology/American Heart Association Task Force on Practice Guidelines(Committee on the Management of Patients With Chronic Stable Angina), 2002. Available at http://www.acc.org/clinical/guidelines/stable.pdf.
Grundy SM, Cleeman JI, Merz CN, *et al*. Implications of recent clinical trials for the National Cholesterol Education Program Adult Treatment Panel Ⅲ guidelines. *Circulation* 2004 ; 110 : 227-239.
Hannan EL, *et al*. Long-term outcomes of coronary-artery bypass grafting versus stent implantation. *N Engl J Med* 2005 ; 352 : 2174-2183.
Heart Protection Study Collaborative Group. MRC/BHF Heart Protection Study of cholesterol lowering with simvastatin in 20,536 high-risk individuals : a randomized placebo-controlled trial. *Lancet* 2002 ; 360 : 7-22.
Hlatky MA *et al*. Medical care costs and quality of life after randomization to coronary angioplasty or coronary bypass surgery. *N Engl J Med* 1997 ; 336 : 92-99.
Hoyert DL *et al*. National Vital Statistics Reports ; Deaths : Final Data for 2003. Washington, DC : U. S. Government Printing Office ; 2003.
LaRosa J, Grundy S, Waters D, *et al*. Intensive lipid lowering with atorvastatin in patients with stable coronary disease(TNT). *N Engl J Med* 2005 ; 352 : 1425-1435.
Merz C, Johnson B, Kelsey S, *et al*. Diagnostic, prognostic, and cost assessment of coronary artery disease in women. *Am J Manag Care* 2001 ; 7 : 959-965.
Miki T, Suzuki M, Shibasaki T, *et al*. Mouse model of Prinzmetal angina by disruption of the inward rectifier Kir6.1. *Nat Med* 2002 ; 8 : 466-472.
Morice MC, Serruys PW, Sousa JE, *et al*. A randomized comparison of a sirolimus-eluting stent with a standard stent for coronary revascularization. *N Engl J Med* 2002 ; 346 : 1773-1780.
NCEP. Executive Summary of The Third Report of The National Cholesterol Education Program(NCEP) Expert Panel on Detection, Evaluation, and Treatment of High Blood Cholesterol in Adults(Adult Treatment Panel Ⅲ). *JAMA* 2001 ; 285 : 2486-2497.
Pepine C, Cohn P, Deedwania P, *et al*. Effects of treatment on outcome in mildly symptomatic patients with ischemia during daily life : the atenolol silent ischemia study(ASIST). *Circulation* 1994 ; 90 : 762-768.
Randomised trial of cholesterol lowering in 4444 patients with coronary heart disease : the Scandinavian Simvastatin Survival Study(4S). *Lancet* 1994 ; 344 : 1383-1389.
Reis S, Holubkov R, Smith AJ, *et al*. Coronary microvascular dysfunction is highly prevalent in women with chest pain in the absence of coronary artery disease : results from the NHLBI WISE study. *Am*

Heart J 2001 ; 141 : 735-741.
RITA-2 Trial Participants. Coronary angioplasty versus medical therapy for angina : the second Randomized Intervention Treatment of Angina. *Lancet* 1997 ; 350 : 461-468.
Sacks F, Pfeffer M, Moye L, *et al*. The effect of pravastatin on coronary events after myocardial infarction in patients with average cholesterol levels(CARE). *N Engl J Med* 1996 ; 335 : 1001-1009.
Sangareddi V, Chockalingam A, Gnanavelu G, *et al*. Canadian cardiovascular society classification of effort angina : an angiographic correlation. *Coron Artery Dis* 2004 ; 15 : 111-114.
Tatti P, Pahor M, Byington R, *et al*. Outcome results of the fosinopril versus amlodipine cardiovascular events randomized trial(FACET)in patients with hypertension and NIDDM. *Diabetes Care* 1998 ; 21 : 597-603.
The Bypass Angioplasty Revascularization Investigators(BARI). Comparison of coronary bypass surgery with angioplasty in patients with multi-vessel disease. *N Engl J Med* 1996 ; 335 : 217-225.
Topol E. Textbook of Cardiovascular Medicine. Philadelphia : Lippincott Williams & Wilkins ; 1998.
Younis LT, Chaitman BR. Management of stable angina pectoris. *Cardiology* 1995 ; 1 : 61-64.
Yusuf S, Sleight P, Pogue J, *et al*. Effects of an angiotensin-converting-enzyme inhibitor, ramipril, on cardiovascular events in high-risk patients(HOPE). *N Engl J Med* 2000 ; 342 : 145-153.
Yusuf S, Zucker D, Peduzzi P, *et al*. Effect of coronary artery bypass graft surgery on survival : overview of 10-year results from randomized trials by the Coronary Artery Bypass Graft Surgery Trialists Collaboration. *Lancet* 1994 ; 334 : 563-570

第 8 章　急性冠症候群
（不安定狭心症と非 ST 上昇型心筋梗塞）

Santhosh Jay Mathews

■ 背　景

　急性冠症候群(acute coronary syndrome：ACS)は，ST 上昇や低下を呈する急性心筋虚血や急性心筋梗塞，Q 波梗塞または非 Q 波梗塞，そして不安定狭心症など，広範な病態の総称である。急性冠症候群は ST 上昇型急性冠症候群[訳注 1](ST-segment elevation acute coronary syndrome：STEACS)/ST 上昇型急性心筋梗塞(ST-segment elevation myocardial infarction：STEMI)と非 ST 上昇型急性冠症候群(non-ST-segment elevation acute coronary syndrome：NSTEACS)に分けられ，後者は非 ST 上昇型急性心筋梗塞(non-ST-segment elevation myocardial infarction：NSTEMI，Q 波梗塞または非 Q 波梗塞)と不安定狭心症(unstable angina：UA)を含む。STEACS が心外膜側冠動脈の完全かつ持続的な閉塞によって生じるのに対し，NSTEACS の多くは冠動脈の高度狭窄か一過性の閉塞によって生じる。冠動脈の狭窄がそれほど高度でない，あるいは閉塞時間が長くない場合は，心筋の壊死には至らず，その症候群は不安定狭心症と呼ばれる。STEACS の患者は緊急の再灌流療法〔血栓溶解療法または経皮的冠動脈インターベンション(PCI)〕がまず考慮される(第 9 章参照)のに対し，NSTEACS の管理はそれよりやや複雑であり，患者のリスクによって保存的治療戦略か早期侵襲的治療戦略のどちらかが選択される。NSTEACS の治療目標は心筋虚血や梗塞量を減らして予後を改善させることである。

■ 疫　学

　急性冠症候群の入院患者数は年間約 160 万人である。急性冠症候群では，心筋の障害を最小限にするために早期診断と積極的治療が必要である。最大限の内科的治療を行っても NSTEACS の患者は 1 年間で死亡(約 6%)，心筋梗塞再発(約 11%)，再血行再建(50〜60%)のリスクがある。短期間の死亡率は STEMI のほうが NSTEMI より高いが，長期死亡率は同等であることに注意すべきである。

訳注 1：STEACS/NSTEACS は最近使われはじめた用語であり，日本ではあまり用いられていないが，原書に従い本書でも用いることとした。

定 義

　心筋壊死の有無にかかわらず ST 上昇のない急性冠症候群をまとめて UA/NSTEMI，または NSTEACS と呼ぶ。
　以下の基準の 1 つでも満たせば不安定狭心症(UA)として安定狭心症と区別する。
- 過去 2 カ月以内に新規発症した，身体活動の制限を伴う労作性狭心症
- 以前は安定していたが，程度，頻度，持続時間が増加した，あるいは労作により胸痛が生じる労作閾値が低下した狭心症
- 20 分以上持続する安静時狭心症
- 心筋梗塞後 2 週間以内に起きた胸痛

　不安定狭心症では冠動脈の閉塞により心筋壊死を生じて NSTEMI に進展することがある。
　ESC/ACCF/AHA/WHF Task Force はさらに急性心筋梗塞を心筋虚血に合致する臨床状況での心筋壊死であると定義し，下記の基準のいずれかに合致する場合とした。
- 下記の状況での心筋マーカーの上昇。
  - 虚血症状
  - 虚血性心電図変化
  - 新たな異常 Q 波
  - 画像検査における心筋壊死の証明
- 心臓突然死で ST 上昇または新たな左脚ブロック(STEACS)または新鮮冠動脈血栓を伴うもの。
- PCI 後で心筋マーカーが正常の 3 倍以上上昇した場合は PCI 関連心筋梗塞を示す。
- CABG 後で心筋マーカーが正常の 5 倍以上上昇し，新たな Q 波や左脚ブロックの出現，グラフトや固有冠動脈の閉塞，または画像検査において心筋壊死が証明された場合は CABG 関連心筋梗塞を示す。

原 因

病態生理

　心筋虚血は，心筋の酸素需要の上昇または酸素供給の減少のどちらかによって起こる。NSTEACS の多くは，原因冠動脈の部分的閉塞によって血液供給が突然減少することにより起こる。血流遮断の原因のほとんどは内腔の血栓であり，これはアテロームプラークの**破裂**(55〜60%)，プラークびらん(30〜35%)または石灰化結節(<10%)によって生じる。これら 3 種類のプラークは**不安定プラーク**と呼ばれており，血栓症や急性冠症候群に関与している。これらは若年者(50 歳未満)や閉経前女性の急性心筋梗塞の原因の大多数を占める。
　プラークはしばしば通常の冠動脈造影ではあまり重症に見えず，NSTEACS の責任病変となるプラークの 2/3 は内腔が 50%未満の狭窄である。プラークの蓄積が増すにつれて，血管の**リモデリング**(remodeling)が起こり，局所的な血管径の代償的拡大によって狭窄度が軽くなる。プラーク破裂は，炎症やずり応力などの局所要因の結果として起こる。**破裂**

のトリガーになるものには，心拍数，心筋収縮力，血圧の上昇などがある。プラーク破裂後，脂質の豊富な内皮下構成物が血流中の血小板や炎症性細胞にさらされ，非常に強力な血栓形成基質として働く。同時に血小板の粘着が始まり，トロンボキサン A_2，トロンビン，セロトニン，ADP など複数の物質を含む α 顆粒の放出が起きる。血小板は糖蛋白 IIb/IIIa を発現し，これはフィブリノーゲンと von Willebrand 因子に結合して血小板同士の結合・凝集が起こる。血栓による直接の機械的閉塞に加えて，損傷を受けた内皮細胞では一酸化窒素(NO)などの血管拡張因子の産生が減少する。トロンビンによりフィブリノーゲンがフィブリンに変換され，血栓はさらに強固なものとなる。STEACS で形成されるフィブリン豊富な赤色血栓と異なるのに対して，急性の血管閉塞を生じるのは通常，血小板が豊富な白色血栓であり，このことが線溶療法が無効である一因と考えられている（下記「治療：線溶薬」参照）。

　上述した機序以外の原因で発症する不安定狭心症の患者も少数だが存在する（第 7 章参照）。

- 冠攣縮性狭心症(Prinzmetal 型異型狭心症)は稀にみられる[訳注2]，発作的で硝酸薬が有効な不安定狭心症であり，典型的には冠動脈病変を有さない。明らかな機序は不明であるが，内皮機能障害と関連があると考えられており，局所の血管収縮が起こって虚血やときには梗塞を生じる。
- 心血管シンドローム X は，労作時の狭心症状，運動負荷試験における ST 低下，血管造影上の冠動脈狭窄なし，の三徴を有する。内皮依存性または微小循環における血管拡張の障害，交感神経反応の過剰，労作誘発性血管収縮などによるものと考えられる。
- 冠動脈の炎症，解離
- 二次性狭心症では，酸素供給と需要のアンバランスをきたす他の原因によって胸痛が起こる（第 7 章参照）。

鑑別診断

　相応の危険因子をもった胸痛患者が NSTEACS であるか否かを診断することは必須であるが，胸痛を生じる他の原因もまた診断・治療上重要な意味をもつため考慮すべきである。NSTEACS に典型的あるいは非典型的な胸痛には多くの原因がある。
- 心血管性：急性心膜炎，心筋炎，心タンポナーデ，大動脈解離，大動脈弁狭窄症，閉塞性肥大型心筋症，うっ血性心不全の急性増悪
- 肺：肺塞栓症，気胸，肺炎，気管支喘息または閉塞性肺疾患の急性増悪
- 消化管：食道痙攣，食道炎，胃食道逆流症，消化性潰瘍，胃炎，胆嚢炎
- 精神疾患：不安症

訳注 2：日本では欧米よりも頻度が高い。

臨床像

危険因子

NSTEACS は一連の広範な心イベントであり，さまざまな結果を引き起こす．リスクの層別化により，閉塞性冠動脈病変を有し予後不良となる可能性の高い患者を選別して積極的な治療を行うことができる．TIMI リスクスコアは，救急部到着時に得られる単純な指標から患者を層別化する方法として発達した．ESSENCE と TIMI 11B 試験のデータ（「治療」参照）から，死亡や心筋梗塞，緊急再灌流療法の重要な予測因子として 7 つの項目が挙げられている（表 8-1）．

リスクスコアの増加に直線的に相関して予後が不良となることが示されている（図 8-1）．このスコアは NSTEACS で来院した患者の予後を評価するのに効果的である．どの患者に侵襲的治療戦略が効果的かを識別することは有用である（「早期侵襲的治療と保存的治療」参照）．

病歴

不安定狭心症は，主に患者の病歴に基づいて臨床的に診断され，身体所見，心電図，心筋マーカーの上昇によって確認される．急性冠症候群を疑わせる以下の症状を早期に確認できれば，救急部において「胸痛プロトコール」に基づく迅速な対応が可能になる．
- 背部，肩，腕，顎に放散する胸部の圧迫感や重苦しさ
- 消化不良
- 「胸焼け」あるいは心窩部からの胸部不快感を伴った悪心・嘔吐
- 息切れや労作時呼吸困難
- 脱力感，めまい，眼前暗黒感，意識消失

不安定狭心症を慢性安定狭心症と鑑別する特徴として，以下のものがある．
- 安静時の胸痛
- 睡眠中生じて覚醒に至る胸痛
- 20 分以上持続する発作
- 以前よりも軽い労作で発症する痛み
- 通常の身体活動を高度に制限する痛み（1〜2 ブロックの歩行や階段を 1 階分昇っただけで生じる胸痛）

身体所見

NSTEACS 患者の身体所見は，感度・特異度ともに低い．多くの場合，有用な身体所見は認められない．診断の助けとなる異常所見には以下のものがある．
- 過剰心音（III音，IV音）
- 頸静脈圧の上昇
- 肺のラ音

表 8-1 TIMI リスクスコア

危険因子

年齢＞65 歳	1 点
明らかな冠動脈疾患（狭窄率＞50％）	1 点
強い胸痛（24 時間での発作回数＞2 回）	1 点
受診時の心電図 ST 変化	1 点
心筋マーカーの上昇	1 点
受診前 1 週間以内のアスピリン内服	1 点
以下の冠危険因子が 3 個以上	1 点
●家族歴	
●糖尿病	
●高血圧	
●脂質異常	
●最近の喫煙	

危険因子をそれぞれ 1 点とし，合計でスコアが決まる（最高 7 点）。
TIMI：thrombolysis in myocardial infarction.（Antman *et al. JAMA* 2000 より許可を得て改変）

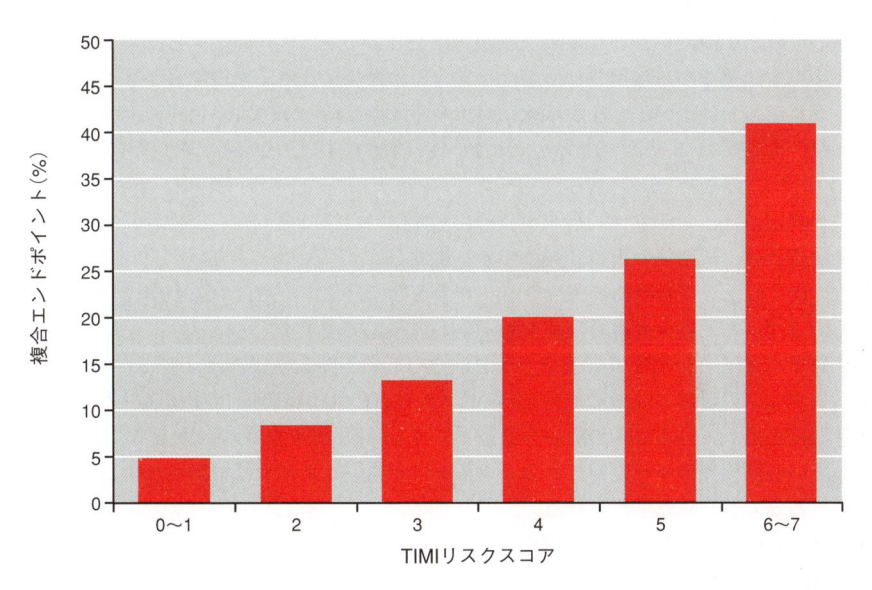

図 8-1　TIMI リスクスコアに基づいた TIMI 11B と ESSENCE 試験で示された 14 日以内の死亡，心筋梗塞発症，緊急再灌流療法施行のリスク。TIMI：thrombolysis in myocardial infarction.（Antman *et al. JAMA* 2000 より許可を得て引用）

■ 患者管理

診断的ワークアップと血液検査

心電図

- NSTEACS 患者の約 50％に，下記のような有意な心電図変化が認められる。

- 一過性の ST の上昇や低下，T 波の陰転．
- 連続した 2 つの誘導における 0.05mV(0.5 mm)以上の ST 低下は，特にそれが変動し症状と一致すれば，心筋虚血の感度の高い指標であることが示されている．
- 胸部誘導における 0.2mV(2 mm)以上の対称性の T 波陰転は心筋虚血にかなり特異的で，左前下行枝に狭窄病変がある可能性が高い．
- 非特異的な ST 変化や T 波陰転(電位基準に達しないもの)は診断に有用ではない．
● 胸痛患者では正常心電図であっても，少なくとも 4％は不安定狭心症を有し，6％の患者は NSTEMI を発症する．

心筋マーカー

　心筋マーカーは急性冠症候群の診断に極めて重要である．不安定狭心症の症状があり，心筋障害を確定づける有意な心筋マーカーの上昇がある場合は，NSTEMI と定義される．最も一般的な心筋マーカーは，クレアチンキナーゼ，クレアチンキナーゼアイソザイム，トロポニン，ミオグロビンである(第 3 章参照)．
　クレアチンキナーゼ/CK-MB は骨格筋と心筋細胞の両方に存在し，急性冠症候群の診断において感度や特異度の高い検査ではないと考えられている．しかし，CK-MB は今でも急性心筋梗塞の診断において重要な役割を果たしている．CK-MB アイソザイムは正常者の血中にも低値ながら検出されるが，上昇するのは骨格筋や心筋に障害がされたときである．トロポニンに比べると心筋壊死に対する特異度は低いが，より急速に上昇する．心筋障害後，通常は 4～6 時間で上昇し，約 10～18 時間でピークとなる．来院時に測定し，8～12 時間後に再検査する．
● この測定系は，マーカーレベルがいったん低下した後に再上昇した場合には再梗塞を示唆するため，梗塞後の虚血に対しても有用である．
● PCI 後にしばしば経時的に検査される．手技後に発生する遠位の微小塞栓では軽度上昇し，また，高度の上昇は合併症や死亡率の上昇に関連する．
● トロポニンは CK-MB ほど速やかな急性期の下降が得られない．
　トロポニン複合体は 3 つの成分(トロポニン C, T, I)から成り，横紋筋のカルシウム誘発性収縮を担っている．末梢血中の心筋トロポニン成分(トロポニン T と I)は**特異度・感度の高い心筋壊死のマーカー**である．血清トロポニンは正常では検出されず，どの程度の上昇であっても異常と考えられる．
● 通常，心筋障害 2 時間後と早期から上昇する．
● 8～12 時間後でピークとなり，10～14 日間は持続する．
● CK-MB と同様，経時的に測定すべきであり，来院時に測定し，8～12 時間後に再検査する．
● 心筋壊死以外にも，トロポニンは以下の状態で上昇する．
- 直接的な心臓の傷害〔頻脈性不整脈，除細動，心臓手術やアブレーション，心筋挫傷，心膜心筋炎，急性心不全や慢性心不全急性増悪，ストレス誘発性(たこつぼ心筋症)〕
- 非心疾患(脳損傷，熱傷，化学療法や薬物性障害，敗血症，肺塞栓症，重症喘息，腎疾患)
- 健常者でも高度の負荷の後に血中トロポニン上昇が認められる．

　ミオグロビンは心筋と骨格筋で検出されるヘム結合蛋白であり，CK-MB やトロポニン

より早期に血流へ放出される。
- 心筋障害後2時間という早期に血清中で検出されるため，救急医に重宝されている。
- 特異度が低いため，急性冠症候群における心筋障害の診断には不十分である。

　他のマーカー(LDH, ALT, ASTなど)はNSTEACSには非特異的なマーカーであり，使用すべきでない。

　多くの炎症マーカーが急性冠症候群の診断やリスク予測における補助的な指標として提案されている。サイトカイン，急性相反応物質，内皮細胞活性化や白血球接着のマーカー，酸化ストレスマーカー，血管新生性増殖因子(angiogenic growth factor)，細胞外基質分解酵素(matrix metalloproteinase：MMP)などが含まれる。心室伸展刺激で放出される心筋神経ホルモンであるB型ナトリウム利尿ペプチド(BNP)は心不全の患者ではよく研究されており，急性冠症候群でも心イベント発生の予測に役立つ可能性がある。

診断的検査：早期侵襲的治療と保存的治療

　1990年代中頃から侵襲的手技の普及に伴い，NSTEACSに対してさらに積極的な評価と治療を行うことの妥当性が議論されるようになった。ここに患者評価において2種類の治療戦略が発達した。

　早期保存的治療戦略では，患者が忍容しうる最大用量の薬物治療を行い，安定した後に診断的検査(多くは負荷試験で同時に画像検査を施行することもある)を施行する。薬物治療下でも虚血症状が繰り返し生じる症例や負荷試験で強陽性の症例にのみ冠動脈造影を行う。

- 低～中リスクの患者で，安静時または低レベルの身体活動で，12～24時間心不全も虚血もない場合は，非侵襲的負荷試験でさらにリスクの層別化をすべきである(クラスⅠ)。
- 負荷試験前24時間はトロポニンが陰性となっていることが理想である。
- トロポニン陽性の患者に非侵襲的管理を行おうとするときは，トロポニン値がピークを過ぎて72時間後に症状がないのを確認のうえで亜最大運動負荷試験か薬物負荷試験を行う。
- 6.5 MET(約6分)の運動で虚血性変化の出現する患者は高リスクと考えられるため，心臓カテーテル検査を行い，可能であれば血行再建術を行う。
- もし併存疾患があったり体力がないために目標心拍数が得られるだけの運動ができない場合は，薬物負荷試験が適当である(第3, 25章参照)。

　早期侵襲的治療戦略では，全例に冠動脈造影を勧め，適応があれば引き続き血行再建術を行う。

- 一般に，安静時狭心症，左室機能不全，最大限の薬物療法下においても血行動態不良な症例には緊急冠動脈造影を行う。
- 加えて，持続性心室頻拍，血行再建術の既往(6カ月以内のPCI, CABG)のある患者は高リスクであり，早期侵襲的治療のよい適応である。
- 薬物治療下においても急性冠症候群の症状を繰り返す低～中リスクの患者も早期侵襲的治療戦略の適応である。
- 経皮的血行再建術が不可能な患者(併存疾患や患者の希望)では冠動脈造影は不適切である。

- 3つの大きな臨床試験(FRISC II，TACTICS-TIMI 18，RITA 3)のサブグループ解析によれば，早期侵襲的治療戦略が有益なのは高リスク患者，特に治療抵抗性の狭心症，動的ST変化，心筋マーカー上昇，糖尿病などのある患者のみであった。

　心臓CT血管造影，心臓MRIといった最近の画像診断は，低リスク群のリスク層別化に用いられている(第26章参照)。
- 心臓CT血管造影は症状を有するが冠動脈疾患の可能性の低い患者，特に心電図や心筋マーカー陰性の患者において閉塞性冠動脈疾患を否定するのに特に有用である。短時間で施行でき，良好な解像度が得られる反面，放射線被曝，造影剤使用，末梢血管の描出不良，規則的な心拍を必要とするなどの欠点がある。
- 心臓MRIでは心機能，血流(アデノシンまたはドブタミン使用による)，心筋バイアビリティの評価が可能である。その反面，検査に長時間を要し，閉所恐怖症や体内に金属(ペースメーカや植込み型除細動器)を有する患者では問題が生じる。
- これらの検査法の有用性については評価が行われている段階であり，NSTEACS患者に対する大規模試験はまだ行われていない。

　冠動脈造影はNSTEACSの症状がある患者の詳細な診断的情報を得るうえで有用である。カテーテル検査(および侵襲的治療戦略)の適応は以下のとおりである。
- 心筋マーカーの上昇
- 薬物療法にもかかわらず症状が再燃
- うっ血性心不全や重症僧帽弁閉鎖不全，血行動態不安定，不整脈など高リスクの臨床所見
- 非侵襲的検査において陽性で高リスクの所見
- 左室駆出率の低下(EF＜40％)
- 新たに生じたST低下
- TIMIリスクスコアの高値
- CABGや6カ月以内のPCIの既往

　責任冠動脈病変の典型的な所見は，次のようなものである。(1)心電図や画像所見に一致する部位における新しい血栓形成，(2)辺縁が不均一な偏心性狭窄，(3)プラーク破裂の可能性を示唆する，中等度狭窄部位におけるもやもやした病変。

　女性や非白人(第28章参照)では，有意な心外膜側冠動脈病変を有さないことがある。しかし，これらの患者の1/3には冠血流障害の所見がみられることにも注意が必要である(例えば，造影剤の流れの遅延)。これは微小血管疾患による可能性があり，積極的な治療の継続が勧められる。
- ACC/AHAガイドラインでは，NSTEACSにおいては女性患者も男性と同様の管理を受けるよう推奨されている。高齢者も内科的合併症や併存疾患に注意しつつ，若年者と同様の管理を受けるべきである。

治　療

　NSTEACSにおける薬物治療の主要な目標は，**血栓形成を抑制し**(血小板の活性化と凝集，およびそれに続く血栓形成を抑制する)，抗狭心症薬によって**胸痛をコントロール**することである。

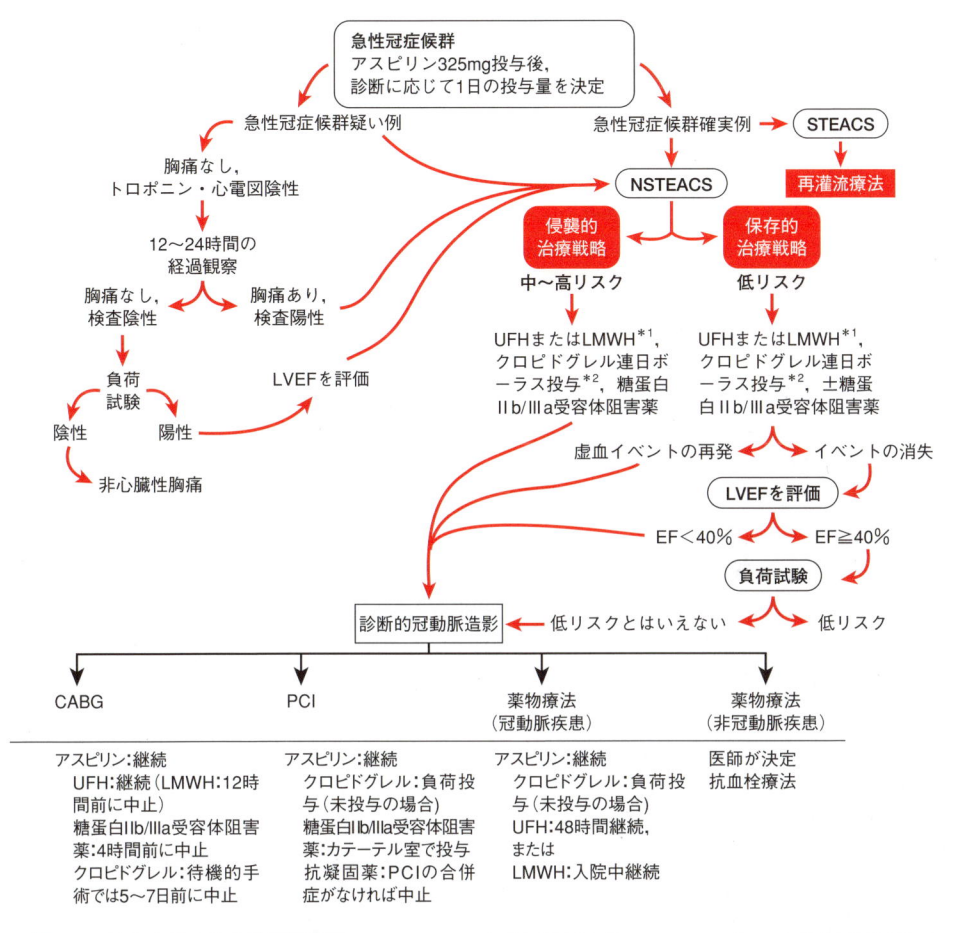

第8章 急性冠症候群（不安定狭心症と非ST上昇型心筋梗塞）

```
                    急性冠症候群
                アスピリン325mg投与後，
                診断に応じて1日の投与量を決定

       急性冠症候群疑い例          急性冠症候群確実例      STEACS

    胸痛なし，                        NSTEACS          再灌流療法
    トロポニン・心電図陰性
                          侵襲的       保存的
    12～24時間の              治療戦略     治療戦略
    経過観察
                          中〜高リスク    低リスク
  胸痛なし，   胸痛あり，
  検査陰性    検査陽性      UFHまたはLMWH*1,   UFHまたはLMWH*1,
                        クロピドグレル連日ボ  クロピドグレル連日ボ
    負荷       LVEFを評価    ーラス投与*2, 糖蛋白  ーラス投与*2, ±糖
    試験                  IIb/IIIa受容体阻害薬  蛋白IIb/IIIa受容体阻害薬

  陰性   陽性
                          虚血イベントの再発 ← イベントの消失
  非心臓性胸痛
                                        LVEFを評価

                                     EF＜40%   EF≧40%

                                         負荷試験

              診断的冠動脈造影 ← 低リスクとはいえない ← 低リスク

    CABG        PCI       薬物療法        薬物療法
                         （冠動脈疾患）    （非冠動脈疾患）

 アスピリン：継続   アスピリン：継続   アスピリン：継続   医師が決定
 UFH：継続（LMWH：12時 クロピドグレル：負荷投 クロピドグレル：負荷投 抗血栓療法
 間前に中止）      与（未投与の場合）   与（未投与の場合）
 糖蛋白IIb/IIIa受容体阻害 糖蛋白IIb/IIIa受容体阻害 UFH：48時間継続，
 薬：4時間前に中止  薬：カテーテル室で投与 または
 クロピドグレル：待機的手 抗凝固薬：PCIの合併 LMWH：入院中継続
 術では5〜7日前に中止 症がなければ中止
```

図 8-2 抗血小板・抗血栓療法戦略。STEACS：ST上昇型急性冠症候群，NSTEACS：非ST上昇型急性冠症候群，UFH：未分画ヘパリン，LMWH：低分子ヘパリン，CABG：冠動脈バイパス術，PCI：経皮的冠動脈インターベンション。
*1 未分画ヘパリンあるいは低分子ヘパリンの代わりに bivalirudin や fondaparinux を用いてもよい。
*2 クロピドグレルは CABG を行わないことが確実であれば投与すべきであるが，そうでなければ診断的血管造影後まで待つべきである。
(ACC/AHA 2007 Guidelines for the Management of Patients With Unstable Angina/Non-ST-Elevation Myocardial Infarction より引用)

抗血栓療法（図 8-2）

● アスピリン
  ・ アスピリン（162 mg または 325 mg 錠剤）は NSTEACS 管理における重要な初期薬物療法である。
  ・ アスピリンは，内服後数分以内に血小板凝集を効果的に抑制するため，救急隊によって，あるいは救急部到着時に直ちに投与するべきである。
  ・ アスピリンの禁忌は明らかなアスピリンアレルギーの既往と活動性出血のみである。

この場合は，減感作療法についてアレルギー専門医に相談すべきである。
- ADP 拮抗薬(チエノピリジン系)
  - クロピドグレル(プラビックス®)やその前駆体であるチクロピジン(Ticlid®)[訳注3]は，ADP 誘発性血小板凝集の選択的拮抗薬である。この薬物のアテローム動脈硬化性疾患に対する二次予防効果を検討した試験では，心筋梗塞および脳梗塞の再発，死亡をアスピリンと同程度に減少させた。
  - チクロピジンには少なからず消化管合併症や好中球減少のリスクがあり，また血栓性血小板減少性紫斑病のリスクもあるため，クロピドグレル(初期負荷量 300～600 mg/日，維持量 75 mg/日)が好まれている。
  - クロピドグレル投与に関しては CABG の問題が特に重要である。CABG が予定されている患者では，少なくとも 5～7 日前にはクロピドグレルを中止すべきである。
  - 非侵襲的な治療を行う患者では，クロピドグレルを 1 カ月，できれば 1 年間は継続すべきである。
- ヘパリン
  - 未分画ヘパリン(unfractionated heparin)は，トロンビン(第Ⅱ因子)や第Ⅸa 因子，第Ⅹa 因子を不活化するアンチトロンビンⅢ(ATⅢ)と結合することによって効果を発現する。NSTEACS に対してヘパリンを単独投与した試験はないが，いくつかの試験ではヘパリンとアスピリンの併用により死亡率が減少する傾向がみられている。
  - 中～高リスクのすべての患者(TIMI リスクスコア 3 以上)，特に来院時に胸痛が持続している患者に対しては，ヘパリン投与を開始すべきである。まずヘパリン 60 単位/kg(最大 5,000 単位)をボーラス静注で負荷投与し，その後 14 単位/kg(最大 1,000 単位/h)を活性化部分トロンボプラスチン時間(aPTT)が正常の 1.5～2 倍(約 50～70 sec)となるように持続点滴する。
  - 多くの試験では 2～5 日間のヘパリン投与が行われているが，さらに長期間の投与が有益だとするエビデンスはない。
- 過量投与や重症の出血が起こった際は，硫酸プロタミンを投与すべきである(ヘパリン 100 単位に対してプロタミン 1 mg 静注)。プロタミン含有インスリンの投与歴や魚アレルギー，精管切断術の既往がある場合は，抗プロタミン抗体による副作用が起こる可能性がある。稀な場合を除き，NSTEACS の患者ではプロタミン投与を避けるべきである。
- ヘパリン治療においてはヘパリン起因性血小板減少症(heparin-induced thrombocytopenia：HIT)が 2 つの機序で起こりうる。
  - Ⅰ型ヘパリン起因性血小板減少症は非免疫学的機序により治療開始 2～3 日後に起こり，血小板数は約 10 万程度まで減少する。投与継続しても重大な結果をもたらすことなく自然に軽快し，10～20％の患者に起こる。
  - Ⅱ型ヘパリン起因性血小板減少症はさらに重症だが，頻度は低い(1～3％)である。投与開始 4～10 日後に起こるが，稀に未分画ヘパリン中止数日後に発症することもある。Ⅱ型ヘパリン起因性血小板減少症の既往がある患者や，血栓性合併症を起こした患者に対してはできるだけ早く直接トロンビン阻害薬に変更すべきである(後述)。

訳注 3：わが国ではパナルジン®。

- 低分子ヘパリン
  - 低分子ヘパリン（low molecular weight heparin：LMWH）は，ヘパリン分子の多糖類端末を短縮させることにより得られる。生物学的利用能がよく，皮下投与が可能であること，そして抗凝固活性を予測しやすく血液検査でのモニタリングが必要ない，ヘパリン起因性血小板減少症の頻度が低い（約0.2%），全体としての医療費を抑えられることなどが未分画ヘパリンに比べて優れている。不利な点としては，半減期が長いため緊急冠動脈造影やPCIが困難になること，治療抵抗性の出血が起きた場合にその作用を中和するのが困難であること（プロタミンは低分子ヘパリンを完全には結合しない）がある。
  - エノキサパリン（Lovenox®）[訳注4]を用いたESSENCEとTIMI 11B，ダルテパリン（フラグミン®）を用いたFRISC試験など複数の臨床試験で，低分子ヘパリンは未分画ヘパリンよりも優れているという結果が得られた。
  - エノキサパリンは12時間ごとに1 mg/kgで皮下投与する。初回入院中は投与を継続する。
  - 低分子ヘパリンは腎機能障害のある患者では投与量の調節が必要で，血清クレアチニン値＞2 mg/dLあるいはクレアチニンクリアランス（Ccr）＜30 mL/minの患者では慎重に（用量を50%以上減量して）投与すべきである。
- fondaparinux（Arixtra®）は未分画ヘパリンや低分子ヘパリンに存在するのと同じ5糖類構造をもつ合成多糖類である。ATⅢに結合して，トロンビンを抑制することなく第Xa因子を予測可能な程度に抑制する。さらにfondaparinuxは，血小板第4因子と複合体を作る糖領域を持たないため，ヘパリン起因性血小板減少症を生じにくい。fondaparinuxは（NSTEACSにおける研究では）1日2.5 mg皮下投与する。
- 直接トロンビン阻害薬
  - hirudin, lepirudin（遺伝子組換えhirudin），bivalirudin（Angiomax®）は直接トロンビン阻害薬であり，トロンビンに直接結合してトロンビンを不活化させる。これらの薬物はUA/NSTEMIの患者におけるヘパリンに代わる薬物として，多くの試験で検討されている。
  - lepirudinは初期投与として0.4 mg/kgをボーラス静注した後，毎時0.15 mg/kgで持続点滴する。ヘパリンと同様，定期的なモニタリングが必要であり，目標aPTTを正常の1.5〜2.5倍とする。bivalirudinは0.75 mg/kgをボーラス静注の後，1時間あたり1.75 mg/kgで持続点滴する。Ccr 30 mL/min未満の患者や血液透析患者では用量調節が必要である。
  - 直接トロンビン阻害薬の主なリスクは出血であり，腎障害のある患者ではそのリスクは増す。
  - ヘパリン起因性血小板減少症やそのリスクのある心疾患患者や心臓手術患者の管理にはbivalirudinが主要な役割を果たしている。
- 糖蛋白Ⅱb/Ⅲa受容体阻害薬
  - 血小板糖蛋白Ⅱb/Ⅲa受容体はフィブリノーゲンやその他のリガンドと結合し，血小

訳注4：日本ではクレキサン®。

板凝集の最終共通経路で役割を果たす。糖蛋白Ⅱb/Ⅲa受容体阻害薬はこの受容体を遮断することによって作用する。高リスクまたは治療抵抗性のNSTEACS患者，特に有意なST-T変化や心筋マーカー上昇のみられる患者の治療においては，糖蛋白Ⅱb/Ⅲa受容体阻害薬投与を考慮すべきである。

- 現在3種類の糖蛋白Ⅱb/Ⅲa受容体阻害薬が使用可能である[訳注5]。
  - abciximab(ReoPro®)は糖蛋白Ⅱb/Ⅲaに非特異的に結合するマウスモノクローナル抗体のFabフラグメントである。おもにPCIでの使用が検討され，PCIを行う難治性の不安定狭心症患者の予後を改善することが示されている。GUSTOⅣ-ACS試験の結果によれば，abciximabはPCIの予定のない患者には使用すべきでない。
  - eptifibatide(Integrilin®)は糖蛋白Ⅱb/Ⅲaのフィブリノーゲン結合部位の1つと同様の構造をもつペプチドであり，tirofiban(Aggrastat®)は同様の構造をもつ非ペプチド性の薬物である。両者は受容体部位に競合的阻害薬として作用し，侵襲的か非侵襲的かを問わず治療を受けた急性冠症候群患者の死亡や心筋梗塞のリスクを減少させることが示されている。
  - tirofibanは，負荷投与として毎分0.4μg/kgを30分間投与した後，維持量として毎分0.1μg/kgで持続点滴する。Ccr 30 mL/min未満の患者では初期投与量，維持投与量とも50%減少させる。eptifibatideは，負荷投与として180μg/kgを2分以上かけて静注した後，毎分2μg/kgで持続点滴する。主要な試験では，その投与期間はPCI後72～96時間，最低でも12時間である。
  - 腎障害のある患者ではeptifibatideやtirofibanの投与には注意が必要であり，末期腎不全では禁忌である。abciximabは腎排泄ではないので，腎障害にも使用できるかもしれない。これら3剤において，血小板減少は稀ではあるもののよく知られた副作用であり，重篤になることがあるので，発生したらすぐ投与を中止すべきである。

● 線溶薬(血栓溶解薬)
  - 急性冠症候群における血栓溶解療法(thrombolytic therapy)は，広く検討されている。血栓溶解療法が有効な患者は，持続的なST上昇や後壁梗塞，新たに左脚ブロックが出現した患者のみである。NSTEACS患者には線溶(血栓溶解)療法は禁忌である。

● スタチン
  - ヒドロキシメチルグルタリル・コエンザイムA(hydroxymethylglutaryl coenzyme A：HMG-CoA)還元酵素阻害薬(スタチン)は冠動脈疾患患者の管理において重要な役割を果たす。初期に行われた二次予防試験では亜急性または急性心筋梗塞患者は除外されていた(第10章)が，最近の多くの試験でスタチン治療がこれらの患者でも有効であることが証明された。スタチンの心筋梗塞急性期におけるリスク軽減が低比重リポ蛋白(LDL)コレステロール低下作用とは独立した効果なのか否かは興味深いところである。

狭心症治療

血栓を予防または抑制する治療に加え，虚血の治療は酸素の需要と供給のバランスの改善を目標とする。抗狭心症薬はこの酸素の需給バランスを改善して虚血を軽減し，胸痛を

訳注5：わが国では使用できない。

緩和する．ここでも第 7 章で述べた "ABCDE" 記憶法が役立つ．

- ベッド/椅子での安静
  - 虚血症状のある患者は心筋酸素需要を減らすために活動を制限してベッド上安静とする．活動は症状に合わせて拡大することが可能であり，過度に制限すべきではない．入院当初は持続心電図ないしはテレメトリーでのモニタリングをする．
- 酸素
  - 酸素投与は心筋への十分な酸素供給維持の第一歩である．チアノーゼや呼吸促迫を有する NSTEACS 患者に対しては，酸素飽和度を 90% 以上に保つことを目標とする．
- 硝酸薬
  - ニトログリセリンは体循環と冠循環の(NO を介した)血管拡張薬として作用する．主に静脈拡張作用により前負荷を軽減して酸素需要を減少させるが，同時に冠動脈にも作用し，狭窄部位とともに側副血行の血流を増やす．
  - ニトログリセリンは，まず舌下錠またはスプレーで投与する．
    ・胸痛の消失を目標に，5 分間隔で 0.4 mg 錠を 3 錠まで投与できる．
    ・治療が成功したら，胸痛の再発がなくなるまで維持量の経口，または外用の硝酸薬を投与する．
    ・耐性を防ぐために，24 時間ごとに 6～8 時間の硝酸薬を投与しない時間帯をもうける．
    ・胸痛が最初のニトログリセリン治療に反応しない場合は，静注のニトログリセリンを 10 μg/min より開始し，胸痛が消失するか血圧低下により増量できなくなるまで，5 分間隔で 10 μg/min ずつ急速に増量する．最大用量は決まっていないが，200 μg/min は十分高用量であり，以後は治療の変更を考える．
  - 重症の大動脈弁狭窄症や有意な左室流出路狭窄のある閉塞性肥大型心筋症，心タンポナーデ，拘束型心筋症の患者は前負荷に対する依存性が強く，一般に硝酸薬は禁忌である．
  - PDE V 阻害薬〔24 時間以内にシルデナフィル(バイアグラ®)，または 48 時間以内に tadalafil(Cialis®)〕を使用した患者では，併用によって高度の低血圧をきたすリスクがあるため硝酸薬は禁忌である．バルデナフィル(レビトラ®)と硝酸薬の併用も，適切な投与のタイミングが不明であるため使用を避けるべきである．
- β 遮断薬
  - β 遮断薬は心筋梗塞患者の死亡率を改善することが証明されている．
  - 胸痛のある患者には，初期治療は静注で使用する．例えば，メトプロロール(ロプレソール®) 5 mg を 5 分ごとに 3 回静注[訳注 6]，またはエスモロール(ブレビブロック®)毎分 0.1 mg/kg で持続点滴を開始する．心拍数を 50～60/min まで低下させ，収縮期血圧を 90～100 mmHg 以上に保つように調節する．静注後に胸痛がない場合は，経口のメトプロロール 25～50 mg を 6 時間ごと[訳注 7]，またはアテノロール 50～100 mg/日を直ちに開始する．

訳注 6：わが国では静注薬はなく，経口のセロケン®，ロプレソール®を用いる．
訳注 7：わが国ではロプレソール®またはセロケン®，1 日 60～120 mg を分 2～3．

- これらの薬物は重症うっ血性心不全の患者には投与すべきではない。
- モルヒネ
  - NSTEACS における臨床的有用性を示した臨床研究はないが，硫酸モルヒネ[訳注8]は鎮痛作用，抗不安作用により交感神経活性を抑制し，NSTEACS 患者の胸痛緩和に推奨される。前負荷の軽減により心筋酸素需要も改善する。
  - 必要に応じて 2〜4 mg を静注し，胸痛が軽減するまで反復投与する。
  - モルヒネの使用により 20%の患者で悪心や嘔吐がみられ，また血圧低下や呼吸抑制も生じる。過量投与の場合はナロキソン(Narcan®) 0.4〜2 mg を 2〜3 分ごと(最大 10 mg)に反復静注することによってその効果を中和することができる[訳注9]。
- カルシウム拮抗薬
  - カルシウム拮抗薬は十分量の β 遮断薬および硝酸薬を投与しても胸痛が持続する患者の第 3 選択薬として使用される。冠攣縮性狭心症や，β 遮断薬が禁忌の患者に有効であることが示されているが，それ以外の患者でカルシウム拮抗薬使用により予後が改善したというデータはない。
  - ニフェジピンなどの短時間作用型ジヒドロピリジン系カルシウム拮抗薬は，β 遮断薬との併用以外で NSTEACS に使用すると死亡のリスクが高まるため禁忌である。
- ACE 阻害薬およびアンジオテンシンⅡ受容体拮抗薬(ARB)
  - 急性心筋梗塞では ACE 阻害薬と少数ながら ARB の投与はよく研究されているが，不安定狭心症での研究はない。
  - NSTEACS 患者の大多数は多くのリスクを抱えているため，退院までには ACE 阻害薬を処方に加えることを考慮する。左室機能障害(EF<40%)や高血圧，糖尿病をもつ急性冠症候群患者には ACE 阻害薬を投与すべきである。ACE 阻害薬に忍容性のない患者には ARB を投与する。
- 他の抗狭心症治療
  - 輸血
    - 理論的には，貧血のある患者に対して血液量を増やせば酸素運搬能が改善して心筋酸素供給が改善するはずである。多くの臨床医が NSTEACS 患者の一次治療として，あるいは抗血栓療法に伴う出血に対する治療としてヘモグロビン>10 mg/dL，ヘマトクリット値>30%を目安に輸血を行っている。ただし，その効果に関するデータは限られている。
  - 大動脈内バルーンパンピング(IABP)は，最大限の内科的治療にもかかわらず虚血症状が出現する患者や血圧の低下した高リスクの NSTEACS 患者には有効である。IABP治療に関しては第 27 章を参照のこと。

避けるべき薬物
- 非ステロイド系抗炎症薬
  - 大規模試験において非選択的なシクロオキシゲナーゼ(COX)阻害薬も COX-2 阻害薬

訳注 8：わが国では塩酸モルヒネ。
訳注 9：わが国では塩酸ナロキソン，1 回 0.2 mg 静注，2〜3 分おきに 1〜2 回反復可。

（アスピリン以外）も死亡や再梗塞，心破裂，高血圧，心不全のリスクを増加させた。
- アセトアミノフェン，少量の麻薬，アスピリン以外のサリチル酸類はNSTEACS患者の慢性筋骨格痛治療の代用薬として用いることが可能である。
- 上記の治療で不十分の場合は非選択的COX阻害薬（ナプロキセン）を用いてもよい。
- ホルモン補充療法（第28章参照）
- サプリメント
  - 抗酸化ビタミン類（ビタミンC，Eやβカロチン）と，ビタミンB併用および非併用の葉酸はNSTEACS患者の二次予防には無効である。
  - NORVIT（Norwegian Vitamin Trial）およびHOPE-2試験によれば，ホモシステイン低下療法は冠動脈疾患のイベント発生率に有意な効果はなかった。

退　院

　適切な内科的治療の後，非侵襲的な負荷試験，または冠動脈造影や再灌流療法を受けたNSTEACSの患者は退院可能となる。退院の予定は，もしCABGの適応であれば少なくとも24時間〜数日後である。患者の退院準備にあたっては以下の点が重要である。
- 積極的な冠危険因子の是正
- 糖尿病教育と血糖コントロール
- 禁煙
- 血圧の改善
- 栄養・運動・体重コントロールの教育
- 脂質低下療法
- 冠動脈疾患患者の死亡率減少効果が示されている薬物の処方継続
  - アスピリン（81〜325 mg/日）
  - β遮断薬
  - ACE阻害薬またはARB
  - スタチン
- 狭心症状コントロールのため，舌下錠またはスプレーの硝酸薬をすべての冠動脈疾患患者の退院時に処方すべきである。
- 必要な患者については生活様式改善と監視型運動療法を統合した心臓リハビリテーション・二次予防プログラムに紹介する。
- 退院後の診察は低リスクの患者は2〜6週間後でよいが，高リスクの患者は14日以内にすべきである。

■ トピックス

コカイン，メタンフェタミンによる心筋梗塞
- 米国では約3,500万人がコカインを使用していると見積もられており，救急部で治療を受けた患者の間で最も一般的に使用されている違法薬物である。
- コカイン誘発性狭心症はおそらく，(1)血圧・心拍数・収縮力の上昇による心筋酸素需要の増大，(2)心外膜側冠動脈の高度の収縮・攣縮，(3)血小板凝集の亢進，(4)冠動脈血栓

が原因となって二次的に生じるものと思われる。
- 心血管イベントの低リスク患者でも，コカイン使用直後には心筋梗塞発症リスクが24倍に上昇する。
- コカイン誘発性胸痛のリスクのある患者では，NSTEACSの症状を示す他の患者と同様の診断手順が必要である。
- ただし，コカイン誘発性胸痛が疑われる患者では治療手順を以下のように修正する必要がある。
  - 血小板凝集のリスクが高いため，すでに述べたように，すべての患者に対してアスピリンを投与する。
  - 特にST変化のある場合は，硝酸薬も舌下または静注で投与する。
  - β遮断薬はα作用による血管収縮を増強し，心筋虚血をより悪化させるため，相対禁忌である（β受容体とα受容体の両者に対する遮断作用をもつラベタノールは例外である）。
  - 特にST変化がある場合は，カルシウム拮抗薬（ジルチアゼム静注など）も，心筋酸素需要を減らすために使われる。
  - ベンゾジアゼピン系薬も抗不安薬として，また虚血を抑制するために使用可能である。
- ニトログリセリンやカルシウム拮抗薬投与にもかかわらずST上昇が持続し，冠動脈造影の適応とならない患者に対しては，禁忌でなければ線溶療法を行う。しかし，これらの患者の多くは合併症（けいれん，解離，重症高血圧など）のため血栓溶解薬投与の適応外であり，緊急冠動脈造影による評価が望ましい。カテーテル検査にて冠攣縮が証明されることが多いが，ときに冠動脈血栓やプラーク破裂が認められPCIが必要になることもある。コカイン使用による血栓形成や，抗血小板薬内服のコンプライアンスが一定しないことから，ステント閉塞のリスクは高く，ベアメタルステントが好まれる。

メタンフェタミン使用の増加とともに，その乱用による合併症も増加しつつある。メタンフェタミン使用後のNSTEACS発症率は不明であるが，その病態生理はコカイン中毒と同様と考えられる。メタンフェタミン誘発性NSTEACSの特異的治療のデータは乏しいため，その治療はコカインによるNSTEACSと同様に行うべきである。再発予防のため，患者教育および薬物依存カウンセリングが重要である。

覚えておくポイント

- 不安定狭心症と非 ST 上昇型心筋梗塞は共通の病態生理によって引き起こされるため，同様の治療が行われる。これらは NSTEACS に分類される。
- すべての患者に対し，発症**早期**に発作を抑制するためベッド上安静とし，酸素，アスピリン，β遮断薬，硝酸薬を投与すべきである。
- 高リスク（TIMI リスクスコア高値）の NSTEACS 患者では，早期侵襲的治療戦略，すなわち未分画ヘパリンや低分子ヘパリン，糖蛋白 IIb/IIIa 受容体阻害薬，クロピドグレルの投与，そして冠動脈造影と再灌流療法が有効である。個々の患者に即した治療計画を立てるよう注意する。
- 低リスクの NSTEACS 患者は保存的あるいは選択的侵襲的治療戦略，すなわち内科的治療を行い，退院前の負荷試験でリスクの層別化を行うことによって安全に管理することができる。
- 未分画ヘパリンに対して，低分子ヘパリンの NSTEACS における有用性は，後者に有利なデータが多く発表されてはいるが，まだ完全には明らかになっていない。bivalirudin と fondapainux のエビデンスはさらに乏しいが，代替薬として使用可能である。
- 5 日以内に CABG の予定のない患者にはクロピドグレルの負荷投与に引き続き維持投与を行う。CABG の予定が不明の場合は冠動脈造影施行後まで負荷投与を待つべきである。
- 二次予防の重要性を忘れてはいけない。禁煙，食生活の改善，糖尿病や高血圧のコントロール，心臓リハビリテーションへの登録，スタチンの使用を強く勧めなければならない（第 10 章参照）。

参考文献

Anderson JL, Adams CD, Antman EM, *et al*. ACC/AHA 2007 guidelines for the management of patients with unstable angina/non-ST-elevation myocardial infarction: a report of the American College of Cardiology/American Heart Association Task Force on Practice Guidelines(Writing Committee to Revise the 2002 Guidelines for the Management of Patients With Unstable Angina/Non-ST-Elevation Myocardial Infarction)developed in collaboration with the American College of Emergency Physicians, the Society for Cardiovascular Angiography and Interventions, and the Society of Thoracic Surgeons endorsed by the American Association of Cardiovascular and Pulmonary Rehabilitation and the Society for Academic Emergency Medicine. *J Am Coll Cardiol* 2007; 50: e1-e157.

Antman EM, Cohen M, Bernink PJ, *et al*. The TIMI risk score for unstable angina/non-ST-elevation MI: A method for prognostication and therapeutic decision making. *JAMA* 2000; 284: 835-842.

Antman EM, McCabe CH, Gurfinkel EP, *et al*. Enoxaparin prevents death and cardiac ischemic events in unstable angina/non-Q-wave myocardial infarction. Results of the thrombolysis in myocardial infarction(TIMI)11B trial. *Circulation* 1999; 100: 1593-1601.

Boden WE, O'Rourke RA, Crawford MH, *et al*. Outcomes in patients with acute non-Q-wave myocardial infarction randomly assigned to an invasive as compared with a conservative management strategy. Veterans Affairs Non-Q-Wave Infarction Strategies in Hospital(VANQWISH)Trial Investigators. *N Engl J Med* 1998; 338: 1785-1792.

Cannon CP, Weintraub WS, Demopoulos LA, *et al*. Comparison of early invasive and conservative strategies in patients with unstable coronary syndromes treated with the glycoprotein IIb/IIIa inhibitor tirofiban. *N Engl J Med* 2001; 344: 1879-1887.

Cohen M, Demers C, Gurfinkel EP, et al. A comparison of low-molecular-weight heparin with unfractionated heparin for unstable coronary artery disease. Efficacy and Safety of Subcutaneous Enoxaparin in Non-Q-Wave Coronary Events Study Group. N Engl J Med 1997 ; 337 : 447-452.

Effects of tissue plasminogen activator and a comparison of early invasive and conservative strategies in unstable angina and non-Q-wave myocardial infarction. Results of the TIMI ⅢB Trial. Thrombolysis in Myocardial Ischemia. Circulation 1994 ; 89 : 1545-1556.

Fox KA, Poole-Wilson P, Clayton TC, et al. 5-year outcome of an interventional strategy in non-ST-elevation acute coronary syndrome : the British Heart Foundation RITA 3 randomised trial. Lancet 2005 ; 366 : 914-920.

FRISC Ⅱ Investigators. Invasive compared with non-invasive treatment in unstable coronary-artery disease ; FRISC Ⅱ prospective randomised multicentre study. Fragmin and Fast Revascularisation during In Stability in Coronary artery disease Investigators. Lancet 1999 ; 354 : 708-715.

Gislason GH, Jacobsen S, Rasmussen JN, et al. Risk of death or reinfarction associated with the use of selective cyclooxygenase-2 inhibitors and nonselective nonsteroidal antiinflammatory drugs after acute myocardial infarction. Circulation 2006 ; 113 : 2906-2913.

Giugliano RP, Braunwald E. The year in non-ST-segment elevation acute coronary syndromes. J Am Coll Cardiol 2006 ; 48 : 386-395.

Kereiakes DJ, Antman EM. Clinical guidelines and practice : in search of the truth. J Am Coll Cardiol 2006 ; 48 : 1129-1135 ; discussion 1136-1138.

Kleiman NS, Lincoff AM, Flaker GC, et al. Early percutaneous coronary intervention, platelet inhibition with eptifibatide, and clinical outcomes in patients with acute coronary syndromes. PURSUIT Investigators. Circulation 2000 ; 101 : 751-757.

Lagerqvist B, Husted S, Kontny F, et al. 5-year outcomes in the FRISC-Ⅱ randomised trial of an invasive versus a non-invasive strategy in non-ST-elevation acute coronary syndrome : a follow-up study. Lancet 2006 ; 368 : 998-1004.

Lange RA, Hillis LD. Cardiovascular complications of cocaine use. N Engl J Med 2001 ; 345 : 351-358.

Lefkovits J, Blankenship JC, Anderson KM, et al. Increased risk of non-Q-wave myocardial infarction after directional atherectomy is platelet dependent : evidence from the EPIC trial. Evaluation of c7E3 for the Prevention of Ischemic Complications. J Am Coll Cardiol 1996 ; 28 : 849-855.

Lefkovits J, Ivanhoe RJ, Califf RM, et al. Effects of platelet glycoprotein Ⅱb/Ⅲa receptor blockade by a chimeric monoclonal antibody(abciximab)on acute and six-month outcomes after percutaneous transluminal coronary angioplasty for acute myocardial infarction. EPIC investigators. Am J Cardiol 1996 ; 77 : 1045-1051.

Majure DT, Aberegg SK. Fondaparinux versus enoxaparin in acute coronary syndromes. N Engl J Med 2006 ; 354 : 2829 ; author reply 2830.

Mehta SR, Yusuf S, Peters RJ, et al. Effects of pretreatment with clopidogrel and aspirin followed by long-term therapy in patients undergoing percutaneous coronary intervention : the PCI-CURE study. Lancet 2001 ; 358 : 527-533.

Morrow DA, Antman EM, Tanasijevic M, et al. Cardiac troponin I for stratification of early outcomes and the efficacy of enoxaparin in unstable angina : a TIMI-11B substudy. J Am Coll Cardiol 2000 ; 36 : 1812-1817.

Oler A, Whooley MA, Oler J, Grady D. Adding heparin to aspirin reduces the incidence of myocardial infarction and death in patients with unstable angina. A meta-analysis. JAMA 1996 ; 276 : 811-815.

Patti G, Pasceri V, Colonna G, et al. Atorvastatin pretreatment improves outcomes in patients with acute coronary syndromes undergoing early percutaneous coronary intervention : results of the ARMYDA-ACS randomized trial. J Am Coll Cardiol 2007 ; 49 : 1272-1278.

Platelet glycoprotein Ⅱb/Ⅲa receptor blockade and low-dose heparin during percutaneous coronary revascularization. The EPILOG Investigators. N Engl J Med 1997 ; 336 : 1689-1696.

Pursuit Trial Investigators. Inhibition of platelet glycoprotein Ⅱb/Ⅲa with eptifibatide in patients with acute coronary syndromes. Platelet Glycoprotein Ⅱb/Ⅲa in Unstable Angina : Receptor Suppression Using Integrilin Therapy. N Engl J Med 1998 ; 339 : 436-443.

Schwartz GG, Olsson AG, Ezekowitz MD, et al. Effects of atorvastatin on early recurrent ischemic events in acute coronary syndromes : the MIRACL study : a randomized controlled trial. JAMA 2001 ; 285 : 1711-1718.

Steinhubl SR, Berger PB, Brennan DM, et al. Optimal timing for the initiation of pretreatment with 300 mg clopidogrel before percutaneous coronary intervention. J Am Coll Cardiol 2006 ; 47 : 939-943.

Steinhubl SR, Berger PB, Mann JT Ⅲ, et al. Early and sustained dual oral antiplatelet therapy following percutaneous coronary intervention : a randomized controlled trial. *JAMA* 2002 ; 288 : 2411-2420.

Stone GW, McLaurin BT, Cox DA, et al. Bivalirudin for patients with acute coronary syndromes. *N Engl J Med* 2006 ; 355 : 2203-2216.

Stone PH, Thompson B, Anderson HV, et al. Influence of race, sex, and age on management of unstable angina and non-Q-wave myocardial infarction : The TIMI Ⅲ registry. *JAMA* 1996 ; 275 : 1104-1112.

Thom T, Haase N, Rosamond W, et al. Heart disease and stroke statistics—2006 update : a report from the American Heart Association Statistics Committee and Stroke Statistics Subcommittee. *Circulation* 2006 ; 113 : e85-e151.

Thygensen K, Alpert JS, White HD, et al. Universal definition of myocardial infarction. *Circulation* 2007 ; 116 : 2634-2653.

Topol EJ, Moliterno DJ, Herrmann HC, et al. Comparison of two platelet glycoprotein Ⅱb/Ⅲa inhibitors, tirofiban and abciximab, for the prevention of ischemic events with percutaneous coronary revascularization. *N Engl J Med* 2001 ; 344 : 1888-1894.

Use of a monoclonal antibody directed against the platelet glycoprotein Ⅱb/Ⅲa receptor in high-risk coronary angioplasty. The EPIC Investigation. *N Engl J Med* 1994 ; 330(14): 956-961.

Virmani R, Burke AP, Farb A, et al. Pathology of the vulnerable plaque. *J Am Coll Cardiol* 2006 ; 47 : C13-C18.

Wu WC, Rathore SS, Wang Y, et al. Blood transfusion in elderly patients with acute myocardial infarction. *N Engl J Med* 2001 ; 345 : 1230-1236.

Yeghiazarians Y, Braunstein JB, Askari A, et al. Unstable angina pectoris. *N Engl J Med* 2000 ; 342 : 101-114.

第 9 章　ST 上昇型心筋梗塞

Peter Rao

はじめに

背　景

　本章では，ST 上昇型心筋梗塞（STEMI）について他の急性冠症候群とは別に概説していく。STEMI は，不安定狭心症や非 ST 上昇型心筋梗塞（UA/NSTEMI）（第 8 章）と比べ，入院期間が長く，死亡率や合併症発生率が高くなることが知られており，その治療においても，UA/NSTEMI と比べ速やかな再灌流療法の決断が必要となる。この治療過程においては，医療施設内における協力体制も重要な要素となる。こうした協力体制は「来院から初回バルーン拡張までの時間」または「来院から血栓溶解薬投与までの時間」として示され，心血管病専門施設を評価する際の重要な項目と考えられている。

定　義

　STEMI は心電図上の ST 上昇を伴う心筋梗塞を示すが，心筋梗塞には病理学的定義と臨床的定義が含まれている。病理学的には，遷延した虚血に伴う心筋細胞の壊死と定義される。一方，日常診療においては WHO や AHA/ESC/ACC によって定められた臨床的定義がよく用いられており，典型的症状，心筋マーカーの上昇，典型的心電図変化うち 2 項目以上を満たすものを心筋梗塞としている。

発症機序

　冠血流を妨げ，心筋細胞を壊死させるすべての病態が STEMI の原因となりうる。多くの場合，すでに冠動脈内に存在していたプラークの急性変化が血栓形成の伝達物質を活性化させ，血塊を形成して冠動脈を閉塞することにより STEMI を発症する。その他の原因としては，冠動脈のスパスム（攣縮）と塞栓症が挙げられる。これらの原因は，プラーク変性が原因と考え難い状況においては，鑑別として念頭におく必要がある（「鑑別診断」を参照）。

疫　学

　これまで数十年にわたり集約的な研究や臨床試験が行われてきたが，米国ではいまだに年間で推定 50 万人が STEMI を発症している。このうちかなりの多く患者が心室不整脈に

よる心臓突然死で病院到着前に死亡している。医療従事者の連携と努力により，死亡率は1990年と比べ26%低下し，米国内の主要施設における全体の生存率は90%を超えた。しかし，心原性ショックや他の機械的合併症を有する患者群では90%近い死亡率であり，依然厳しい状況である。米国内では不安定狭心症や非ST上昇型心筋梗塞が多くなり，STEMIの発症率は低下傾向であるが，世界的にみると，とりわけ発展途上国においてはSTEMIの発症率は増加している。

分類

我々はしばしば，STEMIのことを「急性心筋梗塞」と呼んでいる。急性心筋梗塞やSTEMIには，典型的なST上昇を伴う心筋梗塞だけでなく，新たに出現した左脚ブロックを伴う心筋梗塞も含まれている。従来からの「Q波梗塞」または「非Q波梗塞」という分類は，実際にはほとんどのSTEMIがQ波を伴うため使われなくなってきている。

病態生理

STEMIは通常，冠動脈のアテロームプラークの存在する部位の血栓性閉塞により発症する。ただし，このメカニズムは年齢と性別によって異なる。男性や高齢女性においては，プラークの破裂が主な原因であるが，若年女性においてはプラークびらんが原因であることが多い。血栓性閉塞は，薄い線維性被膜の内部に多量の脂質を含んだ比較的早期のプラーク(すなわち，発症前の冠動脈狭窄率はそれほど高くない)が，急性炎症やずり応力，局所の流体力学的因子により破裂することにより発症すると考えられている。さらにこの破裂が，一連の血小板凝集やフィブリン沈着，血管収縮を引き起こし冠動脈を完全閉塞させ，貫壁性梗塞に至る。したがって，STEMIにおける閉塞部位の血栓は典型的には，フィブリンが豊富な赤色血栓とされている。そのため，これらの患者においては血栓溶解療法が有効である。「動脈開存説(open artery theory)」に従えば，速やかな閉塞血管の再開通が梗塞領域を減少させ，生存率を高めると考えられる。

自然経過

無治療の場合，合併症を伴わないSTEMIであっても死亡率は30%を超える。血栓溶解療法やPCI治療が導入される以前の時代には，無治療のSTEMIでは機械的合併症がよくみられていた。心筋壊死による機械的合併症以外にも，梗塞心では心筋のリモデリングが起こり，心機能がさらに低下することが知られている。

■ 臨床像

急性冠症候群が疑われ来院した患者に対しては，速やかな評価が必要である。救急部では，的を絞った病歴聴取，身体診察，心電図解釈が到着から10分以内に行わなければならない。これらが30分遅れるごとに1年生存率が8%低下するといわれている。

病歴

病歴聴取は的を絞り必要最小限に，迅速に行わなければならない。病歴聴取の目的はあ

くまでも心電図変化の解釈するための情報を得ることであり，必要があればPCIを施行するためのスタッフを動員し治療を開始する。詳細な病歴は治療と並行して聴取していく。古典的な危険因子である糖尿病や高血圧，高脂血症，喫煙歴，家族歴などに関する病歴は必要ではあるが，それよりも以下に挙げる情報がSTEMIの診断に重要である。

- 症状の発症時間：これは再灌流の方法を決定するために重要である（下記参照）。
- 胸痛の性状：胸部不快感は最も多い症状で，典型的には胸骨左下部中心の連続性の痛みであり，狭心症と類似している。強い痛みで，20～30分以上遷延するのが普通である。不安定狭心症や非ST上昇型心筋梗塞の場合とは異なり，安静やニトログリセリン投与によっても症状の改善がみられないことが多い。痛みは両腕や肩，首，顎，背中，心窩部に放散することがある。
- 随伴症状：呼吸困難，動悸，発汗，悪心，嘔吐，もうろう状態などがみられる。
- 非典型的症状：女性や高齢者，糖尿病患者，手術後患者等では特に，胸部以外の不快感と随伴症状のみで，痛みを訴えないことがあるので注意が必要である。急性期の精神状態変化のみが症状であることもある。
- 過去の冠動脈イベントや心血管疾患との症状の比較：患者が過去に心臓カテーテル検査や冠動脈形成術を受けている場合には，その記録を取り寄せることで重要な情報を得ることができる。特に冠動脈バイパス術を受けている場合はこの情報は大切で，緊急PCIを検討する。しかし記録を取り寄せるために決定的な治療を遅らせてはならない。
- 血栓溶解療法の絶対，相対禁忌の評価：初期治療として血栓溶解療法を行っている医療機関であればこれを行う（表9-1）。
- 緊急PCIに関する評価：造影剤アレルギーの有無，血管アクセス（末梢血管疾患や過去の末梢血管形成術），過去の心臓カテーテル検査の既往と合併症，腎機能不全の病歴，中枢神経疾患，妊娠，出血素因の評価が含まれる。
- コカイン使用歴（疑われる例で）：この場合には，再灌流療法の前にニトログリセリンや他の冠動脈拡張薬，およびベンゾジアゼピン系薬の使用を考慮する。

身体所見

身体所見は，STEMIの診断にはそれほど有用とはいえないが，他の胸痛疾患との鑑別や，予後の推定，以後の合併症の早期発見のためのベースライン所見の確立に重要である。目的は，血行動態の評価，心原性の肺水腫や心筋梗塞による機械的合併症（乳頭筋不全，心破裂，心室中隔穿孔），そして胸部不快感をきたす他の疾患の除外を主眼とする。そのため，バイタルサイン，酸素化，両側の血圧と頸静脈圧，胸部聴診（肺水腫の評価），心音聴取（不整脈，心雑音，奔馬調律，心膜摩擦音），血管の触診（末梢血管疾患，脈の結滞），神経系（特に血栓溶解薬投与前）の診察を重点的に行う必要がある。

鑑別診断

血栓溶解療法やPCIはリスクを伴う治療であるため，胸痛患者に対しては，冠動脈疾患以外の鑑別診断を十分に行う必要がある。特に，血栓溶解薬の投与は大動脈解離などの患者においては致死的となる可能性がある。診断が確定していない場合には，PCIのほうが再灌流療法としては利点が多い。

表 9-1 血栓溶解療法の禁忌*¹

絶対禁忌
 頭蓋内出血の既往
 脳血管の解剖学的異常（例：動静脈奇形）
 頭蓋内悪性腫瘍（原発性または転移性）
 3 カ月以内の脳梗塞（例外：3 時間以内の急性脳梗塞）
 大動脈解離の疑い例
 活動性出血または出血性素因（月経を除く）
 3 カ月以内の重大な非開放性頭部外傷または顔面外傷

相対禁忌
 重篤なコントロール不良の慢性高血圧の既往
 来院時のコントロール不良な著しい高血圧（収縮期血圧＞180 mmHg または拡張期血圧＞110 mmHg）*²
 3 カ月以上前の脳梗塞の既往，認知症，禁忌に含まれていない頭蓋内の異常
 外傷性または遷延した心肺停止（10 分以上），大手術後 3 週間以内
 2〜4 週間以内の体内出血
 圧迫止血されていない血管穿刺
 ストレプトキナーゼ，anistreplase 投与の場合は，5 日以上前のこれらの薬物の使用歴またはアレルギー反応
 妊娠
 活動性の消化性潰瘍
 最近の抗凝固薬使用：INR が高値であれば出血リスクが上昇

*¹あくまでも治療方針決定における目安であり，包括的・確定的なものではない．
*²低リスクの心筋梗塞患者においては絶対禁忌とみなす．
出典：Antman EM, *et al*. ACC/AHA guidelines for the management of patients with ST-elevation myocardial infarction：a report of the American College of Cardiology/American Heart Association Task Force on Practice Guidelines（Committee to Revise the 1999 Guidelines for the Management of Patients with Acute Myocardial Infarction），2004；www.acc.org.

急性心筋梗塞と同様に胸痛をきたす疾患と心電図上 ST 上昇をきたす疾患を以下にまとめた．

胸痛をきたす疾患
- 重症疾患
  - 大動脈解離
  - 肺血栓塞栓症
  - 潰瘍穿孔
  - 緊張性気胸
  - Boerhaave 症候群（縦隔炎を伴う食道破裂）
- 他の心原性または非心原性疾患
  - 心膜炎
  - 心筋炎
  - 異型狭心症
  - 胃食道逆流症（GERD）
  - 食道痙攣
  - 肋軟骨炎
  - 胸膜炎
  - 消化性潰瘍

- パニック発作
- 膵・胆道由来の疼痛
- 椎間板ヘルニアまたは神経因性疼痛
- 身体化障害，心因性疼痛

ST 上昇をきたす疾患
- 心膜炎
- 肺血栓塞栓症
- 大動脈解離（冠動脈起始部を含む場合もある）
- 正常範囲内の ST 上昇（特に若年男性）
- 早期再分極
- ST 変化を伴う左室肥大
- Brugada 症候群
- 心筋炎
- 高カリウム血症
- 脚ブロック
- Prinzmetal 型異型狭心症
- 肥大型心筋症

急性大動脈解離では，典型的には裂けるような強い痛みが背部に放散する。そのような痛みを訴え，さらに身体所見（両腕の収縮期血圧差が 20 mmHg 以上，脈の結滞，大動脈弁逆流性雑音）や胸部 X 線所見（縦隔の拡大，大動脈の石灰化，胸水貯留，気管または左主気管支の偏位）のある患者では特に本疾患を考慮する必要がある。確定診断には経食道心エコーや胸部 CT，MRI，大動脈造影が必要である。上行大動脈を含む解離では，冠動脈入口部（特に右冠動脈入口部）を含み，その領域の心筋梗塞を引き起こすことがある。

急性心膜炎（第 13 章）に伴う胸痛は通常，仰臥位で増悪し，座位や前屈位で軽減する。心電図上はびまん性の ST 上昇を認め，PR 部分の低下や T 波の先鋭化を伴う。診断があいまいである場合には，緊急心エコーが心筋梗塞と心膜炎の鑑別に有用である。これは心膜液貯留を評価するのではなく，急性心筋梗塞による局所壁運動異常の有無を見る目的で行う。

肺血栓塞栓症を病歴と身体所見だけで急性心筋梗塞と鑑別することは困難である。通常は胸痛発症と同時に息切れを伴う。最近の手術や長期臥床，悪性腫瘍，凝固因子活性化状態などの素因は肺血栓塞栓症を示唆する。診断には肺換気血流シンチグラフィや造影 CT 検査，肺動脈造影が用いられる。

リスクの層別化

STEMI の診療過程において予後リスクの層別化を行うべきである。病歴や身体所見，診断的評価などの情報に基づいたいくつかのリスク評価法があり，例えば，急性心筋梗塞の 30 日死亡率のリスク評価として，Killip 分類や Forrester 分類，TIMI リスクスコアが用いられている。Killip 分類は，III 音ギャロップ，肺水腫，心原性ショックの有無といったベッドサイドで得られる身体所見から分類しているのが特徴である（表 9-2）。Forrester 分類は，心係数と肺動脈楔入圧に基づいて分類している（表 9-3）。最も新しい予後評価法である TIMI リスクスコア（表 9-4）は，血栓溶解療法で治療された STEMI 患者の病歴と検査所

表 9-2　急性心筋梗塞の Killip 分類

クラス	定義	死亡率(%)
クラス I	心不全徴候なし	6
クラス II	III 音または肺底部でのラ音聴取	17
クラス III	肺水腫	30～40
クラス IV	心原性ショック	60～80

出典：Killip T III, Kimball JT. Treatment of myocardial infarction in a coronary care unit. A two-year experience with 250 patients. *Am J Cardiol* 1967；20：457 より許可を得て引用

表 9-3　急性心筋梗塞の Forrester 分類

クラス	心係数(L/min/m^2)	肺動脈楔入圧(mmHg)	死亡率(%)
クラス I	>2.2	<18	3
クラス II	>2.2	>18	9
クラス III	<2.2	<18	23
クラス IV	<2.2	>18	51

出典：Forrester JS, Diamond G, Chatterjee K, *et al*. Medical therapy of acute myocardial infarction by application of hemodynamic subsets (first of two parts). *N Engl J Med* 1976；295：1356 より許可を得て引用

表 9-4　STEMI の TIMI リスクスコア

危険因子(点)	リスクスコア/30 日死亡率(%)
65～74 歳(2 点)	0(0.8%)
≧75 歳(3 点)	1(1.6%)
糖尿病, 高血圧, 狭心症(1 点)	2(2.2%)
収縮期血圧<100(3 点)	3(4.4%)
心拍数>100(2 点)	4(7.3%)
Killip 分類クラス II 以上(2 点)	5(12.4%)
体重<67 kg(1 点)	6(16.1%)
前胸部誘導の ST 上昇または左脚ブロック(1 点)	7(23.4%)
再灌流までの時間>4 時間(1 点)	8(26.8%)
リスクスコア＝合計点(0～14 点)	>8(35.9%)

出典：Morrow DA, Antman EM, Charlesworth A, *et al*. TIMI risk score for ST-elevation myocardial infarction：a convenient, bedside, clinical score for risk assessment at presentation. *Circulation* 2000；102：2031-2037 より許可を得て引用

見の組み合わせで分類しているため，従来の急性冠症候群で用いられてきたリスク層別化とは異なる評価法である．

■ 診断に用いられる検査

心電図（第 2, 18 章も参照）

　診断の中心となる心電図は来院後 10 分以内に施行し，評価しなければならない．急性心筋梗塞が疑われるものの心電図変化が明らかでない場合には，症状が続く限り 20～30

表 9-5　心電図変化による解剖学的分布

誘導	心筋	冠動脈
I, aV_L	高位側壁	対角枝または回旋枝近位
V_5〜V_6	側壁	回旋枝
V_1〜V_2	中隔	左前下行枝近位
V_2〜V_4	前壁	左前下行枝
II, III, aV_F	下壁	右冠動脈または回旋枝

分ごとに最大 4 時間まで繰り返す必要がある。超急性期 T 波（高い T 波または深く陰転した T 波）は早期の急性心筋梗塞を示唆するため，注意深い観察が必要である。また，心電図の限界を知っておくことも必要である。実際に，STEMI の 10％程度は心電図で正常所見を示す。特に左室の後壁や側壁，心尖部の梗塞では心電図上，十分な所見がみられないことがある。

STEMI の心電図上の診断基準は，隣接する 2 誘導以上における 1 mm（0.1mV）以上の ST 上昇である。ST 上昇の部位（表 9-5）や上昇の程度は，閉塞部位の同定や予後，合併症の予測に役立つ。相反性の ST 下降が対応する誘導にみられる。

冠動脈閉塞後に ST 上昇がみられた後，自然に，あるいは薬物治療や経皮的または外科手技により閉塞が解除されなければ，6〜12 時間後に Q 波が形成される。この変化は，R 波の減高とともに，貫壁性梗塞を示す所見であり，心筋細胞が炎症細胞，最終的には線維性の瘢痕組織に変化することを意味している。また，Q 波は広範な STEMI の早期に心筋の伝導障害としてみられることがある。つまり，すでに Q 波が存在していても，再灌流療法の恩恵を否定するものではない。

特記事項（第 18 章参照）

胸痛患者で左脚ブロックが新たに出現した場合，左冠動脈前下行枝（LAD）の閉塞が示唆される。この所見をみた場合には，通常の STEMI 患者と同様の治療方針をとるべきである。以前から存在した左脚ブロックや右室ペーシングパターンでは，次の項目がある場合には急性心筋障害が示唆される。

- 上向き QRS 波の存在する誘導における 1 mm 以上の ST 上昇（ST 上昇は QRS 波と同方向）
- V_1〜V_3誘導における 1 mm 以上の ST 低下
- 下向き QRS 波の存在する誘導における 5 mm 以上の ST 上昇（ST 上昇は QRS 波と逆方向）

後壁梗塞は，通常，下壁梗塞または側壁梗塞に伴って起こるが，V_1〜V_3誘導の ST 低下で疑われる。この際には鏡像変化をみることが必要であり，ST 低下は実際には後壁の ST 上昇を反映し，R 波の増高は後壁の Q 波を反映する。後壁梗塞の心電図では，下壁誘導（II，III，aV_F）や側壁誘導（V_5，V_6）の ST 上昇を伴うことも多い。典型的には下後壁梗塞は右冠動脈（RCA）の病変，後側壁梗塞は左冠動脈回旋枝（LCX）の鈍角枝の病変で発生する。これらの所見から，前壁中隔の虚血により生じる V_1〜V_3誘導の ST 低下と後壁梗塞とを区別することができる。V_1〜V_3誘導で ST 低下を認める場合には，後壁梗塞と前壁の虚血を区別するために，後壁誘導（V_7〜V_9）をとる方法もある。純粋な後壁のみの梗塞は稀である。

下壁誘導でのST上昇をみた際には，直ちに右側胸部誘導を確認し，右室梗塞の合併を確認しなければならない。V_3R，V_4R 誘導でST上昇がある場合には右室梗塞の合併が示唆される。右室梗塞は，12誘導心電図で下壁梗塞の所見に V_1 誘導のST上昇がある場合に疑うことができる。冠動脈右室枝は右冠動脈近位部から派生しているため，右冠動脈近位部の閉塞では右室梗塞を伴うことが多い。右室梗塞では再灌流療法の原則はSTEMIと同様であるが，亜硝酸薬やβ遮断薬の使用は慎重に行う必要がある。

心膜炎とSTEMIのST上昇を区別することは重要である。急性心膜炎ではT波が陰転する以前にST上昇が正常化するのに対して，STEMIではST上昇が正常化する前にT波が陰転する。心膜炎のST上昇は通常びまん性で，特定の冠動脈領域と一致しない。心膜炎でみられるPR部分の低下はこの両者の鑑別に役立つ。しかし，心膜炎が急性心筋梗塞に合併することもありうる。

心筋マーカー

心筋マーカーは，診断目的で検査結果を確認しても治療を遅らせてしまうことになり，初期治療を決定するうえでは役立たない。症状発生からの時間にもよるが，初期の段階では心筋マーカーは正常範囲である。CK-MBやトロポニン，ミオグロビンといったマーカーは心筋壊死の存在を決定するために用いられている（詳細は第8章参照）。

他の血液検査

可能であれば，以前の検査所見を確認しておくと治療方針決定に役立つことがあるが，それによって治療開始を遅らせるべきではない。標準的な代謝検査やマグネシウム値，肝機能，脂質検査，全血球算定，凝固能検査を行う必要がある。

心エコー

診断が不確かなときには，心エコーが有効なことがある。局所の壁運動異常は（元来の心収縮能が正常であると仮定すると）心筋虚血か梗塞を示唆し，その部位の同定に役立つ。

胸部X線

ポータブルX線検査は初期のルーチン検査として行う必要がある。検査により肺水腫の有無や，他の胸痛をきたす疾患が明らかになることがある。特に縦隔の拡大は大動脈解離を示唆するため，血栓溶解療法以前に評価しておく必要がある。特に疑わしい場合には，縦隔の拡大がなくとも大動脈解離は否定できない（第23章参照）。

■ 治　療

すべての医療施設は，STEMIに対するエビデンスに基づいた簡潔なプロトコールを用意しておくべきである。primary PCIが施行できない病院は，直ちにPCI可能な施設に搬送するか，または血栓溶解療法を行った後に搬送するかのいずれかの方法で治療開始までのガイドラインを満たすプロトコールを確立する必要がある。

初期治療
アスピリン
　急性心筋梗塞が疑われるすべての患者に直ちに，アスピリンを投与する。162〜325 mgを経口投与(咀嚼または粉砕して)するが，必要があれば注腸投与する。非腸溶剤はより早く吸収され，効果発現も早い。アスピリンアレルギーやそれが疑われる患者にはクロピドグレルを代用し，その後アスピリンの減感作療法について相談する。アスピリンの有効性については理解しておく必要がある。ISIS-2 試験ではアスピリンは心血管病による死亡率を 23%低下させ，非致死性の心筋梗塞を 49%低下させた。この有効性は血栓溶解療法の有効性に匹敵する。

チエノピリジン
　クロピドグレル(300 mg を負荷投与し，その後 1 日 75 mg)は，血栓溶解薬と併用して投与されたときに出血性合併症や頭蓋内出血を増加させず，生存率や再梗塞率，血管開存率を改善させることが示された。ただし，CLARITY-TIMI 28 試験では高齢者が除外され，COMMIT(/CSS-Z)試験では負荷投与なしで行われており，75 歳以上の高齢者に対してこの投与法を行うには注意が必要である。primary PCI 前にも同様の投与量(75〜300 mg)を考える。前述のように，アスピリンアレルギーの患者では，クロピドグレルをその代用として使用する。

β遮断薬
　β遮断薬は心筋の酸素需要を低下させ，梗塞領域を減少させる可能性があり，重大な心血管イベントの再発を減少させる。β遮断薬が死亡率，再発虚血，不整脈を減少させることは，いくつかの試験で証明されている。一般的な投与方法は，メトプロロール 5 mg を 5 分ごとに 3 回まで静注し，さらに血圧と心拍数に問題がなければ，最大 50 mg を 6 時間ごとに経口投与する。Killip 分類クラス II かそれ以上の心不全または心原性ショックの患者に対する早期の β遮断薬治療は死亡率を増加させる。このような患者では状態が安定するまで β遮断薬の投与を待つのが望ましい。徐脈(心拍数 50/min 未満)，低血圧(収縮期血圧 90 mmHg 未満)，1 度房室ブロック(PR 間隔 200 msec 以上)，2 度または 3 度房室ブロック患者では β遮断薬は禁忌である。

酸素投与
　酸素投与は虚血心筋への酸素供給を増加させる。動脈血の酸素飽和度低値の場合や肺水腫の状態では，特に酸素投与が有効である。経皮酸素飽和度モニターで監視しながら酸素投与を行い，まず発症から 6 時間投与し，その後，酸素飽和度が 92%より低ければさらに投与を続ける。CO_2ナルコーシスの危険がある患者に対しては注意して使用する。

ニトログリセリン
　ニトログリセリンは静脈と冠動脈を拡張するが，生存率に対する効果は大規模無作為試験では確認されていない。舌下投与は狭心痛に対する第 1 選択で，低血圧，著明な洞頻脈や洞徐脈，右室梗塞の疑いがなければ投与すべきである。特に急性心筋梗塞に高血圧，あるいは心不全を伴う場合には有用である。投与方法の例として，血圧を確認しながら 0.4 mg を 5 分ごとに 3 回まで舌下投与し，効果があった場合には，経静脈投与に移行する。この場合，10 μg/min から開始し，効果と血圧を確認しながら 5〜10 分ごとに最大 200〜300 μg/min の範囲で投与量を調節する。硝酸薬は重症の大動脈弁狭窄や閉塞性肥大型心筋

症の患者では禁忌である．また，PDE V阻害薬使用中〔シルデナフィル（バイアグラ®，Revatio®）は投与後24時間以内，タダラフィル（Cialis®）では投与後48時間以内〕の患者は，併用により重度の血圧低下のリスクがあり禁忌である．バルデナフィル（レビトラ®）に関しては，硝酸薬との併用のタイミングがわかっていないため併用しない．硝酸薬を48時間以上連続投与すると，薬物耐性が生じて効果が減弱する．

モルヒネ
モルヒネの効果は，胸痛の緩和と血行動態の改善，心筋の酸素需要を減少である．また，痛みと不安を緩和することにより交感神経系を抑制し，さらなる効果が期待できる．胸痛がニトログリセリンとβ遮断薬投与で改善しない場合，血圧を確認しながら痛みが改善するまで2〜4 mgを10分ごとに静脈投与する．

マグネシウム
生存率改善の観点からは，予防的マグネシウム投与の是非は結論がでていない．血漿マグネシウム低値の場合や，torsades de pointesがある場合には投与する．

ヘパリン
以前の臨床試験ではヘパリン経静脈投与の有効性が示されなかったが，最近の大規模試験では死亡率の改善が示されている．ただし，ストレプトキナーゼとの併用は生存率を改善せず出血性合併症を増加させる．したがって，ストレプトキナーゼ投与後6時間以内はヘパリンを使用せず（適応はクラスIII），またボーラス投与も行わない．ストレプトキナーゼ以降の新しい世代の血栓溶解薬とヘパリンは併用して投与する．ヘパリンの投与の方法は，まず60単位/kg（最大4,000単位）をボーラス投与し，12単位/kg/h（最大1,000単位/h）を持続投与する．投与量はaPTTが50〜70秒になるように調節する．

低分子ヘパリン
低分子ヘパリン（LMWH）は投与後の代謝が把握しやすく，投与が簡便でモニタリングの必要もないため，ヘパリンの代用薬として有用である．エノキサパリン（Lovenox®）と十分量のtenecteplase（TNKase®）の併用は，死亡率，院内再梗塞，院内治療抵抗性虚血の発症を抑制した．安全性に関しては，ASSENT-3試験と同等であった．この試験では，エノキサパリンを1 mg/kg皮下後，30 mgを静脈内投与し，さらに皮下投与を退院まで（最大7日間）12時間ごとに繰り返した．多くの施設では第Xa因子活性のモニタリングが困難であることから，低分子ヘパリンは施設の実情に合わせて使用すべきである．

直接トロンビン阻害薬
直接トロンビン阻害薬にはhirudin（Refludan®），lepirudin（Refludan®），アルガトロバン，bivalirudin（Angiomax®）がある．これらの薬物は他の抗血栓薬と比べ，血栓結合トロンビンと血中トロンビンの両者の活性を直接阻害し，血中濃度が予測しやすく，免疫反応による血小板減少の副作用もないなどの利点がある．これらの利点にもかかわらず，臨床試験では生存率の改善が認められていない．現状では，ヘパリン起因性血小板減少症の既往など特殊な事情のある患者に対して使用するべきである．

糖蛋白IIb/IIIa受容体阻害薬
STEMIにおいて糖蛋白IIb/IIIa受容体阻害薬が虚血性合併症を減少させるかどうかを確認するための臨床試験がいくつかなされてきた．abciximabと低用量の血栓溶解薬の併用は出血性合併症の増加があり，限られた効果しかないようである．しかし，STEMI患者に

ステップ1　時間とリスクの評価
・症状発症からの経過時間
・STEMIのリスク
・線溶療法のリスク
・PCI可能な施設への搬送時間

ステップ2　線溶療法や侵襲的治療の適応を判断
発症3時間以内で侵襲的治療が直ちに始められる場合には治療の選択の余地はない

一般的に線溶療法が適切な場合	一般的に侵襲的治療が適切な場合
・発症3時間以内に来院し，侵襲的治療開始に時間がかかる場合 ・侵襲的治療ができない場合 　カテーテル室が使用できない 　血管からのアプローチが困難 　PCI可能な施設[*2,*3]への搬送が不可能 ・侵襲的治療開始まで時間がかかる場合 　搬送時間が長い 　(来院から初回バルーン拡張までの時間)－(来院から血栓溶解法投与までの時間)＝1時間以上[*1,*4] 　診察開始(来院)から初回バルーン拡張までの時間が90分以上	・外科的バックアップが可能でカテーテル治療に熟練している場合[*2,*3] 　診察開始(来院)から初回バルーン拡張までの時間が90分以内 　(来院から初回バルーン拡張までの時間)－(来院から血栓溶解薬投与までの時間)＝1時間以内[*1] ・高リスクのSTEMI 　心原性ショック 　Killip分類クラスIII以上 ・出血や頭蓋内出血のリスクが高い患者など線溶療法の禁忌 ・時間経過 　発症後3時間以上経過して来院 ・STEMIが確定していない場合

[*1]線溶療法の適応である(第15章参照)。
[*2]術者が1年当たり75例以上のprimary PCIを経験している。
[*3]チームが年間36例以上のprimary PCIを経験している。
[*4]この計算は，侵襲的治療開始までに要する時間が線溶療法開始までの所用時間よりも1時間以上多くかかるかどうかを表している。

図9-1　再灌流療法の治療戦略。(出典：Antman EM, *et al.* ACC/AHA guidelines for the management of patients with ST-elevation myocardial infarction：a report of the American College of Cardiology/American Heart Association Task Force on Practice Guidelines [Committee to Revise the 1999 Guidelines for the Management of Patients with Acute Myocardial Infarction], 2004；www.acc.org.)

対して直接的PCI(ステント留置の有無にかかわらず)を行う前に，できるだけ早期にabciximabやtirofibanまたはeptifibatideを投与することは妥当と考えられる。

再灌流療法
心筋梗塞の早期治療において再灌流療法は最も有効な治療法である。適切な再灌流療法を行うために，施設施設ごとに医療資源を有効利用できるよう検討する必要がある。治療方針決定のためのステップを図9-1に示した。

まず，来院から初回バルーン拡張までの時間が90分以内であれば，primary PCIを選択する。発症から12〜24時間の場合には，特に遷延するST上昇，症状の持続，再発性の虚血発作，左室機能障害，広範な心電図変化，心筋梗塞・経皮的血行再建術・冠動脈バイパス術の既往を伴う場合などには，再灌流療法を考慮する。発症から24時間以上経過した場合には，血栓溶解薬の投与は禁忌である。

primary PCI
年間200例以上のPCIを行う施設で，年間75例以上(そのうち11例以上がSTEMI患者)を経験している術者が，適切なタイミング(来院から初回バルーン拡張までの時間が

90 分以内) で行える場合には，PCI が望ましい．PCI は閉塞血管を早期に再開通するうえで効果的であり，生存率を向上させる．また，心原性ショックの場合や，血栓溶解薬が禁忌の患者，診断が確定的でない場合にも第 1 選択である．責任病変に対するステント留置は効果的であるが，左主幹部に高度狭窄がある場合には緊急 CABG を考慮する．急性心筋梗塞の責任病変でない場所への急性期の PCI は，特別な事情がないかぎり行うべきではない．

rescue PCI

血栓溶解療法は 15%～50% の患者で効果が認められない．血栓溶解療法開始後 90 分を経過しても症状が持続し，ST 上昇 (投与前の 50% 以上) が遷延する場合には，rescue PCI が行われる．心原性ショックやうっ血性心不全，治療抵抗性の不整脈，広範な前壁梗塞でも機械的再灌流療法を考慮する．虚血症状や所見が持続する PCI 不成功患者や冠動脈の解剖上 PCI が困難である患者には CABG を考慮する．

facilitated PCI

理論的には，血栓溶解薬を半量投与した後の PCI は有効と考えられるが，それを支持するデータは今のところない．実際に PACT 試験や ASSENT-4 試験ではこの方法で悪い結果が示唆されている．

血栓溶解/線溶療法

Fibrinolytic Therapy Trialists' (FTT) Collaborative Group が相対死亡率を 18% 低下させたことを示したデータから，早期 (12 時間以内) の血栓溶解療法は文献的に確立した治療となっている．発症早期では血栓溶解療法は非常に有効である．静脈グラフトに対する血栓溶解療法の有効性は確立されておらず，CABG 後の STEMI 患者に対しては PCI が第 1 選択である．ちなみに「血栓溶解」と「線溶」という言葉はしばしば同義語として使われているが，厳密には，線溶薬は凝固系に特異的に作用する薬物を指す．血栓溶解療法の絶対禁忌・相対禁忌については表 9-1 を参照．

血栓溶解薬

さまざまな薬物が利用可能であるが，効果に大きな違いはない．主な違いは投与速度である．表 9-6 に詳細をまとめた．

出血性リスク

血栓溶解療法の最も危険な合併症である頭蓋内出血の頻度は 0.7% である．65 歳以上，体重 70 kg 以下，高血圧 (収縮期 170 mmHg 以上または拡張期 90 mmHg 以上)，(他の薬物ではなく) 組織プラスミノーゲン活性化因子 (tPA) を使用した場合などが危険因子として確立している．

慢性期評価と治療

ICU 管理

すべての STEMI 患者は，少なくとも 48 時間は ICU で経過観察しなければならない．可能であれば ST 上昇がみられる誘導で心電図モニターを行い，虚血の再発と不整脈の発生を監視する．再発性虚血や心不全の症状，身体所見上の新たな心雑音や心不全，そして心電図を毎日評価する．多くの患者は特に問題なく 24～48 時間で一般病棟へと移ることができるが，この際，心電図モニターの装着は継続する．

表 9-6 血栓溶解薬

	ストレプトキナーゼ	アルテプラーゼ	reteplase	tenecteplase-tPA
投与量	30〜60 分かけて 150 万単位	90 分で最大 100 mg(体重に応じて)[*1]	それぞれ 2 分かけて 10 単位を 2 回	体重に応じて 30〜50 mg[*2]
負荷投与	不要	不要	要	要
抗原性	あり	なし	なし	なし
アレルギー反応(低血圧が最も多い)	あり	なし	なし	なし
フィブリノーゲン減少	著明に減少	中等度減少	やや減少	ほぼ減少なし
90 分後の開存率	50%	75%	81%	75%
TIMI 3 の灌流	32%	54%	60%	63%
医療費($)	$ 613	$ 2,974	$ 2,750	50 mg 当たり $ 2,833

[*1] 15 mg を負荷投与し,30 分で 0.75 mg/kg 静注(最大 50 mg),その後 60 分かけて 0.5 mg/kg(35 mg 以内)で総量 100 mg まで.
[*2] ＜体重 60 kg：30 mg, 60〜69 kg：35 mg, 70〜79 kg：40 mg, 80〜89 kg：45 mg, ≧90 kg：50 mg.
出典：Antman EM, et al. ACC/AHA guidelines for the management of patients with ST-elevation myocardial infarction：a report of the American College of Cardiology/American Heart Association Task Force on Practice Guidelines(Committee to Revise the 1999 Guidelines for the Management of Patients with Acute Myocardial Infarction), 2004；www.acc.org.

薬物療法

ACE 阻害薬

ACE 阻害薬とアンジオテンシン II 受容体拮抗薬(ARB)は左室のリモデリングを抑制し,血行動態を改善して心不全の発症を予防する.左室駆出率が 40%未満,広範な前壁梗塞,陳旧性梗塞のある患者では,発症後速やかな(24 時間以内)ACE 阻害薬投与で,より高い効果が期待できる.禁忌は,低血圧,急性腎不全,アレルギー,両側腎動脈狭窄,高カリウム血症である.投与後は低血圧に注意する必要がある.

HMG-CoA 還元酵素阻害薬(スタチン)

いくつかの臨床試験で,急性心筋梗塞後早期の積極的なスタチン投与の有効性が証明されている.治療目標値は LDL コレステロール 70 mg/dL 未満または 50%以上の低下である.

アルドステロン受容体拮抗薬

スピロノラクトン(アルダクトン®)やエプレレノン(セララ®)などのアルデステロン受容体拮抗薬は,うっ血性心不全症状のある患者に対して有効性が示されている.EPHESUS 試験では選択的アルドステロン受容体拮抗薬であるエプレレノンが,心不全か糖尿病を有する左室駆出率 40%未満の患者群において,プラセボに比べ有効であったことが示された.高カリウム血症,腎不全(Ccr＜30 mL/min),高度の肝障害患者への投与には注意が必要である.

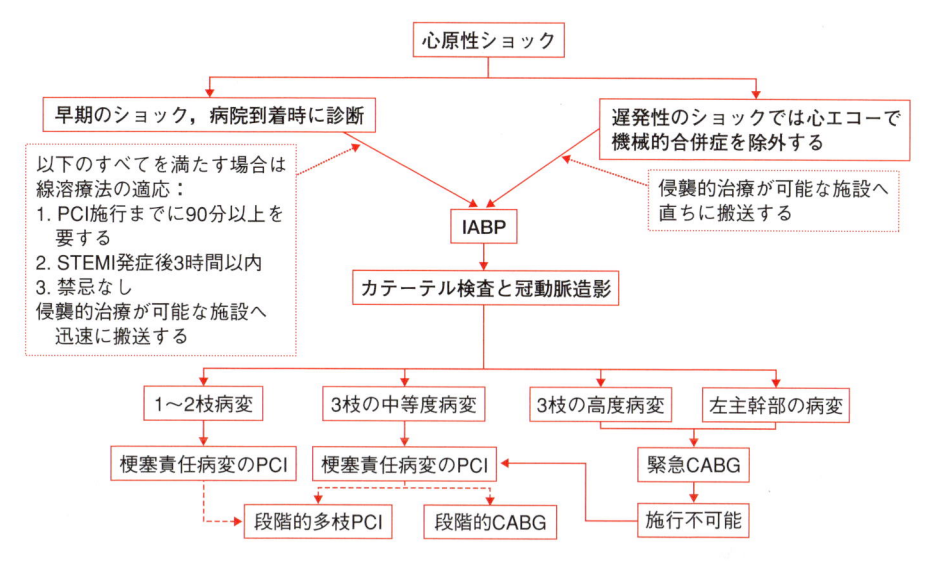

```
                        心原性ショック
                              │
        ┌─────────────────────┴─────────────────────┐
  早期のショック，病院到着時に診断              遅発性のショックでは心エコーで
                                                機械的合併症を除外する
  以下のすべてを満たす場合は
  線溶療法の適応：                        侵襲的治療が可能な施設へ
  1. PCI施行までに90分以上を                 直ちに搬送する
     要する                    IABP
  2. STEMI発症後3時間以内          │
  3. 禁忌なし                カテーテル検査と冠動脈造影
  侵襲的治療が可能な施設へ
  迅速に搬送する
                    │
  ┌──────────┬─────────┬─────────┬──────────┐
  1～2枝病変  3枝の中等度病変  3枝の高度病変  左主幹部の病変
     │           │              │            │
  梗塞責任病変のPCI 梗塞責任病変のPCI      緊急CABG
     │           │                            │
   段階的多枝PCI 段階的CABG                施行不可能
```

図 9-2 心原性ショックの治療。(出典：Antman EM, *et al*. ACC/AHA guidelines for the management of patients with ST-elevation myocardial infarction：a report of the American College of Cardiology/American Heart Association Task Force on Practice Guidelines [Committee to Revise the 1999 Guidelines for the Management of Patients with Acute Myocardial Infarction], 2004；www.acc.org.)

合併症(第6章参照)

心原性ショック

　心原性ショックは，頻度は高くないものの STEMI の重篤な合併症である。特に大きな前壁梗塞で，心筋梗塞発症から 48 時間以内に起こる。図 9-2 にこのような患者に対する治療ステップをまとめた。

　SHOCK 試験では，ショック発症から 18 時間以内に再灌流療法が可能であった場合，薬物治療よりも経過が良好であることが示されている。ただし，この効果は 75 歳以上の患者では認められていない。

左室自由壁破裂

　左室自由壁破裂は心筋梗塞発症から 2～6 日で起こる。狭心症や心筋梗塞の既往がない患者や，心筋マーカーが高度に上昇した患者ではより頻度が高い。低血圧や心タンポナーデ，無脈性電気活動などの所見が現れることもある。治療は，緊急輸液，強心薬，心膜穿刺，手術であるが，死亡率は非常に高い。

偽性心室瘤

　心尖部前壁梗塞では，血栓や心外膜で保護された心破裂が起きることがある。無症状であるが，ときに往復雑音を聴取する。血栓は全身の塞栓源となりうる。血行動態に支障をきたすほどの心膜液貯留がみられることもある。診断は心エコーによるが，偶然みつかることが多い。ほとんどの症例で手術が必要である。

心室中隔穿孔

　心室中隔穿孔は通常，急性心筋梗塞発症後 2～5 日に起こり，前壁梗塞で頻度が高い。

新たな粗い全収縮期雑音が聴取され，血行動態が破綻する場合もある。診断は Doppler 心エコー，あるいは肺動脈カテーテルでの酸素飽和度上昇所見で確定する。治療は，IABP，強心薬，血管拡張薬，開胸またはカテーテルによる閉鎖術である。

乳頭筋断裂
乳頭筋断裂は心筋梗塞発症から 2〜7 日で後内乳頭筋に起こることが多い。これはこの部位が単一の冠動脈から血流を受けているためである。通常は下壁梗塞に合併し，新たな全収縮期雑音が聴取され（この所見がない場合もある），心原性ショック，肺水腫をきたす。診断は心エコーか，肺動脈カテーテルでの v 波増高である。治療は IABP や血管拡張薬による後負荷軽減か，再灌流療法，外科的修復である。

右室梗塞
右室梗塞は下壁梗塞に合併し，低血圧，Kussmaul 徴候を伴う頸静脈圧の上昇，肺野清明の三徴を特徴とする。右側胸部誘導心電図で V3R，V4R における ST 上昇や，心エコーで右室壁運動異常が認められれば診断される。治療は輸液（肺動脈楔入圧を 18〜20 mmHg まで上昇させる），硝酸薬の中止，また低血圧に対しては必要に応じて低用量ドブタミンを投与する。

不整脈
不整脈は STEMI 後には非常によくみられる。促進心室固有調律は，血行動態に支障をきたさないかぎり治療の必要はない。急性心筋梗塞後の心室頻拍・心室細動を抑制する目的での予防的抗不整脈薬投与は，死亡率を改善せず適応はない。高度房室ブロックを伴う徐脈は一時的ペースメーカの適応となる。下壁梗塞に伴う房室ブロックは，房室結節の虚血（房室結節枝は右冠動脈から派生する）や Bezold-Jarisch 反射（副交感神経刺激）が原因であることが多いため，1〜2 週間持続することもあるが，通常は予後良好である。前壁梗塞に伴う房室ブロックは，原因が遠位の刺激伝導系の梗塞であるため予後不良で，永久ペースメーカが必要になることが多い。

梗塞後心膜炎
梗塞後心膜炎は心筋梗塞発症後 1〜4 日に発症し，胸部不快感の再発と広範囲の ST 上昇をきたす。PR 部分の低下は起こりうるが，稀である。心膜摩擦音が聴取されることもある。治療は高用量の NSAID 投与である。ヘパリンは心膜内出血のリスクがあるため投与を避ける必要がある。

Dressler 症候群
Dressler 症候群は心筋梗塞発症 2〜10 週間後に，発熱，倦怠感，胸膜性の胸部不快感を伴って発症する。多くの患者で赤血球沈降速度が上昇し，心エコーで心膜液貯留を認める場合もある。通常，治療は高用量の NSAID 投与である。

左室内血栓
大きな心尖部前壁梗塞で，心エコーあるいは左室造影で壁運動消失や奇異性収縮を認める場合，左室内血栓が生じることがある。治療はワルファリンによる抗凝固療法を 3〜6 カ月間続ける。

心室瘤
心室瘤は心筋梗塞発症後早期に形成され，血行動態に支障をきたす場合と，6 週後までに潜行性に形成される場合とがある。心筋梗塞発症から 4 週間経過しても ST 上昇が遷延

する場合は心室瘤が疑われるが，確定診断とはならない．心エコーで診断を確定でき，さらに心機能，心室内血栓の存在も評価できる．治療は ACE 阻害薬による後負荷の軽減と左室リモデリングの抑制，ワルファリンによる抗凝固療法，また症例によっては左室形成術が適応となる．

覚えておくポイント

- 急性の STEMI（急性心筋梗塞）は被膜の薄い冠動脈プラークが破裂し，血小板が凝集し血栓が形成されて起こる．冠動脈の閉塞が支配領域の心筋に傷害をもたらす．
- 迅速に診断し，血栓溶解療法か PCI により速やかに再灌流することが最適な治療である．
- アスピリンと β 遮断薬の重要性を常に認識する．さらに来院後早期の狭心症状を緩和するための硝酸薬も重要である．
- ステント留置は経験ある施設で迅速に行われれば，開存率と長期成績は血栓溶解療法よりも良好である．
- 不整脈や心原性ショックなどの早期の合併症をモニタリングするために，ICU での管理が必要である．心室中隔穿孔，乳頭筋断裂，心破裂，偽性動脈瘤などの合併症はその後に発症することが多い．
- 右室梗塞の治療は再灌流の観点からは他の心筋梗塞と同様であるが，血行動態の治療は異なり，輸液負荷と硝酸薬の中止が治療の基本である．下壁誘導の ST 上昇をみた場合，特にニトログリセリン投与後に低血圧をきたした場合には，右室梗塞を考える．
- 後壁梗塞では $V_1 \sim V_3$ 誘導で ST が低下する．下壁誘導の ST 上昇があった場合，前壁中隔の虚血ではなく，後壁梗塞を疑う．

参考文献

Acute Infarction Ramipril Efficacy(AIRE)Study Investigators. Effect of ramipril on mortality and morbidity of survivors of acute myocardial infarction with clinical evidence of heart failure. *Lancet* 1993；342：821-828.

American Heart Association. 2001 Heart and Stroke Statistical Update. http://www.americanheart.org.

Antman EM, Braunwald E. Acute myocardial infarction. In Braunwald E, ed. Heart Disease：A Textbook of Cardiovascular Medicine. Philadelphia：Saunders, 1997.

Antman EM, *et al*. ACC/AHA guidelines for the management of patients with ST-elevation myocardial infarction：a report of the American College of Cardiology/American Heart Association Task Force on Practice Guidelines(Committee to Revise the 1999 Guidelines for the Management of Patients with Acute Myocardial Infarction), 2004；available at www.acc.org.

Assessment of the Safety and Efficacy of a New Treatment Strategy with Percutaneous Coronary Intervention(ASSENT-4 PCI)Investigators. Primary versus tenecteplasefacilitated percutaneous coronary interventions in patients with ST-segment elevation acute myocardial infarction(ASSENT-4 PCI)：Randomised trial. *Lancet* 2006；367：569-578.

Boersma, E and the Primary Coronary Angioplasty vs. Thrombolysis Group. Does time matter? A pooled analysis of randomized clinical trials comparing primary percutaneous coronary intervention and in-hospital fibrinolysis in acute myocardial infarction patients. *Eur Heart J* 2006；27(7)：779-788. Epub 2006 Mar 2.

Cannon CP, Braunwald E, McCabe CH, *et al*. The Thrombolysis in Myocardial Infarction(TIMI)trials：the first decade. The TIMI Investigators. *J Interv Cardiol* 1995；8：117-135.

Cannon CJ, Braunwald E, McCabe CH, for the Pravastatin or Atorvastatin Evaluation and Infection Therapy : Thrombolysis in Myocardial Infarction 22 Investigators. Comparison of intensive and moderate lipid lowering with statins after acute coronary syndromes. *N Engl J Med* 2004. Published online before print(April 8 issue).

COMMIT(ClOpidogrel and Metoprolol in Myocardial Infarction Trial)collaborative group. Addition of clopidogrel to aspirin in 45 852 patients with acute myocardial infarction : Randomised placebo-controlled trial. *Lancet* 2005 ; 366 : 1607-1621.

Eikelboom JW, Quinlan DJ, Mehta SR, *et al*. Unfractionated and low-molecular-weight heparin as adjuncts to thrombolysis in aspirin-treated patients with ST-elevation acute myocardial infarction : a meta-analysis of the randomized trials. *Circulation* 2005 ; 112(25): 3855-3867. Epub 2005 Dec 12.

Gershlick AH, Stephens-Lloyd A, Hughes S, *et al*. Rescue angioplasty after failed thrombolytic herapy for acute myocardial infarction. *N Engl J Med* 2005 ; 353 : 2758-2768.

Gibson CM. Primary angioplasty compared with thrombolysis : new issues in the era of glycoprotein Ⅱb/Ⅲa inhibition and intracoronary stenting. *Ann Intern Med* 1999 ; 130 : 841-847.

Global Utilization of Streptokinase and Tissue Plasminogen Activator for Occluded Coronary Arteries (GUSTO)Investigators. An international randomized trial comparing four thrombolytic strategies for acute myocardial infarction. *N Engl J Med* 1993 ; 329 : 673-682.

Goldman LE, Eisenberg MJ. Identification and management of patients with failed thrombolysis after acute myocardial infarction. *Ann Intern Med* 2000 ; 132 : 556-565.

Grines CL, Cox DA, Stone GW, *et al*. Coronary angioplasty with or without stent implantation for acute myocardial infarction. *N Engl J Med* 1999 ; 341 : 1949-1956.

Gruppo Italiano Per Lo Studio Della Streptochinasi Nell' Infarct Miocardico(GISSI). Effectiveness of intravenous thrombolytic treatment in acute myocardial infarction. *Lancet* 1987 ; 2 : 871-874.

Hochman JS, Sleeper LA, Webb JG, *et al*. Early revascularization in acute myocardial infarction complicated by cardiogenic shock. SHOCK Investigators. Should we emergently revascularize occluded coronaries for cardiogenic shock. *N Engl J Med* 1999 ; 341 : 625-634.

International Joint Efficacy Comparison of Thrombolytics. Randomized, double-blind comparison of reteplase double-bolus administration with streptokinase in acute myocardial infarction(INJECT): trial to investigate equivalence. *Lancet* 1995 ; 346 : 329.

ISIS Collaborative Group. Randomized trial of intravenous streptokinase, oral aspirin, both, or neither among 17,187 cases of suspected acute myocardial infarction. *Lancet* 1988 ; 2 : 349-360.

Lenderink T, Simoons ML, Van Es GA, *et al*. Benefits of thrombolytic therapy is sustained throughout five years and is related to TIMI perfusion grade 3 but not grade 2 flow at discharge. *Circulation* 1995 ; 92 : 1110.

Lincoff AM, Topol EJ, Califf RM, *et al*. Significance of a coronary artery with thrombolysis in myocardial infarction grade 2 flow "patency"(outcome in the Thrombolysis and Angioplasty in Myocardial Infarction trials). *Am J Cardiol* 1995 ; 75 : 871-876.

Montalescot G, Barragan P, Wittenberg O, *et al*. Platelet glycoprotein Ⅱb/Ⅲa inhibition with coronary stenting for acute myocardial infarction. *N Engl J Med* 2001 ; 344 : 1895-1903.

Morrow DA, Antman EM, Charlesworth A, *et al*. TIMI risk score for ST-elevation myocardial infarction : a convenient, bedside, clinical score for risk assessment at presentation. *Circulation* 2000 ; 102 : 2031-2037.

Pfeffer MA, McMurray JJV, Velasquez EJ, *et al*. Valsartan, captopril, or both in myocardial infarction complicated by heart failure, left ventricular dysfunction, or both. *N Engl J Med* 2003 ; 349 : 1893-1906.

Pfeffer MA, Braunwald E, Moyé LA, *et al*. Effect of captopril on mortality and morbidity in patients with left ventricular dysfunction after myocardial infarction : results of the Survival and Ventricular Enlargement trial. *N Engl J Med* 1992 ; 327 : 669-677.

Pitt B, Remme W, Zannad F, *et al*, for the Eplerenone Post-Acute Myocardial Infarction Heart Failure Efficacy and Survival Study Investigators. Eplerenone, a selective aldosterone blocker, in patients with left ventricular dysfunction after myocardial infarction. *N Engl J Med* 2003 ; 348 : 1309-1321.

Ross R. Atherosclerosis : an inflammatory disease. *N Engl J Med* 1999 ; 340(2): 115-126.

Sabatine MS, Cannon CP, Gibson CM, *et al*. for the CLARITY-TIMI 28 Investigators. Addition of clopidogrel to aspirin and fibrinolytic therapy for myocardial infarction with ST-segment elevation. *N Engl J Med* 2005 ; available at http://www.nejm.org.

Simoons MI, Maggioni AP, Knatterud G, *et al*. Individual risk assessment for intracranial hemorrhage during thrombolytic therapy. *Lancet* 1993 ; 342 : 523-528.

Stone GW, Grines CL, Cox DA, et al. Comparison of angioplasty with stenting, with or without abciximab, in acute myocardial infarction. N Engl J Med 2002 ; 346 : 957-966.

The Assessment of the Safety and Efficacy of a New Thrombolytic Regimen(ASSENT)-3 Investigators. Efficacy and safety of tenecteplase in combination with enoxaparin, abciximab, or unfractionated heparin : the ASSENT-3 randomised trial in acute myocardial infarction. Lancet 2001 ; 358 : 605-613.

The GUSTO Angiographic Investigators. The comparative effects of tissue plasminogen activator, streptokinase, or both on coronary artery patency, ventricular function and survival after acute myocardial infarction. N Engl J Med 1993 ; 329 : 1615-1622.

The GUSTO IIb Angioplasty Substudy Investigators. A clinical trial comparing primary coronary angioplasty with tissue plasminogen activator for acute myocardial infarction. N Engl J Med 1997 ; 336 : 1621-1628.

The GUSTO III Investigators. A comparison of reteplase with alteplase for acute myocardial infarction. N Engl J Med 1997 ; 337 : 1118-1123.

The GUSTO V Investigators. Reperfusion therapy for acute myocardial infarction with thrombolytic therapy or combination reduced thrombolytic therapy and platelet glycoprotein IIb/IIIa inhibition : the GUSTO V randomised trial. Lancet 2001 ; 357 : 1905-1914.

The International Study Group. In-hospital mortality and clinical course of 20,891 patients with suspected acute myocardial infarction randomised between alteplase and streptokinase with or without heparin. Lancet 1990 ; 2 : 71.

Third International Study of Infarct Survival(ISIS-3)Collaborative Group. ISIS-3 : a randomized trial of streptokinase vs tissue plasminogen activator vs. anistreplase and of aspirin plus heparin vs aspirin alone among 41,299 cases of suspected acute myocardial infarction. Lancet 1992 ; 339 : 753.

Thrombolytic Therapy Trialists'(FTT)Collaborative Group. Indications for thrombolytic therapy in suspected acute myocardial infarction : collaborative overview of early mortality and major morbidity results from all randomised trials of more than 1000 patients. Lancet 1994 ; 343 : 311-322.

Weaver WD, Simes RJ, Betriu A, et al. Comparison of primary coronary angioplasty and intravenous thrombolytic therapy for acute myocardial infarction : a quantitative review. JAMA 1997 ; 278 : 2093-2098.

Wu WC, Rathore SS, Wang Y, et al. Blood transfusion in elderly patients with acute myocardial infarction. N Engl J Med 2001 ; 345(17): 1230-1236

第 10 章　心血管疾患の
　　　　　一次予防と二次予防

Courtney Virgilio and Andrew M. Kates

■ はじめに

背　景
　心血管疾患は米国の男女における主要な死因となっている。2004 年には 1,580 万人の米国人が心筋梗塞か狭心症，あるいはその両方に罹患している。冠動脈疾患の有病率は年齢とともに増加し，女性よりも男性で頻度が高い（図 10-1）。冠動脈疾患は，うっ血性心不全や安定・不安定狭心症，心停止の主要な原因ともなっている。また，経済的な影響も大きく，2007 年の冠動脈疾患にかかわる総医療費は 4,000 億ドルを超えると推測されている。これらのことから，心血管疾患の重要性が強調されており，その予防が必要であると考えられる。さらに，脳卒中，一過性脳虚血発作，末梢血管疾患といった他の血管疾患と冠動脈疾患との間には特有の関連がある。これらを考え合わせると，他の 4 つの主要死因に比べ，冠動脈疾患はより多くの死亡に関与している。

定　義
　一次予防とは，心血管疾患の症状のない人において，生活習慣の改善や薬物によって危険因子を治療して疾患を予防することである。二次予防とは，心血管疾患の症状のある，あるいは心血管疾患と診断された患者において，死亡や疾患の再発を予防することである。

一次予防
　冠動脈疾患の一次予防における主な標的は，アテローム動脈硬化の過程そのものを予防することである。予防は，広範な地域住民に対する教育や啓蒙のプログラムに基づいて行われ，全住民（例えば，健康教室や禁煙セミナー），あるいは個々の高リスク患者を対象に実施される。本章では，まず高リスク患者の同定について述べ，その後にそれぞれに対する推奨事項について論じる。

危険因子
　冠動脈疾患の高リスク患者を判別するには，危険因子を同定することが重要である。危険因子は，修正不可能な因子と修正可能な（行動に伴う）因子，臨床的（身体的）因子の 3 つに分類できる（図 10-2）。

第 10 章　心血管疾患の一次予防と二次予防　　99

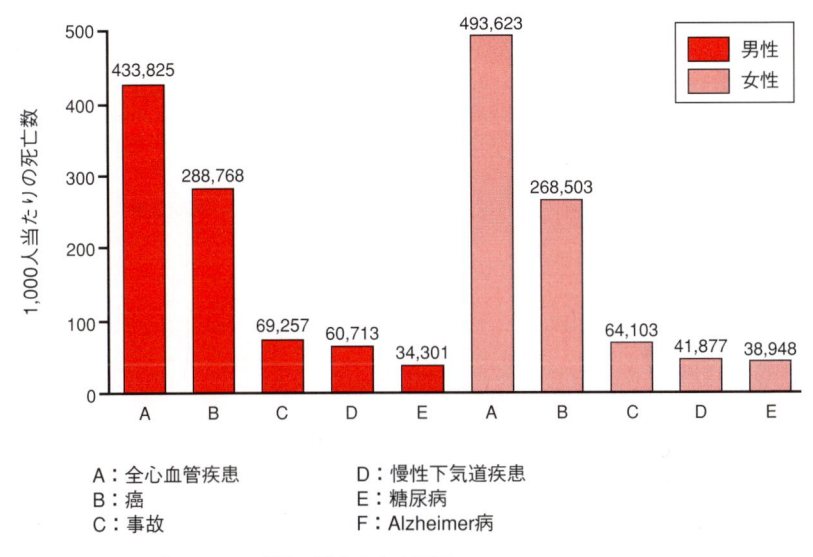

図 10-1　2002 年における米国の男女の主な死因。AHA の Heart Disease and Stroke Statistics，2005 版。(出典：CDC/HCHS)

A：全心血管疾患　　　D：慢性下気道疾患
B：癌　　　　　　　　E：糖尿病
C：事故　　　　　　　F：Alzheimer 病

リスク評価

　冠動脈疾患の既往がなく，積極的な薬物治療や生活習慣の改善によって治療効果が得られる患者を同定することが，リスク評価の目標である。無症状の場合，20 歳からプライマリケア施設で危険因子のスクリーニングを行うことが推奨される。血圧，肥満指数(body mass index：BMI)，ウエスト周囲径，脈拍(心房細動のスクリーニング)を，来院のたび(少なくとも 2 年ごと)に行う。患者の高脂血症と糖尿病のリスクに応じて，空腹時血清リポ蛋白(空腹時測定ができなければ総コレステロールと HDL コレステロール)と空腹時血糖を，それぞれ測定すべきである(少なくとも 5 年ごと，危険因子があれば 2 年ごと)。40 歳以上では心疾患の発症リスクを評価するために，全体的リスク評価(後述)を 5 年ごとに(危険因子が変化するならより頻回に)行う。

　"標準的"な危険因子(喫煙，血圧，血清コレステロール，HDL コレステロール，血糖，年齢)を用いた Framingham リスクスコアが一般的に使用される。このモデルは有効とされるが，一部の患者集団には適用できない場合がある。Framingham リスクスコアにおける重要な要素を図 10-3 に示した。さらに，インターネットや携帯端末(PDA)を利用して診療現場で使用できる多くのモデルがある(http://hp2010.nhlbihin.net/atpiii/caluculator.asp?user-type=prof)。Framingham リスクスコアなどの評価モデルの利点の 1 つは，単独の顕著な危険因子をもつ患者ではなく，複数の中等度の危険因子をもつ患者のリスクを明らかにできることである。

　個人リスクの評価法を使用することで，無症状の患者を低リスク，中リスク，高リスク

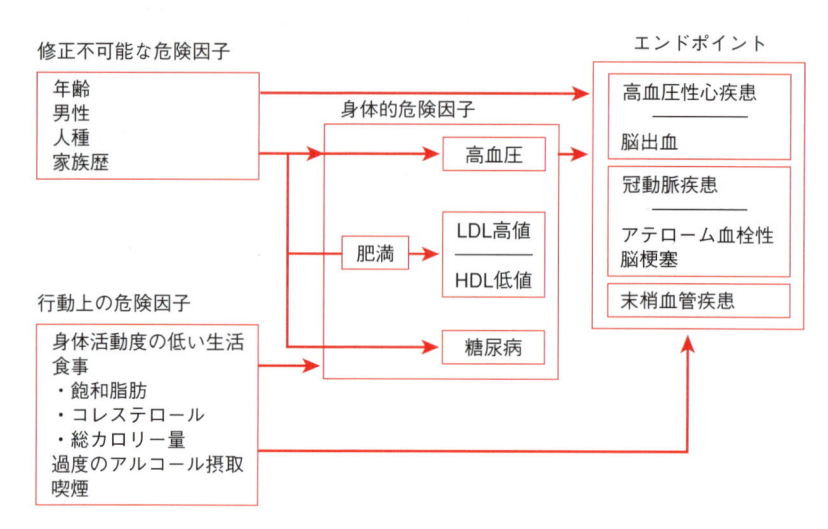

```
修正不可能な危険因子                          エンドポイント
┌─────────────┐                          ┌─────────────┐
│ 年齢         │────────┐                │ 高血圧性心疾患 │
│ 男性         │        │   身体的危険因子 │ ─────────── │
│ 人種         │        │                │ 脳出血       │
│ 家族歴       │        │    ┌─────┐    ├─────────────┤
└─────────────┘        ├───→│高血圧│───→│ 冠動脈疾患    │
                       │    └─────┘    │ ─────────── │
                       │    ┌──────┐   │ アテローム血栓性│
                  ┌───→│肥満│→│LDL高値│→│ 脳梗塞       │
                  │    └──┬─┘ │HDL低値│  ├─────────────┤
行動上の危険因子   │       │   └──────┘  │ 末梢血管疾患  │
┌─────────────┐  │       │   ┌─────┐    └─────────────┘
│身体活動度の低い生活│       └──→│糖尿病│
│食事         │  │           └─────┘
│・飽和脂肪    │──┤
│・コレステロール│  │
│・総カロリー量 │  │
│過度のアルコール摂取│
│喫煙         │────────────────────────────┘
└─────────────┘
```

図 10-2 心血管危険因子と心血管疾患との関係。(Wilson, MA, Pearsion, TA. Primary prevention. In Wong ND, Black HR, Gardin JM, eds. Preventive Cardiology：A Practical Approach. New York：McGraw-Hill；2005：493-514 より許可を得て引用)

(1) 評価
- 心血管疾患の既往
- 血圧
- 食事
- 身体活動
- 肥満度（BMI）
- 喫煙
- 心血管疾患の家族歴
- 糖尿病

(2) 空腹時血清脂質（**LDL**コレステロール，中性脂肪，**HDL**コレステロール）を測定する。血糖を測定し，異常値であれば治療する

(3) 将来的な冠動脈疾患の絶対的なリスクを決定する（Framinghamリスクスコアを用いる）

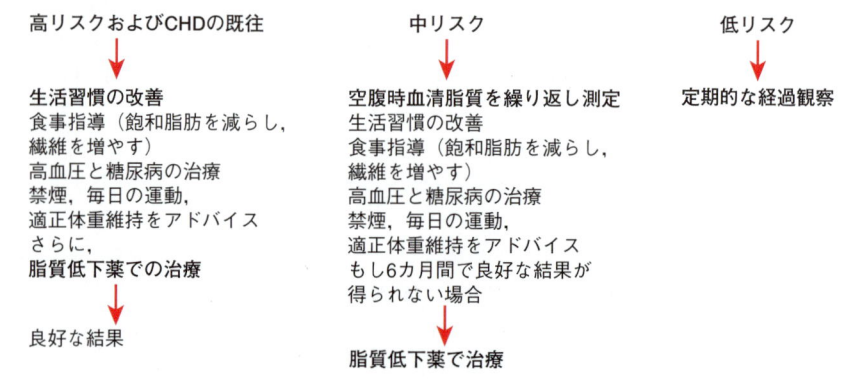

高リスクおよびCHDの既往	中リスク	低リスク
↓	↓	↓
生活習慣の改善 食事指導（飽和脂肪を減らし，繊維を増やす） 高血圧と糖尿病の治療 禁煙，毎日の運動， 適正体重維持をアドバイス さらに， **脂質低下薬での治療** ↓ 良好な結果	空腹時血清脂質を繰り返し測定 生活習慣の改善 食事指導（飽和脂肪を減らし，繊維を増やす） 高血圧と糖尿病の治療 禁煙，毎日の運動， 適正体重維持をアドバイス もし6カ月間で良好な結果が得られない場合 ↓ **脂質低下薬で治療**	定期的な経過観察

図 10-3 心血管疾患の管理に基づいたリスク評価のポイント。(Hobbs FD. Cardiovascular disease：different strategies for primary and secondary prevention? *Heart* 2004；90(10)：1217-1223 より許可を得て引用)

第 10 章　心血管疾患の一次予防と二次予防

Step 1

年齢		
歳	LDL pts	Chol pts
30〜34	−1	[−1]
35〜39	0	[0]
40〜44	1	[1]
45〜49	2	[2]
50〜54	3	[3]
55〜59	4	[4]
60〜64	5	[5]
65〜69	6	[6]
70〜74	7	[7]

Step 2

LDLコレステロール		
(mg/dL)	(mmol/L)	LDL pts
<100	<2.59	−3
100〜129	2.60〜3.36	0
130〜159	3.37〜4.14	0
160〜190	4.15〜4.92	1
≧190	≧4.92	2

総コレステロール		
(mg/dL)	(mmol/L)	Chol pts
<160	<4.14	[−3]
160〜199	4.15〜5.17	[0]
200〜239	5.18〜6.21	[1]
240〜279	6.22〜7.24	[2]
≧280	≧7.25	[3]

Step 3

HDLコレステロール			
(mg/dL)	(mmol/L)	LDL pts	Chol pts
<35	<0.90	2	[2]
35〜44	0.91〜1.16	1	[1]
45〜49	1.17〜1.29	0	[0]
50〜59	1.30〜1.55	0	[0]
≧60	≧1.56	−1	[−2]

Step 4

血　圧					
収縮期血圧	拡張期血圧 (mmHg)				
(mmHg)	<80	80〜84	85〜89	90〜99	≧100
<120	0 [0] pts				
120〜129		0 [0] pts			
130〜139			1 [1] pts		
140〜159				2 [2] pts	
≧160					3 [3] pts

注意：収縮期・拡張期の血圧が異なる評価となる場合は，高いほうのポイントを使用する．

Step 5

糖尿病		
	LDL pts	Chol pts
なし	0	[0]
あり	2	[2]

Step 6

喫煙		
	LDL pts	Chol pts
なし	0	[0]
あり	2	[2]

(Step 1〜6を合計)

Step 7

各項目の合計ポイント	
年齢	____
LDLか総コレステロール	____
HDLコレステロール	____
血圧	____
糖尿病	____
喫煙	____
総ポイント	____

(総ポイントからCHDリスクを決定する)

Step 8

CHDリスク			
LDL pts 合計	10年以内の CHDリスク	Chol pts 合計	10年以内の CHDリスク
<−3	1%		
−2	2%		
−1	2%	[<−1]	[2%]
0	3%	[0]	[3%]
1	4%	[1]	[3%]
2	4%	[2]	[4%]
3	6%	[3]	[5%]
4	7%	[4]	[7%]
5	9%	[5]	[8%]
6	11%	[6]	[10%]
7	14%	[7]	[13%]
8	18%	[8]	[16%]
9	22%	[9]	[20%]
10	27%	[10]	[25%]
11	33%	[11]	[31%]
12	40%	[12]	[37%]
13	47%	[13]	[45%]
≧14	≧56%	[14]	[≧53%]

(同年齢の平均と比較)

Step 9

CHDリスク			
年齢 (歳)	10年のCHD 平均リスク	10年のCHD 高リスク[*1]	10年のCHD 低リスク[*2]
30〜34	3%	1%	2%
35〜39	5%	4%	3%
40〜44	7%	4%	4%
45〜49	11%	8%	4%
50〜54	14%	10%	6%
55〜59	16%	13%	7%
60〜64	21%	20%	9%
65〜69	25%	22%	11%
70〜74	30%	25%	14%

重要	
色	リスク分類
黒	非常に低い
白	低い
薄いグレー	中等度
ピンク	高い
赤	非常に高い

リスク評価はFramingham Heart Society (米国マサチューセッツ州，主に白人)の研究結果に基づく．

図 10-4　Framingham リスクスコア．pts：ポイント，Chol：総コレステロール，CHD：心血管疾患
[*1]狭心症を除いたCHDイベント．
[*2]低リスクは同年齢で，適正血圧，男性：LDL 45 mg/dL・女性：LDL 55 mg/dL，非喫煙，糖尿病なし．(Wilson PW, D'Agostino RB, Levy D, et al. Prediction of coronary heart disease using risk factor categories. *Circulation* 1998；97(18)：1837-1847 より許可を得て引用)

の3段階に分類することができる（図10-4）。中リスク患者の場合，高感度CRPや冠動脈カルシウムのスクリーニング，頸動脈内膜中膜肥厚といった非侵襲的検査により心筋虚血や冠動脈硬化があるかを調べてリスク層別化を行い，引き続いて以下に述べる推奨事項によって対処する。

推奨事項

米国心臓病学会（AHA）では心血管疾患に対する一次予防のガイドラインを公表している。これらの推奨事項と，AHAや他の学会からの最新の推奨事項については，次章で述べる。

■ 行動危険因子

生活習慣の是正
食生活

食生活の改善は，心疾患の予防においてきわめて重要な要素である。健康的な食事や生活習慣を維持することは，心血管疾患のリスクを減少させる最も効果的な方法である。最近，AHAから，冠動脈疾患および非冠動脈疾患患者に対する健康的な食事と生活習慣の推奨事項が報告された。これらの推奨事項を表10-1に示した。特定の集団を対象とした食事は意図的に除外し，代わりに総合的にみた健康的な食事内容を記載している。これらの食事は効果的と考えられ，表10-2にその例を示した。

- **魚油**：AHAでは一次予防のために，マグロやサケに含まれるn-3系多価不飽和脂肪酸（PUFA），あるいは亜麻油や菜種油に含まれるα-リノレン酸の日常的な摂取を推奨している。Nurses Health StudyとMERITの結果から，一次予防でのPUFAの使用が支持されている。

冠動脈疾患患者では，総摂取カロリーにおける飽和脂肪酸の摂取を7%未満，トランス脂肪を1%未満に制限する。

表10-1　AHA（2006）の食事と生活習慣の推奨事項

- 健康的な体重を維持するため，カロリー摂取と身体活動のバランスを取る。
- 野菜やフルーツを多く摂取する。
- 食物繊維の多い穀物を選ぶ。
- 魚（特に脂肪分の多い魚）を少なくとも週2回摂取する。
- 飽和脂肪を摂取カロリーの7%未満，トランス脂肪を1%未満とし，コレステロール摂取を300 mg/日未満とする。
  - 脂身の少ない肉や野菜を選ぶ。
  - 無脂肪か1%脂肪，低脂肪の乳製品を選ぶ。
  - マーガリンは最小限とする。
- 砂糖を添加した飲み物や食事は最小限とする。
- 減塩食を選ぶ。
- アルコール摂取は適量とする。
- 外食の場合には，AHAの食事と生活習慣の推奨事項に従う。

出典：American Heart Association Nutrition Committee. Diet and lifestyle recommendations revision 2006：a scientific statement from the American Heart Association Nutrition Committee. *Circulation* 2006；114(1)：82-96 より許可を得て引用

表 10-2 食事の推奨事項

食事パターン	DASH[*1]	TLC[*2]	目安（serving：SV）
穀物[*3]	6〜8 SV/日	7 SV/日[*4]	パン 1 切れ，ドライシリアル 30 g[*5]，米 1/2 カップ，パスタ，シリアル
野菜	4〜5 SV/日	5 SV/日[*4]	葉野菜 1 カップ，生または調理した野菜 1/2 カップ，野菜ジュース 1/2 杯
フルーツ	4〜5 SV/日	4 SV/日[*4]	中くらいの果物 1 個，ドライフルーツ 1/4 カップ，冷凍か缶詰のフルーツ，フルーツジュース 1/2 杯
無脂肪，低脂肪牛乳，乳製品	2〜3 SV/日	2〜3 SV/日	牛乳 1 杯，ヨーグルト 1 カップ，チーズ 45 g
脂身の少ない肉[*6]，鶏肉，魚	180 g/日以下	150 g/日以下	
木の実，種，豆	4〜5 SV/週	野菜の SV に含む	1/2 カップ（45 g），ピーナッツバター 2 匙，種 2 匙または 15 g，ドライビーンズかエンドウ豆 1/2 カップ
脂質，油	2〜3 SV/日[*7]	毎日のカロリー摂取量による	マーガリン 1 匙，マヨネーズ 1 匙，サラダドレッシング 2 匙，野菜油 1 匙
お菓子，砂糖	5 SV 以下/週	推奨なし	砂糖 1 匙，ゼリーまたはジャム 1 匙，シャーベットまたはアイスクリーム 1/2 カップ，レモネード 1 杯

[*1] DASH（Dietry Approaches to stop Hypertension）：高血圧にならない食事法。
[*2] TLC（Therapeutic Lifestyle Changes）：治療的生活習慣の修正。
[*3] 食物繊維摂取のため，多くの場合，全粒のものが推奨されている。
[*4] この量は他の食物ではほぼ 2,000 カロリー相当となる。
[*5] 1/4〜1/2 カップに相当。シリアルの種類による。各製品の栄養成分表を参照のこと。
[*6] 脂身の少ないステーキ・ハンバーガー，ハムや大豆蛋白。豚肉ではロースハム，ヒレ肉。
[*7] 含まれる脂肪により量が異なる。例えば，通常のサラダドレッシングは 1 SV，低脂肪ドレッシングは 1/2 SV，無脂肪ドレッシングは 0 SV

出典：American Heart Association Nutrition Committee. Diet and lifestyle recommendations revision 2006：a scientific statement from the American Heart Association Nutrition Committee. *Circulation* 2006；114(1)：82-96 より許可を得て引用

- ダークチョコレート：これに含まれているフェノールが，有益な心血管作用を示すと考えられている。最近の小規模な無作為比較試験の結果から，ダークチョコレートを 18 週間摂取すると，前高血圧の患者において血圧が改善することが示されている。しかし，これを患者に推奨するには，さらなるデータの蓄積が必要である。

運　動

運動は，健康的な生活習慣の一部であるが，冠動脈疾患予防においても重要である。定期的な運動はアテローム動脈硬化の危険因子を以下のように是正し，冠動脈疾患の予防につながる。

- 血圧低下
- インスリン抵抗性と耐糖能の改善
- 中性脂肪の低下
- HDL コレステロールの上昇
- フィブリノーゲンの低下と線溶系の改善

AHA と米国スポーツ医学会（American College of Sports Medicine）では，健康成人の運動に関する新たな推奨事項を発表している（表 10-3）。これらのガイドラインでは中等度の

表10-3 健康的な成人に推奨される身体活動

1. 健康を維持・増進するため，18～65歳の成人は身体活動的な生活習慣を維持する。I（A）
2. 30分以上の中等度の強度の有酸素（持久性）運動を週に5日，または20分以上の強い有酸素運動を週に3日行う。I（A）
3. 中等度と強い運動を組み合わせてもよい。例えば，30分間の早歩きを週2日と，別の日に20分間のジョギングを2日など。IIa（B）
4. これらの中等度と強い運動は，普段の生活で頻繁に行う軽い活動（例えば，身の回りのこと，皿洗い，机での軽い作業）あるいは非常に短時間の活動（例えば，ゴミ出し，店や職場での駐車場までの歩行）に加えて行う。
5. 10分以上の短い活動を合計して，最低30分以上の中等度の有酸素運動（一般的に早歩きと同等で，心拍数の上昇を感じる）と考えてもよい。I（B）
6. 強い運動では，ジョギングのように息切れと心拍数の上昇を引き起こす。
7. さらに，少なくとも週2回，主要な筋肉を使った運動を行って筋力と持久力を維持すると効果的である。IIa（A）
8. 身体活動と健康との間には用量依存的な相関関係がある。したがって，さらなる健康増進を目指したり，あるいは慢性疾患や身体障害のリスクを減らしたり，不健康な体重増加を予防したい場合には，推奨される最低限の量よりも多く運動することが有益となる。I（A）

出典：Haskell WL, Lee IM, Pate RR, *et al.*, and the American College of Sports Medicine/American Heart Association. Physical activity and public health：updated recommendation for adults from the American College of Sports Medicine and the American Heart Association. *Circulation* 2007；116（9）：1081-1093 より許可を得て引用

運動が有効であると強調している。そのような運動の例として，5～6.5 km/h での歩行，拭き掃除や掃除機かけ，芝刈り，娯楽的なスポーツとして 16～19 km/h での自転車（平地）やゴルフ（カート使用なしで！）がある。

アルコール

　適度のアルコール摂取は心血管疾患に有益である。HDLコレステロールを増加させることが，アルコールの有益な作用の主な機序である。適度の飲酒量は1～3杯/日（女性は男性よりも少なめ）で，1杯とは，ワイン 120 mL，ビール 360 mL，蒸留酒（アルコール度 80%）45 mL 程度である。いくつかのアルコール摂取についての研究のメタ解析では，アルコール飲料の種類（ワイン，ビール，蒸留酒）に応じた適度な摂取量が心血管疾患に有効であるとされている。アルコールの心血管疾患への作用に関する別の研究でも，適度な摂取が重要であることが示されている。適度の摂取量では心血管疾患死亡が減少するが，量を増やすと全死亡だけでなく心臓死も増加するというJカーブ現象が認められる。アルコール摂取量が増加すると，医学的・社会的な悪影響が引き起こされる（例えば，高血圧，アルコール依存症，肝硬変，自殺，経済的な生産性の低下）。そのため，心臓リスクの改善のためにアルコール摂取量を増やすことは推奨されない。

喫煙

　喫煙（tobacco abuse）は，高齢者における予防可能な死の原因の第1位となっている。喫煙は血圧と心拍数を上昇させるだけではなく，血小板の活性化や冠動脈プラークの不安定化も引き起こすことから，以下の事項が推奨される。

- 来院ごとに喫煙について尋ねる。
- はっきりと，強く，きちんとした態度で禁煙を勧める。
- 喫煙者の禁煙の意志を評価する。
- カウンセリングと禁煙計画の作成により禁煙の援助をする。

- 経過観察，特別プログラムへの紹介，薬物治療の手配を行う。
- 職場や家庭での副流煙への曝露を避けるよう勧める。
- 薬物学的治療を考慮する。
- ニコチンパッチ，ニコチンガム，ニコチンスプレー，ニコチン吸入が使用可能であり，これによって禁煙率が有意に増加する。
- bupropion (Wellbutrin®, Zyban®) も単独あるいは補充療法と組み合わせて使用され，禁煙率の増加が示されている。
  - 標準的な投与法としては，150 mg 経口 1 日 1 回を 3 日間，その後 150 mg 経口 1 日 2 回を 8～12 週間続け，5～7 日目に喫煙を止めるよう指示する。
  - bupropion はてんかん発作のリスクのある患者には禁忌である。
- 新しい薬物である varenicline (Chantix®) は，12～24 週間の使用により bupropion やプラセボと比較して禁煙率が増加すると推定されている。

■ 臨床的/身体的危険因子

コレステロール

　脂質異常症の管理で重要なことは LDL コレステロールを下げることである。まず最初に行うことは，食生活の改善（前述）と，身体活動の増加，減量などの治療的生活習慣改善 (therapeutic lifestyle change：TLC) である。残念ながら，多くの患者は目標 LDL 値に達せず，薬物治療が必要となる。HMG-CoA 還元酵素阻害薬（スタチン）の有効性が，多くの一次予防試験で示されている。

　前述したように，リスク評価の結果に応じて脂質改善治療を導入する。Adult Treatment Panel III (ATP III) の治療ガイドラインは 9 段階の評価に基づいており，これには危険因子や治療前コレステロール値，生活習慣改善の導入についての評価が含まれている。表 10-4～表 10-6 には現在ある危険因子の数と Framingham リスクスコアで算定される全体リスクに基づいて ATP III が推奨する目標コレステロール値を示した。

表 10-4 複数の危険因子をもつ患者の臨床的評価

危険因子	定義	コメント
喫煙	過去 1 カ月以内の喫煙	
高血圧	血圧＞140/90 mmHg あるいは，降圧薬の服用	診断に必要な複数回の血圧測定（さらなる臨床評価のためには JNC VI を参照）
低 LDL コレステロール	HDL コレステロール＜40 mg/dL	
早期心血管疾患の家族歴	臨床的な心血管疾患か突然死 (55 歳以下で遺伝学的第 1 度近親の男性)	

出典：the Expert Panel on Detection, Evaluation, and Treatment of High Blood Cholesterol in Adults. Executive Summary of the Third Report of the National Cholesterol Education Program (NCEP) Expert Panel on Detection, Evaluation, and Treatment of High Blood Cholesterol in Adults (Adult Treatment Panel III). *JAMA* 2001；285(19)：2486-2497 より許可を得て引用

表 10-5 3段階のリスクレベルにおける目標 LDL 値

リスク分類	目標 LDL 値
心血管疾患やそれと同等のリスクレベル	＜100 mg/dL
2個以上の危険因子	＜130 mg/dL*
0～1個の危険因子	＜160 mg/dL

* 10年間でのリスクが20%以上の場合，複数の危険因子をもつ患者での目標 LDL 値は 100 mg/dL 以下とする。

出典：the Expert Panel on Detection, Evaluation, and Treatment of High Blood Cholesterol in Adults. Executive Summary of the Third Report of the National Cholesterol Education Program (NCEP) Expert Panel on Detection, Evaluation, and Treatment of High Blood Cholesterol in Adults (Adult Treatment Panel Ⅲ). *JAMA* 2001；285 (19)：2486-2497 より許可を得て引用

表 10-6 10年間のリスク評価に基づく LDL コレステロールの管理

10年間リスク	目標 LDL 値	生活習慣改善を開始する LDL 値	薬物治療を考慮する LDL 値（生活習慣改善後）
＞20%	＜100 mg/dL	≧100 mg/dL	心血管疾患または同等の危険レベル
10～20%	＜130 mg/dL	≧130 mg/dL	≧130 mg/dL
2個以上の危険因子	＜130 mg/dL	≧130 mg/dL	≧160 mg/dL
0～1個の危険因子	＜160 mg/dL	≧160 mg/dL	≧190 mg/dL

* LDL コレステロール 160～189 mg/dL では，食事療法後の薬物療法が選択できる。

出典：the Expert Panel on Detection, Evaluation, and Treatment of High Blood Cholesterol in Adults. Executive Summary of the Third Report of the National Cholesterol Education Program (NCEP) Expert Panel on Detection, Evaluation, and Treatment of High Blood Cholesterol in Adults (Adult Treatment Panel III). *JAMA* 2001；285 (19)：2486-2497 より許可を得て引用

高血圧

　高血圧の診察は適切な血圧測定に始まり，診察のたびに測定する。血圧測定の際には，患者を背もたれのある椅子に座らせ，腕を露出させて心臓の高さに保つ。患者には測定の30分前には喫煙やカフェイン摂取を控えてもらい，5分以上安静にしてから測定を開始する。正確な測定を行うためには適切なサイズのカフを使用し，カフ内の空気袋が腕の80%以上を取り巻くようにする。成人の多くには大きな成人用カフが必要となる。最初の音が聞こえる収縮期血圧と，その消失によって定義される拡張期血圧を記録する。2分以上の間隔をおいて2回以上測定を行い平均をとる。最初の2回の測定値に5 mmHg 以上の差がある場合には，さらに測定を行って平均する。血圧測定に加えて，眼底検査，血管雑音の聴診，心臓の心拍リズムや過剰心音，肺の喘鳴（wheezing）と水疱音（crackle），腹部の血管雑音や腫瘤触知，末梢での脈拍，神経学的検査といった診察を行う。

　140/90 mmHg 以下，もし糖尿病や腎不全，心不全がある場合には 130/80 mmHg 以下を降圧目標とする。これらの目標血圧を達成するための治療を表 10-7 に示した。

糖尿病

　糖尿病における死因の第1位は虚血性心疾患である。さらに，糖尿病患者は症状のある

第 10 章 心血管疾患の一次予防と二次予防

表 10-7 血圧の分類と管理

血圧	収縮期血圧 (mmHg)[*1]		拡張期血圧 (mmHg)[*1]	生活習慣改善	管理[*1]		
						初期薬物治療	
						積極的な適応なし	積極的な適応あり
正常	<120	かつ	<80	推奨			
前高血圧	120〜139	または	80〜89	実施		降圧薬の適応なし	積極的な適応に対する薬物[*2]
ステージ 1 高血圧	140〜159	または	90〜99	実施		主にサイアザイド系利尿薬。ACE 阻害薬, ARB, β遮断薬を単独あるいは併用投与も可能	積極的な適応に対する薬物 必要に応じて他の降圧薬(利尿薬, ACE 阻害薬, ARB, β遮断薬, カルシウム拮抗薬)
ステージ 2 高血圧	≧160	または	≧100	実施		主に 2 剤併用(通常はサイアザイド系利尿薬と ACE 阻害薬/ARB/β遮断薬/カルシウム拮抗薬)[*3]	積極的な適応に対する薬物 必要に応じて他の降圧薬(利尿薬, ACE 阻害薬, ARB, β遮断薬, カルシウム拮抗薬)

ACE：アンジオテンシン変換酵素，ARB：アンジオテンシンⅡ受容体拮抗薬
[*1] 最も高い血圧で分類し治療する。
[*2] 慢性腎不全または糖尿病を有する患者は 130/80 mmHg 未満を目標に治療する。
[*3] 初期治療として併用療法を行う場合には，起立性低血圧のリスクを考慮する。
出典：Chobanian AV, Bakris GL, Black HR, *et al*., and the National Heart, Lung, and Blood Institute Joint National Committee on Prevention, Detection, Evaluation, and Treatment of High Blood Pressure ; National High Blood Pressure Education Program Coordinating Committee. The Seventh Report of the Joint National Committee on Prevention, Detection, Evaluation, and Treatment of High Blood Pressure : the JNC 7 report. *JAMA* 2003 ; 289(19) : 2560-2572 より許可を得て引用

冠動脈疾患患者と同じくらいに心イベント発生リスクが高い。そのため ATP Ⅲ ガイドラインでは，糖尿病を冠動脈疾患既往と同等のリスクと位置づけている。Heart Protection Study や CARD 試験の糖尿病サブグループの解析など，スタチンを用いたいくつかの臨床試験のデータから，40 歳以上の 2 型糖尿病患者ではコレステロール値にかかわらずスタチン治療が有効であることがわかっている(第 29 章参照)。

肥 満

肥満は，高脂血症や高血圧，耐糖能異常，インスリン抵抗性に関連している。ウエスト-ヒップ比と BMI は，冠動脈疾患と直線的な相関があるが，ウエスト-ヒップ比のほうが冠動脈疾患のより正確な予測因子である。肥満のなかでも，内臓脂肪が多い患者で特に冠動脈疾患のリスクが高い。食事制限と運動の組み合わせが減量の柱となり，以下が推奨される。

- 適切なカロリー制限とカロリー消費による体重管理プログラムを導入する。
- 過体重/肥満患者の場合には，1 年間の治療目標を 10%の減量とする。

メタボリックシンドローム

　メタボリックシンドロームの特徴は，インスリン抵抗性に深くかかわる代謝性の危険因子が複数存在することである。この症候群の基礎となる原因は，過体重/肥満や運動不足，遺伝因子である。メタボリックシンドロームの患者では，心血管疾患や血管壁のプラーク集積に関連する疾患(例えば，脳卒中や末梢血管疾患)，2型糖尿病を引き起こすリスクが高い。

　メタボリックシンドロームには広く認められている診断基準がなく，その存在そのものについても議論のあるところである。NCEP/ATPⅢによって提唱されている基準が現在最も広く使われている。

　ATPⅢ基準によると，メタボリックシンドロームは以下の要素のうち3つ以上を有することと定義されている。

- 中心性肥満，ウエスト周囲径で
  - 男性≧100 cm
  - 女性≧87.5 cm
- 空腹時中性脂肪値≧150 mg/dL
- 血中 HDL コレステロール値
  - 男性＜40 mg/dL
  - 女性＜50 mg/dL
- 血圧≧130/85 mmHg
- 空腹時血糖≧100 mg/dL

二次予防

推　奨

　2006年にAHAとACCから，2001年のガイドライン発表以降に結果が出た臨床試験を踏まえて，二次予防についての合意声明が発表された。冠動脈疾患や他の動脈硬化性血管疾患(末梢動脈疾患や大動脈疾患，頸動脈疾患)をもつ患者に対する積極的なリスク低下治療の有用性を肯定している。多くのエビデンスの蓄積により，積極的なリスク低下治療が患者の生存率を改善すること，再発やインターベンション治療の必要性を減少すること，そして患者のQOLも改善することが確認された(表10-8)。

　アスピリンは一次予防，二次予防のいずれにおいても重要な役割を果たしている。10年間の心筋梗塞発症リスクが10%以上の患者や65歳以上の女性が適応となるが，心血管疾患の危険因子のない患者の一次予防には適応とならない。

二次予防における特記事項

　脂質管理：2004年と2006年に，高リスク患者のコレステロール管理を含む推奨事項が改訂され，非常に高リスクの患者ではLDLコレステロール値70 mg/dL未満が治療目標となった。非常に高リスクの患者とは，すでに心血管疾患があり，複数の危険因子(特に糖尿病)，重度のコントロール不良の危険因子(例えば喫煙)，メタボリックシンドローム(高トリグリセリド血症，低HDLコレステロール)，あるいは急性冠症候群がある患者である。これらの推奨事項を表10-9に以下に示した。その他の推奨事項には下記のようなものがある。

表 10-8　冠動脈疾患の二次予防における AHA/ACC 推奨事項のまとめ

危険因子	目標
喫煙	完全な禁煙 副流煙に曝露しない
血圧	＜140/80 mmHg ＜130/80 mmHg（糖尿病，慢性腎臓病の場合）
脂質管理	LDL＜100 mg/dL，リスクが非常に高い場合は＜70 mg/dL（以下参照）
身体活動	1 回 30 分で週 7 日（最低 5 日）
体重管理	BMI 18.5〜24.9 kg/m^2 ウエスト周囲径：男性＜100 cm，女性＜87.5 cm
糖尿病管理	HbA$_{1c}$＜7％
抗血小板薬/抗凝固薬	禁忌がなければすべての患者にアスピリン 75〜162 mg/日 急性冠症候群のすべての患者にクロピドグレル 75 mg/日とアスピリン 162 mg/日を併用 治療期間やアスピリンの用量は再灌流治療の有無や種類により決める（第 7, 8 章参照）
レニン-アンジオテンシン-アルドステロン系阻害薬	ACE 阻害薬：すべての患者，特に左室駆出率＜40％で高血圧，糖尿病，慢性腎臓病があり，禁忌のない患者 アンジオテンシン II 受容体拮抗薬：ACE 阻害薬に不忍容で心不全のある患者，心筋梗塞の既往があり左室駆出率＜40％の患者，多の理由で ACE 阻害薬に不忍容の患者でも考慮する アルドステロン拮抗薬：心筋梗塞後で，有意な腎機能障害や高カリウム血症がなく，すでに ACE 阻害薬や β 遮断薬で治療されている左室駆出率＜40％の患者，糖尿病か心不全のある患者
β 遮断薬	禁忌がなく，心筋梗塞，急性冠症候群，左室機能障害（心不全症状の有無にかかわらず）のすべての患者 禁忌がなく，冠動脈や他の血管疾患，糖尿病のあるすべての患者で長期的な投与を考慮する
インフルエンザワクチン	心血管疾患を有するすべての患者

出典：Smith SC Jr, Allen J, Blair SN, *et al*., and the AHA/ACC/NHLBI. AHA/ACC guidelines for secondary prevention for patients with coronary and other atherosclerotic vascular disease：2006 update：endorsed by the National Heart, Lung, and Blood Institute. *Circulation* 2006；113(19)：2363-2372 より許可を得て引用

表 10-9　最近の臨床試験のエビデンスに基づくリスク別の ATP III の LDL コレステロール目標値と生活習慣改善・薬物治療開始のカットポイント

リスク	目標 LDL コレステロール値	生活習慣改善を開始	薬物治療を考慮
高リスク：心血管疾患または同等の危険因子 （10 年リスク＞20％）	＜100 mg/dL （至適目標値＜70 mg/dL）	≧100 mg/dL	≧100 mg/dL （＜100 mg/dL：薬物の選択を考慮）
やや高リスク：危険因子 2 個以上 （10 年リスク 10〜20％）	＜130 mg/dL	≧130 mg/dL	≧130 mg/dL （100〜129 mg/dL：薬物の選択を考慮）
中リスク：危険因子 2 個以上 （10 年リスク＜10％）	＜130 mg/dL	≧130 mg/dL	≧160 mg/dL
低リスク：危険因子 0〜1 個	＜160 mg/dL	≧160 mg/dL	≧190 mg/dL （160〜189 mg/dL：LDL 低下薬を考慮）

出典：Grundy SM, Cleeman JI, Merz CN, *et al*. Coordinating Committee of the National Cholesterol Education Program. Implications of recent clinical trials for the National Cholesterol Education Program Adult Treatment Panel III Guidelines. *J Am Coll Cardiol* 2004；44(3)：720-732 より許可を得て引用

- LDL コレステロール値 70 mg/dL 未満を目標とする場合，患者の忍容性をみながら段階的にスタチンを増量する。
- 治療前の LDL コレステロール値が非常に高いために 70 mg/dL 未満にするのが困難な場合，スタチンあるいは他の LDL コレステロール低下薬の併用によって LDL コレステロール値を 50%以上低下させることは一般的に可能である。
- LDL コレステロール値を 70 mg/dL 未満にするという推奨事項は，冠動脈疾患や他の動脈硬化性疾患をもたない低リスクの患者では適応とならない。そのような症例では，2004 年の ATP Ⅲ に含まれている推奨事項を適応する。

心臓リハビリテーション：包括的な心臓リハビリテーションには，医学的評価や運動処方，心疾患危険因子の改善，患者教育，カウンセリングなどの長期プログラムが含まれる。これらのプログラムは，心臓病による生理的・心理的影響を軽減し，心臓突然死や再梗塞のリスクを減少させ，心症状をコントロールし，患者の心理社会学的・就労状態を改善するよう計画される。退院後の心臓リハビリテーションプログラムへの参加によって，患者の理解や治療へのコンプライアンスが強化され，定期的な運動プログラムを実施しやすくなる。治療のために PCI や CABG を受けた不安定狭心症/非 ST 上昇型心筋梗塞患者では，一般的に運動訓練は 1～2 週間後に開始する。非監視下では運動による心拍数上昇を最大心拍数の 60～75%の範囲に，監視下ではより速い心拍数（最大心拍数の 70～85%）となるように行う。残存虚血がある場合には，目標心拍数を低めに設定する必要がある（表 10-10）。

運動プログラムに紹介する前に，冠動脈疾患患者には症状限界性の運動負荷試験を行っておく。これにより，ベースラインの運動能力，最大心拍数を決定し，また高度の虚血や症状，不整脈といった治療方針を左右する因子を除外することができる。この試験は，運動療法中の状況と同じように，普段の薬物の服用下で行う。

冠動脈疾患患者への運動処方のための最も単純な方法は，すでに確立された心臓リハビリテーションプログラムに紹介することである。そのようなプログラムでは，30 分間以上

表 10-10 冠動脈疾患患者に対する運動処方

患者	強度	頻度	持続時間
有酸素運動			
一般的な冠動脈疾患	最大心拍数の 70～85%	≧3 回/週	≧20 min/回
無症候性虚血あり	虚血が出現する心拍数の 70～85%	≧3 回/週	≧20 min/回
狭心痛あり	虚血・狭心痛が出現する心拍数の 70～85%,	≧3 回/週	≧20 min/回
血管形成術後(±ステント)	一般的な冠動脈疾患と同様		
石灰化あり	痛みが許容できる程度の歩行	≧3 回/週	≧20 min/回
NYHA Ⅰ～Ⅲ の心不全	一般的な冠動脈疾患と同様		
抵抗運動			
ほとんどの冠動脈疾患患者	30～50%の RM	2～3 回/週	12～15 回繰り返す

RM（最大反復回数）：1 回行うことが可能な最大重量
出典：Thompson PD. Exercise prescription and proscription for patients with coronary artery disease. *Circulation* 2005 Oct 11；112(15)：2354-2363 より許可を得て引用

の運動を週に3回行う．内容は，5分間のウォーミングアップとクールダウンの柔軟体操と，前もって決められた最大心拍数（最大 VO_2 の60～70％）の70～85％となる強度の運動を20分以上行う．ほとんどのリハビリテーションプログラムでは，他の日にも軽い庭作業や早歩きでの散歩を勧めている．

監視下，非監視下にかかわらず，運動プログラムには抵抗運動を取り入れるべきであり，12～15回できるくらいの軽いダンベル運動を少なくとも週2回行う．

ホルモン補充療法：数年来，ホルモン補充療法は閉経後の女性において心血管疾患の発症に予防的に働くと考えられていた．しかし，HERS 研究（二次予防）と Women's Health Initiative 研究（一次予防）の両者で，心血管疾患の発症が増加することが示された．そのため，2007年の AHA ガイドラインでは，ホルモン補充療法は女性における一次予防および二次予防には推奨されていない．

抗菌薬：クラミジア（*Chlamydia pneumoniae*）と動脈硬化との関連が疫学研究や動物実験により示唆されている．安定型冠動脈疾患患者の二次予防研究では，週1回1年間のアジスロマイシン投与群とプラセボ投与群の間で心疾患の発生に差が認められなかった．したがって，冠動脈疾患の二次予防において抗菌薬は特に重要ではない．

その他の危険因子

現在，上記以外に多くの心血管疾患の危険因子について研究が行われている．

- **C 反応性蛋白（高感度 CRP）**：全身性の炎症マーカーであり，心血管イベントの独立した危険因子であることが示されている．ガイドラインでは，1 mg/L 未満（低リスク），1～3 mg/L（平均的リスク），3 mg/L 以上（高リスク）というカットオフ値が用いられている．10 mg/L 以上の場合は，ほかに炎症の原因があると考えられる．一次予防としては，中等度の心臓リスク（すなわち，Framingham リスクスコアで10年間の心臓リスクが10～20％）の患者で有用である．二次予防では，CRP の上昇は高リスクを意味するが，治療に関する特別な推奨事項はまだ作成されていない．
- **リポ蛋白（a）**：LDL の遺伝的バリエーションである．その高値（>30 mg/dL）は早期動脈硬化発症の危険因子となっているが，この正確な機序はわかっていない．ルーチンのスクリーニング検査は行われない．
- **ホモシステイン**：葉酸の代謝産物であり，その高値（>15 μmol/L）は血管疾患の高リスクを示唆する．これまでの研究結果から，葉酸治療によってホモシステイン値を低下させると冠動脈形成術後の再狭窄率が減少することが示唆されている．
- **フィブリノーゲン**：この高値（>350 mg/dL）は心筋梗塞および脳卒中のリスク増加につながる．これに対する薬物治療はないが，禁煙，適度のアルコール摂取，運動によりフィブリノーゲンを低下させることができる．
- **冠動脈カルシウム**（第26章参照）：この存在は動脈硬化と相関している．カルシウム値が"0"ということは，動脈硬化がないことを強く示唆しており，カルシウム値が高いことは，心血管イベントのリスクが高いことを示している．現在のところ，中リスクの患者に電子ビーム CT（electron beam computed tomography）によるカルシウムスクリーニングが最も汎用されている．

覚えておくポイント

- 一次予防とは，心疾患を引き起こすアテローム動脈硬化の過程に対する予防であり，二次予防とは，すでに冠動脈硬化をもつ患者における死亡や心疾患進展に対する予防である．
- 冠危険因子を評価して，治療のための推奨事項を作成するべきである．
- リスク評価のための有効な方法の1つとして Framingham リスクスコアの使用があり，これによって患者を低リスク，中リスク，高リスクに分類する．
- 中リスクの患者では，非侵襲的な検査（高感度 CRP，冠動脈カルシウム値のスクリーニングなど）を行い，さらなるリスク評価と治療に役立てる
- 冠動脈疾患のリスクのある患者を同定し，すべての修正可能な臨床的危険因子を積極的に治療すべきである．
- 心臓リハビリテーションは，心筋梗塞や PCI あるいは CABG 後の患者だけでなく，安定狭心症患者にも適している．

参考文献

American Heart Association. Heart Disease and Stroke Statistics—2005 Update. Dallas：American Heart Association, 2005.

Brook RD, Greenland P. Secondary prevention. In Wong ND, Black HR, Gardin JM, eds. Preventive Cardiology：A Practical Approach. New York：McGraw-Hill；2005：515-542.

Chobanian AV, et al. The Seventh Report of the Joint National Committee on Prevention, Detection, Evaluation, and Treatment of High Blood Pressure：the JNC 7 Report. *JAMA* 2003；289：2560-2571.

Expert Panel on Detection, Evaluation, and Treatment of High Blood Cholesterol in Adults. Executive Summary of the Third Report of the National Cholesterol Education Program(NCEP)Expert Panel on Detection, Evaluation, and Treatment of High Blood Cholesterol in Adults(Adult Treatment PanelⅢ). *JAMA* 2001；285：2486-2497.

Grayston JT, Kronmal RA, Jackson LA, et al. Azithromycin for the secondary prevention of coronary events. *N Engl J Med* 2005；352：1637-1645.

Grundy SM, et al. Implications of recent clinical trials for the National Cholesterol Education Program Adult Treatment PanelⅢ Guidelines. *J Am Coll Cardiol* 2004；44：720-732.

Haskell WL, Lee I-M, Pate RP, et al. Physical activity and public health：updated recommendation for adults from the American College of Sports Medicine and the American Heart Association. *Circulation* 2007；116：1081-1093.

Hobbs, FD. Cardiovascular disease：different strategies for primary and secondary prevention? *Heart* 2004；90：1217-1223.

Lichtenstein AH. et al. Diet and Lifestyle Recommendations Revision 2006：A Scientific Statement from the American Heart Association Nutrition Committee. *Circulation* 2006；114：82-96.

Mosca L, et al. Evidence-based guidelines for cardiovascular disease prevention in women：2007 update. *Circulation* 2007；115：1-21.

Pearson TA, et al. AHA/ACC Guidelines for Secondary Prevention for Patients With Coronary and Other Atherosclerotic Vascular Disease：2006 Update. Consensus Panel Guide to Comprehensive Risk Reduction for Adult Patients Without Coronary or Other Atherosclerotic Vascular Diseases. *Circulation* 2002；106：388-391.

Smith SC, Allen J, Blair SN, et al. AHA/ACC guidelines for secondary prevention for patients with coronary and other atherosclerotic vascular disease：2006 update. *Circulation* 2006；113：2363-2372.

Taubert D, Roesen R, Lehmann C, et al. Effects of low habitual cocoa intake on blood pressure and bioactive nitric oxide. *JAMA* 2007；298(1)：49-60.

Thompson PD. Exercise prescription and proscription for patients with coronary artery disease. *Circulation* 2005；112；2354-2363.

Wilson MA, Pearsion TA. Primary prevention. In Wong ND, Black HR, Gardin JM, eds. Preventive Cardiology : A Practical Approach. New York : McGraw-Hill ; 2005 : 493-514.

Wilson PWF, *et al*. Prediction of coronary heart disease using risk factor categories. *Circulation* 1998 ; 97 : 1837-1847.

Part 4
心不全

第 11 章　急性および慢性心不全の管理

Joel Schilling

■ 背　景

　心不全（heart failure：HF）は米国では「流行」している。この病態が社会と医学に与える影響は，糖尿病や高血圧の増加と高齢化を背景に今後数十年以上にわたって拡大するであろう。心不全の危険因子の早期発見と治療により，頻度の上昇は抑制できる。さらに，急性および慢性心不全のエビデンスに基づいた治療を適切に行うことで，患者の生命予後の改善や入院の減少を図ることができる。

疫　学

　米国の現在の心不全患者数は 500 万人以上であり，約 55 万人が毎年新たに心不全と診断される。心不全治療の著しい進歩にもかかわらず，1 年死亡率と 5 年死亡率はそれぞれ約30％，50％である。興味深いことに心不全のために入院した全患者の約半数は，収縮機能が保たれており（preserved systolic function：PSF），この病態の臨床的な重要性が示唆されている。心不全患者の 5％未満が低血圧や心原性ショックを呈する。

病態生理

　心筋障害を引き起こす初期の病態（虚血，高血圧，ウイルス感染等）にかかわらず，典型的な病的リモデリングを呈する。この負のリモデリングが経過すると，心拡大が進行し心機能が低下する。現在最も受け入れられている心不全進行の機序は，心不全の神経体液性モデルとされている。これは，心筋の機能障害による心拍出量の低下によって，レニン-アンジオテンシン-アルドステロン系そして交感神経系といった神経体液性因子が代償的に活性化する，という理論である。これらの反応により初期には，心室充満圧（前負荷）と心筋収縮力が上昇し心拍出量が維持される。しかし時間が経過すると，高濃度のアンジオテンシンⅡ，アルドステロン，そしてカテコラミンによって心筋の線維化とアポトーシスが進行する。この二次的な障害により心機能がさらに低下し，不整脈のリスクが増大する。心不全の神経体液性モデルの考え方は，今日の心不全の管理に用いられる最も効果的な治療法の基礎となっている。

予 防

　臨床的に心不全が明らかな患者の多くには，以前から存在する治療可能な病態があり，それらによって心不全が進行する可能性が高まる。左室機能障害の早期治療と予防は，高リスクの患者を同定し治療することにより可能となる。心不全の進行の危険因子には，年齢，高血圧，糖尿病，冠動脈疾患（coronary artery disease：CAD），心筋疾患の濃厚な家族歴，そして心毒性物質への曝露がある。修正可能な重要な危険因子は糖尿病，高血圧，そしてCADであり，これらに対する積極的な治療は最優先事項である。

- 心不全患者の約66％に高血圧を認め，その治療により心不全の頻度は著しく低下する。
- 糖尿病はCADとは独立した危険因子であり，心不全の発症のリスクを2～5倍上昇させる。"糖尿病性心筋症"とは糖尿病にみられる拡張機能の異常（収縮異常の有無にかかわらず）を示す用語である。心不全で入院する患者の約33％に糖尿病を認める。
- CADは収縮機能障害の患者の約60％に認める。

診断における検査

　第4章に心不全の臨床徴候を述べた。急性心不全症候群の診断は，病歴，身体所見，検査所見，そして画像所見に基づく。評価の第1段階では，心不全の診断確定と患者の安定化に焦点を絞る。第2段階では，心不全の病因の確定が方針となる。

　第1段階は，患者が高度な呼吸困難やうっ血の所見を呈して救急外来を受診することから始まるのが典型的である。図11-1に合理的な診断手順を示す。心電図は虚血，梗塞または不整脈を検索するために速やかに施行するべきである。早期の胸部X線写真は，肺水腫や心拡大の所見の評価と，その他の呼吸困難の原因（肺炎，気胸）を鑑別するために重要である。慢性心不全で肺動脈楔入圧が有意に上昇していても，約40％の症例では胸部X線で肺うっ血の所見を認めないことに注意する。左室機能の評価や，急性の弁膜症（新しい心雑音）やタンポナーデ（低血圧，心電図の低電位差や電気的交互脈，胸部X線で水瓶様の心陰影，悪性疾患あるいはウイルス感染症の既往）と鑑別するために，緊急の心エコー検査を行うべき場合もある。

　急性心不全の初期の評価では血液検査も重要である。最初の血液検査で調べる基本的な問題点は，心筋虚血の所見があるか？　患者の腎機能はどうか？　貧血や白血球増多があるか？――である。トロポニンの上昇は急性冠症候群を意味するが，心外膜の冠動脈に病変を認めない場合にもトロポニンが軽度上昇することがある。いずれにしてもトロポニンの上昇は心筋障害を意味し，心不全患者においては高リスク群である。

　一般的な血液検査に加えて，脳性ナトリウム利尿ペプチド（brain natriuretic peptide：BNP）の測定は，特に呼吸困難の原因が明らかでない場合に有用である。BNPは壁張力の増大に反応して心筋細胞から分泌される小さなポリペプチドである。血液中のBNP濃度は侵襲的に測定する心内圧とよく相関し，信頼できる容量負荷の指標である。しかしながら，BNPは腎機能障害のある患者で特異度が低下し，肥満の患者では感度が低下する。BNP濃度＞400単位は心不全に一致する。濃度が100～400単位の範囲では潜在的な左室機能障害が示唆されるが，急性肺塞栓症などのその他の疾患も考慮しなければならない。

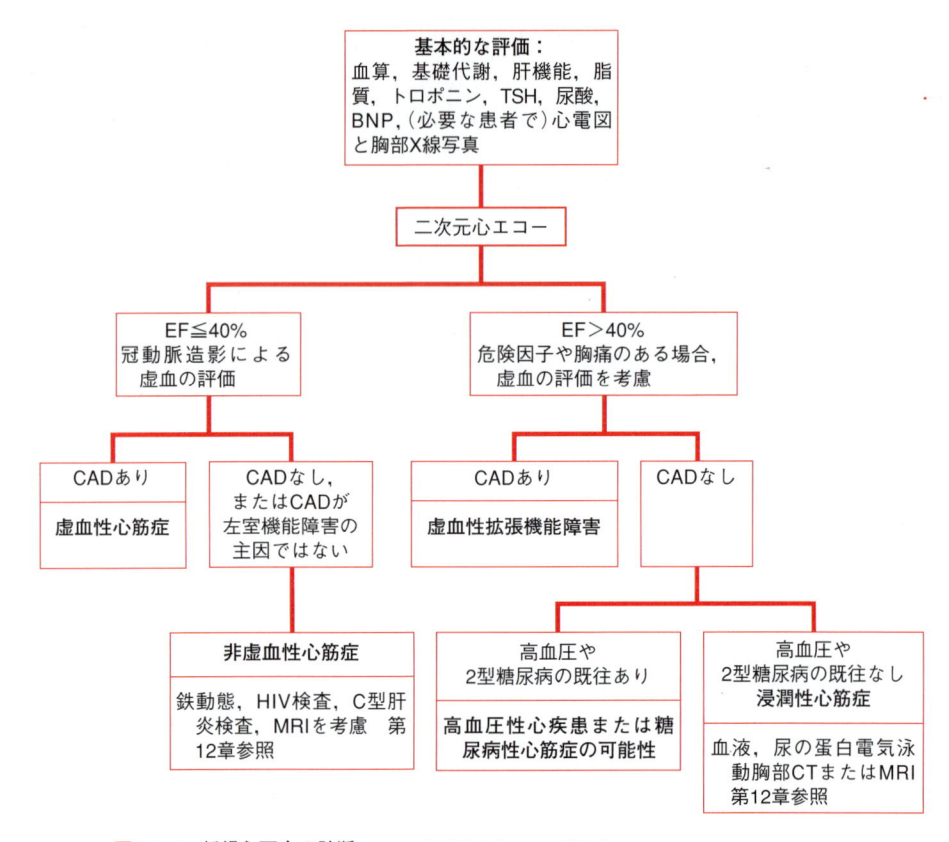

```
                  ┌─────────────────┐
                  │ 基本的な評価：    │
                  │ 血算，基礎代謝，肝機能，脂│
                  │ 質，トロポニン，TSH，尿酸，│
                  │ BNP，(必要な患者で)心電図│
                  │ と胸部X線写真     │
                  └────────┬────────┘
                           │
                  ┌────────┴────────┐
                  │ 二次元心エコー   │
                  └────────┬────────┘
           ┌───────────────┴───────────────┐
  ┌────────┴────────┐             ┌────────┴────────┐
  │ EF≦40%          │             │ EF＞40%          │
  │ 冠動脈造影による │             │ 危険因子や胸痛のある場合，│
  │ 虚血の評価       │             │ 虚血の評価を考慮 │
  └────────┬────────┘             └────────┬────────┘
       ┌───┴───┐                       ┌───┴───┐
```

図 11-1 新規心不全の診断。CAD：冠動脈疾患，EF：駆出率

肺動脈カテーテル検査が治療方針の指標となる場合があり，低血圧やショック徴候を認める症例に考慮するべきである。侵襲的な血行動態の評価は，強心薬や昇圧薬を投与する根拠となったり，体液量評価の助けとなる場合がある(表 11-1)。しかし ESCAPE 研究によると，ルーチンの肺動脈カテーテル留置は，急性の非代償性心不全の死亡率や入院期間を改善しなかった。したがって，肺動脈カテーテルの留置は血行動態が不安定，または経験的な強心薬や利尿薬の治療に反応しない症例に限定すべきである。

患者の血行動態が安定した後には，確定診断に向けた諸検査が評価の焦点となる(図 11-1)。新規発症の心不全患者では，心機能障害の病因を明らかにすることが目標である。二次元(断層)心エコー法では収縮と拡張機能，弁膜症，左室肥大(left ventricular hypertrophy：LVH)，非対称性中隔肥厚，そして心膜疾患に関する情報が得られ，肺動脈収縮期圧が推定できる。収縮機能障害の有無により，その後の評価が分かれる。**新規の収縮機能障害の患者では虚血を評価すべきである**。多数の心危険因子や胸痛を認めたり，心エコーで局所壁運動異常を呈する患者では，心臓カテーテル検査が望ましい。冠危険因子や胸痛の既往のない患者でも冠動脈造影または負荷検査を応用できる。経皮的冠動脈イン

表 11-1 肺動脈カテーテルによる心不全患者の血行動態評価(正常値)

心係数 (2.5〜4.5 L/min/m²)	中心静脈圧 (5〜8 mmHg)	平均肺動脈圧 (15〜25 mmHg)	肺動脈楔入圧 (5〜10 mmHg)	収縮期血圧 (100〜120 mmHg)	体血管抵抗 (800〜1200 dynes/sec ×cm^{-5})	診断(D)と治療(M)
↓	↓	↓または正常	↓	↓	↑	D：体液量低下 M：輸液
↓	↑	↑	↑	↑または正常	↑↑	D：血管緊張の上昇を伴う心不全 M：血管拡張薬,後負荷軽減
↓	↑	↑	↑	↓	↑↑	D：低灌流を伴う心不全 M：強心薬,利尿薬
↓	↑	↑	↑	↓↓	↓	D：ショックを呈する心不全 M：強心薬,昇圧薬,循環補助
↑↓または正常	↓または正常	↓または正常	↓または正常	↓	↓	D：敗血症性ショック M：輸液,昇圧薬,抗菌薬
↓	↑	↑	↓	↓	↓	D：肺高血圧,右心不全 M：強心薬,肺血管拡張薬

ターベンションや冠動脈バイパス術は,駆出率(ejection fraction：EF)が低下し,生存心筋を認める患者に適応となる。

　有意な冠動脈疾患を認めない場合,追加の血液検査として鉄動態,HIV 検査,そして C 型肝炎検査(リスクがある患者の場合)を行うべきである。日常的なウイルス感染症の検査は,その結果で治療方針が変わることはないので推奨されない。施行するならば,心筋炎に関連する頻度が最も高いウイルスである,コクサッキー B 群ウイルス,アデノウイルス,サイトメガロウイルス(CMV),エコーウイルス,HIV,C 型肝炎ウイルス,そしてパルボウイルス B19 に関する検査を行う。膠原病に一致する身体所見を認める患者では,抗核抗体(ANA)や抗好中球細胞質抗体(ANCA)を測定する。発作的な高血圧,頻脈や頭痛を認める患者では褐色細胞腫を除外すべきである。心筋疾患の濃厚な家族歴がある場合には,遺伝子検査やカウンセリングを検討する。結局のところ 40〜50％の患者で心不全の病因は同定されず,特発性とされる(第 12 章参照)。

　収縮機能の保たれた心不全の患者では,診断手順はやや異なる。特に心電図変化,トロポニンの上昇や明らかな胸痛を認める場合には,虚血を評価すべきである。糖尿病や高血圧症は拡張機能障害の重要な危険因子なので,血糖値の測定と高血圧の病歴の評価は必須

である。糖尿病や高血圧を認めない患者では，拘束型心筋症や収縮性心膜炎を考慮すべきである。浸潤性疾患を考える検査所見として，心電図での低電位差を伴う心エコーの左室肥大所見，蛋白ギャップの上昇，そして蛋白尿があげられる。血清蛋白電気泳動（serum protein electrophoresis：SPEP）または尿蛋白電気泳動（urine protein electrophoresis：UPEP），そして鉄動態を検査すべきである。心内膜心筋生検やMRIも有用である。過去に心外膜炎，開心術，または胸部への放射線曝露の既往のある患者では，心外膜の肥厚の有無を評価するためCTやMRIを行うべきである。心膜の収縮は，両心カテーテル検査により血行動態を把握することでさらに評価できる（第13章参照）。重篤な高血圧と肺水腫を繰り返す患者では，心エコー検査やMRAにより腎動脈狭窄を評価するとよい。

治療

急性非代償性心不全

　急性非代償性心不全（acute decompensated heart failure：ADHF）の入院中の治療目標は，(1)症状の改善，(2)血行動態と体液量の正常化，(3)心・腎障害の最小化，(4)生命予後を改善する薬物療法の開始である。ADHFの治療戦略は進歩しつつあるが，治療の指針となる無作為化対照試験が大変少ない。したがって，現在の推奨事項の多くはエビデンスよりもむしろ専門家の意見や経験に基づいている。第4章で論じたように，急性心不全症候群を呈する患者は，臨床徴候により分類できる（図11-2）。

急性肺水腫と高血圧症

　ADHF患者の約半数は，血圧の上昇と急性肺水腫を呈する。**急性期の治療目標は，降圧と肺からの除水による呼吸状態の安定化である**。これらの患者には酸素投与と血管拡張薬と利尿薬を静注すべきである。この病態は，循環血液量の増加よりも血管トーヌスの上昇が特徴であり，速やかに心室充満圧を低下し患者の症状を改善するには，利尿薬よりも血管拡張薬が重要である。VMAC研究は，ADHF患者を対象として血管拡張療法を評価した数少ない無作為化対照試験の1つである。この研究では，利尿薬の単独投与に比べて，ニトログリセリンとnesiritide[訳注1]の静注はともに患者の症状の改善と心室充満圧の低下に有効であったが，これらの指標の改善はnesiritideの静注のほうがより速やかで持続的だった。30日後の死亡率はこの2剤で有意差を認めなかった。これらの短期のデータと臨床経験によって，急性肺水腫の治療においては，これら2つの血管拡張薬のいずれかの投与が推奨されている。血行動態の改善が肺動脈楔入圧で明らかに確認できるニトログリセリンの投与量は＞100 μg/minである。ニトロプルシドもまた検討可能である。nesiritideでは腎機能障害が憂慮されるが，周術期，外来患者を対象とした最近の研究では，この薬物による腎不全の増加は確認されなかった。ADHFを対象としたnesiritideの臨床研究が現在さらに進行中である。

　血管拡張薬に加えて，利尿薬は前負荷の軽減および患者の体液量と症状の改善に有用である。フロセミド（ラシックス®）の初期投与量を静注するべきである。しかし，過量の利尿薬は腎機能障害をきたすことがある。モルヒネは静脈拡張作用と抗不安作用があるため，

訳注1：nesiritideはBNP製剤であるが，わが国では未認可であり，カルペリチド（hANP製剤）が使用される頻度が高い。

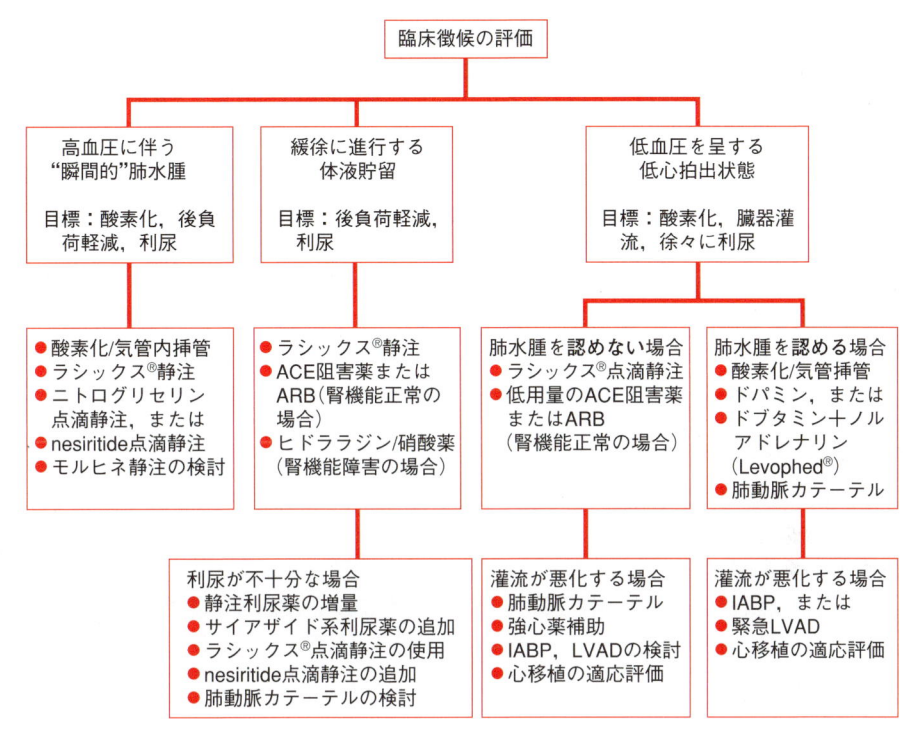

第 11 章　急性および慢性心不全の管理　**121**

```
                         ┌─────────────────┐
                         │  臨床徴候の評価  │
                         └────────┬────────┘
          ┌───────────────────────┼───────────────────────┐
┌─────────┴─────────┐  ┌──────────┴──────────┐  ┌─────────┴─────────┐
│ 高血圧に伴う       │  │ 緩徐に進行する      │  │ 低血圧を呈する    │
│ "瞬間的"肺水腫     │  │ 体液貯留            │  │ 低心拍出状態      │
│                   │  │                     │  │                   │
│ 目標：酸素化，後負│  │ 目標：後負荷軽減，  │  │ 目標：酸素化，臓器灌│
│ 荷軽減，利尿      │  │ 利尿                │  │ 流，徐々に利尿    │
└─────────┬─────────┘  └──────────┬──────────┘  └─────────┬─────────┘
                                                   ┌───────┴───────┐
┌─────────┴─────────┐  ┌──────────┴──────────┐  ┌──┴──────────┐ ┌──┴──────────┐
│●酸素化/気管内挿管  │  │●ラシックス®静注     │  │肺水腫を認めない│ │肺水腫を認める│
│●ラシックス®静注    │  │●ACE阻害薬または     │  │場合            │ │場合          │
│●ニトログリセリン   │  │ ARB（腎機能正常の   │  │●ラシックス®点滴静注│ │●酸素化/気管挿管│
│ 点滴静注，または   │  │ 場合）              │  │●低用量のACE阻害薬│ │●ドパミン，または│
│ nesiritide点滴静注 │  │●ヒドララジン/硝酸薬 │  │ またはARB      │ │●ドブタミン＋ノル│
│●モルヒネ静注の検討 │  │ （腎機能障害の場合）│  │ （腎機能正常の場合）│ │ アドレナリン   │
└─────────┬─────────┘  └──────────┬──────────┘  └──────┬──────┘ │（Levophed®）  │
                                                                │●肺動脈カテーテル│
                                                                └──────┬───────┘
                      ┌──────────┴──────────┐  ┌──────┴──────┐ ┌──────┴───────┐
                      │利尿が不十分な場合   │  │灌流が悪化する場合│ │灌流が悪化する場合│
                      │●静注利尿薬の増量   │  │●肺動脈カテーテル│ │●IABP，または  │
                      │●サイアザイド系利尿薬の追加│●強心薬補助   │ │●緊急LVAD       │
                      │●ラシックス®点滴静注の使用│●IABP，LVADの検討│ │●心移植の適応評価│
                      │●nesiritide点滴静注の追加│●心移植の適応評価│ └──────────────┘
                      │●肺動脈カテーテルの検討│  └─────────────┘
                      └─────────────────────┘
```

図 11-2　急性非代償性心不全（ADHF）治療の一般的なアプローチ。

これらの患者に静脈投与が考慮されることがある．呼吸状態が脆弱である場合には，血行動態と体液量が改善されるまで，酸素化を改善するために非侵襲的陽圧換気（noninvasive positive-pressure ventilation：BiPAP）または気管挿管が必要であるかもしれない．急性の弁膜症と虚血の患者では，それぞれ早期の手術や血行再建が有用であり，これらを鑑別する迅速な評価が必要である．

体液量の過剰の緩徐な進行

　呼吸困難を伴わず体液量の過剰を認める患者では，最大限の後負荷の軽減および腎機能障害をきたさずに過剰な水を除去することが第 1 の治療目標である．腎機能の障害が顕著ではなく（Cr＜2.0～2.5 mg/dL），カリウム値が 5.0 mEq/L 以上でなければ，アンジオテンシン変換酵素（ACE）阻害薬を開始ないし継続すべきである．ACE 阻害薬の内服歴がない患者には，カプトプリルなどの短時間作用型の薬物で開始するとよい．また，退院前には長時間作用型の ACE 阻害薬に変更するべきである．腎機能障害（Cr＞2.0～2.5 mg/dL）や高カリウム血症（K≧5.0 mEq/L）を認める場合には，後負荷の軽減のためにヒドララジンと硝酸薬が併用できる．退院前に腎機能が改善あるいは安定化した患者には，ACE 阻害薬またはアンジオテンシンⅡ受容体拮抗薬（ARB）を開始するべきである．

　過剰な体液量の程度によって，利尿薬による除水の目標は 1.5～3.0 L/日と幅がある．最初の治療は，フロセミドの静注が妥当である．家庭で経口フロセミドを内服している患者

では，同量を静注し反応を観察する（例えば 40 mg 内服を毎日 2 回であれば，40 mg 静注を毎日 2 回）。利尿が不十分であれば，静注量を増やすかサイアザイド系利尿薬を併用する。サイアザイド系利尿薬の追加によりカリウムとマグネシウムがさらに低下することがあり，注意深い観察と補充が必須である。利尿効果がなお不十分な患者には，フロセミドまたは nesiritide の点滴静注が考慮される。除水困難が持続したり，腎機能障害の進行を認める場合には，肺動脈カテーテルの留置，または強心薬の投与や限外濾過が適応となる。ADHF に強心薬をルーチンに投与することを検証した OPTIME 研究では，ミルリノンの点滴静注は利尿を改善せず，副作用の増加が示された。さらに，ADHERE データベースは強心薬の投与と臨床転帰の悪化との関連を示した。したがって強心薬は，心拍出量の低下，難治性浮腫，そして末梢臓器の低灌流を認める患者に限定すべきである。

利尿薬治療に加えて，2 g 以下の塩分制限の維持と 1.5〜2 L の水分制限が体液量を正常に保つために重要である。これは特に患者が低ナトリウム血症である場合に重要である。

低心拍出状態および体液量の過剰

ADHF で低灌流の所見を認める患者は，心不全で入院する患者の 5%未満である。しかし，これらの患者は概して最も重症であり，しばしば明らかな心原性ショックを呈する。急性腎不全，肝酵素の上昇，代謝性アシドーシス，そして末梢血管の収縮をよく認める。この状況は，急性心筋梗塞，急性心筋炎，または慢性心筋症の終末期に最もよくみられる。心原性ショックの早期または明らかな患者は，迅速なトリアージと病態の安定化のために ICU への入室を要する。急性心筋梗塞がショックの原因である場合には緊急の血行再建が必要である。

収縮期血圧が 80〜100 mmHg である場合には，ドブタミンかミルリノンによる経験的な治療が末梢臓器の灌流と利尿の改善にしばしば有効である。このような患者の低血圧を助長しない除水方法として，フロセミドの持続点滴静注は，最も有効であることが多い。患者が経験的な治療に速やかに反応しない場合は，右心カテーテルが適応となる。

収縮期血圧が 80 mmHg 未満の場合には，患者はドブタミンやミルリノンによる低血圧に耐えられない。その際の選択肢は，ドブタミンかミルリノンと低用量のノルアドレナリン（Levophed®）の併用，またはドパミンである。これらの患者の血行動態はとても不安定であり，治療の方針を定めるために肺動脈カテーテル検査を施行するべきである（表 11-1）。ショック患者の多くは，大動脈内バルーンパンピング（intraaortic balloon pumping：IABP）あるいは左室補助装置（LVAD）などの補助循環を必要とする。外科的治療の可能性の低い極めて重症な患者には，経皮的 TandemHeart LVAD®（Cardiac Assist 社，Pittsburgh, PA）が IABP よりも血行動態の改善に優るとされている。

病院内における観察

患者の全入院期間中に体液量を何度も評価することが極めて重要であり，それは毎日の体重，水分摂取量と尿量，そして身体所見（頸静脈拍動と浮腫）の観察に基づいて行われる。電解質と腎機能のモニターのため，基礎代謝パネル[訳注2]も毎日確認するべきである。血管内容量の減少によってしばしば BUN と HCO_3^- 値が上昇するため，これらも注意深く観察すべきである。これは明らかな腎機能障害を呈する前に利尿薬を減量すべきサインとな

訳注 2：血糖，Ca, Na, K, Cl, CO_2, BUN, Cr を指す。

る．退院前に，一定量の経口利尿薬内服に移行すべきである．一般的に，正常な体液量の維持に必要な最小限の利尿薬が用いられる．

外来患者の管理への移行

心不全の長期管理の成功に鍵となる要素は，患者教育，至適な薬物とデバイス治療，そして適切な経過観察である．入院においてはこれらの要素を確実に実施する機会となる．退院時の ABC チェックリストが有用である．

- A（ACE inhibitor/ARB）：ACE 阻害薬または ARB
- B（Beta blocker）：β 遮断薬
- C（Counseling）：カウンセリング（禁煙，運動）
- D（Dietary education, device therapy）：食事指導（減塩食，水分制限），デバイス治療（適応がある場合）
- E（Euvolemia）：正常体液量の達成
- F（Follow-up appointment）：次回外来の予約

利尿薬と後負荷の軽減により患者の症状がしばしば速やかに改善するため，至適な体液量を達成して一定量による内服薬治療へ移行する前に患者を退院させてしまうことがある．これは体液再貯留または過剰な利尿による再入院率を高める結果につながる．退院は，患者の体液量が正常化され，すべての静注薬が中止された後とするべきである．

慢性心不全

慢性心不全の治療目標は ADHF の目標とは異なり，(1)死亡率の減少，(2)症状の改善，そして(3)入院の減少である．また ADHF と異なり，慢性心不全患者の治療指針を示すいくつかの大規模無作為化対照試験がある．これらの臨床試験を理解することは適切な薬物療法を行ううえで必須であり，本章に記載する．慢性心不全患者は疾患の病期と NYHA 機能分類によって分類される（図 4-1）．

心不全ステージ A の患者の主な治療目標は，心不全の発症予防を目指した危険因子の低減である．ステージ B の患者は臨床徴候を示さない潜在的な心不全であり，有害な心筋のリモデリングの進行を遅らせるために ACE 阻害薬か ARB と，β 遮断薬を開始すべきである．心不全がステージ C に進行した患者では，症状のコントロールと入院の回避が大きな目標となる．適量の ACE 阻害薬か ARB，そして β 遮断薬が不可欠であるが，しかし一部の患者にはアルドステロン拮抗薬（スピロノラクトン，エプレレノン），ジゴキシン，そして経口利尿薬も有効である．心不全ステージ C の患者で適応のある場合には植込み型デバイス治療〔植込み型除細動器（ICD），心臓再同期療法（CRT）〕を検討すべきである．心不全ステージ D は心筋症の経過の終末期を意味する．一般にこれらの患者では，身体活動は高度に制限され，心疾患のために余命は極めて短い．後負荷の軽減と β 遮断薬の投与は，低血圧と腎機能障害のためにしばしば困難である．心移植または LVAD 植込みが適応となる場合がある．その他の患者では，症状の緩和と入院の回避が主要な目標であり，したがって強心薬の持続点滴静注またはホスピスが適切であろう．積極的な心不全治療の適応とならない患者では ICD の作動中止を含む終末期医療の議論が必要とされる．

ACE 阻害薬と ARB

ACE 阻害薬は収縮機能障害の患者の薬物療法の基盤となった．ACE 阻害薬の薬効とし

て降圧効果が知られているが，心不全における最大の効能はアンジオテンシンⅡの生成抑制によりその作用を阻害することである．アンジオテンシンⅡは強力な血管収縮物質であり，また線維化や炎症を惹起して病的な心筋リモデリングを促進する．V-HeFT 2 研究は心不全を対象とした ACE 阻害薬の最初の臨床研究である．この研究では，ヒドララジン/硝酸薬治療群と同程度に血圧をコントロールして比較した結果，エナラプリル治療群では死亡率が 28％減少した．その後のいくつかの無作為化試験によって，慢性左室機能障害（SOLVD 試験，CONSENSUS 試験）と，心筋梗塞後の左室機能障害（SAVE 試験，TRACE 試験，AIRE 試験）の患者に対する ACE 阻害薬の有効性が確立された．ACE 阻害薬により，1～5 年後の死亡率は一貫して約 20～25％の低下を認めた．ACE 阻害薬の開始時にはまず少量から使用し，徐々に増量する．ACE 阻害薬の開始後または増量後 1～2 週間で，血清クレアチニン値とカリウム値を検査する．クレアチニンの軽度上昇（約 30％）はよく認めるので，治療をすぐに中断すべきではない．副作用は，咳嗽（約 10％），高カリウム血症，低血圧，腎機能障害，血管浮腫，そして催奇形性である．

　ARB は ACE 阻害薬の下流で作用し，アンジオテンシンⅡ 1 型受容体を阻害する結果，アンジオテンシンⅡの生理作用を抑制する．慢性心不全の患者を対象とした ARB の最も大規模な臨床研究は，Val-HeFT と CHARM 試験である．これら 2 つの研究において，ARB は ACE 阻害薬と同等の心不全の死亡率抑制効果を示した．心筋梗塞後に左室機能障害を呈する患者を対象とした VALIANT 試験でも同様の結果であった．したがって，**ARB は ACE 阻害薬に忍容性のない患者（通常は咳嗽による）での代替薬となりうる**．ARB の投与開始方法は ACE 阻害薬と同様である．予期される副作用は ACE 阻害薬と同様であるが，咳嗽はみられない．

　異なる作用機序を有することから，ACE 阻害薬と ARB の併用がさらに心不全患者の転帰を改善することが仮説として示され，CHARM-added 試験，Val-HeFT 試験のサブグループ，そして VALIANT 試験で検証された．CHARM-added 試験では，ACE 阻害薬と ARB の併用は心不全による入院を減らし，ACE 阻害薬単独治療と比べて心疾患による死亡率は 15％減少した．対照的に VALIANT 試験と Val-HeFT 試験では，ACE 阻害薬に ARB を追加しても臨床転帰を改善しなかった．さらに，併用療法において低血圧と高カリウム血症が増加した．現時点での併用療法は，安定した心不全患者ですでに目標量の ACE 阻害薬と β 遮断薬を使用しており，腎機能が安定している場合に考慮される．高カリウム血症の頻回な観察が必須である．ACE 阻害薬，ARB，そしてスピロノラクトン（アルダクトン®）の 3 剤併用療法は推奨されない．

β 遮断薬

　レニン-アンジオテンシン-アルドステロン系阻害薬に加えて β 遮断薬療法は左室機能障害の全例で必須とされている．β 遮断薬はかつて心不全においては禁忌と考えられていたが，現在ではこの病態の管理において最も有効な薬物となった．カルベジロール（Coreg®）は軽度から中等度の心不全患者（U. S. carvedilol 試験）や，重症心不全患者（COPERNICUS 試験），そして心筋梗塞後患者（CAPRICORN 試験）を対象として研究され，**総死亡および心血管死は一貫して 25～48％減少した**．同様の効果は MERIT-HF 試験によりコハク酸メトプロロール（Toprol XL®）でも確認され，NYHA Ⅱ～Ⅲ の心不全患者において 1 年後の全死亡が 34％減少した．ビソプロロールの使用も CIBIS Ⅰ・Ⅱ試験の臨床データで支持された

が，この薬物は米国ではそれほど広く用いられていない。

　β遮断薬は低用量で開始し，目標量に到達するまで1～2週ごとに増量するとよい。β遮断薬は患者の病態は安定し，ほぼ正常体液量となり，すでにACE阻害薬かARBが投与されている患者に用いるべきである。徐脈や伝導障害を有する患者には注意する。β遮断薬治療により倦怠感もよくみられるが，通常1～2週間で改善する。気管支攣縮または低血圧が問題であれば，多くの場合β_1選択的な薬物（コハク酸メトプロロール）がより忍容性が高い。

アルドステロン拮抗薬

　アルドステロンは副腎ホルモンであり，その産生はアンジオテンシンIIによる経路と，アンジオテンシンIIとは独立している経路により活性化される。心筋においてアルドステロンは線維化と進行性の病的リモデリングをきたす。心不全におけるアルドステロンの阻害効果は，最初にRALES試験で研究され，スピロノラクトン（アルダクトン®）治療によってNYHA III～IVの心不全患者の死亡率が30%減少し，入院が36%減少したことが示された。続いてEPHESUS試験では，より選択的なアルドステロン拮抗薬であるエプレレノン（セララ®）が，すでにACE阻害薬とβ遮断薬を内服している心筋梗塞後の左室機能障害の患者の死亡率を改善することが示された。これらのデータに基づいて，アルドステロン拮抗薬は重症心不全と心筋梗塞後の左室機能障害の患者に推奨されている。主要な副作用は高カリウム血症であり，特に腎機能の低下時やACE阻害薬・ARBを併用する場合に認めるため，頻回にモニターする必要がある。アルドステロン拮抗薬は，カリウムの基礎値が5.0 mEq/L以上であるか，クレアチニンの基礎値が2.0～2.5 mg/dLを超える患者には避けるべきである。スピロノラクトンでは女性化乳房がみられることがある。

ヒドララジン/硝酸薬

　V-HeFT I研究は，慢性心不全を対象としてヒドララジンと硝酸薬を併用する効果を検証した最初の研究である。この血管拡張薬の組み合わせは，プラセボそしてプラゾシンと比較して患者の症状を改善し，死亡率を減少した。V-HeFT I研究は薬物療法が心不全の病状の進行を修正しうることを示した最初の研究であり，心不全管理において画期的な研究となった。さらにV-HeFT I研究のサブグループの解析と，対応するV-HeFT II研究によると，この併用療法はアフリカ系米国人で特に有効性が高いことが示唆された。これらの観察を受けて実施されたA-HeFT研究では，すでにACE阻害薬とβ遮断薬で治療されており，NYHA III～IVの心不全を呈するアフリカ系米国人において，死亡率が43%，心不全による入院が33%減少した。したがって，積極的な薬物療法をすでに受けており，重症心不全症状を有するアフリカ系米国人患者では，ヒドララジンと硝酸薬の併用が推奨されている。この血管拡張薬の併用は，ACE阻害薬・ARB治療に忍容性のない患者ではその代替として使用できる。最も一般的な副作用は頭痛と低血圧である。1日にいくつもの薬剤を内服するため，患者のコンプライアンスも課題となる。

ジゴキシン

　ジゴキシンは心不全に用いられた初期の薬物療法の1つである。強心配糖体であり，Na^+/K^+交換チャネルを阻害し，細胞内カルシウムを増加して収縮を増強する作用がある。DIG研究によると，ACE阻害薬と利尿薬にジゴキシンを加えた治療は心不全による入院を減らしたが，死亡率改善効果を認めなかった。重要なことは，ジゴキシン血中濃度1 ng/mL

未満が患者に最も有効だったことである。これらの結果と，ジゴキシンによる心不全症状の改善を示したその他の研究に基づき，この薬物は至適な薬物療法によってもなお心不全入院を繰り返す患者に用いられる。心房細動と心不全を呈する患者において，β遮断薬治療にジゴキシンを追加することは心拍数コントロールに有用である。腎機能障害を呈する患者では，ジゴキシンの治療域が狭く中毒が出現することがあるので注意しなければならない。ジゴキシンの副作用として，不整脈（房室ブロックを伴う心房頻拍，両方向性心室頻拍，規則的な心室応答を伴う心房細動），消化器症状，そして神経症状（錯乱，視覚障害）などが挙げられる。一般にジゴキシン中毒は血中濃度が 2 ng/mL を超えると明らかとなるが，低カリウム血症と低マグネシウム血症ではより低い濃度でも症状が出現することもある。

利尿薬

適切なアプローチの指針となる無作為研究が不足しているにもかかわらず，利尿薬は慢性心不全における体液管理のための薬物療法の主軸となっている。一般的なコンセンサスは，正常体液量を維持するために必要な最小限の利尿薬を処方することである。ループ利尿薬のフロセミド（ラシックス®），トラセミド（Demadex®），そしてブメタニド（Bumex®）は，体液量調節のための第 1 の選択肢となる。これらが ACE 阻害薬とアルドステロン拮抗薬に併用される場合には，カリウムを定期的に補充する必要はないであろう。顕著な右心不全と腹部静脈うっ滞を認める患者では，フロセミドの吸収が予測できない場合が多いので，トラセミドまたはブメタニドの投与を検討すべきである。フロセミドからトラセミド，そしてブメタニドへの変更は，約 40：20：1 の割合で行われる。ときにループ利尿薬では，体液量を正常に保てないことがある。このような場合には，遠位尿細管の肥大を防ぎ利尿を促進するためにサイアザイド系利尿薬が追加される。サイアザイド系利尿薬とループ利尿薬の併用効果は強力であるため，ごく短期間の投与か週に 3 回の投与が推奨される。どのような利尿薬でも体液量が大幅に低下することがあるため，電解質と腎機能は注意深くモニターすべきである。

強心薬

強心薬の持続点滴は，AHA ステージ D または NYHA III〜IVで，治療抵抗性の心不全症状と末梢臓器の低灌流所見のある患者に限って検討するべきである。このような患者はしばしば心移植の待機患者である。強心薬の持続点滴の適応は，患者の心係数が $2 L/min/m^2$ 未満であり，強心薬によって改善しなければならない患者である。したがって，在宅注射の可能性を含め，強心薬の開始には肺動脈カテーテル検査の施行が必要である。米国で使用可能な 2 つの強心薬は，非選択的な β 作動薬のドブタミンとホスホジエステラーゼ（PDE）阻害薬のミルリノン 2 つで，ともに収縮能改善と後負荷軽減により心拍出量を増加する薬物である。両者の血行動態への効果は似ているが，腎機能障害を認める場合や収縮期血圧が低い（85〜90 mmHg）場合にはドブタミンが好まれる。さらにドブタミンの半減期は非常に短いため，患者の強心薬の静注に対する忍容性を評価する場合に有用である。ミルリノンは血管拡張作用が強力であるため，肺動脈圧が高い患者により効果的である。強心薬の静注に関連する副作用は，低血圧（特に患者の体液量が減少している場合），心房あるいは心室不整脈，そして心室機能低下の増悪である。強心薬治療の開始前に，そのリスクと効果を十分慎重に検討しなければならない。

植込み型除細動器（ICD）

　心臓突然死（sudden cardiac death：SCD）は心不全患者の主な死亡原因である．心不全にみられる心室不整脈による死亡の一次予防において，植込み型除細動器（implantable cardioverter defibrillator：ICD）は目覚ましい進歩の代表例である．MADIT-1 と MADIT-2 研究によって，虚血性心筋症で駆出率（EF）30％以下の患者における ICD の生命予後改善効果が証明された．続いて SCD-HeFT 試験では，虚血性心筋症（ischemic cardiomyopathy：ICM）と非虚血性心筋症（nonischemic cardiomyopathy：NICM）で EF 35％以下の患者において，ICD による同様の有効性が示された．これらの臨床研究による ICD 治療の生存率改善効果を総合すると，年間に約 1〜1.5％である．したがって EF35％以下のすべての心不全患者に ICD の植込みを考慮するべきである．

　ICD 植込みの適応を理解することに加えて，ICD による一次予防治療を延期したり遅らせてもよい場合を理解することもまた重要である．NICM の患者の多くは，ACE 阻害薬や β 遮断薬治療により EF が有意に改善することがある．したがってこれらの患者では，ICD の植込み前に少なくも 3 ヵ月間の至適薬物療法を施行し，それでも心エコーで持続的な EF 低下を確認することが必要とされる．急性心筋梗塞後の早期の ICD 植込みが死亡率を改善しなかった DINAMIT 研究の結果に基づき，最近は血行再建術や急性心筋梗塞においても，ICD 植込みまで 40 日の待機期間が必要である．高齢者や，生命予後を規定する重篤な合併疾患（高度な慢性閉塞性肺疾患，悪性腫瘍，末期腎不全）を有する患者では，ICD の有用性は減少する．ICD 植込みの主なリスクとして，デバイスの感染，ジェネレーター部位の血腫，心破裂，気胸，そして不適切作動がある．ICD と心室不整脈に関するさらなる検討は第 20 章を参照．

心臓再同期療法（CRT）

　心室の非同期性は心筋症患者の約 1/3 に認め，それは心機能の効率の低下と関連する．非同期性は現在のところ QRS 時間＞120 msec として電気的に定義される．しかし，心エコーによる機械的な非同期性の評価が現在研究されている．両室ペースメーカ（biventricular pacemaker：BiV）は左室収縮を同期させ，心機能を改善するように設計されている．右房，右室と心外膜側の左室（冠静脈洞を経由して留置）の電極で構成される（右室にICDを植込む場合もある）．CRT の大規模無作為化試験は COMPANION 研究と CARE-HF の 2 研究であり，至適薬物療法（optimal medical therapy：OMT）単独の患者と比べて，BiV ペーシングは症状の改善と入院の回避に関連を認めた．また CARE-HF 研究では，BiV ペーシングによる顕著な死亡率の低下が示された．これらの臨床研究の対象となった患者は，EF 35％以下，NYHA Ⅲ〜Ⅳの心不全症状を呈し，OMT により治療され，大多数が正常洞調律であった．CRT は，重症心不全症状を呈し，OMT にもかかわらず入院を繰り返し，非同期性（QRS＞120 msec）を認める患者に考慮するべきである．

左室補助装置

　左室補助装置（LV assist device：LVAD）は，心機能障害によって急性あるいは慢性の末梢臓器低灌流を呈する患者の一部に考慮することがある．これらのデバイスは，酸素化された血液を左房または左室から脱血し，拍動流あるいは定常流ポンプによって大動脈に送血する．LVAD は短期または長期の心室補助が目的とされている．短期のデバイスには，経皮的に挿入できる TandemHeart®，そして外科的に植込む Abiomed Biventricular System®

（Abiomed Cardiovascular 社，Danvers, MA）と Biomedicus Biopump® (Medtronic-Biomedicus 社，Eden Prarie, MN）がある．これらのデバイスは，それぞれ 1～2 週間または は 1～2 カ月間の心補助が可能である．米国で現在承認されている長期の LVAD はすべて 拍動流のデバイスである〔Thoratec® VAD，Heart Mate® IP，VE と XVE（Thoratec® Laboratories 社，Pleasanton, CA）と Novocor®（World Heart 社，Ottawa, Canada）〕．

多くの場合，LVAD は移植への"橋渡し"として用いられる．しかしながら，LVAD の 植込みは移植の適応のない患者の一部にも考慮され，"恒久的"治療とされる．末期心不 全患者を対象とした恒久的治療の 2 つの無作為化臨床試験，REMATCH と INTrEPID 研究 があり，LVAD を一般的な薬物療法と比較している．いずれにおいても，LVAD により死 亡率は有意に低下したが，治療を受けた患者の半数以上が 1 年以内に死亡した．主な死因 はデバイス不全，敗血症，そして塞栓症であった．連続軸流ポンプ，完全植込み型拍動デ バイス，そして完全人工心臓の技術が開発されつつあり，臨床研究のみに限定して使用さ れている．

心移植

心移植は末期心不全の最終的な治療である．免疫抑制剤シクロスポリンにより拒絶反応 がコントロール可能となり，1980 年代に移植が成功するようになった．米国では現在約 2000 件の心移植が毎年施行されている．心移植後の生存率はとても良好であり，1 年，5 年，10 年後の生存率はそれぞれ 85%，70%，50% となっている．

心移植の適応患者の選択は，移植後の成績を規定する重要な因子である．最大限の薬物 療法にもかかわらず重症心不全症状を呈し，生命予後も限定されている患者に対して移植 を検討する．心肺運動負荷試験で 1 分あたりの最大酸素摂取量が 14 mL/kg 以下の場合は， 1 年後の生存率が明らかに低いと予測されるため，移植を最も必要とする患者の同定に使 用されている．移植の禁忌（一部は相対禁忌）は，不可逆的な重症肺高血圧症，活動性感染 症，重症慢性閉塞性肺疾患（COPD），高度な腎機能障害（低心拍出量に起因しない），重症 末梢血管疾患や頸動脈病変，重症精神疾患，凝固異常を伴う原発性肝疾患，高齢者（＞70～ 75 歳），末梢臓器障害を伴う糖尿病，そして進行性の悪性腫瘍である．

臨床経過を良好に維持するには注意深い経過観察が必須である．移植後 1 年間の主な合 併症は，急性拒絶反応と感染症（市中感染と日和見感染 ―― CMV，ノカルジア，ニューモ シスチス）である．移植後 1 年間は有害事象を減らすために，3 剤による免疫抑制療法，感 染症の予防，定期的な心内膜心筋生検を行う．1 年後以降は，冠動脈病変，腎機能障害， そして悪性腫瘍が主な生命予後規定因子である．積極的な高血圧の治療，スタチン治療， 定期的な冠動脈造影や血管内エコー，低用量の免疫抑制剤，そして悪性腫瘍のスクリーニ ングはいずれも生存期間を最大限に延長するために重要である．

予　後

心不全は重症化率と死亡率が高い．心不全で入院する患者の約 30% が 1 年以内に死亡す る．しかしながら，患者個々に予後を左右する多くの要因がある．これらの要因にはさま ざまなものがある．すなわち，心不全症状（NYHA 機能分類），検査所見（トロポニン，BNP， ナトリウム，ヘモグロビン，クレアチニン），心臓の状態（LVEF，拡張機能，肺内圧，楔入 圧），心不全の病因（ICM, NICM），合併症（心房細動，腎機能障害），薬物とデバイス治療，

そして年齢である。Seattle 心不全モデルは，患者ごとの生存可能性を評価する包括的なリスク予測法である。Seattle 心不全モデルのスコアを簡単に算出できる便利なウェブサイト（http://depts.washington.edu/shfm/index.php）もある。心不全患者のリスク層別化は，治療の方針を決定し，患者とその家族との話し合いを進めるうえで有用である。

心不全の特別なトピックス
左室機能が保たれた心不全
　急性心不全で入院する 50%近くの患者は収縮機能が保たれている（preserved systolic function）。これらの患者の大部分は拡張機能の異常を有しており，高齢者，女性，高血圧，そして糖尿病である場合が多い。さらに，心房細動と腎機能障害は一般的によくみられる合併症である。心エコーでは左室肥大と弛緩障害パターンがよく観察される。左室機能の保たれた心不全の予後は収縮不全と同様であり，3 年後の死亡率は 60%に達する場合もある。収縮機能障害の心不全と異なり，これらの患者に対する至適薬物療法を示す臨床研究は非常に少ない。CHARM-preserved といわれる CHARM 試験の 1 つのサブ解析では，カンデサルタン治療により入院の相対リスクを 15%低下させたが，死亡率には効果を認めなかった。現時点でのガイドラインは，専門家の意見に基づいており，以下の通りである。
- 血圧のコントロール（ACE 阻害薬または ARB と β 遮断薬の使用が推奨）
- 心拍数コントロールと，心房細動の患者では洞調律維持の検討
- 体液量過剰の徴候や症状を認めた場合は利尿薬を使用
- 虚血が心機能障害の原因と考えられる場合は血行再建術の考慮

ADHF における β 遮断薬
　心不全の増悪期に β 遮断薬治療をどうするかの問題は，意見が分かれており，しばしば議論となる。長期にわたって β 遮断薬の有効性は認識されてきたが，それらの陰性変力作用のため，ADHF では中止することが一般的な対応とされてきた。しかし，心不全の増悪は全身のカテコラミンの高値と関連しており，ADHF において β 遮断薬中止による転帰の悪化を示唆するデータがある。したがって，ガイドラインはたえず改訂されている。β 遮断薬の内服歴がない患者では，体液量の正常化と降圧療法を行った後に β 遮断薬治療を開始するのが適切である。しかし，長期予後の改善と関連が示されているため，退院前にすべての患者に β 遮断薬を開始することは大変重要である。すでに β 遮断療法を受けている患者では，その投与量で治療を継続するためにあらゆる手を尽くすべきである。患者が低心拍出状態である場合は，投与量を減らしてもよい。患者に強心薬治療が必要な場合には，β 遮断薬の中止が適切である。

ADHF における限外濾過と体液量コントロール
　利尿薬は心不全の体液量過剰に対する治療の主軸であるが，利尿薬の使用にはレニン-アンジオテンシン-アルドステロン系の活性化，電解質の喪失，そして腎機能障害などの多くの副作用がある。限外濾過では，これらの副作用をきたすことなく，一定の割合で水の除去が可能である。UNLOAD 試験は，ADHF で入院した患者を対象として限外濾過と通常の治療を比較した小規模の研究である。限外濾過による水の除去は，より効果的で有効であり，将来の心不全入院のリスクを減少した。短所は，特別な末梢静脈アクセスを要し，機器や装置が高額なことである。

遠隔モニターと体液量の評価

　心不全患者の身体診察での体液量評価は，心不全の専門家にとっても容易ではない．介入によって入院が回避できる潜在的な体液量過剰を同定するために，いくつかの観察方法が開発された．血圧，体重，そして症状が遠隔的にインターネットを経由してモニター可能となり（Latitude®：Boston Scientific 社, Natick, MA），臨床家が薬物療法の方針を定める助けとなる．植込み型除細動器や CRT デバイスで記録される胸腔内のインピーダンスレベルによって，水バランスの傾向が評価できる（OptiVol®：Medtronic 社, Minneapolis, MN）．これらのモニター方法は心不全患者の体液量評価を改善する可能性があるが，現在のところ心不全入院や死亡率に影響を与えるデータは限られている．

覚えておくポイント

- 左室機能障害の早期治療と予防は，高リスク症例，特に糖尿病，高血圧または冠動脈疾患を有する症例を同定し治療することにより可能になる．
- 心不全で入院する患者のほとんどは 3 つのタイプに分類される．(1)急性肺水腫と高血圧，(2)緩徐に進行する体液量の過剰，(3)低心拍出状態±体液量過剰．
- 急性非代償性心不全（ADHF）による入院治療の目標は，(1)症状の改善，(2)血行動態と体液量の正常化，(3)心・腎機能障害の最小化，(4)生命予後を改善する薬物療法の開始，である．
- 心不全管理における長期成績向上の重要な要素は，患者教育，至適な薬物とデバイス治療，そして以下のアルファベットの語呂合わせで示されるような患者の適切な経過観察である．A（ACE inhibitor or ARB：ACE 阻害薬または ARB），B（Beta blocker：β遮断薬），C〔Counseling：カウンセリング（禁煙，運動）〕，D〔Diet, Device：食事指導（減塩食，水分制限）〕，デバイス治療（適応のある場合），E（Euvolemia）：体液量の正常化，F（Follow-up appointment：次回診察の予約）．

参考文献

Bardy GH *et al*. Amiodarone or an implantable cardioverter-defibrillator for congestive heart failure. *N Engl J Med* 2005；352(3)：225-237.
Binanay C *et al*. Evaluation study of congestive heart failure and pulmonary artery catheterization effectiveness：the ESCAPE trial. *JAMA* 2005；294(13)：1625-1633.
Bristow MR *et al*. Cardiac-resynchronization therapy with or without an implantable defibrillator in advanced chronic heart failure. *N Engl J Med* 2004；350(21)：2140-2150.
Chakko S *et al*. Clinical, radiographic, and hemodynamic correlations in chronic congestive heart failure：conflicting results may lead to inappropriate care. *Am J Med* 1991；90(3)：353-359.
Chen HH *et al*. Diastolic heart failure in the community：clinical profile, natural history, therapy, and impact of proposed diagnostic criteria. *J Card Fail* 2002；8(5)：279-287.
Cleland JG *et al*. The effect of cardiac resynchronization on morbidity and mortality in heart failure. *N Engl J Med* 2005；352(15)：1539-1549.
Cohn JN, Tognoni G. A randomized trial of the angiotensin-receptor blocker valsartan in chronic heart failure. *N Engl J Med* 2001；345(23)：1667-1675.
Cohn JN *et al*. A comparison of enalapril with hydralazine-isosorbide dinitrate in the treatment of chronic congestive heart failure. *N Engl J Med* 1991；325(5)：303-310.
Cohn JN *et al*. Effect of vasodilator therapy on mortality in chronic congestive heart failure. Results of a Veterans Administration Cooperative Study. *N Engl J Med* 1986；314(24)：1547-1552.
Costanzo MR *et al*. Ultrafiltration versus intravenous diuretics for patients hospitalized for acute

decompensated heart failure. *J Am Coll Cardiol* 2007 ; 49(6): 675-683.
Dargie HJ. Effect of carvedilol on outcome after myocardial infarction in patients with left-ventricular dysfunction : the CAPRICORN randomized trial. *Lancet* 2001 ; 357(9266): 1385-1390.
Drakos SG et al. Ventricular-assist devices for the treatment of chronic heart failure. *Expert Rev Cardiovasc Ther* 2007 ; 5 : 571-584.
Effect of metoprolol CR/XL in chronic heart failure : Metoprolol CR/XL Randomised Intervention Trial in Congestive Heart Failure(MERIT-HF). *Lancet* 1999 ; 353(9169): 2001-2007.
Fonarow G. When to initiate beta-blocker in heart failure : is it ever too early? *Curr Heart Fail Rep* 2005 ; 96 : 47E-53E.
Garg R, Yusuf S. Overview of randomized trials of angiotensin-converting enzyme inhibitors on mortality and morbidity in patients with heart failure. Collaborative Group on ACE Inhibitor Trials. *JAMA* 1995 ; 273(18): 1450-1456.
Gheorghiade M et al. Congestion is an important diagnostic and therapeutic target in heart failure. *Rev Cardiovasc Med* 2006 ; 7(Suppl 1): S12-S24.
Hasan A, Abraham WT. Cardiac resynchronization treatment of heart failure. *Annu Rev Med* 2007 ; 58 : 63-74.
Hohnloser SH et al. Prophylactic use of an implantable cardioverter-defibrillator after acute myocardial infarction. *N Engl J Med* 2004 ; 351(24): 2481-2488.
Horwich TB et al. Cardiac troponin I is associated with impaired hemodynamics, progressive left ventricular dysfunction, and increased mortality rates in advanced heart failure. *Circulation* 2003 ; 108(7): 833-838.
Hunt S, Abraham WT, Chin MH, et al. ACC/AHA 2005 Guideline Update for the diagnosis and management of chronic heart failure in the adult : a Report of the American College of Cardiology/American Heart Association Task Force on Practice Guidelines. *Circulation* 2005 ; 112 : e154-e235. Available at http://www.acc.org/qualityandscience/clinical/guidelines/failure/update/index.pdf.
Intravenous nesiritide versus nitroglycerin for treatment of decompensated congestive heart failure : a randomized controlled trial. *JAMA* 2002 ; 287(12): 1531-1540.
Levy D, et al. The progression from hypertension to congestive heart failure. *JAMA* 1996 ; 275(20): 1557-1562.
McMurray JJ, et al. Effects of candesartan in patients with chronic heart failure and reduced left-ventricular systolic function taking angiotensin-converting-enzyme inhibitors : the CHARM-Added trial. *Lancet* 2003 ; 362(9386): 767-771.
Mehra MR. Optimizing outcomes in the patient with acute decompensated heart failure. *Am Heart J* 2006 ; 151 : 571-579.
Moe GW. B-type natriuretic peptide in heart failure. *Curr Opin Cardiol* 2007 ; 21 : 208-214.
Moss AJ. MADIT-I and MADIT-II. *J Cardiovasc Electrophysiol* 2003 : 14(9 Suppl): S96-S98.
Nohria A, Mielniczuk LD, Stevenson LW. Evaluation and monitoring of patients with acute heart failure syndromes. *Am J Cardiol* 2005 ; 96 : 32 G-40 G.
Packer M, et al. Effect of carvedilol on the morbidity of patients with severe chronic heart failure : results of the carvedilol prospective randomized cumulative survival(COPERNICUS)study. *Circulation* 2002 ; 106(17): 2194-2199.
Packer M, et al. The effect of carvedilol on morbidity and mortality in patients with chronic heart failure. U. S. Carvedilol Heart Failure Study Group. *N Engl J Med* 1996 ; 334(21): 1349-1355.
Pfeffer MA, et al. Effects of candesartan on mortality and morbidity in patients with chronic heart failure : the CHARM-Overall programme. *Lancet* 2003 : 362(9386): 759-766.
Pfeffer MA, et al. Valsartan, captopril, or both in myocardial infarction complicated by heart failure, left ventricular dysfunction, or both. *N Engl J Med* 2003 ; 349(20): 1893-1906.
Pitt B, et al. Eplerenone, a selective aldosterone blocker, in patients with left ventricular dysfunction after myocardial infarction. *N Engl J Med* 2003 ; 348(14): 1309-1321.
Pitt B, et al. The effect of spironolactone on morbidity and mortality in patients with severe heart failure. Randomized Aldactone Evaluation Study Investigators. *N Engl J Med* 1999 ; 341(10): 709-717.
Reis SE, et al. Treatment of patients admitted to the hospital with congestive heart failure : specialty-related disparities in practice patterns and outcomes. *J Am Coll Cardiol* 1997 ; 30(3): 733-738.
Rogers JG, Butler J, Lansman SL, et al. Chronic mechanical circulatory support for inotrope-dependent heart failure patients who are not transplant candidates : results of the INTrEPID Trial. *J Am Coll Cardiol* 2007 ; 50 : 741-747.
Rose EA, et al. Long-term mechanical left ventricular assistance for end-stage heart failure. *N Engl J*

Med 2001 ; 345(20): 1435-1443.

Taegtmeyer H, McNulty P, Young ME. Adaptation and maladaptation of the heart in diabetes : part I. general concepts. *Circulation* 2002 ; 105(14): 1727-1733.

Taylor AL, *et al*. Combination of isosorbide dinitrate and hydralazine in blacks with heart failure. *N Engl J Med* 2004 ; 351(20): 2049-2057.

The Digitalis Investigation Group. The effect of digoxin on mortality and morbidity in patients with heart failure. *N Engl J Med* 1997 ; 336(8): 525-533.

Yusuf S, *et al*. Effects of candesartan in patients with chronic heart failure and preserved left-ventricular ejection fraction : the CHARM-Preserved Trial. *Lancet* 2003 : 362(9386): 777-781.

第12章 拡張型，拘束型，肥大型心筋症の評価と管理

Jennifer L. Peura

■ はじめに

　心不全の最も一般的な成因は虚血性心筋症であるが，半数はこのカテゴリーに分類されない．本章では，虚血以外の収縮不全(拡張型心筋症)および拡張不全(拘束型，肥大型心筋症)の成因について論じる．これらの疾患の管理は根本の機能障害(収縮ならびに拡張障害)に焦点を当て，詳細は第11章で述べられている．肥大型心筋症の治療は特殊であり，以下で述べる．

■ 拡張型心筋症

　拡張型心筋症(dilated cardiomyopathy：DCM)あるいは非虚血性心筋症(nonischemic cardiomyopathy：NICM)による死亡は年間10,000人，入院は46,000人である．DCMの大半の患者において，その成因は特発性と考えられている(表12-1)．しかし，成因が可逆性である場合には個別に治療しうるため，可能であればDCMに伴う原疾患を診断するべきである．考慮すべき成因ごとに以下に述べる．

感染性
- ウイルス感染〔ヒト免疫不全ウイルス(HIV)，サイトメガロウイルス(CMV)，コクサッ

表12-1　拡張型心筋症 1,230 例における成因

特発性	50%
心筋炎	9%
虚血性心疾患	7%
浸潤性疾患	5%
周産期心筋症	4%
高血圧	4%
HIV感染	4%
結合組織病	3%
薬物乱用	3%
ドキソルビシン	1%
その他	10%

キーウイルス，インフルエンザ，アデノウイルス，エコーウイルス〕が最も高頻度である。
- Chagas 病（*Tripanosoma cruzi*）は血栓塞栓症による脳卒中，不整脈，突然死を合併する重症心室拡大（しばしば心尖部瘤を伴う）を引き起こす。巨大食道，巨大結腸もよくみられる。

中毒性
- アルコール性心筋症はしばしばみられ，DCM の 1/3 の例の成因となっている。禁酒しない場合のアルコール性心筋症患者の 5 年死亡率は 50%である。
- コカインは DCM を合併するが，（冠攣縮による）虚血性心筋症（ICM）をより高頻度に合併する。
- 化学療法薬，特にアントラサイクリン系薬（ドキソルビシン）は，DCM をきたすことが知られている。総投与量が重要で，700 mg/m^2 を超えた患者では DCM に進展するリスクが高い。トラスツズマブ（Her 2/neu に対するモノクローナル抗体）による治療も心筋症をきたすリスクが高い。これらの化学療法薬による治療開始前には，ベースラインの心エコー検査を実施するべきである。また，治療中は定期的に心機能評価を行う必要がある。

高拍出性
- 心臓内で左-右シャントを有する疾患には，心室中隔欠損症，心房中隔欠損症，動脈管開存症，Valsalva 洞破裂がある。
- 心臓外のシャントを有する病態には，医原性（透析瘻），遺伝性（遺伝性出血性毛細血管拡張症，Osler-Weber-Rendu 病）あるいは外傷に続発した場合（貫通外傷）がある。シャントが相当量になると，瘻の圧迫により心拍数の減少が生じる。
- 貧血あるいは心房細動などの無症候性頻脈患者では，頻脈誘発性心筋症をきたす。
- 高拍出性心不全特有の身体所見には，脈圧増大，大きな心尖拍動，暖かい四肢，大動脈弁通過血流増加による収縮期雑音がある。

内分泌/代謝性
- 甲状腺機能亢進症でも頻脈関連性心筋症を生じる場合がある。甲状腺の血管雑音あるいは甲状腺腫の存在が診断の一助となる。
- 褐色細胞腫における過剰の交感神経作動性アミンは，直接の心筋細胞障害の原因となりうる。
- 同様の現象がストレス誘発性心筋症（たこつぼ心筋症）でみられる。本症では，急性のストレスに引き続き心不全症状および心エコーでの可逆性の心尖部膨隆を示す。
- 過剰のコルチゾール（Cushing 症候群）あるいは成長ホルモンが DCM を引き起こす場合がある。
- カルニチンは脂肪酸の酸化に必要とされ，その欠乏により脂肪酸の集積および心筋細胞の機能障害を生じる。
- セレニウムの欠損は，特に肥満外科手術を受けた患者あるいは完全静脈栄養を受けてい

る患者ではDCMをきたすことがある。

自己免疫性
- 全身性エリテマトーデス患者ではしばしば心筋炎を生じるが，弁膜症，刺激伝導障害，心膜疾患もみられる。
- セリアック病（通常，胃腸症状，体重減少，鉄欠乏性貧血を伴う）は，特発性DCMの5%を占める。グルテンを含まない食事により患者の胃腸症状および心機能が改善する。

先天性
- 家族性DCMは，サルコメア蛋白をコードする遺伝子の変異を伴う。
- 左室緻密化障害は，正常な心室の発育停止を特徴とし，心不全，血栓塞栓症，心室不整脈を引き起こす。
- ジストロフィン-糖蛋白複合体の変異およびラミンA/C遺伝子変異から生じる筋ジストロフィ症（Duchenne型，Becker型，筋緊張型ジストロフィ症）は，DCMを伴う。
- 脂肪酸代謝の先天性異常の出現は，年間出生15,000人当たり1人と推定されている。本病態は，DCMおよび心臓突然死（SCD）の原因となる。

臨床所見
若年者では，特発性DCMは心不全の最も一般的な成因である。受診時には90%が重症症状（NYHA心機能分類ⅢあるいはⅣ）を示す。無症候性の期間が不明なため，本疾患の自然歴を決定することは困難である。症候性患者の予後は不良であり，5年死亡率は平均20%である。DCMの臨床症状，管理については，第4章ならびに第11章で詳細が述べられている。

■ 拘束型心筋症

背　景
拘束性心疾患は，心室が硬くなることによる心室流入障害を特徴とする。拘束型心筋症（restrictive cardiomyopathy）は，浸潤性（アミロイドーシス，サルコイドーシス），非浸潤性（糖尿病性，特発性拘束型心筋症）に分類される。心膜疾患（収縮性心膜炎）も同様の臨床症状を示すが，予後および治療は著しく異なる。したがって，心膜疾患の除外は重要である（第13章参照）。

成　因
浸潤性心筋疾患
アミロイドーシスは，アミロイドが間質に沈着することにより正常心筋収縮エレメントが置換され，拘束型心筋症を生じることがある。アミロイドーシスには多くのタイプがあり，心病変は原発性アミロイドーシスで最も一般的にみられる。アミロイド沈着は，組織学的に不溶性のアミロイド線維としてすべての心房，心室に認められる（コンゴレッド染色）。刺激伝導系へのアミロイドの沈着は，不整脈の原因となる。典型的な心電図では，

poor R-wave progression を伴った低電位を示す．心アミロイドーシスに特徴的な心エコー所見には，肥厚した心室壁にみられるグラニュラースパークリングパターン（斑状のエコー輝度の増強）や著明な両心房の拡大がある．心室壁肥厚の程度により，予後予測が可能である．心室壁厚が正常な例の平均生存期間が 2.4 年であるのに対して，著明な壁肥厚例では 6 カ月未満である．

　サルコイドーシスでは 5%に心病変がみられる．浸潤性，非乾酪性肉芽腫周囲の斑状の瘢痕形成により拘束型心疾患が生じるが，心サルコイドーシスで最もしばしば認められる所見は刺激伝導系障害である．病変の経過はさまざまであり，最も劇的な臨床症状は心室性頻脈性不整脈あるいは高度心ブロックによる SCD である．

　ヘモクロマトーシスは鉄代謝異常および心筋への鉄沈着により拘束型心筋症をきたす．本症には常染色体劣性遺伝による原発性のものと，鉄負荷による続発性のものがある．患者は糖尿病，皮膚の変色，心室拡張障害を示す．鉄に関する検査では，トランスフェリン飽和度の上昇が本症を最も示唆する所見で，引き続いて可能な臓器の生検（肝臓など）を行う．疾患の進行を抑制するには原因疾患の治療が最も重要であり，瀉血，キレート治療がある．

　Gaucher 心筋症，Hurler 心筋症は稀な遺伝性疾患で，浸潤性心筋症を伴う場合がある．Gaucher 心筋症は，グルコセレブロシダーゼ遺伝子の変異により lipid glucocerebroside の心臓への沈着を生じる常染色体劣性遺伝疾患である．Hurler 心筋症は，α_1-イズロニダーゼの産生原因となる染色体ペアの変異により引き起こされる遺伝性疾患であり，心臓にムコ多糖体の沈着を生じる．

非浸潤性心筋疾患

　特発性拘束型心筋症は，軽度ないし中等度の心重量の増加を特徴とする．両心房の拡大がよく認められ，10%に心耳の血栓がみられる．斑状の心内膜線維化が存在し，刺激伝導系に進展すると完全心ブロックを生じる．

　糖尿病患者は高頻度に心不全を呈する．糖尿病でみられる代謝障害が原因となり，心筋細胞のアポトーシスおよび間質の線維化をきたすと考えられている（第 29 章参照）．

心内膜心筋疾患

　好酸球増加症候群（Loeffler 心内膜炎あるいは parietalis fibroblastica ともいう）は，活性化された好酸球の細胞質内顆粒内容物の心毒性により生じると考えられている閉塞性の拘束型心筋症である．温暖な気候で生じ，心内膜肥厚および心尖部閉塞を示す．通常は劇症型の疾患で，女性よりも男性に高頻度である．コルチコステロイドおよび細胞毒性薬物の早期投与により，症状，予後の改善がみられる場合がある．

　カルチノイド心疾患は，未治療のカルチノイド症候群により生じ，病変の形成はセロトニンおよび 5-ヒドロキシインドール酢酸濃度と関連する．病変は主に右室心内膜に存在し，三尖弁閉鎖不全症が著明である．三尖弁狭窄症，肺動脈弁狭窄症もみられる．肺転移あるいは卵円孔開存（あるいは他の心内シャント）を有する症例では，しばしば左心の弁膜病変が認められる．

肥大型心筋症

はじめに

　肥大型心筋症(hypertrophic cardiomyopathy：HCM)は，原因あるいは成因が不明の心筋肥大を特徴とする．以前には，本疾患は閉塞性肥大型心筋症(hypertrophic obstructive cardiomyopathy：HOCM)あるいは特発性肥厚性大動脈弁下狭窄(idiopathic hypertrophic subaortic stenosis：IHSS)と呼ばれていた．圧負荷による求心性肥大や容量負荷による偏心性肥大とは異なり，HCM患者ではしばしば心室中隔の非対称性肥大へ進展する．僧帽弁装置が隣接する肥厚した心室中隔に向って動く〔収縮期前方運動(systoric anteriar motion：SAM)〕大動脈流出路の狭小化をきたし，心臓から駆出される血液の停滞が生じる．この動的左室流出路(LV outflow tract：LVOT)の閉塞は約30％の症例にみられ，特徴的な心雑音(後述)が認められる．米国ではHCMは若年アスリートにおけるSCDの一般的な原因であるため，スポーツ健診における本症の同定は重要である．

　HCMは最もしばしばみられる遺伝性心疾患で，常染色体優性遺伝形式を示し，浸透度および重症度はさまざまである．頻度は約500人に1人である．本症は，心筋サルコメア蛋白をコードする遺伝子の変異により生じる．βミオシン重鎖，心筋トロポニンT，ミオシン結合蛋白Cの変異が最も高頻度にみられるが，そのほかの変異も報告されている．心筋の組織学的解析により，心筋細胞の無秩序で異常な形態を伴う錯綜配列が認められる．冠動脈も傷害され，細動脈壁肥厚により冠動脈小血管病変をきたす．心筋細胞の錯綜配列，小血管病変が心室機能不全ならびに不整脈発生の原因となる．

臨床所見

　HCM患者の大半は無症状である．HCMはしばしば，患者の血縁者に対するスクリーニングにより，あるいは通常の健診で心雑音を指摘されて診断される．発症は多様であり，どの年齢層でも起こりうる．HCMの古典的臨床症状は，狭心症(心筋重量の増加，心筋内小血管病変あるいは壁応力増加による心筋酸素需要と供給のミスマッチによる)，心不全(通常は身体活動によるLVOT閉塞による)，不整脈(動悸，失神あるいは突然死をきたす)である．リスクの層別化には，突然死の家族歴を聴取することが重要である(下記参照)．

　身体所見では，HCMに特徴的な収縮期駆出性雑音が胸骨左縁下部に聴取される．この雑音は前負荷依存性で，起立やValsalva法などの前負荷軽減により増強する．一方，HCMの雑音は，蹲踞(前負荷，後負荷増強)やハンドグリップ(後負荷増強)で減弱する．亜硝酸アミルは，全身血管抵抗および左室容積を減少させてHCMの雑音を増強する．その他の身体所見として，二峰性頸動脈波，Ⅱ音分裂，Ⅳ音強盛がある(表12-2)．閉塞を示すのはHCM患者の1/3のみであるため，大半の症例では身体所見は正常である．

鑑別診断

　HCMと診断する前に，高血圧あるいは大動脈弁狭窄症による求心性肥大を除外するべきである．大動脈弁下狭窄(膜性または筋性狭窄)あるいは弁上狭窄などの流出路閉塞をきたすそのほかの比較的稀な成因も考慮するべきである．アスリートでは心筋肥大はトレーニングに対する生理的適応であると考えられ，壁応力や生理的閉塞がないことにより病的

表 12-2　肥大型心筋症における左室流出路閉塞の身体所見
胸骨左縁下の収縮期駆出性雑音
蹲踞　　　　　　　　　　　　　　　　　　　↓
ハンドグリップ　　　　　　　　　　　　　　↓
Valsalva 法　　　　　　　　　　　　　　　　↑
蹲踞から起立　　　　　　　　　　　　　　　↑
亜硝酸アミル　　　　　　　　　　　　　　　↑
Ⅱ音分裂
Ⅳ音強盛
二峰性頸動脈波

HCM と鑑別できる。僧帽弁収縮期前方運動は，小さな正常心や左室流入の著しい低下を示す状況でときにみられる。

診断的検査

　おおよそ 95％の HCM 患者が，左室肥大，ST-T 異常，下壁および前胸部誘導で深い Q 波（偽梗塞パターン），左房拡大といった心電図異常所見を示す。前胸部誘導における著明な T 波の陰転は，心尖部 HCM に特徴的である。

　心エコー法によりしばしば診断が確認される。HCM の診断基準はいずれかのセグメントで左室壁厚が 15 mm を超える場合である。心室中隔に病変がある場合には，"非対称性中隔肥大"と呼ばれる。僧帽弁逆流（MR），拡張機能障害，LVOT 圧較差の定量など，HCM のその他の形態学的特徴は，心エコー法により評価される。LVOT を通過する乱流が Venturi 効果により MR を生じ，僧帽弁収縮期前方運動（SAM）および後方に向かう MR ジェットを引き起こす。亜硝酸アミル吸入は潜在性の LVOT 圧較差の誘発に有用であり，これは身体活動により出現する圧較差に相当する。

　HCM の表現型は著しく多様である。大半の患者は，心室中隔および前側壁に病変を有する。その他の肥大領域は，後中隔，後基部自由壁であり，求心性肥大もみられる。HCM の亜型の 1 つに Yamaguchi らにより報告された心尖部 HCM があり，日本では HCM の 25％を占めているが，その他の国では 1％の頻度でしかない。このタイプは，左室遠位部における限局性の心尖部肥大により区別され，スペード様の形態を示す。

　HCM の初期診断とともに，患者は心室不整脈検出のため Holter 心電図検査を施行するべきである。さらに，モニター下運動負荷心電図検査により，運動時の心室不整脈，低血圧，胸痛など高リスクを示す所見の評価が可能である。

　侵襲的インターベンション目的で紹介された患者あるいは心外膜冠動脈疾患が疑われた患者には，左心および右心カテーテル検査を行う。冠動脈造影では古典的には，収縮期における左前下行枝中隔穿通枝の圧迫がみられる。血行動態評価は非常に重要であり，安静時に圧較差が存在する場合には，収縮期心室内圧は動脈圧よりも高値である（通常これらは同等である）。Brockenbrough-Braunwald 徴候は，動的 LVOT 閉塞の最も特異的な徴候と考えられている。心室期外収縮（PVC）刺激により代償性休止期が生じ，それに引き続く心拍による収縮性はより大きくなる。正常心では PVC 後の心拍による大動脈圧が上昇するのに対して，HCM では減少するか不変である。その結果，左室-大動脈間圧較差は増加す

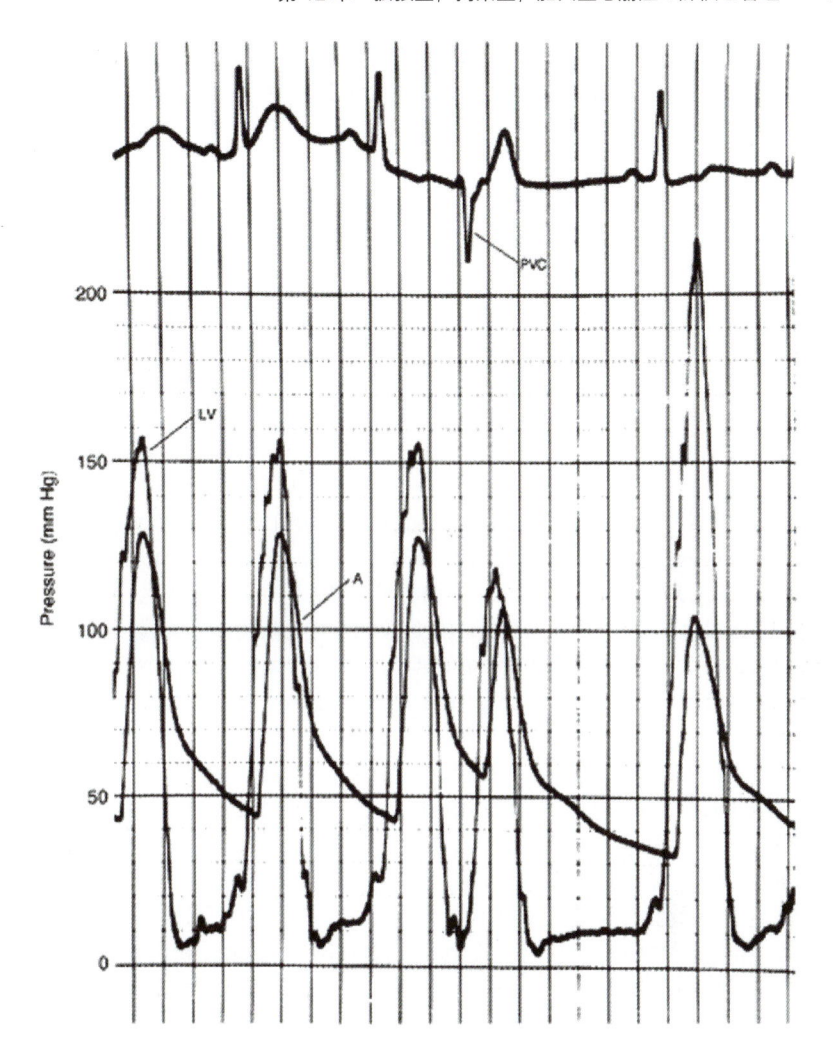

図 12-1　Brockenbrough-Braunwald 徴候。HCM 症例における大動脈（A）左室（LV）同時圧記録。最初の 3 心拍では最大収縮期圧較差は 25 mmHg である。心室期外収縮（PVC）後の最初の洞性心拍では最大収縮期圧較差は 100 mmHg 以上に増大しているが，大動脈脈圧（収縮期圧－拡張期圧）は減少している。この特徴的パターンは Brockenbrough-Braunwald 徴候として知られている。PVC 後の脈圧の減少は，動的閉塞の増強による 1 回拍出量の低下による。(Pollock SG. Pressure tracings in obstructive cardiomyopathy. *N Engl J Med* 1994；331：238 より許可を得て引用)

る（図 12-1）。

治　療

　薬物療法により，LVOT 閉塞に伴ううっ血症状の改善が得られる。β遮断薬やカルシウム拮抗薬などの陰性変力性薬物は，心拍数のコントロールや拡張期充満時間を延長させる目的で使用される。1/3 の患者は，β遮断薬で症状が改善する。ACE 阻害薬は，末梢血管拡

張作用により圧較差を悪化させるため，著明な高血圧が存在しない場合は推奨されない。硝酸薬は，前負荷を減少して LVOT 圧較差を増大するため禁忌とされる。利尿薬の使用には注意を要する。ドブタミンのような陽性変力性薬物は無効であり LVOT 圧較差を増大して著しい低血圧をまねくため有害なことがある。これは重要事項であり，周術期あるいは術後における患者の評価に際し記憶しておかなければならない。

右室心尖部ペーシングは左脚ブロック(LBBB)パターンを引き起こすため，理論的には心房-心室ペーシングにより LVOT 圧較差の生理的減少が生じる。しかし，臨床試験の成績はさまざまであるため流出路閉塞症状の治療に対するペーシングの役割は限られている。ただし，ペースメーカ植込みにより薬物による徐脈の心配がなくなり，その結果，最大限の薬物による心拍数コントロールが可能となる。

LVOT 圧較差が 50 mmHg を超え，薬物療法に難治性の重症症状を示す症例は，手術療法の候補となる。心室中隔心筋切開切除術(Morrow 法)は閉塞症状を改善するゴールドスタンダードである。本法では，経大動脈アプローチで少量の中隔心筋を切除することにより，大動脈下閉塞が除去される。経験を積んだ施設での手術死亡率は 1～2%であり，長期間のデータによると大半の症例でうっ血症状が軽減し，運動耐容能は増加する。心筋切除術単独で SAM の改善がみられない場合には，僧帽弁置換術の併用が必要となることもある。

アルコールによる中隔アブレーション(焼灼術)は，手術療法に代わる新たな治療法である。本法は，左前下行枝の第 1 主要中隔穿通枝に 95～100%アルコール 2～5 mL を注入することにより行われる。心室中隔のこの領域に梗塞を誘導することにより，心筋重量を減少させる。その結果，局所的な壁の菲薄化が生じて流出路の拡大および心室内圧較差の減少がもたらされる。アルコールによる中隔アブレーションのリスクには，永久ペースメーカ植込み術を必要とする房室ブロック(約 30%に発生)や心筋瘢痕化による SCD のリスク増加がある。

予 後

HCM の年間死亡率は 1～6%と報告され，症状のある患者集団で死亡率が高い。死亡の最も一般的な原因は SCD である。HCM の臨床像の多様性により，本症は以下のいくつかの臨床経過をたどる。(1)SCD の高いリスク，(2)薬物療法，手術療法，アブレーションを要するうっ血症状への進展，(3)心房細動への進展，脳卒中のリスク，(4)無症候性の経過。個々の患者診断確定のためのルーチンの遺伝子検査の役割は極めて限られているが，予後評価に向けた家系内の遺伝検索や次世代に対する遺伝カウンセリングに際して有用である。

合併症

心房細動

- HCM 患者の 22%に発生する。うっ血症状を認める心房サイズの大きな高齢患者でより高頻度にみられる。
- β 遮断薬あるいはベラパミル使用により，心拍数のコントロールが得られる。電気的あるいは薬理学的除細動後の洞調律維持におけるアミオダロン治療の効果は証明されていないが，現時点では選択肢の 1 つである。

表 12-3　HCM における心臓突然死の危険因子

SCD からの蘇生の既往，心室不整脈
SCD の家族歴
原因不明の失神
左室壁厚＞30 mm
運動時異常血圧
非持続性心室頻拍

- 発作性あるいは慢性の心房細動患者では，血栓塞栓症予防のためワルファリンによる抗凝固療法を実施するべきである．

心不全
- 非閉塞性 HCM 患者の 5％ に心不全への進展がみられる．
- 左室駆出率（LVEF）が著明に減少した症例では，HCM に向けた治療から通常の心不全治療に切り替えることが適切である．
- 一部の患者では心臓移植が考慮される．

心臓突然死
SCD に対するリスクの層別化は，HCM の管理に際して重要である．表 12-3 に SCD の主な危険因子を列挙した．

- 心停止あるいは持続性心室頻拍からの蘇生後に植込み型除細動器（ICD）を装着した患者は，年間 10.6％ の頻度で適切な ICD 作動がある．したがって，ICD は SCD から一命を取りとめた HCM 患者に対する標準的治療である．
- 高リスク症例における一次予防を目指した ICD 治療は広く受け入れられているが，議論の余地がある．1 つあるいはそれ以上の危険因子を有する症例における適切な ICD 作動年率は 3.6％ と報告されている．
- 強い身体活動は，SCD のトリガーとなりうる．したがって，現在の勧告は運動競技への HCM 患者の参加資格を奪うことになる．

覚えておくポイント
- 心不全症状が存在して虚血がみられない場合，拡張型，拘束型，肥大型心筋症を考慮するべきである．
- DCM の大半の症例は特発性である．DCM の成因の決定は重要であるが，それにより治療方針が影響されることは稀である．
- 拘束型心筋症と収縮性心膜炎は，治療および予後が著しく異なるため鑑別が重要である．
- 肥大型心筋症は，狭心症，心不全，失神，致死性不整脈をきたす場合がある．
- β遮断薬あるいはカルシウム拮抗薬による閉塞症状の治療および SCD のリスクの層別化は，肥大型心筋症患者のケアにおいて最も重要である．

参考文献
Caforio AL, Bonifacio E, Stewart JT, *et al*. Novel organ-specific circulating cardiac autoantibodies in

dilated cardiomyopathy. *J Am Coll Cardiol* 1990 ; 15(7): 1527-1534.
Felker GM, Thompson RE, Hare JM, *et al*. Underlying causes and long-term survival in patients with initially unexplained cardiomyopathy. *N Engl J Med* 2000 ; 342(15): 1077-1084.
Ferrans VJ, Morrow AG, Roberts WC. Myocardial ultrastructure in idiopathic hypertrophic subaortic stenosis. A study of operatively excised left ventricular outflow tract muscle in 14 patients. *Circulation* 1972 ; 45(4): 769-792.
Frustaci A, Cuoco L, Chimenti C, *et al*. Celiac disease associated with autoimmune myocarditis. *Circulation* 2002 ; 105(22): 2611-2618.
Frustaci A, Kajstura J, Chimenti C, *et al*. Myocardial cell death in human diabetes. *Circ Res* 2000 ; 87 : 1123.
Kabbani SS, LeWinter MM. Diastolic heart failure. Constrictive, restrictive, and pericardial. *Cardiol Clin* 2000 ; 18(3): 501-509.
Kamisago M, Sharma SD, DePalma SR, *et al*. Mutations in sarcomere protein genes as a cause of dilated cardiomyopathy. *N Engl J Med* 2000 ; 343(23): 1688-1696.
Kelly DP, Strauss AW. Inherited cardiomyopathies. *N Engl J Med* 1994 ; 330(13): 913-919. Kim CH, Vlietstra RE, Edwards WD, *et al*. Steroid-responsive eosinophilic myocarditis : diagnosis by endomyocardial biopsy. *Am J Cardiol* 1984 ; 53(10): 1472-1473.
Kushwaha SS, Fallon JT, Fuster V. Restrictive cardiomyopathy. *N Engl J Med* 1997 ; 336(4): 267-276.
Manolio TA, Baughman KL, Rodeheffer R, *et al*. Prevalence and etiology of idiopathic dilated cardiomyopathy(summary of a National Heart, Lung, and Blood Institute workshop). *Am J Cardiol* 1992 ; 69(17): 1458-1466.
Maron BJ, Estes NA III, Maron MS, *et al*. Primary prevention of sudden death as a novel treatment strategy in hypertrophic cardiomyopathy. *Circulation* 2003 ; 107(23): 2872-2875.
Maron BJ, McKenna WJ, Danielson GK, *et al*. American College of Cardiology/European Society of Cardiology clinical expert consensus document on hypertrophic cardiomyopathy. A report of the American College of Cardiology Foundation Task Force on Clinical Expert Consensus Documents and the European Society of Cardiology Committee for Practice Guidelines. *J Am Coll Cardiol* 2003 ; 42 (9): 1687-1713.
Maron BJ, Nishimura RA, McKenna WJ, *et al*. Assessment of permanent dual-chamber pacing as a treatment for drug-refractory symptomatic patients with obstructive hypertrophic cardiomyopathy. A randomized, double-blind, crossover study(M-PATHY). *Circulation* 1999 ; 99(22): 2927-2933.
Maron BJ. Hypertrophic cardiomyopathy : a systematic review. *JAMA* 2002 ; 287(10): 1308-1320.
Maron BJ. Sudden death in young athletes. *N Engl J Med* 2003 ; 349(11): 1064-1075.
Maron BJ, Spirito P, Shen W-K, *et al*. Implantable cardioverter-defibrillators and the prevention of sudden cardiac death in hypertrophic cardiomyopathy. *JAMA* 2007 ; 298 : 405-412.
McNally EM, MacLeod H. Therapy insight : cardiovascular complications associated with muscular dystrophies. *Nat Clin Pract Cardiovasc Med* 2005 ; 2(6): 301-308.
Nishimura RA, Holmes DR Jr. Clinical practice. Hypertrophic obstructive cardiomyopathy. *N Engl J Med* 2004 ; 350(13): 1320-1327.
Obrador D, Ballester M, Carrio I, *et al*. Presence, evolving changes, and prognostic implications of myocardial damage detected in idiopathic and alcoholic dilated cardiomyopathy by ^{111}In monoclonal antimyosin antibodies. *Circulation* 1994 ; 89(5): 2054-2061.
Olivotto I, Cecchi F, Casey SA, *et al*. Impact of atrial fibrillation on the clinical course of hypertrophic cardiomyopathy. *Circulation* 2001 ; 104(21): 2517-2524.
Robiolio PA, Rigolin VH, Wilson JS, *et al*. Carcinoid heart disease. Correlation of high serotonin levels with valvular abnormalities detected by cardiac catheterization and echocardiography. *Circulation* 1995 ; 92(4): 790-795.
Sardesai SH, Mourant AJ, Sivathandon Y, *et al*. Phaeochromocytoma and catecholamine induced cardiomyopathy presenting as heart failure. *Br Heart J* 1990 ; 63(4): 234-237.
Spirito P, Seidman CE, McKenna WJ, *et al*. The management of hypertrophic cardiomyopathy. *N Engl J Med* 1997 ; 336(11): 775-785.
Sugrue DD, Rodeheffer RJ, Codd MB, *et al*. The clinical course of idiopathic dilated cardiomyopathy. A population-based study. *Ann Intern Med* 1992 ; 117(2): 117-123.
Tai PC, ckerman SJ, Spry CJ, *et al*. Deposits of eosinophil granule proteins in cardiac tissues of patients with eosinophilic endomyocardial disease. *Lancet* 1987 ; 1(8534): 643-647.
Thompson PD, Klocke FJ, Levine BD, *et al*. 26th Bethesda Conference : recommendations for determining eligibility for competition in athletes with cardiovascular abnormalities. Task Force 5 :

coronary artery disease. *Med Sci Sports Exerc* 1994；26(10Suppl)：S271-S275.
Von Hoff DD, Layard MW, Basa P, *et al*. Risk factors for doxorubicin-induced congestive heart failure. *Ann Intern Med* 1979；91(5)：710-717.
Wittstein IS, Thiemann DR, Lima JA, *et al*. Neurohumoral features of myocardial stunning due to sudden emotional stress. *N Engl J Med* 2005；352(6)：539-548.

第13章　心膜疾患

Steven M. Ewer

■ はじめに

　心膜(pericardium)は，心臓を包む線維性の袋である。心膜は，心外膜(epicardium)と融合する薄い臓側心膜(visceral pericardium)と，より厚い壁側心膜(parietal pericardium)の2層構造からなり，この両者に囲まれたスペースが心膜腔(pericardial space)で，通常15～50 mLの心膜液(pericardial fluid)が存在する。心膜液は，臓側心膜の中皮細胞から絶えず産生されるものと，リンパ管と細静脈から吸収されてくる限外濾過液からなる。心膜は必ずしも心臓の機能にとって不可欠なものではないが，いくつかの役割を果たしている。

- 心臓を縦隔内に繋ぎとめる
- 摩擦抵抗を減らし心臓の動きを潤滑にする
- 拡張機能を増強する
- 感染や炎症からのバリアとなる
- 自律神経反射とパラクラインシグナル伝達の一端を担う

　この章では，急性心膜炎，心膜液貯留，心タンポナーデ，収縮性心膜疾患，心膜腫瘍といった心膜に関連する病態(心膜症候群)について解説する。

■ 急性心膜炎

背　景

　急性心膜炎は，最もよくみられる心膜症候群の1つであり，入院1,000件に1件の割合で診断される。心膜の炎症により特徴的な臨床像を呈する。通常，炎症は心膜に隣接する心筋にも波及する(心電図異常と血清心筋マーカー上昇の説明となる)ため，心筋心膜炎という呼び方を好む者もいる。急性心膜炎(特に特発性またはウイルス性)では，大量の心膜液貯留はあまりみられない。

原　因

　表13-1に，急性心膜炎の一般的な分類と特異的な原因を挙げた。特発性のものが症例の大半を占め，次いでウイルス性が多い。自己免疫性の機序〔膠原病性血管疾患，薬物誘発性，心膜切開後，Dressler症候群(心筋梗塞後数週～数カ月の間に約1％でみられる)を

> **表 13-1　急性心膜炎の病因**
> 1. 感染
>   a．ウイルス（コクサッキーウイルス，エコーウイルス，Epstein-Barr ウイルス，HIV）
>   b．結核
>   c．Lyme 病
>   d．その他（上記以外のウイルス，細菌，真菌，寄生虫）
> 2. 尿毒症
> 3. 膠原病性血管疾患
> 4. 心筋梗塞の急性期または亜急性期（Dressler 症候群）
> 5. 心臓手術後
> 6. 外傷
> 7. 悪性腫瘍，化学療法，放射線照射
> 8. 薬物（ヒドララジン，プロカインアミド，イソニアジド，フェニトイン，ペニシリン）
> 9. 甲状腺機能低下症
> 10. 特発性

含む）も，急性心膜炎の主要な原因である。尿毒症性心膜炎は，慢性尿毒症患者の約 1/3 でみられ，そのほとんどが血液透析を受けており，しばしば心膜液貯留を伴う。結核性心膜炎は，結核の既往や免疫不全状態の高リスク患者では常に鑑別疾患として考慮すべきものである。

臨床像

　急性心膜炎の患者は，ほぼ例外なく最近始まった胸痛を訴える。この胸痛は通常，胸骨後面または左胸部の鋭い痛みで，背中，頸部，肩へ放散する。これは胸膜炎に由来する痛みであるかもしれない。**典型的には，痛みは仰臥位で増悪し，前傾姿勢時に改善する**。患者によっては，最近ウイルス性疾患に罹患したり，発熱，咳嗽，呼吸困難を経験したことを覚えている。病初期には，心筋虚血との鑑別が難しいことがある。

　急性心膜炎における身体所見は，心膜摩擦音（pericardial friction rub）以外には特徴的なものがない。心膜摩擦音は，炎症を起こした臓側と壁側の心膜の摩擦によって生じるもので，特異的ではあるが，あまり感度は高くない。摩擦音は，高調で軋るような，ひっ掻くような音であり，典型的には 1 回の心周期の中で 3 つの構成成分（心室収縮期，拡張早期，心房収縮期）からなるが，1 成分または 2 成分しか聴取できないこともある。心膜摩擦音は，一過性かつ変動的であり，病初期にはしばしば時間単位で変化しうる。

診断的検査

　急性心膜炎の経時的な心電図記録は，病初期に時間〜日単位で特徴的な変化を示す。これらの変化はほとんどの症例でみられる（図 13-1）。
- 第 1 段階：広範囲の誘導における ST 上昇と PR 低下
- 第 2 段階：ST の正常化，T 波高の低下
- 第 3 段階：T 波陰転
- 第 4 段階：正常化

　これらの変化の中で，第 1 段階の所見だけが診断的であり，他の段階の所見は非特異的であり有用ではない。しかし，これらの段階的変化の存在が，診断を確定するのに役立つ。

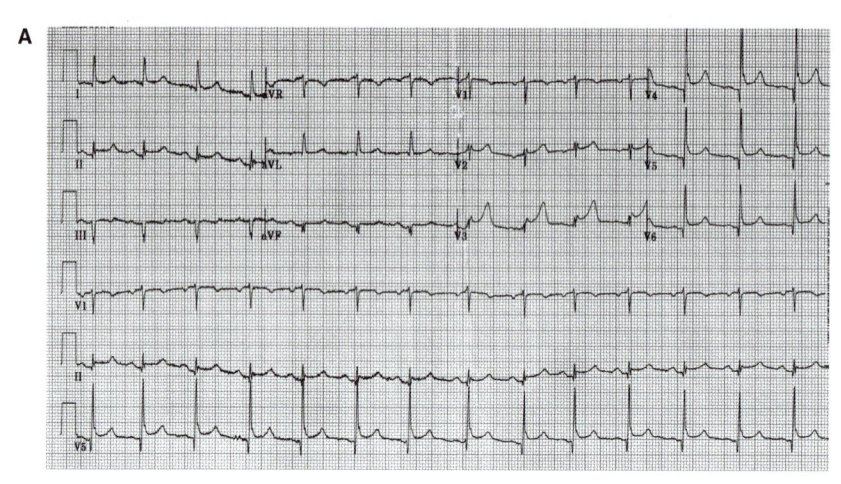

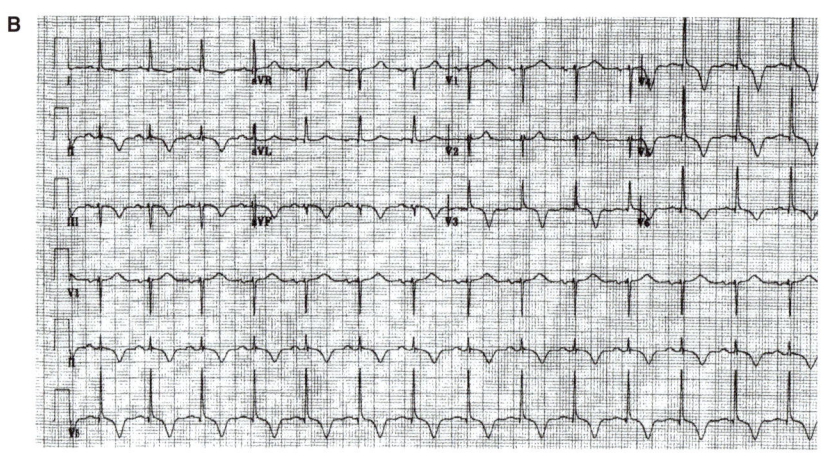

図 13-1　心膜炎の心電図。A：第1段階。広範な凹状の ST 上昇と PR 部分の低下。ただし，aV_R 誘導では，この波形の極性が逆に現れる。B：第3段階。A と同一の患者の翌日の心電図。ST の正常化と，広範囲での T 波陰転を認める。

　早期に診断し治療するための，第1段階の心電図変化と ST 上昇型急性心筋梗塞の心電図所見の重要な相違点は，急性心膜炎では冠動脈の支配分布に一致しない ST 上昇があること(Ⅰ，Ⅱ，Ⅲ誘導に同時にみられる)と，PR 低下が存在することである。しかし，両疾患の心電図所見は，かなり重複する点もあるため，心筋虚血で予測される左室の局所壁運動異常の有無をみるためにも緊急の心エコー検査が有用である。

　診断時と治療から1〜2週間後に，心膜液の貯留の有無をみるために**経胸壁心エコー検査**を行う。単純なウイルス性または特発性心膜炎では大量の心膜液貯留をみることはあまりない。大量の心膜液貯留があるときは，より広い範囲の鑑別診断を考慮し，炎症の慢性化，収縮性心膜炎，心タンポナーデといった合併症に留意する必要がある。

　血液検査では，赤血球沈降速度(ESR)，CRP，白血球数といった非特異的炎症マーカー

の上昇を認めうる。血清心筋マーカーはしばしば軽度の上昇がみられ，ある程度の心筋炎の存在を示唆する。より特異的な検査として，抗核抗体（ANA），リウマチ因子，甲状腺機能，精製ツベルクリン蛋白，血液培養などを臨床像に基づいて検査するべきである。

治 療

　治療は，アスピリン，イブプロフェン，ナプロキセン，インドメタシンといった非ステロイド系抗炎症薬（NSAID）を短期間投与する。イブプロフェンは，400〜800 mgを8時間ごとに投与する[訳注1]。症状が改善しても，瘢痕化のリスクを減らすために最低2週間投与する。最近のエビデンスでは，コルヒチンも有用であり，特に再発性の場合には有効でありうる。しかし，腎機能障害のある患者においては，毒性を避けるため注意を払う必要がある。ステロイド薬は，治療抵抗性の場合は必要になるかもしれないが，一般的には副作用と再発のリスクを高める可能性があるため，使用は避けるべきである。さらに，基礎疾患に応じて治療を行う。抗凝固薬は，稀な合併症である血性心膜液貯留のリスクを軽減するために使用を避けるべきである。他の合併症としては，再発性または慢性心膜炎，収縮性心膜炎（通常は，慢性心膜炎で生じる），心膜液貯留または心タンポナーデ（心膜血腫も含む）が挙げられる。

■ 心膜液貯留

背 景

　心膜液貯留とは，心膜腔の液体量が増加したことである。液貯留は臨床的に50 mLくらいから検出可能となり，2 L前後に達することもある。心膜液貯留は，その貯留量，増加速度と原因が重要になってくる。原因はその機序により，以下のように分類できる。
- 心膜液の産生増加（慢性炎症）
- 心膜液の吸収低下（リンパ流と静脈流の障害）
- 膠質浸透圧バランスの変化（うっ血性心不全，腎不全，低アルブミン血症）
- 外来物（血液，膿，リンパ，腫瘍の浸潤）

原 因

　心膜液貯留の原因の鑑別診断は，実質的に表13-1の急性心膜炎のものと重複するが，その頻度が異なる。急性の特発性またはウイルス性心膜炎によるものは少ない一方，慢性炎症，腎疾患，悪性腫瘍が上位にくる。基礎疾患は，心膜液貯留がみられる以前に診断されていることが多い。

臨床像

　心膜液貯留の程度はさまざまであり，検査で偶然発見されるような無症候性のものから，心膜腔内圧を上昇させ心臓を圧迫する心タンポナーデといった生命を脅かしうるものもある（下記参照）。また症状は，しばしばあいまいで非特異的であるが，易疲労感，運動耐容

訳注1：わが国での一般的な用量は，1回200 mgを1日3回。

表 13-2　心エコー検査による心膜液貯留量の推定

心膜液貯留の程度	液量(mL)	左室後壁側の貯留液厚
生理的	<50	収縮期のみに観察され，<10 mm
少量	50〜100	収縮期と拡張期に観察され，<10 mm
中等量	100〜500	10〜20 mm で前壁側にも観察
大量	>500	>20 mm で，前壁，後壁と心尖部側でも観察

能の低下，呼吸困難はよくみられる症状である．ときに，胸部の鈍痛や圧迫感を訴える場合もある．大量の心膜液貯留は心外の臓器を圧迫し，嚥下困難，吃逆，嗄声(繰り返す喉頭神経の圧迫による)や咳などといった症状を生じうる．

身体所見は，心タンポナーデ状態でない限りしばしば特徴を欠くが，大量の場合は心音が減弱し，左肺が圧迫されるため打診上左肺底部で濁音を認めることがある(Ewart's sign)．相当な液貯留があっても，心膜摩擦音を聴取することがある．

診断的検査

心電図では，QRS 波の低電位と T 波の平低化がみられる．胸部 X 線では，液貯留が 250 mL 以上になってくると心陰影の拡大がみられる．典型的には球状，または水瓶様(water bottle-shaped heart)の心陰影がみられる．CT と MRI は，心膜液貯留量，心膜肥厚の評価ができ，周囲の構造の情報も得られるといった利点がある．

経胸壁心エコー検査は，心膜膜液貯留の診断とフォローアップに有用である．心膜液の貯留量は，傍胸骨長軸像における拡張期の左室後壁側のエコーフリースペースの評価によって推定できる(表 13-2)．心エコーでは，心膜液の量と局在の評価に加え，心膜の肥厚，線維性束，水嚢胞や腫瘤の有無も検出しうる．大量の心膜液が存在するときは，特に心タンポナーデの所見の有無を評価するべきである．

診断的な心膜穿刺は，液貯留が多く穿刺しやすい場合と，管理・治療方針を決定するうえで診断的情報が必要な場合に考慮するべきである．これは，腫瘍性や化膿性心膜炎の疑いが強いときに特に重要である．穿刺液の肉眼的所見を観察した後，検体は細胞数カウント，分画をチェックし，グラム染色，培養，細胞診に提出するべきである．さらに，臨床症状に合わせて，抗酸菌染色などの特殊検査を行う．悪性心膜液貯留とは，悪性腫瘍の心膜浸潤が病理学的に証明された場合をいい，予後不良の徴候である．しかし，既知の悪性腫瘍があり心膜液貯留を伴う患者において，悪性心膜液貯留をきたすのは，わずか1/3〜1/2 である．このような多くの患者の心膜液貯留は，悪性でなく治癒可能な原因であるため，正確な診断が非常に重要となる．悪性心膜液の細胞診における陽性率は 80〜90%であり，心膜生検を行うことによりその感度はより上昇する．

治療

心膜液貯留の治療は，症候性，難治性，または感染性のものに対しては，ドレナージを行いながら原因疾患の治療を行うことになる．特殊なドレナージの方法については，第 6 章で解説する．抗凝固療法は，心膜液貯留が改善するまで避けるべきである．

心タンポナーデ

背景

　心タンポナーデとは，心膜腔に心臓の充満を障害するような十分な圧力をもった液貯留が生じることで，心拍出量の低下から生命機能が維持できなくなる状態のことである。心タンポナーデは，心原性ショックから急速に死に至る可能性のある緊急を要する病態である。心膜腔内圧は，液量，貯留速度，心膜のコンプライアンスに依存する。心タンポナーデを生じるには通常は大量の液貯留が必要だが，外傷や心臓手術では少量の局所的な出血でも心タンポナーデを生じうる。

原因

　心膜液貯留を生じうるあらゆる病態で，心タンポナーデは生じうる。最も一般的な原因は，特発性，悪性腫瘍，尿毒症，心破裂，医原性，細菌感染，結核，放射線，粘液水腫，解離性大動脈瘤・大動脈解離，心臓手術後，全身性エリテマトーデスが挙げられる。

臨床徴候

　心タンポナーデの症状は，呼吸困難，咳嗽，重度の疲労感，失神性めまい，不安感などである。進行するにつれ，尿量の減少，意識状態の変化や鈍麻，脈拍を触知できない心臓の電気的活動（無脈性電気活動 pulseless electrical activity）といったショックの徴候が現れる。心タンポナーデの身体所見には，次のようなものが含まれる。

- 頸静脈怒張
- 頻脈と低血圧
- 奇脈＞10 mmHg
- 心音の減弱
- 心原性ショックの徴候

　この中で最も感度の高い身体所見は，**頸静脈怒張**である。頸静脈の圧波形は，タンポナーデに特徴的である"顕著な x 谷と y 谷消失"を呈する（図 13-2 に右房内圧波形を示す）。吸気時に収縮期血圧が顕著に低下する**奇脈**（pulsus paradoxus）の存在も評価すべきである。通常は吸気では右室充満が増加するが，このとき心タンポナーデの圧による制約のため，代償性に左室充満の低下が起き，収縮期血圧が低下する。奇脈の見方は，血圧計のカフを収縮期血圧以上の圧に上げ，そこから呼気時にのみ Korotkoff 音が聴取されるところまでカフ圧を下げる。ここからさらに吸気時と呼気時の両方で Korotkoff 音が聴取できるところまでカフ圧を下げていく。奇脈はこの吸気時と呼気時の血圧の差である。吸気時の血圧低下が 10 mmHg より大きいときに有意な低下と考えられる。心タンポナーデ以外で奇脈を呈しうる疾患には，閉塞性肺疾患，収縮性心膜炎，心筋梗塞や肺塞栓症から生じる右心不全がある。

診断的検査

　心電図は，前胸部誘導において低電位となりうる。**電気的交互脈**（electrical alternans）は，心タンポナーデのより特異的な所見で，心膜内で心臓が振り子様に動揺するために生じる。

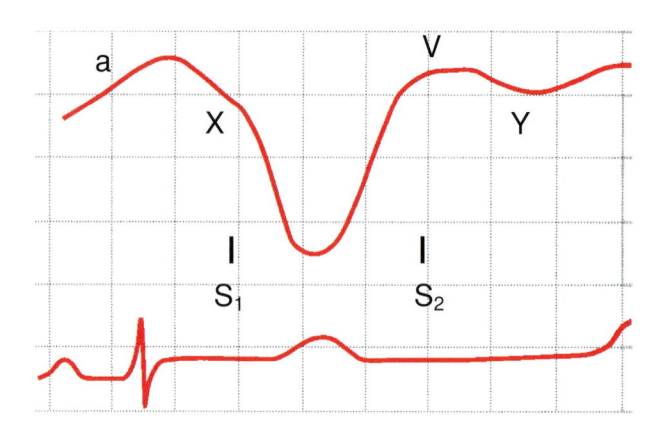

図 13-2　心タンポナーデにおける右房圧波形。顕著な x 谷と y 谷の消失に注目。(Murphy JG. Mayo Clinic Cardiology Review, 2nd ed. Philadelphia：Lippincott Williams & Wilkins；2000：854 より許可を得て引用)

　一般に心臓は心周期 2 サイクルにわたって前後に動揺するので，心拍ごとにその電位変化が心電図に現れる。
　臨床状態が許すなら，心タンポナーデが疑われたらすぐに経胸壁心エコー検査行い診断をつける。先に述べたように，大量の心膜液貯留と心臓の振り子様運動が観察される。心タンポナーデによる血行動態変化を示唆する心エコー検査所見として下記の 4 つがある。
- 収縮期の右房切痕化
- 拡張期の右室圧波形の切痕(notch)
- 圧迫してもつぶれない拡張した下大静脈
- 呼吸による三尖弁通過血流速度の変動が 50％より大きい，あるいは僧帽弁通過血流速度の変動が 25％より大きい

　右房の圧排と拡張した下大静脈は，より感度の高い所見であり，右室の圧排と Doppler による弁通過血流速度の異常は，より特異的であるが後期になってからみられる所見である。心エコー検査では，その時点での状態しか評価できないため，進行速度や致死的な血行動態の破綻がいつ生じるのかを予測することはできない。心タンポナーデは，臨床的な状態から診断されるものであり，心エコー検査は診断を確定する手段の 1 つである。いつ，どのようにドレナージをするのかは，患者の臨床的な状態に基づいて判断すべきであり，特異的な心エコー所見ではない。
　心臓手術後，または心外傷で心タンポナーデが疑われた場合，経胸壁心エコー検査では，液体貯留が限局している可能性に対して観察範囲に限界があるため，十分な評価ができない。実際，心臓手術後の出血の最も多い貯留部位は左房後側であり，経胸壁心エコー検査ではほとんど観察できない。この場合，診断には経食道心エコー検査を用いる。

治　療

　臨床的心タンポナーデでは，適宜ドレナージを行う必要がある。その方法としては，経

皮的心膜穿刺法と外科的ドレナージ法がある．ドレナージ法の選択は，患者個々の臨床的状況（緊急度，貯留液の位置，再発の可能性など）によって選択する．ドレナージを行う前に，右室の拡張期虚脱を防ぐために，**血管内容量を増すための輸液を行い，血行動態を維持**しなければならない．必要があれば，ノルアドレナリン（Levophed®）の投与を行い血圧を維持する．気管内挿管を行う場合は，鎮静剤と陽圧呼吸による前負荷の減少に注意を払って行う．

経皮的心膜穿刺は，心膜液をドレナージする迅速な手段の１つであり，血行動態の破綻が切迫している場合を含むすべての緊急を要する症例に適応がある．ベッドサイド，あるいは心臓カテーテル検査室で施行することができる．ほとんどの施行者は，エコーガイド下で穿刺し，心膜腔に入ったかどうかは穿刺針から撹拌した生理食塩水を注入して視覚的に確認する．心臓穿刺といった重大な合併症のリスクも低いながら存在する．心膜ドレナージは通常，短期間での再貯留を防ぐため，排液がなくなるまで数日間は留置する．

差し迫った血行動態の破綻がない患者では，**剣状突起下心膜切開術**が最も侵襲の少ない外科的手技であり，再発のリスクを減らす最も確実な治療である．加えて，心膜切開術では，視診，胸腔鏡検査，組織生検が可能である．胸腔-心膜開窓（pleuropericardial window）を設けることもある．合併症発現率は低い．

悪性の心膜疾患に対し，より確実な外科的管理を要する場合は，部分もしくは全心膜切除術が行われる．これには，前開胸あるいは胸骨正中切開に対する全身麻酔を要するため，病状悪化や死亡率が有意に上昇する．通常は侵襲の少ない治療が望ましいが，比較的予後が良いと考えられる患者で，より確実な治療が望ましい場合は，心膜切除術が考慮されうる．

■ 収縮性心膜炎

背 景

収縮性心膜炎は，慢性的な炎症により心膜が肥厚，瘢痕化した際に起こる．通常，癒着により心膜腔が失われるため心膜のコンプライアンスの消失を特徴とする．これにより，外側からの容量制限が生じ，心臓の血液充満が阻害される．拡張期の開始時点では，心室の充満は正常だが，コンプライアンスがないために急激に圧が上昇するため，十分に充満できない．容量制限のため，拡張末期において４つの心腔内圧の等圧化がみられる．収縮性心膜炎の典型的な所見を理解するには，この病態生理を理解することが重要である．

原 因

心膜に対するすべての慢性的な傷害（宿主の免疫応答も含め）により収縮性心膜炎を生じうる．最もよくある原因は以下のようなものである．
- 特発性あるいはウイルス性心膜炎（不顕性感染，慢性，再発性）
- 心臓手術後
- 胸部への放射線照射（リンパ腫に対するマントル照射など）
- 膠原病性血管疾患
- 末期腎不全，血液透析

- 悪性腫瘍(肺癌，乳癌，リンパ腫など)
- 結核(発展途上国における最も一般的な原因)

　特発性あるいはウイルス性心膜炎によるものは全体の45%，心臓手術後が25%，放射線照射によるものが20%を占め，その他の原因によるものは稀である。

臨床像

　収縮性心膜炎の徴候と症状は，上昇した充満圧と左心不全および右心不全によるものである。病初期は，患者は倦怠感，筋力低下，運動耐容能の低下を訴える。充満圧が上昇し続けるにつれ，下腿浮腫，腹囲増加，腹水といった右心不全の症状を訴え，最終的には労作時呼吸困難，起座呼吸，発作性夜間呼吸困難，咳嗽といった左心不全症状を訴えるようになる。これらの症状をきたすより一般的な疾患がほかにも多くあるため，強く疑ってかからなければ収縮性心膜炎の診断はできない。

　身体診察では，肝腫大，腹水，頸静脈圧の著明な上昇といった特徴的な右心不全所見がみられる。肺水腫のような左心不全の所見は，あまりみられない。収縮性心膜炎の特異的な身体所見としては以下のものが挙げられる。
- 顕著なy谷を伴った頸静脈圧上昇(急速な拡張早期の充満)(図13-3)
- Kussmaul徴候(吸気時に予想される頸静脈圧の低下がみられない，または上昇する)
- 心膜ノック音(心室充満直後の急速な等圧化によって生じる，早期の大きくて高調なⅢ音)

診断的検査

　単一の検査では，収縮性心膜炎の確定的根拠は得られない。臨床的疑いを確認するために，しばしば複数の検査を行う必要がある。胸部X線では，石灰化した心膜や胸水がみられることがある。心電図では，QRS波の低電位化，T波の陰転，または平低化と，左房拡大の所見がよくみられる。心房細動は，非常によくみられる。

　経胸壁心エコー検査では収縮性心膜炎を示唆するいくつかの間接的特徴がみられる。
- 肥厚した，エコー輝度の高い心膜
- tram-tracking(肥厚・石灰化した心膜と心外膜が一塊となり線状に見え，収縮期に心筋に癒着して一緒に動く現象)
- 圧迫してもつぶれない拡張した下大静脈
- 心室中隔の異常運動(septal bounce，急激な拡張早期の充満による)
- 拡張期における左室後壁の平坦化〔心内圧の等圧化(square root sign)またはdip-and-plateau型に相当する〕
- Doppler検査における心室間相互依存現象(ventricular interdependence)

　これら所見は特に疾患特異的ではないが，Doppler検査における心室間相互依存現象は，最も病態と関連のある所見であり，心外側からの容量制限のため，右室と左室は互いの充満を犠牲にして代償し合う状態になる。僧帽弁通過血流速度は，吸気時に減少，呼気時に増加するが，三尖弁通過血流速度は逆に吸気時に増加し，呼気時に減少する。

　両心のカテーテル検査を同時に行い，右心系と左心系の圧と心拍出量を測定することで，拘束型心筋症と収縮性心膜炎を鑑別する一助となる。血行動態測定では，a波の前の拡張

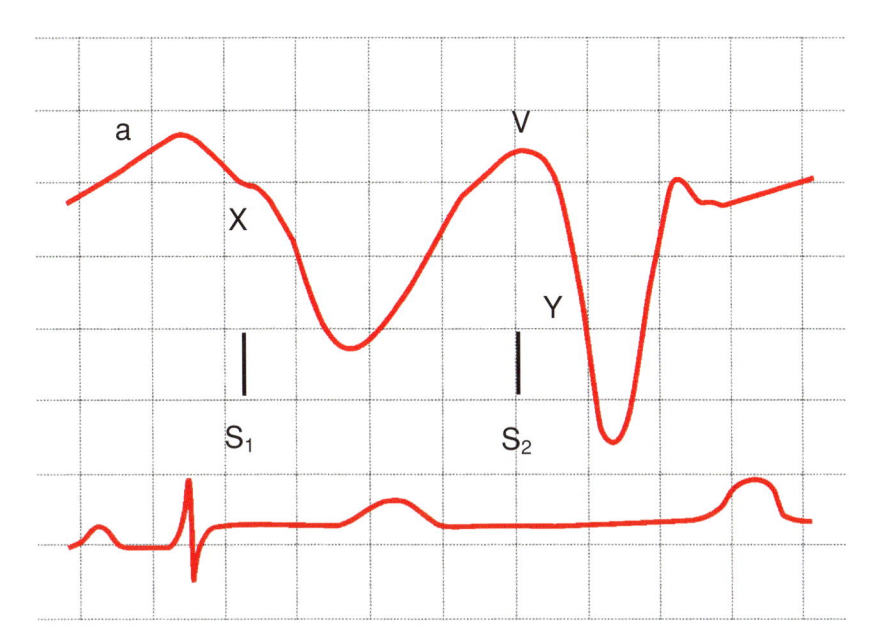

図 13-3 収縮性心膜炎における右房圧波形。顕著な(深く急峻な)y 谷に注目。(Murphy JG. Mayo Clinic Cardiology Review, 2nd ed. Philadelphia：Lippincott Williams & Wilkins；2000 より許可を得て引用)

期にすべての心腔で内圧の上昇と等圧化がみられる。右房圧では，拡張早期の増加した血流により保持された x 谷と急峻な y 谷および Kussmaul 徴候がみられる(図 13-3)。心室の内圧測定では，拡張早期の急速な血液充満から制限された容量に達した途端に突然血液充満が止まるため，拡張期圧波形は dip-and-plateau 型(square root sign)を呈する(図 13-4)。

　CT と MRI 検査は，心膜肥厚，肝静脈の拡張，右房の拡大，その他の収縮性心膜炎の診断を支持する所見の確認には有用である。これらの検査は，確定的なものではなく，あくまで収縮性心膜炎の臨床診断をサポートするためのものと考えるべきである。

　よくある診断上の問題は，収縮性心膜炎と拘束型心筋症の鑑別である。一方は心膜の，一方は心筋のコンプライアンスの減少であり，どちらも同様の心室充満の障害を生じ，実質的に徴候，症状，血行動態においてかなり重複するところがある。しかし，拘束型心筋症では心臓手術による死亡率が極めて高いため，鑑別は重要である。拘束型心筋症と収縮性心膜炎は併存することもある(例えば，胸部放射線照射後など)。ときに，術前に心筋症を除外するため，心内膜生検が必要となる。表 13-3 に，これら 2 つの病態の主な相違点をまとめた。

治　療

　収縮性心膜炎は，内科的管理の難しい疾患である。可能であれば，根本的な原因を治療することが理想である。利尿薬と減塩食が治療の基礎であるが，奏効例は限られる。外科

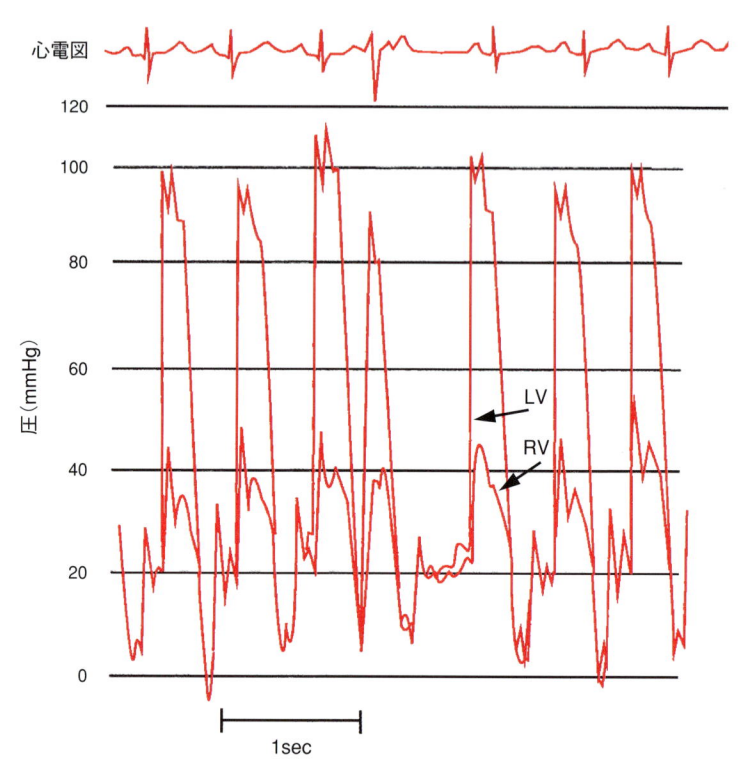

図 13-4 収縮性心膜炎における右室(RV)と左室(LV)の同時圧波形記録。顕著な dip-and-plateau(square root sign)に注目(特に心室期外収縮後)。(Marso SP, Griffin BP, Topol EJ, eds. Manual of Cardiovascular Medicine. Philadelphia：Lippincott Williams & Wilkins；2000 より許可を得て引用)

表 13-3　収縮性心膜炎と拘束型心筋症の鑑別のポイント

収縮性心膜炎	拘束型心筋症
心室間相互依存現象あり	心室間相互依存現象なし
心膜の異常所見(肥厚，エコー輝度の上昇，癒着，石灰化)	心筋の異常所見(細胞浸潤，生検での異常，刺激伝導系の障害)
組織 Doppler 速度は維持されている	拘束型拡張充満パターン
肺高血圧が軽度，もしくは認めない	有意な肺高血圧
心室中隔の異常運動	正常な心室中隔運動
LVEDP－RVEDP＜5 mmHg(等圧化の所見)	LVEDP－RVEDP＞5 mmHg
RVEDP/RVSP＞1/3	RVEDP/RVSP＜1/3
BNP 値は低値もしくは軽度の上昇(＜200)	BNP 値上昇(＞200)

BNP：脳性ナトリウム利尿ペプチド，LVEDP：左室拡張終期圧，RVEDP：右室拡張終期圧，RVSP：右室収縮期圧

的心膜切除術(心膜剥離術)が確実な治療法だが，手術死亡率は 15％にも及ぶ。生存者の 90％以上では術後に症状の改善が認められる。収縮性心膜炎は進行性の疾患であり，機能の低下した患者ほど周術期死亡のリスクが高くなるため，手術は早期に行うべきである。

心膜の腫瘍

心膜内に単発または多発性の腫瘍性病変をみることは稀なことではない。臨床像は，これまでに解説してきた心膜疾患と重複するところがあり，心膜腫瘍は心膜症候群の範疇として考えることができる。腫瘍は，心膜組織に由来する**原発性**と**転移性**のものに分類される。画像検査で偶然発見されるものから，呼吸困難や失神といった心腔の圧迫からくる症状，心膜炎，心膜液貯留や心タンポナーデ，不整脈を生じるものまである。

原発性心膜腫瘍

原発性の心膜腫瘍は極めて稀である。これに含まれる腫瘍は，主に5つある。
- 心膜嚢胞
- 奇形腫
- 中皮腫
- 血管肉腫
- 脂肪腫

心膜嚢胞は，内部に液体を満たした中皮細胞に囲まれた線維性の袋で，最もよくある原発性の心膜腫瘍である。通常3cmより小さく，しばしば右心境界に存在する。根治には外科的切除を行うが，悪性化することはないため通常は必要ない。奇形腫は若い女性に多くみられ，良性であるがかなり大きくなるため，圧迫による症状を呈しやすい。中皮腫は悪性であり，よく知られている胸膜中皮腫と同様の特徴をもつ。アスベスト曝露との関連性については賛否両論がある。血管肉腫は侵襲性の強い悪性腫瘍で，心膜組織または心筋組織から発生しうる。心膜脂肪腫は，他の臓器でみられる脂肪腫と同様である。

転移性心膜腫瘍

転移性心膜腫瘍は，原発性心膜腫瘍に比べ100〜1,000倍の頻度であり，通常は末期状態を意味する。それゆえ，心膜転移がみられるときには，悪性腫瘍の診断は確定していることが多い。心膜転移が高頻度にみられる悪性腫瘍には，**肺癌**(33%)，**乳癌**(19%)，**血液系の腫瘍**(13%)が挙げられ，これらの悪性腫瘍で全体の2/3を占める。**悪性黒色腫**は，全体としての頻度は低いが，最も心膜転移を起こしやすい。心膜転移には，リンパ行性転移(肺癌，乳癌)，血行性転移(白血病，リンパ腫，悪性黒色腫)，直接浸潤(肺癌，食道癌)の3つの経路がある。リンパ行性転移は心膜液貯留を生じやすく，血行性転移では血性心膜液貯留を生じやすい。

診断は，さまざまな画像検査，心膜液検査と，可能であれば心膜生検を行う。全身的な抗癌治療に加え，ドレナージや放射線治療による局所療法と，ときに抗癌剤の心膜腔内投与も行われる。予後は極めて不良であり，治療戦略は緩和療法が主体となる。

覚えておくポイント

- 急性心膜炎では，しばしば胸痛と心電図の ST 上昇がみられるため，急性心筋梗塞を直ちに鑑別しなければならない．
- 体位もしくは胸膜由来の胸痛，心膜摩擦音，心電図における PR 低下，冠動脈の支配領域に一致しない ST 上昇と，心エコーで局所左室壁運動異常が認められない場合は，心筋梗塞ではなく急性心膜炎の可能性が高い．
- 急性心膜炎の治療は，NSAID とコルヒチンを用いる．
- 心膜液貯留は，画像検査に基づいて診断・評価するが，心エコー検査が特に有用である．大量の貯留があったときは，心タンポナーデを除外すべきである．
- 診断的心膜穿刺は，その基礎疾患として感染性または悪性腫瘍が疑われるか不明であり，位置や量的に穿刺しやすい場合に適応となる．
- 心タンポナーデの徴候は，頸静脈圧の上昇，頻拍，低血圧，奇脈と心電図上の電気的交互脈である．
- 心タンポナーデの治療は，血管内容量を維持するための輸液と適切なドレナージである．
- 倦怠感と右心不全徴候があり，心膜疾患，心臓手術歴，胸部への放射線治療の既往がある患者では，収縮性心膜炎の可能性を考慮する．
- 収縮性心膜炎の診断では，まずそれを疑うことが大切であり，確定診断には一般に複数の検査を要する．拘束型心筋症を鑑別しなければならない．

参考文献・推奨文献

Appleton PA, Hatle LK, Popp RL. Cardiac tamponade and pericardial effusion : respiratory variation and transvalvular flow velocities studied by Doppler echocardiography. *J Am Coll Cardiol* 1988 ; 11 : 1020.

Braunwald E, ed. Heart Disease : A Textbook of Cardiovascular Medicine, 5th ed. Philadelphia : Saunders ; 1997 : 1481-1533.

Fuster V, Alexander RW, O'Rourke RA, eds. Hurst's the heart, 10th ed. New York : McGraw-Hill, 2000 : 2064.

Guberman BA, Fowler NO, Engel PJ, *et al*. Cardiac tamponade in medical patients. *Circulation* 1981 ; 64 : 633.

Hatle LK, Appleton CP, Popp RL, *et al*. Differentiation of constrictive pericarditis and restrictive cardiomyopathy by Doppler echocardiography. *Circulation* 1989 ; 79 : 357-370.

Maisch B, Seferovic PM, Ristic AD, *et al*. Guidelines on the diagnosis and management of pericardial diseases executive summary ; The task force on the diagnosis and management of pericardial diseases of the European Society of Cardiology. *Eur Heart J* 2004 ; 25(7) : 587-610.

Marso SP, Griffin BP, Topol EJ, eds. Manual of Cardiovascular Medicine. Philadelphia : Lippincott Williams & Wilkins ; 2000 : 354-383.

Oh J, Hatle LK, Seward JB, *et al*. Diagnostic role of Doppler echocardiography in constrictive pericarditis. *J Am Coll Cardiol* 1994 ; 23 : 154-162.

Spodick DH. The Pericardium : A Comprehensive Textbook. New York : Marcel Dekker ; 1997.

第14章　肺高血圧症と右心不全

Raksha Jain

はじめに

　肺血管は概して弾力があり，伸展性が高く，全身血管の1/10の低い抵抗の循環である。通常，薄い壁の右室はほとんど抵抗なく肺に血液を送り出す。肺高血圧症（pulmonary hypertension：PH）は，血管の収縮や閉塞，および動脈，毛細血管，静脈レベルでの肺血管循環のうっ滞により生じる。肺高血圧症は最終的には右心不全をきたすこともあり，高い合併症発症率と死亡率に関係する。

定　義

　肺高血圧症は右心カテーテルにより測定された平均肺動脈圧が安静時25 mmHg以上，労作時30 mmHg以上と定義される。左室拡張終期圧（LVEDP）や肺動脈楔入圧（PCWP）15 mmHg以上と定義される左心不全の結果として肺高血圧症が起こりうる。一方で，肺高血圧症は左心不全から独立して生じることもあり，このような場合では左室拡張終期圧や肺動脈楔入圧は正常である。肺動脈性肺高血圧症（PAH）は肺高血圧症の一型であり（表14-1），その特異な機序や血管作動物質による治療について多くの研究が行われている。

病　因

　肺高血圧症は急性あるいは慢性に起こる。急性肺高血圧症の原因には，左心不全による肺水腫，急性呼吸促迫症候群や肺塞栓症が含まれる。急性肺高血圧症では肺動脈収縮期圧（PASP）は軽度に上昇することがあるが50 mmHgは超えない。また，右室の大きさも正常である。持続的に高い肺動脈圧に曝されると，右室のリモデリングによる肥大を生じ，最終的に拡大をきたす。この結果より高い肺動脈圧（＞50 mmHg）を生じることが可能となる。肺高血圧症の患者を評価する際，基礎となる慢性的な状態および特殊な病因があるかの検索が重要である。肺高血圧症の分類を表14-1に示す。

　右心不全は，最も一般的には左心不全による肺高血圧症に伴ってみられる。しかし，右心不全は以下の状態のように肺高血圧症を伴わないこともある。

- 右室梗塞：右室前負荷に大きく依存し，静脈拡張薬（硝酸薬）などの薬物は全身の収縮期血圧の劇的な低下を引き起こす。
- 不整脈原性右室異形成：一般的に右室において，心筋層が線維脂肪に置換される。通常

表 14-1 肺高血圧症の分類

肺動脈性肺高血圧症（PAH）
特発性（従来の原発性肺高血圧症）
家族性
各種疾患に伴うもの
　膠原病性血管疾患（強皮症，全身性エリテマトーデス，混合性結合組織病）
　先天性体-肺シャント
　門脈肺高血圧症や肝肺高血圧症
　HIV 感染
　薬物や毒物（食欲抑制薬 ── fenfluramine，菜種油，メタンフェタミン，コカイン）
　甲状腺疾患
　遺伝性出血性毛細血管拡張症
　その他：糖原病，Gaucher 病，異常ヘモグロビン症，骨髄増殖性疾患，脾摘
明らかな静脈あるいは毛細血管の病変を伴う
　肺静脈閉塞性疾患
　肺毛細血管腫症
肺静脈性肺高血圧症
左心不全（収縮不全または拡張不全）
左心の弁膜症
低酸素血症に伴う肺高血圧症
慢性閉塞性肺疾患（COPD）
間質性肺疾患
睡眠呼吸障害（閉塞性睡眠時無呼吸症あるいは肥満性低換気症候群）
長期にわたる高地での活動
肺胞低換気障害
慢性血栓塞栓症に伴う肺高血圧症
遠位あるいは近位肺動脈の血栓塞栓性閉塞
肺塞栓症（腫瘍，寄生虫，異物）
その他
サルコイドーシス，リンパ管平滑筋腫，肺血管の外部からの圧迫

出典：the 1998 World Symposium of Primary Pulmonary Hypertension sponsored by the World Health Organization

は心不全の前に不整脈がみられる。
- Uhl 奇形：いわゆる"羊皮紙心"であり，右室の心筋層の先天的な欠損である。
- 重症急性肺塞栓症：右室はこの状況では高圧を生じることができないので，肺動脈収縮期圧の上昇を伴わずに拡張する。しかし，慢性血栓塞栓症では，右室は徐々に肥大し，より高圧を生じることができるようになる。

疫 学

　肺高血圧症の発症率は患者背景により異なる。特発性肺高血圧症の発症は 100 万人に 1～2 人といわれている。肺高血圧症は特に強皮症の患者で頻度が高く，なかでも CREST（皮下石灰沈着，Raynaud 現象，食道蠕動低下，手指硬化，毛細血管拡張）の亜型では 20～30％と推測される。HIV 感染に伴う肺高血圧症は 2～4％で，肝硬変に伴うものは 2～5％である。

表14-2　肺高血圧症機能評価：修正 NYHA(New York Heart Association)分類

肺高血圧分類
- クラスⅠ―身体活動に制限なし。日常的な身体活動では過度の呼吸困難や疲労，胸痛，失神を生じない。
- クラスⅡ―身体活動に軽度の制限あり。安静時は無症状。日常的な身体活動で過度の呼吸困難や疲労，胸痛，失神を生じる。
- クラスⅢ―身体活動に著しい制限あり。安静時は無症状。通常以下の活動で過度の呼吸困難や疲労，胸痛，失神を生じる。
- クラスⅣ―いかなる身体活動でも症状が出現する。安静時にも呼吸困難または疲労を生じる。あらゆる身体活動で自覚症状が増悪する。右心不全徴候がみられる。

出典：1998 World Symposium of Primary Pulmonary Hypertension sponsored by the World Health Organization

原　因

病態生理

　PAH の血管リモデリングは，ホメオスタシス調整経路が多数障害された結果であり，特に血管収縮，平滑筋細胞増殖，血栓症を引き起こす肺内皮細胞障害に関連している。
　重要な役割を果たす個々の要因を以下に示す。

- 一酸化窒素(NO)：内皮から放出され，肺血管拡張物質として作用する。PAH 患者の呼気では NO レベルが低下している。
- エンドセリン-1〔endothelin(ET)-1〕：内皮で産生されるこのペプチドは強い血管収縮物質である。PAH 患者は肺血管内皮細胞における ET-1 の発現が増加している。
- プロスタサイクリン：内皮や全身組織で産生され，血管拡張作用とともに血小板凝集抑制作用をもつ。PAH 患者では産生が低下している。
- 内皮増殖と変性：叢病変の形成や血管平滑筋細胞数の増加，血管外物質沈着の増加は，肺血管の狭小化や硬化を引き起こす。この分子経路の一部は BMPR-Ⅱ（骨形成蛋白受容体 bone morphogenic protein receptor Ⅱ）を介する。この遺伝子変異は家族性 PAH 患者の 50％に，特発性 PAH 患者の 25％にみられる。
- 血小板活性化：血栓症が増加する傾向にある。

臨床像

臨床所見と病歴

　最もよくみられる症状は労作性呼吸困難である。しかしながら，肺高血圧症や右心不全の症状はしばしば非典型的で，疲労感，すぐに満腹になる，食欲不振などもある。また，動悸，失神，胸痛，喀血，咳を生じることもある。右心不全が重症化すると，しばしば下腿浮腫や体重増加，腹水による腹囲の増加を認める。修正 New York Heart Association (NYHA)分類は症状の重症度を分類する方法の１つである(表 14-2)。
　患者に確認すべき肺高血圧症の危険因子は以下の通りである。

- 肺高血圧症の家族歴
- 喫煙歴
- 膠原病性血管疾患(特に強皮症)

- HIV 感染
- 肝疾患や肝硬変
- 食欲抑制薬やコカイン，メタンフェタミンといった違法薬物の使用歴
- 遺伝性出血性毛細血管拡張症や鎌状赤血球症などの遺伝性疾患
- 血栓塞栓症の危険因子（過凝固状態）
- 全身系から肺系への心内シャントをもつ先天性心疾患（例えば，心房中隔欠損症）

身体検査

肺高血圧症の身体徴候には**右室抬動**(heave)と II 音肺動脈成分（II P）の亢進がある。右心不全があると，通常は頸静脈怒張や右側Ⅲ音，拍動性のうっ血肝，腹水，下腿浮腫がみられる。しばしば三尖弁逆流を生じ，巨大 V 波の原因となる。

管　理

診断的検査

肺高血圧症や右心不全が疑われたら，まず**生理食塩水を攪拌して作成した微小気泡を使う検査と併せた Doppler 心エコー検査**が行われる。これにより肺動脈収縮期圧や右室の形態がわかり，疾患が慢性かどうかの決定に役立つ。肺動脈収縮期圧が推測できるような明らかな三尖弁逆流がすべての患者に認められるわけではないので，心エコー検査の限界を理解することは重要である（第 25 章参照）。収縮終期の心室中隔の平坦化は右室圧の上昇を示している。生理食塩水による微小気泡検査では心内シャント（心房中隔欠損，卵円孔開存），動静脈シャントや肺内シャント（肝疾患や遺伝性出血性毛細血管拡張症）を見つけることができる。心エコー検査はまた，肺高血圧症や右心不全を引き起こす左心不全や，僧帽弁の逆流や狭窄といった弁膜異常も明らかにする。他の一般的な診断的検査は表 14-3 の通りである。

以下のような**心電図**所見は肺高血圧症や右心不全の手掛かりとなる。

- 右軸偏位：QRS 軸＞90°
- 右室肥大：V_1誘導での R 波優位（＞7 mm あるいは R/S 比＞1）
- 右房異常：Ⅱ，Ⅲ，aV_F誘導にて P 波高＞2.5 mm
- 右室梗塞：Ⅱ，Ⅲ，aV_Fおよび V_4R（ときに V_1）誘導での ST 上昇
- $S_ⅠQ_ⅢT_Ⅲ$パターン：右室のストレインを示し，古典的には急性肺塞栓症でみられる

肺高血圧症や右心不全を診断するゴールドスタンダードは**右心カテーテル検査**であり，いまだ肺高血圧症の評価や管理に必須である。右心カテーテル検査は，肺高血圧症や右心不全の診断を確定したり，上昇した楔入圧から肺静脈性肺高血圧症を明らかにする，心拍出量の測定，左-右シャントの同定などに有用である。PAH が確定すれば，重篤な右心不全が存在しない限り（平均右房圧＜20 mmHg，心係数＞1.5 L/min/m^2），短時間作用型のアデノシンやエポプロステノールの静脈内投与，または一酸化窒素吸入による血管拡張試験を行うべきである。カルシウム拮抗薬は，特に重篤な右心不全患者において全身の血圧低下や失神，循環虚脱を引き起こすため，現在では血管反応性を評価するために用いることは推奨されない。血管反応性は，心拍出量の低下を伴わない，10〜40 mmHg の平均肺動脈

表 14-3 肺高血圧症の診断的検査

- 生理食塩水による微小気泡を使う検査と併せた Doppler 心エコー検査
- 胸部 X 線撮影：肺実質の異常（肺気腫，間質性肺疾患）の評価
- 換気血流比スキャン：慢性肺血栓塞栓症の評価
- 心電図：右室肥大，右房拡大の証明
- 6 分間歩行酸素測定と肺機能検査：運動耐容能の評価と酸素需要のミスマッチ（酸素飽和度＜90％）の同定，閉塞性あるいは拘束性肺疾患の評価
- 動脈血ガス：肺高血圧症の原因と進行の一因となりうる慢性高炭酸ガス血症と低酸素血症の同定
- 血液検査：HIV，抗核抗体，ENA，抗 Scl70 抗体，抗セントロメア抗体，RNP，TSH，ヘモグロビン電気泳動
- 血管拡張試験と併せた右心カテーテル検査：ゴールドスタンダード

初期検査に次ぐさらなる検査
- 経食道心エコー検査：心内シャント（卵円孔開存，心房中隔欠損）の評価
- 胸部 CT：血栓塞栓症や肺実質疾患の評価
- 肺動脈造影：先行する検査で診断がつかなかった場合の血栓塞栓症の評価
- 終夜睡眠検査：過度のいびき，日中の眠気，朝の頭痛の病歴があるときや他の原因が同定されないときに，睡眠呼吸障害の評価
- 凝固亢進検査：説明のつかない血栓塞栓症の評価（ループスアンチコアグラント，抗カルジオリピン抗体，プロテイン S と C，凝固第 V 因子 Leiden，プロトロンビン遺伝子変異，ホモシステイン，アンチトロンビンⅢ）

ENA：可溶性核抗原

圧の低下と定義される。

治療

肺高血圧症の基礎疾患により治療が決まる。例えば，左心不全による二次性の肺静脈性肺高血圧症は，利尿薬やアンジオテンシン変換酵素（ACE）阻害薬といった適切な心不全の薬物療法を要し，あまり血管作動薬を必要としない。血栓塞栓症による二次性の肺高血圧症は，抗凝固療法や適応があれば血栓内膜摘出術を行うべきである。

ここ数年間，PAH の治療は，症状の軽減，機能の回復，QOL の改善，一部の症例では生存期間の延長が得られるなど，大きく進歩している。しかし根治的な治療はない。

一般的な治療
- 酸素補給は酸素飽和度＜89％の場合には必要である。低酸素性の血管収縮を避けるため，90％以上の酸素飽和度を 24 時間維持することが目標である。
- 強心薬（ジゴキシン）は右心機能，心拍出量や症状を改善させるかもしれないが，予後改善を証明したデータはない。
- ワルファリンによる抗凝固療法は，局所の血栓形成と血栓塞栓症再発の予防を目的に，多くの重症肺高血圧症患者に適応がある。また，右-左シャントのある患者の脳梗塞も防ぐ。しかし，抗凝固療法は喀血や肺出血のリスクがあるため，Eisenmenger 症候群の患者には禁忌となる場合もある。また，PAH のなかにも，慢性上部消化管出血のため禁忌とされているものがある（強皮症や門脈肺高血圧症）。
- 利尿薬は腹水や足の浮腫の管理に有効であるが，右室前負荷や心拍出量の過度の低下をきたさないよう注意すべきである。
- 妊娠は避けるべきである。肺高血圧症合併患者の母体致死率は 30～50％に達する。**避妊**が勧められる。

```
                    ┌─────────────────────┐
                    │ 症候性肺動脈性肺高血圧症 │
                    └──────────┬──────────┘
                               │
                  ┌────────────┴────────────┐
                  │ 一般治療：経口抗凝固薬，利尿薬，酸素 │
                  └────────────┬────────────┘
         ┌───────────┬─────────┼─────────┬───────────┐
   ┌─────┴─────┐ ┌───┴───┐ ┌───┴───┐ ┌───┴───┐
   │ カルシウム拮抗薬 │ │NYHA II│ │NYHA III│ │NYHA IV│
   └─────┬─────┘ └───┬───┘ └───┬───┘ └───┬───┘
```

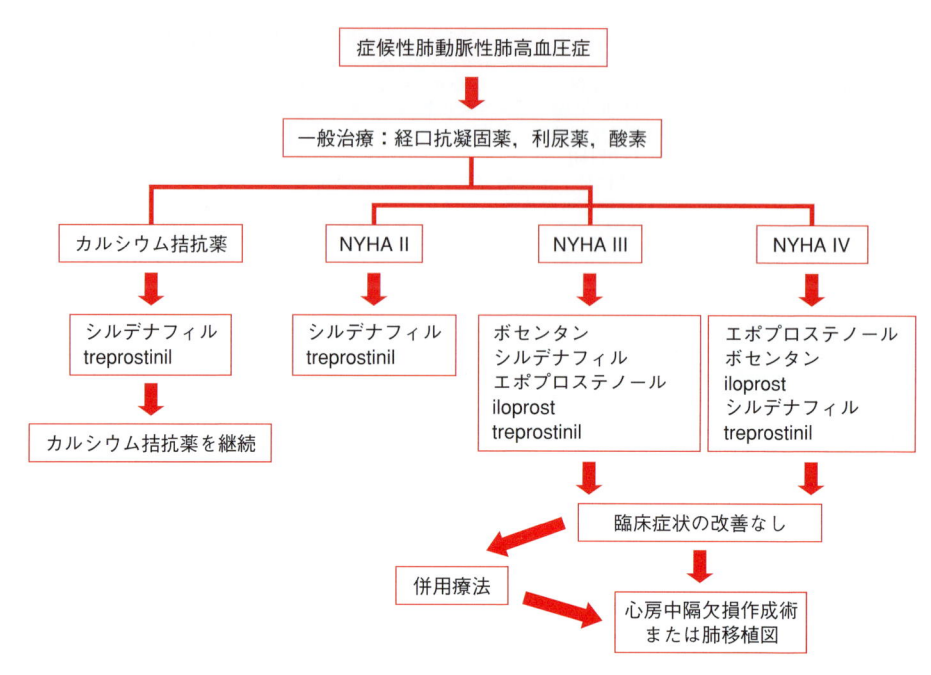

図 14-1 肺高血圧症患者の治療へのアプローチ。(Badesch DB, Abman SH, Simonneau G, et al. Medical therapy for pulmonary arterial hypertension. Chest 2007；131：1925 より許可を得て引用)

カルシウム拮抗薬分岐：シルデナフィル／treprostinil → カルシウム拮抗薬を継続
NYHA II：シルデナフィル／treprostinil
NYHA III：ボセンタン／シルデナフィル／エポプロステノール／iloprost／treprostinil
NYHA IV：エポプロステノール／ボセンタン／iloprost／シルデナフィル／treprostinil
→ 臨床症状の改善なし → 併用療法 または 心房中隔欠損作成術または肺移植図

- 禁煙や薬物指導は，喫煙歴やコカイン，食欲抑制薬使用歴のある患者に有効である。

肺動脈性肺高血圧症に対する血管作動薬

　血管拡張薬は PAH のコントロールや症状の軽減に非常に有効となりうる。PAH に対する血管拡張薬使用を支持するデータは，主に特発性 PAH あるいは強皮症関連 PAH で NYHA Ⅲ〜Ⅳの患者を対象としている。他の患者群にデータをあてはめるには注意が必要である。治療は複雑となり，患者の年齢，併存疾患，精神状態，機能分類や血行動態に基づく疾患重症度によって個々に判断される（図 14-1）。薬物の開始時や増量時は密に経過を追う必要がある。血管作動薬が考慮される場合は専門医に紹介すべきである。

　カルシウム拮抗薬〔ニフェジピン(Procardia®，アダラート®)，ジルチアゼム(Cardizem®)〕：右心カテーテル検査で明らかな血管拡張反応がみられれば，カルシウム拮抗薬は有効であろう。カルシウム拮抗薬は平滑筋を弛緩しそれにより肺および全身血管系を拡張するが，陰性変力作用を示し，反射的に交感神経のα受容体反射を亢進させうる。ニフェジピンが最も一般的に使用されるが，安静時頻拍のある患者にはジルチアゼムがより適している。ベラパミルは陰性変力作用を有することから避けるべきである。反応が持続しなければ，他の血管拡張薬を考慮すべきである。

　プロスタノイド〔エポプロステノール(フローラン®)，treprostinil(Remodulin®)，iloprost (Ventavis®)，ベラプロスト)〕：プロスタサイクリンは cAMP 産生を介する血管平滑筋細胞の弛緩により血管を拡張する。また，平滑筋増殖や血小板凝集も抑制する。合成プロス

タサイクリンであるエポプロステノールは，NYHA ⅢあるいはⅣの患者において運動耐容能，血行動態や生存率を改善する。エポプロステノールは入院で導入し，月単位で慎重に増量しなければならない。薬物に関連する副作用には，顎痛，頭痛，下痢や筋骨格痛がある。非常に短い半減期（2分以内）のため，突然の中断はリバウンドによる高血圧および右心不全を引き起こすリスクがあり，決して急に中断してはならない。treprostinil や iloprost といった半減期が長い安定性のある新しい類似薬は，皮下注射や吸入に適しているが有効性は低いようである。

　エンドセリン拮抗薬〔ボセンタン（トラクリア®），sitaxsemtam, ambrisentan〕：エンドセリン（ET）-1 は ET_A 受容体を介して直接血管収縮薬として作用し，平滑筋細胞の増殖を引き起こす。ET_B 受容体の活性化は ET-1 のクリアランスを高め，内皮細胞からの NO やプロスタサイクリンの産生を誘導し，血管を拡張させる。ボセンタンは ET_A と ET_B の両受容体のアンタゴニストであり，PAH 患者において，プラセボと比較し運動耐容能や臨床所見増悪までの時間を改善する。ボセンタンは肝臓で代謝されるため肝機能検査が上昇している患者には注意すべきである。sitaxsemtam, ambrisentan は選択的 ET_A 受容体拮抗薬であり同様の有効性がある。

　ホスホジエステラーゼ（PDE）Ⅴ阻害薬〔シルデナフィル（バイアグラ®，レバチオ®）〕：PDE Ⅴ阻害薬は，PDE Ⅴを阻害することで cGMP 分解を阻害し，NO 依存性 cGMP 活性を高めて血管を拡張する。シルデナフィルは，PAH 患者において血行動態や臨床症状を改善する。

　一酸化窒素（NO）：NO は cGMP を介して直接平滑筋を弛緩させる強力な血管拡張薬である。吸入 NO は PAH 患者において短期的な効果を認めるが，長期的な治療薬としての有効性はいまだ研究段階である。

外科的治療

　心房中隔欠損作成術：治療抵抗性の右心不全，特に失神を繰り返す患者に対し，心房中隔欠損を作る治療法である。右房と左房の間に孔をあけることにより，右房および右室の高い圧力は"減圧"され，左室流入と心拍出量が改善する。しかし，これは本質的には Eisenmenger 症候群と同様の状態を作ることであり，右-左シャントを生じて全身酸素飽和度は悪化する。この手技に関連する死亡率は高いため，多くの経験をもつ施設のみで施行されるべきである。

　肺あるいは心肺移植：肺あるいは心肺移植は薬物療法抵抗性の患者に選択される。肺高血圧症患者における肺移植の適応基準は，最適な薬物療法にもかかわらず NYHA Ⅲ またはⅣである。PAH 患者では右室は多くの症例で回復するので，心臓同時移植が必要となることは稀である。心肺移植の主な適応は複雑心奇形である。特発性肺高血圧症患者においては，片側および両側肺移植が有効であることが示されている。特発性肺高血圧症患者の肺移植の 5 年生存率は，他疾患による肺移植患者の生存率よりわずかに低く，40〜45％である。

予　後

　肺動脈性肺高血圧症に対する血管拡張薬への反応は患者によりさまざまで，予測困難であるが，劇的な臨床的改善もみられる。最も一般的な合併症は全身の血圧低下である。投

薬計画は専門家が管理し，頻回に調節や再評価を行うべきである．概して，肺高血圧症患者の予後は非常に多様であり，基礎疾患や右心不全の程度による．無治療のまま進行した特発性肺高血圧症の診断確定後の平均生存期間は 2.8 年である．

覚えておくポイント

- 肺高血圧症患者の評価においては，症状が慢性的かどうかを見定め，原因の手がかりを見つけることが重要である．
- 肺高血圧症を評価するための最初の検査は，生理食塩水による微小気泡検査と併せた Doppler 心エコー検査である．肺動脈性肺高血圧症（PAH）の診断のゴールドスタンダードは，一酸化窒素に対する血管反応性試験を併せた右心カテーテル検査である．
- 基礎疾患の治療に加え，PAH に対する特殊治療として，酸素吸入，ジゴキシン，利尿薬，避妊，禁煙，ワルファリン，肺血管作動薬がある．
- PAH 患者の QOL は，薬物療法の進歩で明らかに改善している．しかしながら，いまだ根治的な治療はなく，依然として重症度や死亡率が高い．

謝　辞

本章をレビューしていただいた Murali Chakinala 博士（Assistant Professor, Division of Pulmonary and Critical Care, Washington University School of Medicine）に感謝いたします．

参考文献・推奨文献

Badesch DB, Abman SH, Simonneau G, et al. Medical therapy for pulmonary arterial hypertension. Chest 2007；131：1917-1928.

Farber HW, Loscalzo J. Mechanisms of disease-pulmonary arterial hypertension. N Engl J Med 2004；351：1655-1665.

Ghamra ZW, Dweik RA. Primary pulmonary hypertension：an overview of epidemiology and pathogenesis. Cleve Clin J Med 2003；70：S2-S7.

Humbert M, Sitbon O, Simonneau G. Treatment of pulmonary arterial hypertension. N Engl J Med 2004；351：1425-1436.

Krowka MJ. Pulmonary hypertension：diagnostics and therapeutics. Mayo Clin Proc 2000；75：625-630.

Nauser TD, Stites SW. Diagnosis and treatment of pulmonary hypertension. Am Fam Physician 2001；63：1789-1798.

Rubin LJ, Badesch DB. Evaluation and management of the patient with pulmonary arterial hypertension. Ann Intern Med 2005；143：282-292.

Rubin LJ. Primary pulmonary hypertension. N Engl J Med 1997；336：111-117.

第 15 章　成人の先天性心疾患

Phillip S. Cuculich

■ はじめに

　数十年に及ぶ先駆的な取り組みにより，現在では先天性心疾患の小児の多くが成人を迎えられるようになった。画像技術，外科技術，カテーテル技術，薬物療法，個々の心疾患の自然歴に関する知識などの大きな進歩がこの成功に寄与している。心臓に先天異常をもつ成人は 100 万人以上と見積もられており，そのような成人を診察するにあたって知っておくべき 3 つの重要な情報がある。
- 心臓の元の状態
- 患者が受けた心修復術の内容
- 心臓の元の状態と修復術から予測される経過

　以下の項で主要な解剖学的欠損(中隔，左室流出路，右室流出路，単心室，大血管)によって分類されるさまざまなタイプの先天性心疾患の特に重要な点について簡潔に述べる。個々の自然歴を知ること，成人期にある先天性心疾患の管理に関連する病態のスクリーニングと予防に努めることが重要である。

■ 中隔欠損

心房中隔欠損症

　心房中隔欠損症(atrial septal defect：ASD)はその開存部位によりいくつかの型に分類される(図 15-1)。
- 二次孔型欠損は ASD の最も多い型(75%)で，卵円窩領域の欠損として認められる。女性で頻度が高く，僧帽弁逸脱と関連することがある。
- 一次孔型欠損はやや頻度が低く(15%)，心房中隔の下位に開口する。Down 症候群，共通房室弁口，僧帽弁の裂隙(cleft)と関連がある。
- 上大静脈-静脈洞型欠損は稀で(10%)，上大静脈の右房への移行部の心房中隔寄りに認められる。高頻度に肺静脈還流異常を認める。
- 下大静脈-静脈洞型欠損と冠静脈洞型欠損は ASD の中で最も頻度が低い。前者は下大静脈の右房への接合部に生じ，後者は冠静脈洞が左右心房間の導管となる。

　ASD は卵円孔開存(patent foramen ovale：PFO)とは異なる。PFO はかなり頻度が高く

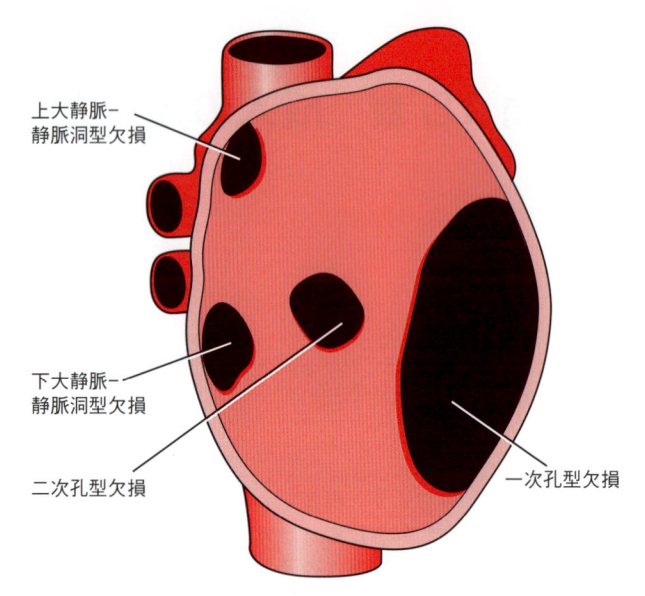

図15-1 心房中隔欠損症の解剖学的欠損部位。

(一般人口のおよそ1/4に認められる)，通常は左-右シャントは認めない。

病態生理

通常，心房中隔の欠損孔は，相対的に圧の高い左房から低い右房への軽度の左-右シャントの原因となる。このシャントにより，徐々に右心系の拡張が起こり，症状が出現する。疾患の末期には，右心系の容量負荷によって引き起こされる肺高血圧症が進行し，逆向きのシャントとチアノーゼのある Eisenmenger 症候群の状態となる（下記参照）。

臨床像

一般に多くの成人 ASD 患者は無症状である。初発症状は通常労作時呼吸困難や倦怠感である。心房不整脈を 20〜30 歳代で認めるようになる。修復術が行われない場合，後期に心不全や全身性の血栓塞栓症が認められる。

身体所見

患者は血色がよく（チアノーゼでない），しばしばⅡ音の固定性分裂とⅡpの亢進（肺動脈圧の上昇による）を認める。柔らかな収縮期雑音が胸骨左縁上部で聴取される（肺動脈血流の増加による）。進行すると，肺動脈圧が著明に増高することによる右室や肺動脈の拍動を触知することがある。

診断

心電図では心房性頻脈性不整脈がみられ，心房伸展の増大によるものと考えられている。すべての型の ASD で共通して認められるものに不完全右脚ブロック（rSR'パターン）がある。二次孔型 ASD では右房負荷，右室肥大，1 度房室ブロックが認められる。一次孔型 ASD では高度の右軸偏位または左軸偏位，両室負荷，房室ブロックが認められる。胸部 X 線写真では右室・右房の拡大が特に側面像にてみられる。

心エコーはASDの型や心腔拡大の評価におけるゴールドスタンダードである。経胸壁心エコーは，大半のASD(二次孔型，一次孔型)のスクリーニング法として有用であり，特に撹拌した生理食塩水を静注(微小気泡検査 bubble study)して右-左シャントがみられる場合には診断が容易である，経食道心エコーは静脈洞型ASDの診断に必要であり，特にすべてのASDにおいて欠損孔の大きさを測定することが可能である。心臓MRIは感度と特異度に優れ，心エコーにて診断が確定できない場合にしばしば行われる。心臓カテーテル検査では解剖学的情報に加え，シャント血流の定量的評価〔肺体血流比($\dot{Q}p/\dot{Q}s$)〕が可能である。

患者管理
ASDは以下のうち1つでも認めれば"有意"(治療が必要)と判断する。
- $\dot{Q}p/\dot{Q}s>1.5$
- 右心系の拡大(右室の容量負荷)
- ASDに関連した症状

不可逆性の肺高血圧や左室機能低下がある場合はASD閉鎖術は禁忌となる。

治療手段として，開胸下の外科的修復術とカテーテルを用いた閉鎖デバイス留置術がある。一次孔型欠損，特に共通房室弁口や僧帽弁裂隙を認める場合，また静脈洞型欠損の場合には肺静脈奇形の再建を同時に行わなければならないため，外科的修復術が必要となる。二次孔型ASDが適切な大きさであれば経静脈的カテーテルを用いた閉鎖デバイス留置が広く用いられるようになっている。

そのほか，成人ASD患者の管理に当たって考慮すべき事項として以下があげられる。
- 妊娠は一般に，ほとんどのASD患者で良好に許容できる。修復されていないASDでは奇異性塞栓のリスクがわずかに上昇するが，総合的なリスクは少ない。妊娠中に新規に診断されたASDでは多くの場合，修復術を出産後まで延期することが可能である。
- ASD患者からの出産児が先天性心疾患を有するリスクは5～10%と予測される。
- 心室不整脈による心臓突然死のリスクは，他の構造的な心疾患のないASD患者では非常に稀である。
- チアノーゼの状態であるASD患者，閉鎖デバイスによる修復後に残存シャントのある患者，修復術後早期の患者(6カ月以内)を除き，感染性心内膜炎の予防を画一的に行うことは推奨されない。
- 一過性脳虚血発作(TIA)または脳血管障害による症状を認めた患者や修復術後早期の患者(6カ月以内)を除き，血栓症予防を画一的に行う必要はない。

心室中隔欠損症

背景
心室中隔欠損症(ventricular septal defect：VSD)は小児において最も多い先天性心疾患であり，すべての先天性心疾患の50%近くを占める。小さいVSDであれば10歳までにほとんどが自然閉鎖する。大きなVSDを有し，成人期まで生存する患者の多くは，外科的修復術を受けている。

病態生理
VSDは中隔の膜性部か筋性部に生じる。血液は相対的に圧の高い左室から低い右室へ流

れる。肺血管床から左室に還流する血流量が有意に多いと，**左室の容量負荷**の結果，心不全を生じる。大きな VSD が修復されずにいると，肺血管のリモデリングにより右心系の圧の上昇をきたし，シャント血流が逆転して結果重篤な Eisenmenger 症候群へと進展する。

臨床像

成人患者が無症候性の大きな心雑音の精査のために紹介されることがある。症状がある場合，進行性の労作時呼吸困難や倦怠感が最も一般的である。繰り返す上気道感染症との関連についても言及されている。稀に，大動脈弁逆流(膜様部欠損)，乱流周囲の心内膜炎(欠損孔の小さい VSD)，左心不全を合併する。

身体所見

身体所見での特徴は，**大きな粗い全収縮期雑音**である。しばしば VSD の欠損孔周囲で振戦(thrill)を触知する。左室の拡張に伴い心尖拍動は左方に偏位する。肺高血圧を生じるとⅡ音の亢進がしばしばみられる。心雑音の強度が経時的に減弱する場合，なぜこのことは患者にとってよくないのだろうか？──心雑音強度の減弱は両心室の圧較差が減弱していることを意味し，右室圧が亢進し次第に Eisenmenger 症候群となりつつあることを示していることがあげられる。このことを覚えておくと臨床に役立つ。

診断

心電図では通常左室の容量負荷を反映した左房負荷と左室肥大の所見がみられる。経胸壁心エコーにてしばしば診断が確定し，あわせて欠損孔の部位と大きさ，大動脈弁逆流，心腔の大きさの情報が得られる。心臓 MRI では詳細な解剖学的情報が得られ，VSD を通過する血流の評価ができる。心臓カテーテル検査により，直接 $\dot{Q}p/\dot{Q}s$ や肺血管抵抗を測定できる。

患者管理

一般に，欠損孔の小さい VSD は無症状であり，治療を必要としない。例外は感染性心内膜炎を繰り返す場合であり，その際には VSD の孔の大きさにかかわらず修復が必要である。欠損孔の大きな VSD では一般に，左室の拡大，肺血管抵抗の増大，あるいは $\dot{Q}p/\dot{Q}s>1.5$ のいずれかを認める場合に閉鎖術が必要となる。これらの所見がない場合，VSD は"restrictive"と呼ばれ，経過観察される。

ASD と同様に，VSD の治療においても外科的修復術やカテーテルを用いた閉鎖デバイス留置術の成績は良好であるが，経皮的手技に関しては試験段階と考えられている。どの治療法を選択するかは臨床経験，VSD の型，部位，形状，大動脈病変など，症例によって異なる。外科的修復術では房室ブロックのリスクが高く(3%)，他方，カテーテルを用いた閉鎖デバイスでは，特に膜様部欠損の VSD にデバイスを留置する場合に弁損傷(大動脈弁，三尖弁)の頻度が高い。

そのほか，しばしば患者から尋ねられる質問があり，その回答を下に列記する。

- 妊娠は VSD が修復されている場合や，restrictive VSD の場合には十分に許容できる。Eisenmenger 症候群では，死亡率は母(最大 50%)，児(最大 60%)とも著しく高い。
- 本人もしくは兄弟姉妹が VSD を有する場合，先天性心疾患の児が出生する頻度は 1~5%と推定される。
- 心臓突然死のリスクは，他の構造的心疾患を有しない場合は低い。小さな欠損孔の

restrictive VSD，あるいは VSD の修復がなされた患者の生命予後は正常である。
- 細菌性心内膜炎の予防は，修復部位周囲にリーク(leak)が残存する場合や修復術後早期(6 カ月以内)の場合にのみ推奨される。
- アスピリンやワルファリンによる血栓予防は，一過性脳虚血発作(TIA)や脳血管障害(CVA)による症状を認める患者や修復術後早期(6 カ月以内)の患者を除き，ルーチンに行う必要はない。

■ 左室流出路

大動脈弁下狭窄

　病変は通常，左室流出路(LVOT)の線維性ないし線維筋性輪である。通常，患者は収縮期雑音の精査や大動脈弁狭窄，大動脈弁閉鎖不全疑いにて紹介される。合併する疾患として膜様部 VSD(37%)，大動脈二尖弁(23%)がある。診断には心エコーが最適であるが，心エコーで確定できない場合には心臓 MRI が有用である。この病変は一般に進行は緩徐であるが，加速された乱流が大動脈弁構造を傷害し，後天性の大動脈弁逆流を起こすことがある。本疾患を治療するうえでの主要な問題は外科的手術の時期である。外科的切除術は通常以下の状態で考慮する。
- 最大 LVOT 圧較差＞50 mmHg
- 左室収縮能障害
- 中等症または重症の大動脈弁逆流あるいは VSD の存在
- 流出路狭窄による症状(胸痛，呼吸困難，失神)
- 最大 LVOT 圧較差＞30 mmHg で競技や妊娠の計画がある

　外科的治療後の線維筋性輪の再発は少なくとも 1/3 の患者に認められる。大動脈二尖弁や重症大動脈弁逆流がある場合は大動脈弁置換の同時手術を行う。びまん性のトンネル様の狭窄では Konno-Rastan の LVOT 再建術が必要となる。

■ 大動脈二尖弁

背　景

　大動脈二尖弁(bicuspid aortic valve：BAV)は先天奇形のうち最もよくみられ，一般人口の約 1%に男女比 4：1で生じる。親，兄弟や子供の左室流出路病変の頻度は高くなる。

臨床像

　BAV による症状は緩徐に進行する。2/3 以上の患者では**通常 40 歳代で大動脈弁狭窄に伴う症状(胸痛，呼吸困難，失神)が出現する**。BAV 患者の大動脈基部の組織構造は異常で，拡張しやすく，大動脈弁逆流の原因となる。上行大動脈は平均約 1 mm/年の割合で徐々に拡張する。大動脈解離は稀であるが重篤な合併症である。BAV 患者は**大動脈解離のリスクが高く，正常者に比べ 5〜9 倍である**。

身体所見

　初期では漸増-漸減性の収縮中期雑音が胸骨上縁周囲に聴取され，頸部に放散する．(大動脈)駆出音は弁の可動性がある場合に聴取する．大動脈弁狭窄が進行するに従い心雑音のピークはより遅くなり，駆出音は消失，また末梢の拍動は減弱し遅延する．大動脈弁逆流による雑音はしばしば患者を前傾させることで胸骨中部周囲にて聴取できる．

診　断

　BAV は大動脈弁狭窄の症状や大きな収縮期雑音を有する 40～60 歳の患者では強く疑うべき疾患である．経胸壁心エコーではしばしば BAV の存在が示され，AS の重症度と大動脈不全の有無も評価できる．大動脈弁の構造は経食道心エコーで明らかにできることが多い．心臓 MRI は上行大動脈全体のサイズを測定できる利点も有し，エコー法に代わる正確な検査であることが証明されている．

患者管理

　現時点で BAV 患者の大動脈弁病変や大動脈拡張の進行を抑えることが証明された内科的治療はない．β遮断薬は Marfan 症候群患者の大動脈基部の拡張を遅延させることが示されており，BAV 患者においてもよく用いられているが，重症の大動脈弁逆流を有する場合には注意が必要である．そのほか，大動脈弁狭窄の進行を遅らせる薬物(スタチン系，アスピリン)や，左室のリモデリングを改善させる薬物(ACE 阻害薬)が用いられているが効果は一定していない．

　BAV における最終的な決断は外科的手術の時期とその術式である．一般に大動脈基部径が 5 cm を超えるか 1 年で 5 mm 以上の拡大を認める場合は大動脈基部の修復ないし置換術が推奨される．BAV 患者に対する外科的修復あるいは弁置換術は重症の大動脈弁狭窄を有する場合(Doppler 法による最大流速＞4 m/sec)および以下を認める場合に考慮する．
- AS による症状(胸痛，呼吸困難，失神)
- 左室収縮障害
- 中等症以上の大動脈弁逆流
- 妊娠や活発な運動の希望
- 大動脈基部の拡張(＞4.5 cm)

　弁の石灰化がない場合，弁形成術が治療選択肢の 1 つとなる．人工弁置換が必要となる場合，生体弁は一般に，高齢者，妊娠を希望する若年女性，ワルファリン内服に関連する重篤な出血性合併症の高リスク患者に好んで用いられる．他方，機械弁は生体弁に比べ耐久性の面で利点がある．Ross 手術は罹患した大動脈弁を切除し，患者の自己肺動脈弁と肺動脈管を大動脈弁位に移植し，冠動脈を再建し，同種肺動脈弁を(肺動脈弁位に)移植する方法である．この手技は置換した新大動脈の拡張，大動脈弁逆流，同種肺動脈移植片の変性，心筋虚血のリスクがあるためいくつかの施設では行われなくなった．Ross 手術は一弁疾患が二弁疾患と同等となり，患者の長期的なリスクを 2 倍にするといわれている．

その他の留意点

- 一般に妊娠はほとんどの BAV 患者で良好に許容できる．母児のリスクは大動脈弁狭窄

や大動脈基部拡張がある場合に有意に上昇する。
- 本人もしくは兄弟姉妹が BVD の場合，先天性心疾患の児が出生する頻度は 10〜15%と推定される。この強い遺伝形式のため，心エコーによるスクリーニングを遺伝学的第 1 度近親者の家族に行う必要がある。
- 心室不整脈による心臓突然死のリスクは，他の構造的心疾患を有さない BAV 患者では非常に低い。
- 感染性心内膜炎のリスクは高いが，BAV 患者にルーチンに抗菌薬の予防投与を行うことは推奨されない。

大動脈弁上狭窄

　この稀な病態は 7 番染色体のエラスチン遺伝子近傍の変異でさまざまな臓器に関与する常染色体優性遺伝形式を取り，William 症候群患者で最もよくみられる。患者は発育遅延があり，しばしば特徴的な妖精様顔貌を呈する。大動脈弁異常の合併は患者の半数近くに認められ，弁上の病変は肺動脈でも認められる。

　心エコーが有用であるが，CT や MR 血管造影ではより明確に病変を描出できる。心臓カテーテル検査では狭窄部の圧較差を直接的に測定することができる。外科的修復が必要であり，狭窄による症状が出現したり平均圧較差が 50 mmHg を超える場合に推奨される。

■ 右室流出路

肺動脈弁狭窄症

　中心に狭い開口部をもつ，ドーム様の可動性のある肺動脈弁が先天性肺動脈狭窄症(pulmonary stenosis：PS)でみられる最も一般的な病理像である。この疾患はすべての先天性心疾患の 7〜10%，右心系の先天性心疾患の大半を占める(80〜90%)。肺動脈弁狭窄と肺動脈弁上狭窄との合併は Noonan 症候群，William 症候群，Alagille 症候群，DiGeorge 症候群でみられる。

　多くの患者は無症状であるが，進行すると倦怠感，呼吸困難，胸痛，動悸が出現する。診断は心エコーにてなされるが，診断が疑わしい場合には心臓 MRI が行われる。管理方針は Doppler 法によって測定される疾患弁の最大圧較差に大きく依存する。圧較差<25 mmHg ではほとんど進行しないため経過観察，>50 mmHg ではしばしば症状が出現し治療介入が必要となる。弁形態と肺動脈弁閉鎖不全の重症度に基づき，経皮的バルーン弁形成術，外科的交連切開術，肺動脈弁置換術による治療を行う。経皮的弁置換術は RVOT に対して有望な新しい治療法である。よくみられる注意すべき長期的合併症に肺動脈弁閉鎖不全がある。治療的介入後，予期せぬ右室拡大を認めた場合には常に肺動脈弁閉鎖不全の検索を行うべきである。

■ Fallot 四徴症

背　景

　Fallot 四徴症(tetralogy of Fallot：TOF)を定義する 4 つの主要な病態は，肺動脈狭窄，

VSD，右室肥大，大動脈騎乗である。心房中隔欠損の合併が約5%に認められ，Fallot五徴症と呼ばれる。TOFは先天性心疾患の約10%を占める。上記で詳述してきた疾患と異なり，TOFはチアノーゼ性疾患である（酸素化されていない血液は狭窄した肺動脈管を流れることができず，VSDを通り騎乗した大動脈へ流入する）。成人においては，TOFは最もよくみられるチアノーゼ性の先天性心疾患である。

臨床像

成人生存例はほとんどが生後まもなく外科的修復術を受けている。修復術式の変遷により，患者によっては姑息的な体-肺動脈シャント（arterial-pulmonary shunt）（表15-1）をまず行い，後にVSDパッチ閉鎖と右室流出路の再建からなる根治修復術（図15-2）を行っている。成人患者は通常は無症状であるが，よくみられる徴候をあげるとすれば，労作時倦怠感，呼吸困難，動悸，失神，下腿浮腫がある。心室不整脈は外科的修復部位がその起源となっているようであるが，失神の原因であり，患者の1～5%にみられる突然死の原因にもなる。

身体所見

以前に体-肺動脈シャント術を受けた症例ではしばしば片側の腕動脈拍動が減弱，または消失する。手術瘢痕の部位と大きさでしばしば手術歴と術式がわかる。三尖弁閉鎖不全（頸静脈のv波によって示される）や右室の拍動（heave）がよくみられる。拡張期雑音の有無について特に注意を払う必要がある（肺動脈弁閉鎖不全，下記参照）。

診 断

心電図では右室肥大とさまざまな程度の右脚ブロック（RBBB）を認める。QRS幅＞180 msecでは心室不整脈と突然死のリスクが高い。胸部X線写真では典型的な"木靴型"の水平心がよく認められる。経胸壁心エコーにて外科的修復の根治度を含め，前述した病態を確認する。心エコーは肺動脈弁閉鎖不全や，右心系のサイズ，心室の収縮能を定期的に経過観察するうえで特に有用である。

患者管理

外科的修復がなされた成人TOF患者を管理するうえでまず考慮すべき3つのこととして，肺動脈弁閉鎖不全，突然死，細菌性心内膜炎がある。肺動脈弁閉鎖不全は一般的で，特に修復で弁輪間のパッチを要した場合に多くみられる。重症の肺動脈弁閉鎖不全により右室の拡張と収縮不全を生じる。心エコー所見の変化はしばしば心不全症状の出現に先行する。TOF患者の再手術の時期については論議を呼ぶところである。後期の肺動脈弁置換術の一般的適応として以下のものがある。
- 右心不全症状
- 右室拡大あるいは右室機能不全
- 臨床的に有意な不整脈
- 右室流出路の進行性の拡張

不整脈は一般に血行動態上の問題によって出現するため，不整脈治療を行う前に肺動脈

表 15-1　成人先天性心疾患に対する主要な外科的治療手技

type	術式	手技の内容	利点	欠点	影響
体-肺動脈シャント	Blalock-Taussig	鎖骨下動脈-肺動脈	肺循環への血流が予測可能，修復術中に閉鎖が容易	血栓症，反回神経損傷，鎖骨下動脈損傷のリスク	片側性の橈骨動脈脈拍減弱現在でも稀に行われる
	Potts	下行大動脈-左肺動脈	血栓症のリスクが低い	肺高血圧片側性の肺血流肺動脈変形	最大20%に心不全現在行われていない
	Waterston	上行大動脈-右肺動脈	血栓症のリスクが低い	肺高血圧片側性の肺血流肺動脈変形	最大20%に心不全現在行われていない
	Central	下行大動脈-PTFEグラフト-主肺動脈	失敗率が低い	PDAが必要心膜切開アプローチ	特殊な状況下，主に肺動脈枝が小さい場合に行われる
	Sano変法	右室-PTFEグラフト-主肺動脈	失敗率が低い	心膜切開アプローチ	Norwood手術の際に施行（下欄参照）
	修正Blalock-Taussig	鎖骨下動脈-PTFEグラフト-肺動脈	血流の予測が可能修復術時の閉鎖が容易，長期開存性	偽性動脈瘤，致死的な喀血	片側性の橈骨動脈脈拍減弱現在の体-肺動脈シャントの主要な術式
大静脈-肺動脈シャント	Glenn	上大静脈-右肺動脈	心室の容量負荷（静脈血流）を増加させない	片側性の肺血流肺動脈圧が低い必要あり	現在行われていない
	両方向性Glenn	上大静脈-両側肺動脈	心室の容量負荷（静脈血流）を増加させない	肺動脈圧が低い必要あり	現在行われている
	Fontan	上大静脈-両側肺動脈，下大静脈-両側肺動脈	右心系を迂回（バイパス）する多くの心奇形に対応できる	不整脈，血栓塞栓症，閉塞，蛋白漏出性胃腸症	両方向性Glenn術後に一般に行われている
大血管転位修復	Mustard	心房内バッフル（心内膜，PTFE）	死亡率が低い	不整脈，洞機能不全，バッフルのリーク，狭窄心室機能不全	成人で最も一般的なTGA修復術だが，（近年）Jateneが多くなった
	Senning	心房内バッフル（心房中隔）	死亡率が低い	不整脈，洞機能不全，バッフルのリーク，狭窄心室機能不全	成人でみられるが，（近年）Jateneが多くなった
	Jatene	動脈スイッチ（肺動脈と大動脈基部）	左室から体循環へ血液を供給できるようにする，心房内スイッチ手術よりも不整脈が少ない	冠動脈閉鎖新大動脈基部拡張	現在のTGA修復術の第1選択だが，長期成績はまだ不明である

（続く）

表 15-1　成人先天性心疾患に対する主要な外科的治療手技（続き）

type	術式	手技の内容	利点	欠点	影響
	Rastelli	心室スイッチ術（右室−肺動脈導管と左室−大動脈バッフル）	左室から体循環へ血液を供給できるようにする	手技に高いリスクを伴う	D-TGA に VSD と肺動脈狭窄が合併する場合に行われる
	Rashkind	バルーン心房中隔切開術	迅速に ASD が作成でき，動静脈血の混合が可能となる	姑息的手技	D-TGA 患者において生後数日のうちに動静脈血混合のために行われる
大動脈弁	Ross	1. 自己肺動脈による大動脈弁置換 2. 同種肺動脈弁による肺動脈弁置換 3. 新大動脈への冠動脈移植	抗凝固療法を回避できる（機械弁を用いないため）	しばしば再手術を要する　冠動脈閉鎖，新大動脈基部拡張	主に抗凝固療法を希望しない患者（妊娠を希望する若年女性）に行われる
単心室	Norwood	ステージ1：肺循環確立のための修正 Blalock-Taussing あるいは Sano 変法と単心室−体循環構築のための肺動脈−大動脈吻合 ステージ2：両方向性 Glenn ステージ3：Fontan	体循環と肺循環を再建する唯一の一連の手術	複数回の手術	おもに HLHS に行われる
Fallot 四微症	四徴症修復	VSD 閉鎖と右室流出路の再建	乳幼児の初期修復術として行われ，長期に効果がある	肺動脈弁閉鎖不全 突然死 不整脈 進行性の左室機能不全	Fallot 四徴症に行われる

PTFE：polytetrafluoroethyrene, PDA：動脈管開存, D-TGA：D 型大血管転位, VSD：心室中隔欠損症, ASD：心房中隔欠損症, HLHS：左心低形成症候群

弁閉鎖不全や残存 VSD の評価を行う。心電図で幅広い QRS を有する患者の突然死の一次予防目的での除細動器の植込みについては議論がある。TOF 修復に関連した心室頻拍に対するカテーテルアブレーションは有望な結果が得られている。

そのほか管理の際の留意点として以下のことがある。

● 妊娠は修復されたほとんどの TOF 患者で良好に許容できるが，特に肺高血圧，重症肺

A

大動脈騎乗
心室中隔欠損
肺動脈弁狭窄
右室肥大

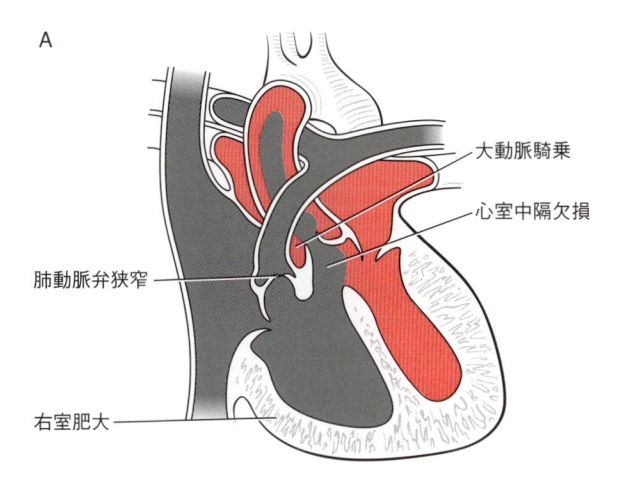

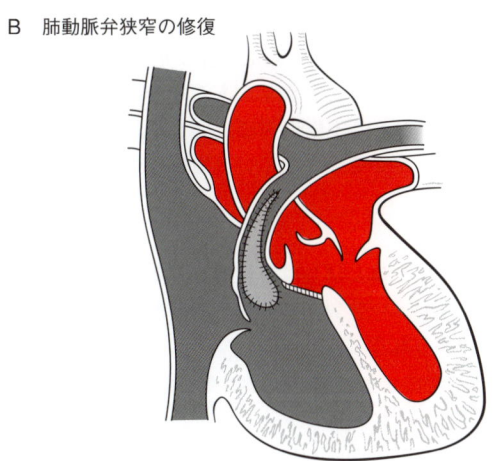

B　肺動脈弁狭窄の修復

図 15-2　A：Fallot 四徴症。酸素化血液，非酸素化血液の混合を伴う大動脈騎乗を認める。B：心室中隔欠損孔閉鎖と右室流出路のパッチ再建術（American Heart Association より許可を得て引用）

動脈弁閉鎖不全，心室収縮不全がある患者では，心不全（最大 20％）や流産（最大 30％）のリスクが高い。
- 染色体 22q11 の欠失と TOF は関連が認められる。患者から生まれる児が TOF となるリスクはこの変異の有無によって異なる。このような症例においては遺伝カウンセリングが有用となる。
- 突然死は TOF 患者で生じうる。失神様の症状がみられたら，明らかな他の原因が証明されない場合には突然死を回避することを考慮すべきである。
- 細菌性心内膜炎の予防は，修復術が適切になされた TOF 患者では通常不要である。チアノーゼを有する患者や姑息的手術のみがなされている患者では抗菌薬による心内膜炎

予防が必要である。

Ebstein 奇形

背 景
　三尖弁(TV)と右室の稀な疾患で先天性心疾患の<1%の頻度である。この疾患は心尖部側に偏位した三尖弁奇形と"右房化した"右室よりなる。病態生理として重症三尖弁逆流と心房収縮期の右室への血液流入不全があり，その結果として，肺血管系への血流不全を生じ，左室への血流も不足する。

　50%以上の患者でASDあるいはPFOを認め，重症三尖弁閉鎖不全と連関して肺高血圧のないチアノーゼを生じる。25%以上の患者で，異常のある三尖弁輪近傍に房室間の副伝導路が認められる。Ebstein 奇形は母親のリチウム摂取と関連がある。

臨床像
　Ebstein 奇形の典型的症状はチアノーゼ，右心不全，心房不整脈，突然死である。疾患の重症度はさまざまである。重度の三尖弁異常がある場合には多くが子宮内死亡となる。Ebstein 奇形を有する乳児の約1/3は1歳以内に死亡する。成人期まで生存した患者は通常外科的修復術が適切になされているか，あるいは良好な生理状態にある。

身体所見
　三尖弁閉鎖不全の逆流ジェットはしばしば聴取することが困難なため，身体所見から発見することは難しい。Ⅱ音の幅広い分裂がこの疾患の診断を示唆する唯一の所見であることもある。チアノーゼが認められる。

診 断
　心電図にて著明な右房負荷("Himalayan P waves"として知られる)，1度房室ブロック，さまざまな程度の右脚ブロック，終末部にノッチのある異常なQRS波形(おそらく右房化した右室からの遅延した伝導による)が認められる。1/3の患者は房室間副伝導路を有する。心エコーにて心尖部側に偏位した三尖弁の中隔尖，著明に拡大した右房，右房化した右室を確認し診断を確定する。

患者管理
　Ebstein 奇形の外科的治療は，チアノーゼの増悪，NYHA Ⅲ～Ⅳの心不全，奇異性塞栓に対して行われる。抗不整脈薬やカテーテルアブレーション治療に抵抗性の再発性の上室性不整脈は外科的修復術の相対的適応である。解剖学的に支障がなければ弁形成術が弁置換術よりも好んで行われる。不整脈に対するmaze手術や副伝導路アブレーションも同時に行われる。
- 妊娠は通常，チアノーゼ，心不全，明らかな不整脈がない場合は十分に許容できる。
- 患者から生まれる児の先天性心疾患のリスクはおよそ1～5%である
- ほとんどの不整脈は上室性であるが，心臓突然死も報告されている。これは副伝導路を

介した早い房室伝導(Wolff-Parkinson-White の病態)によるものと考えられている。
- 細菌性心内膜炎の予防は，チアノーゼのない患者，人工物による修復周囲の残存リーク(leak)のない患者，外科的修復後早期(＜6 カ月)でない患者には通常不要である。

■ 単心室 ── Fontan 手術

背　景
　解剖学的異常は多様であっても最終的に単心室と同様の病態を示す患者がいる。一般的な形態として，左心低形成症候群(HLHS)，三尖弁閉鎖，両房室弁一心室挿入(主心室に両房室弁が開口)，および"機能的に"1 つの心室となる大きな nonrestrictive VSD がある。外科的な血行動態の修正は若年でなされ，通常は，心室を体循環のポンプとし，**静脈還流を直接肺動脈へ導く Fontan 手術が若年のうちに行われる**。そのような成人患者の管理には Fontan 手術に関連した合併症を熟知している必要がある。この項ではこのテーマに焦点を絞る。

病態生理
　肺血流の低下した患児は生後早期に(鎖骨下)動脈-肺動脈シャント術(Blalock-Taussig 手術)あるいは両方向性大静脈-肺動脈シャント術(Glenn 手術)を施行する。HLHS の患児に(体血流の低下した)体循環と肺循環を回復させるための一連の手術がなされる(Norwood 手術ステージ 1～3)。いずれの術式においても最終目的は肺動脈への適切な循環の確立である(表 15-1)。
　Fontan 手術(図 15-3)は(1)弁つき人工導管を用いた右房と肺動脈の連結，(2)右房と肺動脈の直接縫合(modified Fontan 手術)，(3)心房内にトンネルを形成し下大静脈と肺動脈を接続(intracardiac lateral tunnel Fontan 手術)，(4)人工導管を用いた下大静脈と肺動脈の連結(extracardiac Fontan 手術)の順に数十年に及んで改良がなされてきた。

臨床像
　概して，Fontan 手術を受けた成人患者の身体機能は時間とともに徐々に低下していく。Fontan 術後の後期合併症には以下のものがある。
- **不整脈**：洞機能不全(15%)と心房性頻脈性不整脈(心房細動および心房内リエントリー性頻拍，20%/5 年)が多い。心房性頻脈性不整脈により通常は血行動態が不安定となり，しばしば迅速な除細動が必要となる。
- **血栓塞栓症(6～25%)**：右房内血栓の高リスクとなるのは，心房不整脈，開窓 Fontan 術後(fenestrated Fontan connection)，あるいは右房内に非常に遅い血流のサインであるもやもやエコーがみられる場合である。これらの患者では抗凝固療法を行うべきである。
- **肝機能障害**：臨床的に有意でないことが多いが，うっ血と肝硬変による。
- **蛋白漏出性腸症(4～13%)**：慢性的な静脈圧上昇のために，腸リンパ管拡張症や腸管へのアルブミンや免疫グロブリンの漏出の原因となる。
- **Fontan 術後循環狭窄**：運動耐容能の低下，右心不全，突然死の原因となる。
- **右肺静脈圧迫**：拡張した右房あるいは心房導管によるもので，肺静脈の左房流入路を圧

A 左心低形成症候群に対するFontan手術（完全心外導管法）

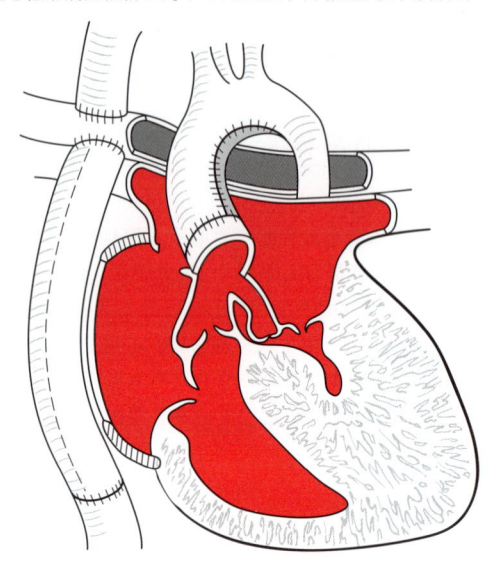

B 三尖弁閉鎖に対する両方向性Glenn手術

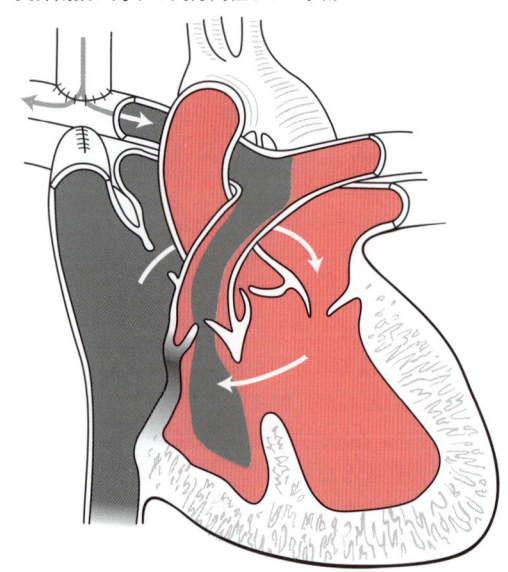

図 15-3　A：左心低形成症候群に対する Fontan 手術（心外導管法）。完全大静脈-肺動脈シャントとなる（上大静脈，下大静脈は肺動脈に開口）。B：三尖弁閉鎖と心房中隔欠損症を合併する患者に対する両方向性 Glenn 手術（上大静脈−肺動脈シャント）（American Heart Association より許可を得て引用）

迫する。
- 心室機能不全：進行性であり，特に解剖学的右室が体循環心室である場合に問題となる。
- 大動脈弁閉鎖不全：進行性の運動能悪化の原因となり，重度である場合には外科的修復ないし弁置換術が必要となる場合がある。

身体所見

しばしば頸静脈拍動の上昇，正常Ⅰ音，単一Ⅱ音（無機能性肺動脈弁）を認める。大動脈弁逆流を有する場合には拡張期雑音が聴取される。

診断

心電図はFontan変換の元となった疾患病態によりさまざまである。心エコーはFontan循環の機能，心房内血栓，体循環心室機能，大動脈弁逆流の評価のために定期的に行う検査である。心エコーで適切な画像が描出できない患者では，心臓MRIにより同様の情報を得ることができる。心臓カテーテル検査は通常，外科的治療を考慮する場合に行われる。

患者管理

慎重な，専門的な経過観察が推奨され，身体機能の変化，不整脈の進行，チアノーゼの進行に特に注意が必要である。何らかの有意な変化が認められたら，可能性のある原因（心室機能不全の悪化，大動脈逆流の悪化，肺動静脈瘻の形成，右心系の腔から左房へ血液を送り圧の低下をきたす進行性チアノーゼを伴った静脈-静脈側副血行，Fontan循環経路の狭窄など）についての探索を行う。

その他の留意点

- 単心室にかかる血行力学的負荷増大とFontan循環のもつ遅い血流の生理学的特性のため，妊娠は母親，胎児ともにリスクが高い。心房不整脈，血栓塞栓，静脈うっ血，心室機能低下，大動脈弁逆流の悪化に特に気をつける。
- 患者から産まれる児における先天性心疾患のリスクは背景にある疾患の状況によってさまざまであるが，1〜5％と推定されている（HLHSでより高い）。
- 心室不整脈による突然死は，特に心室修復術後や心室機能不全において報告がある。
- 外科的修復術後の6カ月間，開窓Fontan手術（fenestrated Fontan）を受けた患者では終生の細菌性心内膜炎の予防が必要である。

■ 血管の疾患

大血管転位

背景

大血管転位（TGA）は通常胎生期の発生過程の心ループの方向によりD-TGA（dextrorotation）あるいはL-TGA（levorotation）の2型に分類される。外科的修復を行ったD-TGA患者のほとんどが成人期まで生存する。

病態生理

　修復されていない D-TGA の血行は以下の通りである。静脈血流は右房に流入し，右室を介して大動脈より全身に駆出される。中隔欠損や PDA がない場合，この血行では，酸素化されていない静脈血が直接体循環に戻るため，直ちにチアノーゼを起こす。治療介入がなされなければ 1/3 の乳児が生後 1 週以内に，そして 90％が生後 1 年以内に死亡する〔"D 型転位は修復がなされなければ死亡(Die)する" と覚える〕。

　対照的に L-TGA は "double switch" もしくは "先天的に修復された" 転位と称される。静脈血は右房を介して解剖学的左室に流入する(first switch)が，肺動脈に流出する(second switch)。このことにより "誤った" 心室を経由するにもかかわらず，血流にとっては正常の状態が達成される〔"L 型変位は生存(Live)する" と覚える〕。

臨床像

　外科的修復がなされた D-TGA の成人患者を診察するにあたり，自然歴を知ることとともに修復術固有の後期合併症を知ることが不可欠である（図 15-4）。心房内スイッチ手術は現在の成人患者で最も一般的である。血液回路は心房内で Dacron® や心膜によるバッフル(baffle)を用いて(Mustard 手術)，あるいは ASD を利用して(Senning 手術)正常化される。心房内スイッチ手術がなされた成人患者の大半は軽度に身体機能が低下し，以下のリスクがある。

- **体循環心室機能低下**：後期の右室機能低下と三尖弁閉鎖不全は，これらの構造に体血圧の負荷がかかるために，時間の経過とともにほぼ共通してみられる。およそ 10％の患者は 20 歳までに臨床的に心不全を生じる。
- **不整脈**：洞機能不全(20 歳までに 50％)と心房の瘢痕領域を旋回する一種の心房粗動〔心房内リエントリー性頻拍(IART)，20 歳までに 20％〕が一般的である。
- **心房内バッフルの狭窄，リーク**：心房内バッフルの狭窄は SVC, IVC 接合部付近や肺静脈近傍(肺高血圧やうっ血の原因となる)に生じる。小さなバッフルのリークは多くの場合には症状の原因とならないが，大きなリークの場合，進行性の心不全を引き起こし，また併せて狭窄部位があればチアノーゼの原因となる。
- **肺高血圧**：原因は十分に解明されていないが，心房内スイッチ手術を受けた成人患者の 5〜10％に肺高血圧を認める。

　近年，大血管を切開しそれぞれ対側の基部に縫合し，新大動脈に冠動脈を移植する，Jatene 動脈スイッチ手術が行われるようになってきている（図 15-4）。この術式の明確な利点は解剖学的左室が体循環心室として用いられることである。この治療を受けた患者が成人期に至るようになり，以下の後期合併症がある。

- 大動脈弁閉鎖不全の原因となる新大動脈の拡張
- 肺動脈狭窄や大動脈狭窄様病態の原因となる吻合部近傍の狭窄
- 少数例で心筋梗塞や突然死の原因となる，移植した冠動脈入口部の狭窄

　L-TGA 患者は成人期まで診断されないことがある。心異常を合併する頻度が非常に高く(約 95％)通常それらが先に発見される。

- **VSD**：70％の L-TGA 患者に認め，膜様部 VSD がよくみられる。
- **肺動脈狭窄(40％)**：しばしば弁下部に認められる。
- **大動脈弁閉鎖不全(90％)**。

第 15 章 成人の先天性心疾患　181

A　完全大血管転位
- 大動脈
- 肺動脈
- 心房中隔欠損
- 左室
- 右室

B　心房内バッフル（Mustard手術，Senning手術）
- 大動脈
- 肺動脈
- バッフル

C　Jatene動脈スイッチ手術
- 大動脈
- 肺動脈

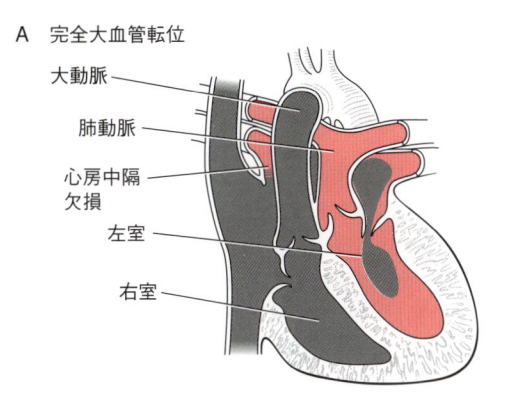

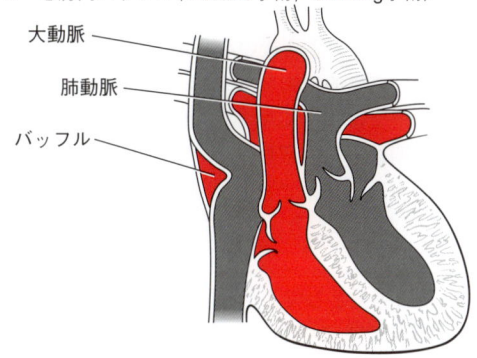

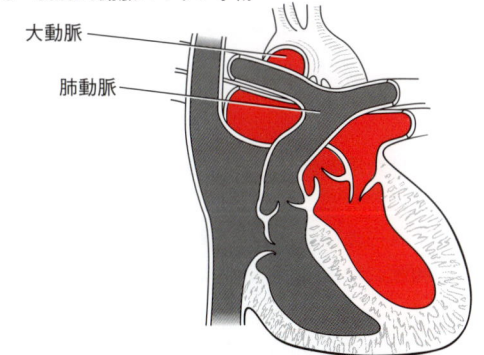

図 15-4　**A**：D 型大血管転位（D-TGA）。体循環系と静脈系（肺循環系）の機構がそれぞれ独立した経路になっており，心房中隔欠損作成が混合された酸素化血液を体循環に送り出す唯一の方法となる。**B**：心房内スイッチ手術。静脈血を解剖学的左室に誘導し，肺に駆出させる。この術式では右室が体循環心室であり，多くの長期合併症の原因となる。**C**：Jatene 動脈スイッチ手術。左室は体循環心室として維持される。(American Heart Association より許可を得て引用)

- 房室ブロック(2%/年)：房室結節の位置異常と刺激伝導系の線維化進行による．
- 進行性の体循環心室機能不全(ほぼ全例)：通常30歳以降に生じ，成人患者で最も一般的な徴候である．

身体所見

　心房内スイッチ手術を受けた患者の多くは正中に手術瘢痕，右室の拍動，単一Ⅱ音(肺動脈弁が後位にあるため通常は肺性Ⅱ音が聴取されない)を認める．体循環(三尖弁)逆流雑音を胸骨左縁下部で聴取する．右室機能不全では右心系Ⅲ音が聴取される．心房内スイッチ手術を受けた患者の身体所見は手術瘢痕を除きあまり有意なものはない．

　L-TGA患者では心尖拍動は内側に偏位し(心臓の回転による)，単一Ⅱ音を聴取する．合併していればVSD雑音(粗く，全収縮期に聴取)，大動脈弁逆流雑音(より弱く，収縮期に胸骨左縁において聴取)，肺動脈弁狭窄雑音(収縮期に聴取し，胸骨右縁に放散する)を聴取する．

診断

　D-TGAにおける心房内スイッチ手術後の心電図では，著明な右室肥大を伴う洞徐脈や接合部補充収縮がみられる．典型的な胸部X線像では"横転した卵"といわれる楕円形の心陰影がみられる．心エコーではD-TGAで特徴的な並行する2本の大血管像を認める．体循環心室機能，大動脈弁閉鎖不全の程度，バッフルのリークや狭窄も評価可能であり，心エコーは長期経過観察のために必須である．心臓MRIは体循環心室機能評価に優れている．バッフル機能不全が強く疑われたり，エコーの描出が不良の患者では通常，心臓カテーテル検査が必要となる．

　L-TGAの典型的な心電図所見として1度房室ブロック(50%)，中隔の興奮の変化による前胸部Q波パターンの反転がある．心エコーでは，形態的心室を以下のような特徴で同定できる．

- 右室は，肉柱の粗い心尖部，調節帯(moderator band)，心尖部よりに位置する三葉の房室弁(三尖弁)を有する．弁を表現するうえで記憶すべきことは"弁(Valve)は心室(Ventricle)とともにある"である．
- 左室は，心内膜による平滑な表面で，二葉の房室弁(僧帽弁)を有する．

患者管理

　心房内スイッチ手術を受けた患者の管理方法の決定には，術後の後期合併症に対する知識が重要であり，以下のものがある．

- 有症候性の徐脈はペースメーカ植込みがなされる．
- 心房内リエントリー性頻脈には内服治療あるいはカテーテルアブレーション治療がなされる．
- $\dot{Q}p/\dot{Q}s>1.5$の左-右シャントあるいは症状を伴うバッフルのリークには外科的あるいはカテーテルデバイスによる閉鎖術が必要である．
- 症状を有するバッフルの狭窄には，通常はバルーン拡張術およびステント留置術がなされる．
- 証明されているわけではないが，右室機能不全に対する治療としてACE阻害薬による後負荷軽減を開始する．重度の症状を有する患者では心移植が必要になることがある．L-TGA患者では，体循環心室機能低下の進行の有無によって治療方針を決定する．繰

り返すが，ACE阻害薬による治療が有効である可能性がある。"double switch手術"（心房内スイッチ手術と動脈スイッチ手術を同時に行うことで左室を体循環心室とすることができる）による外科的矯正は小児では成績はよいが，成人では確立されていない。心移植は重度の症状がある患者への治療の1つである。

TGA患者で考慮すべきことを以下に示す。
- 修復術後の患者の妊娠は，母体と胎児のリスクをわずかに高めるが，多くの場合は十分に許容できる。重度の心室機能低下や有意な不整脈は予後不良を示唆するため，このような場合は妊娠を避けるべきである。
- 罹患患者から産まれる児の先天性心疾患のリスクは1〜5%である。
- 心臓突然死は心房内スイッチ手術を受けた患者の最大5%に生じる。
- 感染性心内膜炎予防は，患者がチアノーゼを有する場合，人工物を用いた修復部周囲に残存リークを認める場合，修復術後早期（6カ月以内）の場合を除き，画一的に行うことは推奨されない。

■ 動脈管開存

背 景

動脈管は下行大動脈近位部と肺動脈基部を連結する。この開存は胎児循環では必須であるが，生後数週のうちに自然閉鎖しなければならない。動脈管開存（PDA）は先天性心疾患のうちの概ね10%を占める（約1人：2,000出生）。未熟児，母親の風疹感染，胎児バルプロ酸症候群との関連がある。

病態生理

患者の重症度はPDAを介する左-右シャント血流の程度に大きく依存する。このシャントは最終的に左心系の容量負荷をまねき，左房・左室は拡張する。増大した肺血流もまた肺血管のリモデリングの原因となり，肺高血圧やEisenmenger症候群を起こす。

臨床像

運の良い患者はPDAが小児期に発見される。一般にほとんどのPDAは青年期を通じて十分に許容されている。成人患者では，症状はないが心雑音の評価のため，あるいはチアノーゼを伴うもしくは伴わない心不全症状により，病院を受診することがある。他のよくみられる徴候として左房拡大に伴う新規の心房細動の出現がある。PDAの患者は，特にPDAの肺動脈端に動脈内膜炎を生じるリスクが高い。通常，血栓性イベントは全身よりも肺に認められる。

身体所見

典型的な所見は胸骨左縁上部の，しばしば背部に放散する連続性機械性雑音である。心尖拍動は側方に偏位し，末梢の拍動は速脈となる。疾患経過の後期にEisenmenger症候群を伴う患者は，ばち状指とチアノーゼを足に認め，手には認めない上下差異性チアノーゼ（differential cyanosis）を呈する。これは右-左シャントにより酸素化されていない血液が

PDA を通り下肢を灌流するためである。

診断

　身体所見と一致して，心電図では洞頻脈，心房細動，左房負荷，左室肥大を認める。罹患歴の長い高齢者では動脈管の石灰化が胸部 X 線にてみられることがある。心エコーで診断が確定し，シャントの性状や心腔の大きさの評価，肺動脈圧の推定が可能である。心臓 CT や MRI は多くの場合 PDA に加え，治療介入の決定に影響を与えるような他の異常も描出することができる。心臓カテーテルは診断，治療のどちらにも有用である。

患者管理

　動脈管の閉鎖は症状のある患者のすべて，および無症状でも左心系の拡大のある患者に適応となる。無症状で，偶発的に発見された小さな PDA の治療については議論のあるところである。一般に，Eisenmenger 症候群化した右-左シャントの閉鎖は，PDA 閉鎖で良好な結果が得られたとの報告はあるが，相対禁忌である。

　外科的結紮術やカテーテルによる閉鎖デバイスの留置による PDA 閉鎖の成功率は高い。閉鎖術式の決定は個々の状況や施設の経験に応じてなされる。PDA は大きさにかかわらず感染性心内膜炎の予防が必要であるが，閉鎖術後は 6 カ月間のみ予防を行えばよい。

- 妊娠は，一般に小さなあるいは無症状の PDA 患者では十分に忍容できる。大きな，血行動態的に有意な PDA の妊婦は心不全のリスクが高い。Eisenmenger 症候群となった場合は母親，胎児ともに死亡率が非常に高い。
- 罹患患者から産まれる児における先天性心疾患のリスクは 1〜5% である。
- 感染性心内膜炎予防は，患者がチアノーゼを有する場合，人工物を用いた修復部周囲に残存リークを認める場合，修復術後早期 (6 カ月以内) の場合を除き，ルーチンに行うことは推奨されない。

大動脈縮窄

　大動脈縮窄 (動脈管索近傍の大動脈の狭窄) (CoA) は先天性心疾患の 7% にみられ，男性にやや多い。多くみられる合併症に大動脈二尖弁 (BAV) (20〜40%) と Willis 動脈輪の頭蓋内動脈瘤 (10%) がある。Turner 症候群の 1/3 に CoA を認める。

臨床像

　成人患者では頭痛，鼻出血，跛行などの軽度の症状がみられる。修復術を受けていない CoA 患者の平均寿命は 35 年である。未修復患者の一般的な死因は，うっ血性心不全 (25%)，大動脈破裂 (21%)，心内膜炎 (18%)，頭蓋内出血 (11%) である。

身体所見

　ほとんどの患者に上肢の高血圧がみられる。加えて，下肢の血圧は低下し (正常では下肢血圧は上肢血圧よりも約 10 mmHg 高い)，脈拍は遅延する (上腕と大腿の脈拍を同時に触知することでわかる)。収縮期雑音を肩甲骨間 (縮窄による雑音) や胸部 (肋間の側副血管

による雑音)で聴取する。BAV(上部胸骨周囲の大きな漸増-漸減性収縮期雑音)の存在についても注意が必要である。

診 断

胸部X線では2つの特徴的な所見がみられる。rib notching(肋骨の下縁にみられる，大きな肋間側副血管によってできるノッチ)と"3 sign"(拡張した左鎖骨下動脈と拡張した縮窄以遠の大動脈の陰影によってできる3の形をした輪郭)。心エコーでは，胸骨上窩アプローチによるDoppler法で，拡張期を通じて縮窄部より遠位の血流が保持されているかを評価する。CoAの修復術後患者では必ず修復部位に乱流を生じる。我々の方針として，CoAの患者ではBAVや果状(嚢状)動脈瘤のスクリーニングとして最低1度は心臓と脳のMRIを行っている。

管 理

外科的修復術が治療の中心である。注意すべき合併症に脊髄虚血による対麻痺(0.4%)，再縮窄(7～60%)，瘤形成(2～27%)がある。経皮的バルーン血管形成術とステント留置術の期待できる成果が示されている。
- 妊娠は修復されたCoA患者では十分に許容できるが，流産のリスクは増大する。有意な残存狭窄がある場合は，母親，胎児ともに予後が悪いため，可能であれば妊娠前に修復術を行うべきである。高血圧(18%)，子癇前症(6%)を合併することがある。
- 罹患患者から産まれる児の先天性心疾患のリスクは約5%である
- 現在のガイドラインでは，感染性心内膜炎予防は修復術後6カ月以内と乱流が残存する場合，特に人工物を用いて修復がなされた場合に必要である。

Eisenmenger症候群

この重篤な状態は，多くの無治療の先天性心疾患の終末期の合併症である。長い期間をかけて左-右シャントは肺循環系の血管リモデリングと，右心系の圧の上昇をきたす。最終的には欠損孔を通過する血流の逆転が起こり，酸素化されていない静脈血が体循環へと移行し(右-左シャント)，全身性チアノーゼが明らかとなる。

臨床像

ほとんどの患者は10～20歳代になると運動耐容能が低下する。心不全は40歳以降にみられる。頻度の高い合併症として，心房あるいは心室不整脈(50%)，喀血(20%)，肺塞栓(10%)，失神(10%)，心内膜炎(10%)，過粘稠度症候群(倦怠感，頭痛，めまい，視覚変化)，神経疾患(脳出血，脳梗塞，脳膿瘍)がある。細胞のターンオーバーが早く，また尿酸の排泄が低下するため，患者はしばしば痛風と胆石症を認める。

残念ながら，Eisenmenger症候群患者の生存率は低く，25歳まで生存するのは42%のみである。妊娠や外科的治療には一般に耐えることはできない。

身体所見

通常，患者は低酸素状態にあり，労作で増悪する。著明なチアノーゼとばち状指が一目瞭然な場合がある。心臓の聴診にて肺高血圧の徴候(右室と肺動脈の拍動，ⅡP亢進，右心性Ⅳ音)が聴取される。

診断

心電図は増大した右心系圧を反映する(右房負荷，右室肥大，右軸偏位)。胸部 X 線でしばしば肺動脈近位部の拡張とともに遠位部の狭小化(pruning)，右房，右室の拡大を認める。心エコーでは，通常は両方向性のシャントを伴う明瞭な欠損孔と肺動脈圧の上昇を認める。心エコーの際の撹拌した生理食塩水による微小気泡検査は空気塞栓の原因となりうるため禁忌である。心臓カテーテル検査による血管拡張薬負荷は肺血管の反応性を評価するうえで特に有用である。不可逆性の肺高血圧は予後不良の徴候である。

管理

Eisenmenger 症候群は脆弱な血行動態にあると考えるべきである。血管内容量の変動は深刻な結果となることがある。慎重な予防策として以下がある。
- 予防接種
- 体液量減少や高地の回避，禁煙
- 心内膜炎予防のための抗菌薬
- 妊娠，全身麻酔の回避
- 全身性の空気塞栓のリスクを最小限にするための静脈フィルターの使用
- 赤血球増多症による過粘稠度症候群(稀)に対する瀉血(代用血漿の置換)
- 小赤血球症に対する鉄分補充への配慮

酸素療法は症状を改善するが死亡率の改善は示されていない。ACE 阻害薬は理論的に利点とリスクの両方を有しており，ルーチンには用いられない。研究段階ではあるが，肺血管作動性の薬物(カルシウム拮抗薬，プロスタサイクリン，エンドセリン受容体拮抗薬)が考えられ，肺の専門医にて投与開始し，モニターするべきである。最終的に最も確実な Eisenmenger 症候群の治療は，心肺同時移植(1 年生存率 70%)あるいは肺移植と心臓修復術の同時施行(1 年生存率 55%)である。

成人先天性心疾患の外来診療

先天性心疾患患者を管理するには，定期的経過観察，初期症状の綿密なスクリーニング，重篤な合併症をきたさないための明確な患者教育が必要である。経過観察の受診の際は以下のことに注意を払う
- 症状と徴候
  - 身体活動能力の変化
  - チアノーゼ，心不全，動悸，失神の出現
  - 新規の心雑音

- ●画像
  - 患者管理が主に心腔の大きさや外科的に作成した回路の開存性に基づき決定する場合は，経時的に画像検査を行う（心エコーあるいは心臓 MRI が第 1 選択となる）。
  - 経時的な心電図検査は，心房不整脈や突然死のリスクが高い場合に行う。
- ●患者教育
  - 感染性心内膜炎の予防は以下の場合に推奨される。
    - ・姑息的シャントや導管を含む修復されていないチアノーゼ性の先天性心疾患
    - ・人工物を用いて（手術，経カテーテル的デバイス留置）完全に修復された先天性心疾患の術後 6 カ月間
    - ・修復術を受けた先天性心疾患で人工物（手術，経カテーテル的デバイス留置）周囲に残存欠損がある場合
    - ・先天性心疾患では上記以外における抗菌薬による予防はもはや推奨されない
  - 妊娠計画（母親と胎児の妊娠によるリスク，避妊の手段）および胎児心エコー（妊娠 20～22 週頃）
    - ・高リスクの先天性心疾患は Eisenmenger 症候群，チアノーゼまたは症候性の心不全，肺高血圧，有意な体循環心室機能低下，左心系の狭窄（大動脈弁狭窄，僧帽弁狭窄）である。
    - ・一般的に処方される心不全治療薬の多くは妊娠時には禁忌である（詳細は第 28 章参照）。
    - ・高リスク患者に対する産科管理と先天性心疾患の専門医による頻回の経過観察が必須である。通常，産科的理由により必要である場合を除いて帝王切開術の必要はない。
    - ・避妊の手段の選択には注意が必要である。複雑な先天性心疾患，肺高血圧，チアノーゼを有する患者は，血栓形成のリスクを高めるため経口避妊薬は避けるべきである。Depo-Provera® や低用量のエストロゲンがしばしば避妊の措置となる。
- ●定期的に予防接種を受ける〔インフルエンザ，肺炎球菌（Pneumovax®）〕
- ●注意してみるべき症状および医師に連絡すべきタイミングについての患者への説明
- ●社会的配慮
  - 成人先天性心疾患患者はしばしば雇用者より医療保険を得ている。転職の際には特に注意を払うことで，患者が先天性心疾患による病状のために保険資格者を剥奪されることを予防できる。
  - 青年期に生命保険加入を拒否された先天性心疾患患者が成人になると保険資格者とみなされることがしばしばある。

> **覚えておくポイント**
> - 先天性心疾患を有する成人の診察にあたって知っておくべき3つの重要な情報を以下に示す．
>   - 心臓の元の状態
>   - 患者の受けた心修復術の内容
>   - 心臓の元の状態と修復術から予測される経過
> - 経過観察のための診察の際には以下のことに注意を払う
>   - 新規の症状や徴候，特に活動能力，動悸，失神
>   - 特に画像診断に基づいて治療方針が決定される場合には，定期的に検査を施行
>   - 特に心内膜炎予防，妊娠計画，予防接種，医師に連絡すべき予期しない症状についての患者教育

謝　辞

成人先天性心疾患患者の卓越した管理についての熱心な指導，そしてこの章を思慮深くレビューしていただいた Joseph Billadello 博士（Associate Professor of Mediine, Washington University School of Medicine）に感謝いたします．

参考文献，推薦文献

Aboulhosn J, Child JS. Left ventricular outflow obstruction: subaortic stenosis, bicuspid aortic valve, supravalvular aortic stenosis, and coarctation of the aorta. *Circulation* 2006; 114: 2412-2422.

Attenhofer Jost CH, Connolly HM, Dearani JA, et al. Ebstein's anomaly. *Circulation* 2007; 115: 277-285.

Bashore TM. Adult congenital heart disease: right ventricular outflow tract lesions. *Circulation* 2007; 115: 1933-1947.

Dillar GP, Gatzoulis MA. Pulmonary vascular disease in adults with congenital heart disease. *Circulation* 2007; 115: 1039-1050.

Khairy P, Poirier N, Mercier LA. Univentricular heart. *Circulation* 2007; 115: 800-812.

Minette MS, Sahn DA. Ventricular septal defects. *Circulation* 2006; 114: 2190-2197.

Schneider DJ, Moore JW. Patent ductus arteriosus. *Circulation* 2006; 114: 1873-1882.

Warnes C. Transposition of the great arteries. *Circulation* 2006; 114: 2699-2709.

Webb G, Gatzoulis MA. Atrial septal defects in the adult: recent progress and overview. *Circulation* 2006; 114: 1645-1653.

Webb GD, Smallhorn JF, Therrien J, et al. Congenital heart disease. In Zipes DP, Libby P, Bonow R, et al. eds, Braunwald's Heart Disease: A Textbook of Cardiovascular Medicine, 7th ed. Philadelphia: Elsevier Saunders; 2005: 1489-1552.

Wilson W, Taubert KA, Gewitz M, et al. Prevention of bacterial endocarditis: Guidelines from the American Heart Association: A Guideline from the American Heart Association Rheumatic Fever, Endocarditis, and Kawasaki Disease Committee, Council on Cardiovascular Disease in the Young, and the Council on Clinical Cardiology, Council on Cardiovascular Surgery and Anesthesia, and the Quality Care and Outcomes Research Interdisciplinary Working Group. *Circulation* 2007; 116: 1736-1754.

Part 5
心臓弁膜症

第16章　心臓弁膜症

Brian R. Lindman

■ はじめに

　心臓弁膜症とは，弁の可動性や閉鎖の異常により生じた，弁狭窄や弁逆流を特徴とする疾患群である。弁膜症には先天性と後天性があり，4つの弁のいずれにも生じうる。正常な弁機能とは，弁，弁輪，心室の形状・サイズ・機能，そして弁下組織のすべての相互作用より保たれており，上記のいずれの機能不全によっても弁膜症は生じうる。正確な有病率は明らかではないが，弁膜症はよくみられる疾患で，米国では中等度〜重度の弁逆流を有する患者が500万人以上いると推定されている。例えば大動脈弁狭窄症は，65歳以上で2%，85歳以上では4%に認められる。世界的にはリウマチ性弁膜症が最も多いが，先進国では抗菌薬の使用と高齢化のため変性による弁膜症が最も一般的である。過小評価されることもあるが，弁膜症は良性疾患ではなく，たとえ無症状であっても，さまざまな弁膜症が高い重症度と死亡率を有していることが多くの研究で示されている。今後，一部の弁膜症の進展を抑制するうえで薬物治療の有効性が示されると思われるが，弁膜症の主要な病態は機械的障害であるため，機械的治療が主体であることは変わらないだろう。弁膜症の自然経過についても明らかになってきており，外科治療技術の進歩や経皮的治療の発展もあって，心臓弁膜症治療の選択肢や施行時期の決定についての理解がより深まっていくことと思われる。

■ 大動脈弁

　大動脈弁は三尖の弁で，左心室から大動脈への一方向の血流を作り出している。大動脈弁狭窄症は収縮期の弁開放制限を特徴とし，順行性血流が制限され，左室と上行大動脈間の収縮期圧較差を生じる。大動脈弁閉鎖不全症は，弁不全により拡張期に大動脈から左室への逆行性血流を生じる。

大動脈弁狭窄症
背景
　左室から大動脈にいたる経路での血流障害の原因として最も多いのは大動脈弁の病変である。そのほかに血流障害および左室-大動脈間の圧較差を生じる病変としては，大動脈

弁の弁上狭窄と弁下狭窄，固定性狭窄(すなわち，弁下部膜性狭窄)と動的狭窄(すなわち，閉塞性肥大型心筋症)などがある。ここでは大動脈弁レベルでの狭窄に焦点を絞って解説する。大動脈弁硬化は弁尖の肥厚により生じ，弁通過血流の乱流と心雑音をきたすが，大動脈弁前後に圧較差を生じず狭窄もない。しかし，弁狭窄の危険因子として考えられている。

原因
- **石灰化**
  - 米国でもっとも多い原因である。
  - 弁尖の石灰化による大動脈弁狭窄は60〜80歳代に多く認められる(平均70歳代中頃)。
  - 危険因子は冠動脈疾患と同様で，カルシウム代謝異常で増悪する。
  - 弁において活動性の骨形成過程が認められる。
  - 石灰化による弁狭窄は，二尖弁にも三尖弁にも認められる。
- **二尖弁**
  - 人口の1〜2%に認められる(先天性)。
  - 弁狭窄は50〜60歳代に認められる(平均60代中頃〜後半)。
  - 大動脈弁狭窄により大動脈弁置換術が必要となる患者の約半数が二尖弁である。
  - 三尖弁の患者よりも感染性心内膜炎のリスクが高い。
  - 大動脈病変(すなわち，大動脈解離や大動脈瘤)を合併する頻度が高い。
- **リウマチ性**
  - 世界的には最も多い原因であるが，米国ではきわめて少ない。
  - 20〜30歳代に多い。
  - ほとんど常に僧帽弁病変を伴う。

病態生理
石灰化性大動脈弁狭窄の病態生理は，左室と弁の両方が狭窄に適応することによる。動脈硬化性プラーク形成と同様の過程で始まり，最終的に骨化へ進行する過程が弁において認められている(図16-1)。

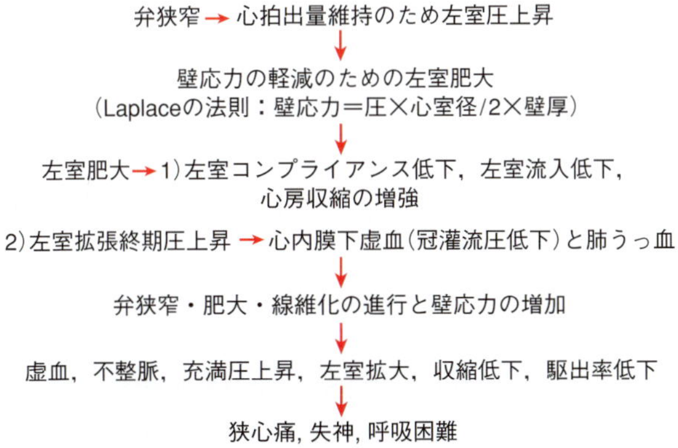

弁狭窄 → 心拍出量維持のため左室圧上昇
↓
壁応力の軽減のための左室肥大
(Laplaceの法則：壁応力＝圧×心室径/2×壁厚)
↓
左室肥大 → 1)左室コンプライアンス低下，左室流入低下，
　　　　　　　心房収縮の増強
　　　　　2)左室拡張終期圧上昇 → 心内膜下虚血(冠灌流圧低下)と肺うっ血
↓
弁狭窄・肥大・線維化の進行と壁応力の増加
↓
虚血，不整脈，充満圧上昇，左室拡大，収縮低下，駆出率低下
↓
狭心痛，失神，呼吸困難

図16-1　大動脈弁狭窄症の病態生理。

自然歴
　大動脈弁狭窄症は進行性の疾患で、一般的には弁口面積が 1 cm^2 未満に縮小するまでは無症状で経過する。無症状であれば患者の予後は良好で、突然死リスクは年 1% 未満である。弁置換術や死亡を増加させる予測因子は、大動脈弁通過血流速度の上昇、弁の高度石灰化、冠動脈病変の合併である。いったん症状が出現すると患者の予後は不良で、突然死のリスクが増加し、平均生存期間は 2〜3 年とされる。

病歴
　典型的症状として以下のものがある。
- 狭心痛
- 失神
- 心不全

　患者は自ら活動度を制限しているために、運動耐容能が早期に、あるいは進行性に低下していても症状を訴えないことが少なくない。無症状だが活動制限のある重症大動脈弁狭窄症は、症候性とみなすべきである。

身体所見
- 胸骨右上縁を最強点とし、両側頸部に放散する粗い収縮期駆出性雑音。雑音のピークが遅いほど狭窄度は重症。
- Ⅱ音大動脈弁成分の減弱または消失は重症狭窄を示唆する。
- 大動脈弁開放音（opening snap）は二尖弁の所見である。
- Ⅳ音は、左室コンプライアンス低下に伴う心房収縮を反映している。
- 心尖拍動は持続的に広範囲に触れるが、（左室拡大がなければ）左側方には移動しない。
- 小脈かつ遅脈。重症例では頸動脈拍動が小さく、ゆっくりとなる。
- Gallavardin 現象とは、大動脈弁狭窄の雑音の楽音的成分が心尖部に最強点を有すること。僧帽弁逆流と間違えやすい。
- 症状が強くなければ身体所見のみから大動脈弁狭窄症の重症度を判定するのは困難である。

検査
- 初期評価（表 16-1）
- 重症度評価基準（表 16-2）
- 詳細な評価（表 16-3）

表 16-1　初期評価

心電図	● 左房拡大と左室肥大
胸部 X 線写真	● 心肥大、心拡大、大動脈・大動脈弁・冠動脈の石灰化
	● 肋骨下縁の侵蝕像は大動脈縮窄症と二尖弁を示唆する
経胸壁心エコー	● 弁尖の数・形態・石灰化
	● 方程式を用いて弁口面積を算出［断面積$_{AV}$×流速$_{AV}$＝断面積$_{LVOT}$×流速$_{LVOT}$］
	・方程式は狭窄部と狭窄部直前での血流量（断面積×流速）が等しいという原理に基づく
	● 平均圧較差と最大圧較差

AV：大動脈弁，LVOT：左室流出路

表 16-2 重症大動脈弁狭窄症

大動脈弁通過血流速（m/sec）	＞4.0
平均圧較差（mmHg）	＞40
弁口面積（cm^2）	＜1.0

出典：Bonow RO, Carabello BA, Chatterjee K, *et al*. ACC/AHA 2006 guidelines for the management of patients with valvular heart disease. *J Am Coll Cardiol* 2006；48(3)：e1-e148 より許可を得て引用

表 16-3 詳細な評価

経食道心エコー	● 経胸壁心エコーで不明瞭な場合に，二尖弁かどうかを評価する ● 左室流出路狭窄の原因検索にしばしば必要となる
運動負荷試験	● 運動耐容能，血圧反応異常（負荷による上昇＜20 mmHg），運動による症状の誘発
ドブタミン負荷心エコー	● 左室機能低下があり弁口面積が小さい（重度大動脈弁狭窄が疑われる）が，平均圧較差が低値（＜30 mmHg）（重度大動脈弁狭窄が疑われない）の症例の評価に有用 ● 偽性狭窄と真の重度狭窄との鑑別 ● 左室収縮予備能を評価
心臓カテーテル検査	● 冠危険因子を有する大動脈弁置換術予定患者の冠動脈評価 ● 狭心症状を有する中等度大動脈弁狭窄症患者の冠動脈評価 ● 非侵襲的検査で重症度評価が困難な患者や，臨床所見と非侵襲的検査の所見に乖離がある患者の大動脈弁狭窄の重症度評価（Gorlinの式を用いる）
冠動脈 CT	● 弁膜症手術前の冠動脈病変評価には，冠動脈 CT が施行される可能性がある（診断精度については検証中）

治療

- **外科的治療**：治療方針は基本的に症状の有無に基づいて決定される（図 16-2）。重症大動脈弁狭窄症に対する唯一の治療は外科的大動脈弁置換術である（後述の人工弁の項も参照）。症候性重症大動脈弁狭窄は死に至る可能性があり，早急な外科的治療が必要とされる。無症候性あるいは狭窄が高度でない患者であっても，高リスクと考えられる場合や，大動脈弁以外の心臓外科手術が必要な場合は，大動脈弁置換術を行うことが推奨されている。周術期死亡率は，年齢，併存疾患，術式により異なる。
- **内科的治療**：症候性重症大動脈弁狭窄は外科的疾患である。死亡率を低下させたり，手術時期を遅らせることが証明されている内科的治療はない。それでも，手術適応とならない無症候例や重症度の低い大動脈弁狭窄症に対する薬物治療の指針はある。
  - 高血圧：低血圧に注意しながら降圧薬を適切に使用する。
  - ACE 阻害薬：ACE 阻害薬が大動脈弁石灰化を抑制する可能性を示すデータがいくつかある。
  - スタチン：大動脈弁狭窄の進行を遅らせる可能性があるというエビデンスがある。
  - 硝酸薬を代表とする血管拡張薬は，低血圧に十分注意しながら使用する。
- **重症大動脈弁狭窄症による非代償性心不全**：重症大動脈弁狭窄により左室機能不全を呈した患者は，非代償性心不全に陥ることがある。臨床状況にもよるが，外科的治療（大動脈弁置換術）までのブリッジとして，いくつかの治療オプションが考えられる。

```
                    重症大動脈弁狭窄
                     V̇max＞4m/sec
                    大動脈弁口面積＜1cm²
                    平均圧較差＞40mmHg
```

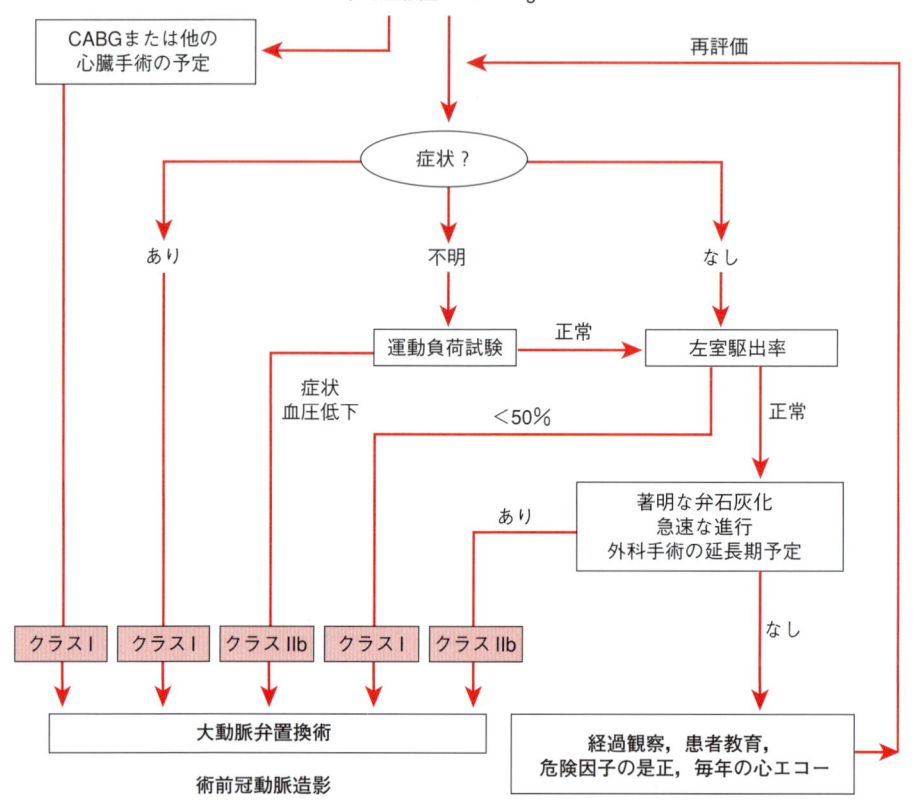

```
┌─────────────┐                              ┌──────┐
│CABGまたは他の│←─────────┬──────────── 再評価 │      │
│ 心臓手術の予定│            │                    │      │
└──────┬──────┘            ▼                    │      │
       │                 症状？                  │      │
       │         ┌─────────┼─────────┐         │      │
       │        あり      不明       なし        │      │
       │         │         ▼          │         │      │
       │         │     運動負荷試験 ──正常→ 左室駆出率 │
       │         │         │                │         │
       │         │   症状               <50% 正常      │
       │         │   血圧低下                │         │
       │         │                          ▼         │
       │         │                     著明な弁石灰化   │
       │         │           あり       急速な進行      │
       │         │          ←─── 外科手術の延長期予定 │
       │         │                          │         │
       │         │                         なし        │
       ▼         ▼    ▼    ▼    ▼                    │
   [クラスI][クラスI][クラスIIb][クラスI][クラスIIb]       │
       │         │    │    │    │              ▼    │
       ▼         ▼    ▼    ▼    ▼         経過観察，患者教育，
         大動脈弁置換術                    危険因子の是正，毎年の心エコー ──┘
          術前冠動脈造影
```

図 16-2　重症大動脈弁狭窄症患者の評価と治療。V̇max：大動脈弁通過血流最大速度 (Bonow RO, Carabello BA, Chatterjee K, *et al*. ACC/AHA 2006 guidelines for the management of patients with valvular heart disease. *J Am Coll Cardiol* 2006；48(3)：e1-e148 より許可を得て引用)

- 大動脈内バルーンパンピング(IABP)(中等度～重症の大動脈弁逆流では禁忌)
- ニトロプルシド
- 経皮的大動脈弁形成術：弁口面積はごくわずかに増加するが，数週間～数カ月で再狭窄が認められるため，大度脈弁置換術までのつなぎ，手術適応外の患者の姑息的治療，重症例で緊急に非心臓手術を要する場合などに用いられることがある。

　上記治療はいずれも，弁(弁形成術)や全身血管抵抗(IABP，ニトロプルシド)のレベルで後負荷を軽減し，前方拍出を促進しうる。これにより理論的には，心不全が改善し，一過性の臓器障害(腎不全，呼吸困難など)が回復し，手術死亡率も低下する。

- **経皮的大動脈弁置換術**：非常に高リスクな患者においては，**経皮的大動脈弁置換術**が，経皮的弁形成術よりも良好な成績であり，また外科的弁置換術よりも重症度や死亡率が

低いことが報告されている(臨床試験が進行中である)。本治療は，多くの併存疾患を抱えた高齢の重症弁膜症患者に適した治療オプションとなるだろう。

臨床上の問題点

- 無症候性の重症大動脈弁狭窄症 —— 本当に無症状か？ 症状を確認する目的で運動負荷試験を考慮する。適切な管理下で検査が施行されれば，弁狭窄の重症度判定の一助となる。
- 狭心症状を伴う冠動脈疾患を合併した中等度大動脈弁狭窄症 —— 胸部症状の原因はどちらか？ すべての検査結果(カテーテル検査室でのDopplerを用いた冠動脈病変の評価，心筋血流イメージング，大動脈弁の狭窄度)を総合して判定する。大動脈弁狭窄が中等度で冠動脈病変の狭窄が高度であれば，経皮的冠動脈インターベンションにて狭心症状の改善を図り，症状が消失しなければ弁置換術を考慮する。
- 大動脈弁の狭窄と閉鎖不全(逆流)の合併 —— 弁膜症は中等度であっても症状が出現したら？ 通常は，狭窄または閉鎖不全それぞれのガイドラインによる至適手術時期に準じる。しかし，中等度の弁狭窄と閉鎖不全を合併した患者は，ときに弁膜症が重症となる以前に左室機能不全あるいは症状を呈する。したがって，左室機能低下や症状を認めたり，他の心臓外科手術施行時に，大動脈弁置換術を行うのが適切である。
- 大動脈起始部病変 —— 上行大動脈拡張が手術時期と術式に与える影響は？ 重症大動脈弁狭窄症の約半数は大動脈二尖弁である。二尖弁は病理学的に，大動脈拡張や大動脈解離を合併しやすい。二尖弁症例では大動脈径の測定が重要で，著明な拡張があれば弁狭窄が重症でなくても手術適応となる。いずれか(大動脈径か大動脈弁狭窄)が手術適応となった時点で，両者の修復または置換術を同時に行う。二尖弁患者には全例，CTやMRIによる胸部大動脈病変のスクリーニングを行う。
- 左室機能不全 —— 重度の大動脈弁狭窄だが圧較差が低い症例に手術をすべきか？ ドブタミン負荷心エコーは，真の重症大動脈弁狭窄と偽性狭窄[訳注1]の鑑別，左室収縮予備能の評価に有用である。BNP測定も，これらの患者の予後予測や治療方針の決定に有用である。真の狭窄症でBNPが低く，左室収縮予備能も証明されれば，低心機能患者に対する外科手術は，重症度や死亡率は低く，治療効果が高いと考えられる。偽性狭窄でBNPが異常高値，あるいは収縮予備能のない症例に対する弁置換術の効果は不明である。

大動脈弁閉鎖不全症

原因

大動脈弁閉鎖不全症(大動脈弁逆流症)では，弁の異常による大動脈起始部の病変を伴うこともある。さまざまな病因により大動脈弁と大動脈が侵され，通常は無症候性に進行するが，急性に発症することもある。

- 原因として多くみられるもの
  - 大動脈二尖弁
  - リウマチ疾患

訳注1：原発性の左室機能不全に軽度大動脈弁狭窄症を合併した場合，重傷大動脈弁狭窄症様にみえること。

- 石灰化
- 感染性心内膜炎
- 特発性大動脈拡張
- 粘液腫性変性
- 高血圧症
- 上行大動脈解離
- Marfan 症候群

●少ないが原因となるもの
- 外傷による大動脈弁の損傷
- 膠原病性血管障害（強直性脊椎炎，関節リウマチ，Reiter 症候群，巨細胞性大動脈炎，Whipple 病）
- 梅毒性大動脈炎
- 骨形成不全症
- Ehlers-Danlos 症候群
- 孤立性大動脈弁下狭窄
- 大動脈弁逸脱を伴う心室中隔欠損症
- 食欲抑制薬

●急性の原因
- 感染性心内膜炎
- 上行大動脈解離
- 外傷

病態生理
●急性大動脈弁閉鎖不全症（図 16-3）
●慢性大動脈弁閉鎖不全症（図 16-4）

自然歴
大動脈弁閉鎖不全症の自然歴は，表 16-4 を参照のこと．
- 急性：急性大動脈弁閉鎖不全症患者は肺うっ血を伴い呼吸困難を呈する場合が多い．その他の症状としては，前述の原因疾患に関連するものがある．

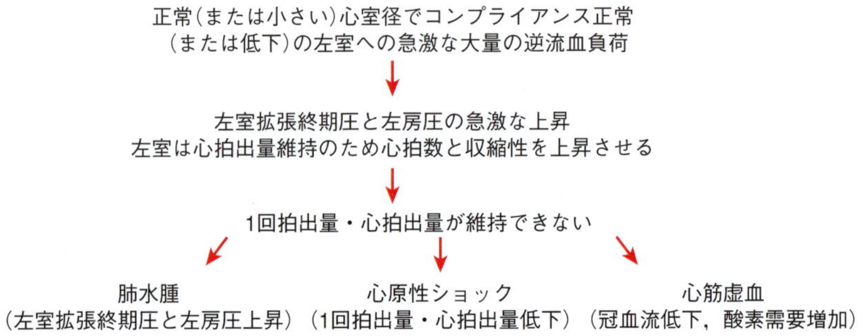

正常（または小さい）心室径でコンプライアンス正常
（または低下）の左室への急激な大量の逆流血負荷
↓
左室拡張終期圧と左房圧の急激な上昇
左室は心拍出量維持のため心拍数と収縮性を上昇させる
↓
1回拍出量・心拍出量が維持できない
↙ ↓ ↘
肺水腫　　　　　心原性ショック　　　　心筋虚血
（左室拡張終期圧と左房圧上昇）（1回拍出量・心拍出量低下）（冠血流低下，酸素需要増加）

図 16-3　急性大動脈弁閉鎖不全症の病態生理．

```
                         逆流による容量負荷
                                ↓
代償機転：
 1)左室拡大 → 左室拡張終期容積拡大，左室コンプライアンス上昇
 2)後負荷増大による左室肥大（偏心性，求心性）
                                ↓
             代償機転により左室拡張終期圧が低く保たれ，
            1回拍出量・心拍出量は維持，冠灌流圧も正常
                                ↓
                            非代償期
                                ↓
                         逆流量の増加
                左室拡張終期容積増加 → 壁応力増大
                心拍出量低下に対する代償性肥大の限界
                収縮障害 → 駆出率・1回拍出量・心拍出量の低下
                         左室拡張終期圧上昇
                   ↙                          ↘
         うっ血性心不全症状                      狭心症状
      （うっ血と心拍出量低下による） （冠灌流圧低下と著明な左室肥大による）
```

図 16-4　慢性大動脈弁閉鎖不全症の病態生理。

表 16-4　大動脈弁逆流症例の自然歴

無症状で左室機能正常	
症状または左室機能障害が出現	<6%/年
無症状だが左室機能障害が出現	<3.5%/年
突然死	<0.2%/年
無症状で左室機能低下	
症状が出現	>25%/年
症候性	
死亡率	>10%/年

出典：Bonow RO, Carabello BA, Chatterjee K, *et al.* ACC/AHA 2006 guidelines for the management of patients with valvular heart disease. *J Am Coll Cardiol* 2006；48(3)：e1-e148 より許可を得て引用

- 慢性：症状は左室機能不全の有無や，代償期か非代償期かによって異なる。代償期の患者は無症状のことが多いが，非代償期の患者は運動耐容能低下，呼吸困難，倦怠感あるいは狭心痛を伴う。

身体所見
- 急性
  - 頻脈
  - 脈圧の増大を認めるが，1回拍出量低下（による収縮期血圧低下）のため認めないことも多い
  - 拡張期逆流性雑音を第3肋間胸骨左縁で聴取する（聴取されないことも多い）
  - 収縮期雑音（左室容量負荷による拍出増加のため）
  - Ⅰ音の減弱（左室拡張終期圧の上昇と早期僧帽弁閉鎖による）
  - 左室の膨隆（heave）

- 奇脈（大動脈解離によるタンポナーデを疑う）
- 上肢血圧の有意な左右差（大動脈解離の存在を示唆する）
- 感染性心内膜炎の所見
- Marfan 症候群様の体型

●慢性
- 左室の膨隆
- 心尖拍動の左方偏位
- 拡張期逆流性雑音が前屈位での呼気終末に低位肋間胸骨左縁で聴取される（雑音の大きさでなく，持続時間が重症度と相関する）
- 収縮期雑音（多くは左室容量負荷によるが，大動脈弁狭窄の合併もありうる）
- Austin Flint 雑音 ── 低調の拡張期雑音で，心尖部で最もよく聴取される。重症の大動脈弁逆流のため僧帽弁前尖の可動性が低下して狭くなった僧帽弁口を通過する血流による雑音
- 左室容量負荷によりⅢ音が聴取されるが，必ずしもうっ血性心不全の所見ではない
- 脈圧の増大（しばしば 100 mmHg を超える）と拡張期血圧の低下
- 脈圧の増大に関連した特徴的所見
  - Musset 徴候：心拍と同期した頭部の上下動
  - Corrigan 脈：頸動脈の収縮期の速い立ち上がりと虚脱
  - Müller 徴候：口蓋垂の拍動
  - Traube 徴候：大腿動脈で聴取される pistol-shot 雑音
  - Duroziez 徴候：軽い圧迫により大腿動脈で聴取される to-and-fro 雑音
  - Quincke 脈：爪尖を圧迫した際に認められる爪床毛細血管の拍動

診断的検査

診断はある程度臨床徴候によるが，下記の検査が行われる。

●心電図
- 頻拍
- 左房拡大と左室肥大（特に慢性 AR で）
- 新たな伝導障害の出現は大動脈周囲膿瘍を示唆する

●胸部 X 線
- 肺水腫，縦隔影の拡大，心拡大

●経胸壁心エコー
- 左室収縮能
- 左室拡張終期径，収縮終期径
- 弁尖の数と形態
- 大動脈弁逆流の重症度評価（表 16-5）
- 感染性心内膜炎や大動脈解離の所見
- 上行大動脈径

●経食道心エコー
- 経胸壁心エコーで不明な場合に，二尖弁所見の評価。
- 経胸壁心エコーよりも大動脈解離に対する診断の感度，特異度は高い。

表 16-5　重症大動脈弁閉鎖不全症

定性評価	
造影所見	3～4＋
カラー Doppler のジェット面積	左室流出路の 65%以上
Doppler の縮流部(cm)	＞0.6
逆流の圧半減時間(msec)	＜200
定量評価（心臓カテーテル検査または心エコー）	
逆流量(mL/拍)	＞60
逆流率(%)	＞50
逆流弁口面積(cm^2)（有効逆流弁口）	＞0.30
その他の重要所見	
左室径	拡大*

*急性大動脈弁逆流は除く。
Zoghbi WA, Enriquez-Sarano M, Foster E, *et al*. Recommendations for evaluation of the severity of native valvular regurgitation with two-dimensional and Doppler echocardiography. *J Am Soc Echocardiogr* 2003；16：777-802 より許可を得て改変

- 人工弁症例で弁の描出に優れる。
- MRI/CT
  - 大動脈径や大動脈解離の画像検査における両者の選択は施設により異なる。
  - 心エコーで大動脈弁逆流の重症度評価が不十分であれば，MRI による評価が有用である。
  - 冠動脈 CT は弁手術前の冠動脈病変の評価においてカテーテル検査の代替となるかもしれない（有用性，正確性については研究が進行中である）。
- 心臓カテーテル検査
  - 冠動脈疾患のリスクがある大動脈弁置換術予定患者
    ・症状のある患者で，非侵襲的評価で重症度が不明な場合や臨床所見と乖離がある場合は，左室圧や左室機能，大動脈造影による逆流の重症度評価の適応である。

治療

- **外科的治療**：症状のある重症大動脈弁逆流患者は，左室機能にかかわらず外科的治療が適応となる（図 16-5，表 16-6）。急性重症大動脈弁逆流は，ほとんど常に症状を伴う。弁形成術は大動脈解離により大動脈弁逆流を生じた場合など，一部のわずかな症例が適応となる。大動脈起始部の拡大が認められる場合は，大動脈弁置換術施行時に修復術ないし置換術が施行される（第 23 章参照）。術前の NYHA 機能分類，左室機能低下，罹病期間が周術期死亡率の予測因子となるが，大動脈弁置換術は内科的治療よりも重症度や死亡率を改善させる。患者が非代償性心不全状態である場合は，術前に短期間の血管拡張薬投与（例：ニトロプルシド）により血行動態を改善することが妥当である。
- **内科的治療**：大動脈弁閉鎖不全症に対する内科的治療の有効性は限られる。症状を呈したり手術が必要な左室機能障害に進行するのを血管拡張薬が抑制するという無作為プラセボ対照試験のデータはない。血管拡張薬（例：ニフェジピン，ACE 阻害薬，ヒドララジン）は以下の 3 つの状況で適応となる。(1)外科的治療の適応外の症候性重症大動脈弁閉鎖不全症患者に対する長期投与，(2)重症心不全患者の術前の血行動態改善目的での短期投与，(3)軽度の左室拡大を認めるが収縮能正常な無症候性重症大動脈弁閉鎖不全症患者

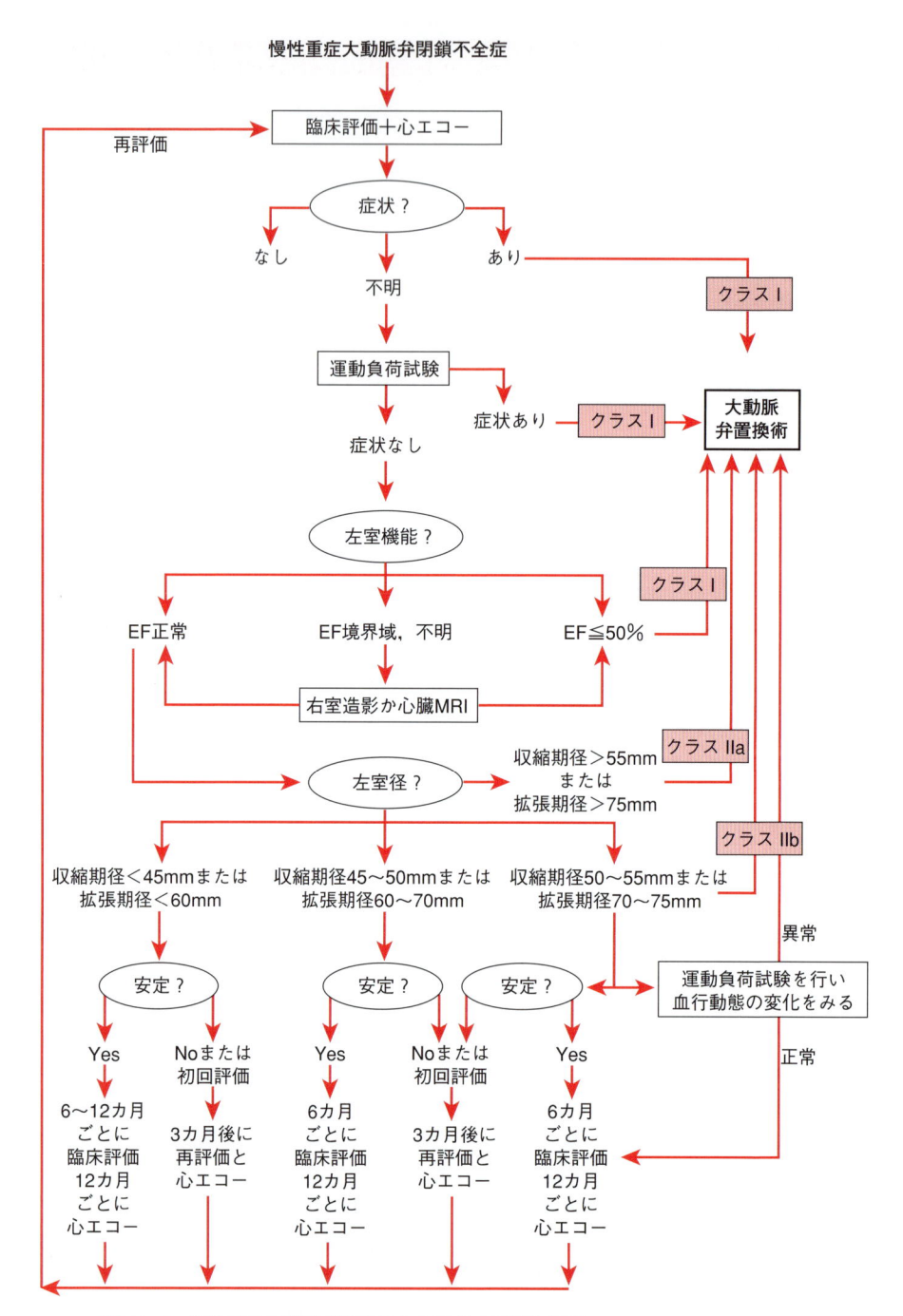

```
                    慢性重症大動脈弁閉鎖不全症
                              │
                              ▼
   再評価 ──────────────→ 臨床評価＋心エコー
                              │
                              ▼
                            症状？
                   ┌──────────┼──────────┐
                  なし        不明       あり ──→ [クラスI] ──┐
                              │                              │
                              ▼                              │
                          運動負荷試験                        │
                              │                              ▼
                      ┌───────┴───────┐              ┌──────────┐
                    症状なし        症状あり ──→ [クラスI] ──→│大動脈  │
                              │                              │弁置換術│
                              ▼                              └──────────┘
                           左室機能？                          ▲ ▲ ▲
                   ┌──────────┼──────────┐                    │ │ │
                EF正常    EF境界域,不明   EF≦50% ──→ [クラスI]─┘ │ │
                   │          │          │                      │ │
                   │          ▼          │                      │ │
                   │    右室造影か心臓MRI │                      │ │
                   │          │          │                      │ │
                   ▼          ▼          ▼                      │ │
                         左室径？ ──→ 収縮期径＞55mm          │ │
                           │          または ──→ [クラスIIa]─┘ │
                           │          拡張期径＞75mm            │
                           │                                    │
                           │                      ──→ [クラスIIb]┘
         ┌─────────────────┼─────────────────┐              異常
   収縮期径＜45mmまたは  収縮期径45〜50mmまたは  収縮期径50〜55mmまたは     │
   拡張期径＜60mm        拡張期径60〜70mm        拡張期径70〜75mm          ▼
         ▼                  ▼                    ▼          運動負荷試験を行い
       安定？              安定？                安定？       血行動態の変化をみる
      ┌──┴──┐           ┌──┴──┐             ┌──┴──┐              │
     Yes   No または     Yes   No または       Yes              正常
           初回評価            初回評価
      ▼     ▼              ▼     ▼           ▼
   6〜12カ月 3カ月後に    6カ月  3カ月後に   6カ月
   ごとに   再評価と     ごとに  再評価と    ごとに
   臨床評価 心エコー     臨床評価 心エコー    臨床評価
   12カ月                12カ月              12カ月
   ごとに                ごとに              ごとに
   心エコー              心エコー            心エコー
```

図 16-5　**慢性重症大動脈弁閉鎖不全症患者の評価と治療。** EF：左室駆出率（Bonow RO, Carabello BA, Chatterjee K, *et al*. ACC/AHA 2006 guidelines for the management of patients with valvular heart disease. *J Am Coll Cardiol* 2006；48(3)：e1-e148 より許可を得て引用）

> **表 16-6　ACC/AHA ガイドライン：大動脈弁閉鎖不全症における弁置換術のクラスⅠ適応**
> ● 症候性の重症大動脈弁閉鎖不全（左室機能は問わない）
> ● 無症候性の慢性重症大動脈弁閉鎖不全で左室機能低下を伴うもの（左室駆出率50%以下）
> ● 慢性重症大動脈弁閉鎖不全で冠動脈バイパス手術や大動脈手術，他の弁手術を予定する患者

出典：Bonow RO, Carabello BA, Chatterjee K, *et al.* ACC/AHA 2006 guidelines for the management of patients with valvular heart disease. *J Am Coll Cardiol* 2006；48(3)：e1-e148 より許可を得て引用

における長期投与。血管拡張薬は一般的に，大動脈弁閉鎖不全症患者の収縮期血圧を低下させるのに適応となる。高血圧がない場合には，無症状の軽度または中等度の逆流で左室機能や左室径が正常であれば，血管拡張薬は適応とならない。血管拡張薬とは別に，感染性心内膜炎が疑われる場合には適切な抗菌薬投与が重要である。

僧帽弁

僧帽弁は左房から左室への1方向性の血流を可能としている。僧帽弁組織は弁輪，2つの弁尖，後正中および前側方乳頭筋，および腱索からなる。後の2つの構造物は僧帽弁下組織とみなされる。左室とともに，これらの各部の相互作用は僧帽弁の適切な機能に必要である。

僧帽弁狭窄は拡張期の僧帽弁の不完全な開放を特徴とする病態で，前方に向かう血流を制限し，左房-左室間の持続性拡張期圧較差をもたらす。僧帽弁閉鎖不全は弁尖の不適切な接合により生じ，収縮期に左室から左房内への血液の逆流をきたす。

僧帽弁狭窄症
成因
- リウマチ性
  - 僧帽弁狭窄症の主な成因となる。
  - 患者の2/3は女性である。
  - 僧帽弁閉鎖不全症を伴うことが多い。
  - 狭窄弁口はしばしば"魚の口"のような形状を呈する。
  - リウマチ熱により線維化，肥厚，石灰化をきたし，僧帽弁交連部・弁尖・腱索などの癒合を引き起こす。
- 他の原因（かなり稀）
  - 先天性
  - ムコポリサッカライド症
  - 悪性カルチノイド
  - 全身性エリテマトーデス
  - 関節リウマチ
  - 僧帽弁輪石灰化
  - 左房流出路の閉塞による"機能性僧帽弁狭窄"が以下の原因で生じうる
    - 腫瘍，特に粘液腫

- 左房内血栓
- 大きな疣贅を伴う心内膜炎
- 先天性左房内膜構造(例えば三心房心)
- 僧帽弁位人工弁の機能不全
- 過剰縫縮された僧帽弁形成リング

病態生理

　僧帽弁通過血流の増加(心拍出量の増加)や拡張期充満時間の短縮(頻拍による)は弁口面積にかかわらず症状を悪化させうる。妊娠,運動,甲状腺機能亢進症,頻脈性心房細動,発熱は上記の状態のいずれか,あるいは両方を引き起こす。このような状態に至って初めて症状が自覚されることが多い(図 16-6)。

自然歴

　僧帽弁狭窄症は通常は緩徐に進行し,リウマチ熱発症から狭窄症の症状を生じうる状態(通常は運動時<2〜2.5 cm^{2}あるいは安静時<1.5 cm^2)になるまでに長い潜伏期間(数十年)を経る。無治療の患者の 10 年生存率は診察時の症状の重症度に依存する。すなわち,無症状あるいはごく軽度の症状を呈する患者の 10 年生存率が 80%であるのに対し,明らかな症状のある患者の 10 年生存率は 0〜15%である。いったん重症肺高血圧症が出現すると,平均生存期間は 3 年未満と推定される。無治療の患者のほとんどは,進行性の肺および全身のうっ血,全身性塞栓症,肺塞栓症,そして感染により死亡する(頻度順に列記)。

病歴

　長い無症状の期間の後,患者は以下の症状のいずれかを呈しうる。
- 呼吸困難
- 身体機能の減少
- 起座呼吸あるいは発作性夜間呼吸困難
- 疲労感
- 動悸(しばしば心房細動による)
- 全身性塞栓症
- 血痰
- 胸痛
- 感染性心内膜炎の徴候,症状

身体所見

　身体所見は,弁狭窄の重症度とそれに対する適応に依存する。
- Ⅰ音の亢進は弁尖が柔軟なときに起こりうる。
- 僧帽弁開放音(opening snap:OS)──弁尖の開放運動が完了した後に突然生じる弁尖の緊張が原因である。Ⅱ音大動脈成分-OS 時間は僧帽弁狭窄の重症度と逆相関する(間隔が短いほど狭窄は重症)。
- 拡張中期ランブル──ベル型聴診器で心尖部にて最もよく聞かれる低調の心雑音である。狭窄の重症度は雑音の持続時間と相関し,雑音の強さとは相関しない(重症であるほど持続が長い)。
- 心房細動による不規則な脈。
- 僧帽弁逆流雑音を聴取することがある。

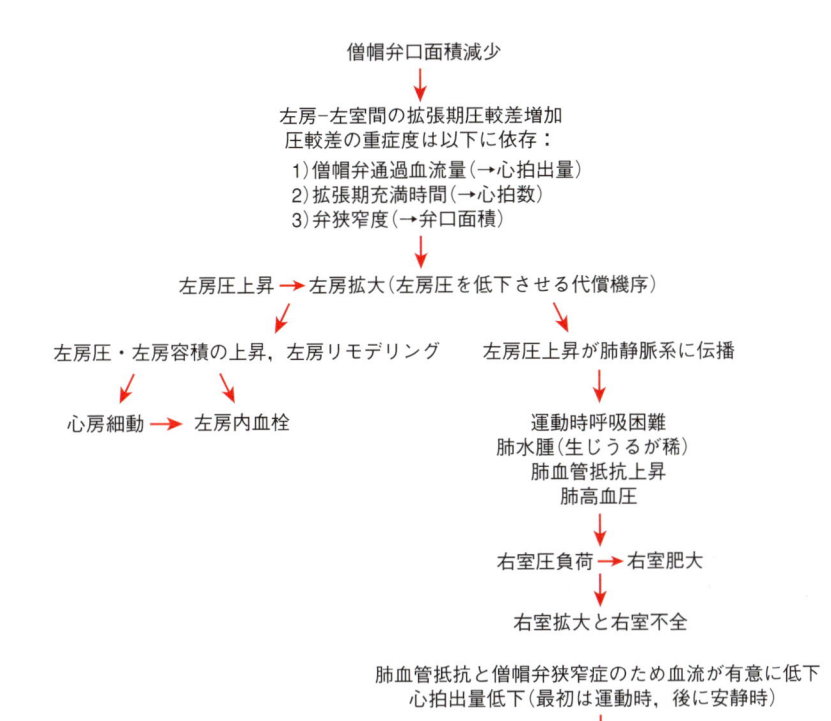

```
                    僧帽弁口面積減少
                          ↓
              左房-左室間の拡張期圧較差増加
              圧較差の重症度は以下に依存：
                1）僧帽弁通過血流量（→心拍出量）
                2）拡張期充満時間（→心拍数）
                3）弁狭窄度（→弁口面積）
                          ↓
         左房圧上昇 → 左房拡大（左房圧を低下させる代償機序）
             ↓                    ↓
  左房圧・左房容積の上昇，左房リモデリング    左房圧上昇が肺静脈系に伝播
      ↓         ↓                    ↓
   心房細動 → 左房内血栓              運動時呼吸困難
                                   肺水腫（生じうるが稀）
                                   肺血管抵抗上昇
                                   肺高血圧
                                       ↓
                                 右室圧負荷 → 右室肥大
                                              ↓
                                       右室拡大と右室不全
                                              ↓
                         肺血管抵抗と僧帽弁狭窄症のため血流が有意に低下
                         心拍出量低下（最初は運動時，後に安静時）
                                              ↓
                                  疲労，呼吸困難，運動耐容能低下
```

図 16-6　僧帽弁狭窄症の病態生理。

- II音肺動脈成分の亢進，三尖弁逆流雑音，肺動脈タップ，あるいは右室膨隆は肺高血圧を示唆する。
- 頸静脈圧上昇，肝うっ血，末梢浮腫はさまざまな程度の右心不全を示唆する。

診断法
- 心電図
  - 僧帽性 P 波（II誘導における P 波の幅≧0.12 sec，左房拡大を示唆）。
  - 心房細動
  - 右室肥大
- 胸部 X 線
  - 左房拡大
  - 右房・右室の拡大，あるいは拡張した肺動脈
  - 僧帽弁あるいは弁輪の石灰化
- 経胸壁心エコー
  - 僧帽弁狭窄症の成因評価
  - 僧帽弁狭窄症の重症度評価（表 16-7）
  - 弁尖の可動性と肥厚，弁下組織の肥厚，弁尖石灰化（これらは Wilkins スコアとして知

表16-7 重症僧帽弁狭窄症

平均圧較差(mmHg)	＞10
肺動脈収縮期圧(mmHg)	＞50
弁口面積(cm²)	＜1.0

出典：Bonow RO, Carabello BA, Chatterjee K, *et al*. ACC/AHA 2006 guidelines for the management of patients with valvular heart disease. *J Am Coll Cardiol* 2006；48(3)：e1-e148 より許可を得て引用

られる心エコーによる 0〜16 の僧帽弁スコアの決定因子で，経皮的バルーン僧帽弁切開術の適応患者決定に重要である)
- 平均僧帽弁圧較差
- 弁口面積はいくつかの方法で計測可能(圧半減時間，連続の式，直接面積測定)
- 肺動脈収縮期圧(三尖弁逆流ジェット流速を使用)
- 右室のサイズと機能

● 運動負荷心エコー
- 病歴が不明瞭な患者の運動耐容能を明らかにするのに役立つ
- 安静時 Doppler 所見，臨床所見，徴候や症状に乖離がある場合の運動負荷時の僧帽弁圧較差および肺動脈収縮期圧の評価

● 経食道心エコー
- 経皮的バルーン僧帽弁切開術が考慮される患者における血栓の存在，僧帽弁逆流の重症度評価
- 経胸壁エコーが不十分な僧帽弁狭窄症患者における弁形態，血行動態の評価

● 心臓カテーテル検査
- 臨床症状と心エコーの評価が乖離する場合，僧帽弁狭窄の重症度決定に必要(図16-7)
- 臨床症状と安静時血行動態の間に乖離がある場合，運動負荷に対する肺動脈・左房圧の血行動態学反応を評価する目的で行ってもよい
- 非侵襲的に決定された僧帽弁狭窄の重症度と肺高血圧の重症度が不釣り合いな場合に，重症肺高血圧の原因を評価することは妥当
- 患者が冠動脈疾患の危険因子を有し原因が不明な胸痛がある場合，あるいは僧帽弁置換術が予定されている場合の左心カテーテル検査

治療

僧帽弁狭窄症の治療は患者の症状，狭窄の重症度，肺高血圧の合併の有無と重症度，関連する不整脈，血栓塞栓症のリスクに左右される。

● 内科的治療：薬物療法は，肺高血圧進展の緩徐化，心内膜炎の予防，血栓塞栓症のリスク低下，心不全症状の軽減が目的となる。心不全に対しては，肺うっ血の所見があれば間欠的な利尿薬投与と減塩食が適切である。運動時のみ症状がでる患者(頻拍との関連が示唆される)には，陰性変時作用をもつβ遮断薬あるいは非ジヒドロピリジン系カルシウム拮抗薬などが有効である。ほぼすべての僧帽弁狭窄症がリウマチ熱を原因としているため，リウマチ熱に対する予防投薬が適切である。
- 心房細動：僧帽弁狭窄症患者は特に心房細動あるいは心房粗動を生じる傾向にある

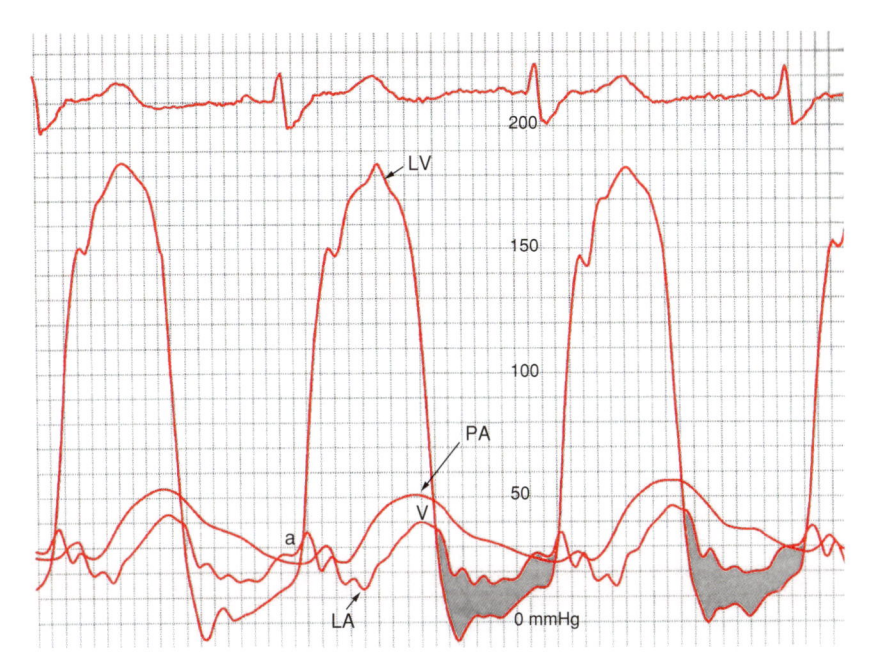

図 16-7 僧帽弁狭窄症の血行動態。灰色の領域は左房(LA)と左室(LV)間の拡張流入期圧較差に相当する。PA：肺動脈 (Murphy JG. Mayo Clinic Cardiology Review, 2nd ed. Philadelphia：Lippincott Williams & Wilkins；2000 より許可を得て引用)

(僧帽弁狭窄症患者の 30〜40％)。心房細動は(特に心室の応答が速い場合に)症状を増悪させる可能性があり，拡張期充満時間短縮と心房収縮の消失→左房圧上昇→肺うっ血悪化という機序をたどる。治療は心拍数コントロールと血栓塞栓症の予防が主な目的となる。心拍数コントロールのため，特に労作に関連した頻拍には，β遮断薬や非ジヒドロピリジン系カルシウム拮抗薬がジゴキシンよりも有効な傾向がある。心房細動の症状がある患者では洞調律を維持する努力（直流通電除細動，アブレーションあるいは薬物）がなされるが，とくに僧帽弁狭窄症患者では困難であることが多い。僧帽弁狭窄症と心房細動をもつ患者には通常，抗凝固療法が行われる（表 16-8)。

● 経皮的バルーン僧帽弁切開術：経皮的バルーン僧帽弁切開術は一般的に経中隔アプローチで施行される。心房中隔を穿刺してバルーンカテーテルを通過し，僧帽弁を横切るように置く。バルーンを拡張して交連部を裂開し，弁の結節性石灰化を破砕して弁口面積を拡大する。通常，僧帽弁圧較差は 50〜60％減少し，心拍出量は 10〜20％，弁口面積は 1.0〜2.0 cm^{2}増加する。バルーン僧帽弁切開術の禁忌は，左房内血栓，中等症〜重症の僧帽弁閉鎖不全症（>2+)，心エコースコア>8(相対禁忌)である。合併症は死亡（約 1％)，脳卒中，心穿孔，手術修復を要する重症僧帽弁逆流，閉鎖を要する残存心房中隔欠損である。良好な弁形態の患者に施行した場合のイベントフリー（死亡，再経皮的僧帽弁形成術あるいは僧帽置換術がない)生存率は 3〜7 年間で 80〜90％である。この方法は外科的僧帽弁切開術（開放あるいは閉鎖式）よりも好まれ，経験豊富な施設では禁忌のない

表16-8 ACC/AHA ガイドライン：僧帽弁狭窄症患者における全身塞栓症予防のクラスⅠ適応
- 僧帽弁狭窄症があり心房細動（発作性，持続性，永久）を有する患者に対する抗凝固療法
- 僧帽弁狭窄症があり洞調律であっても塞栓症の既往がある患者に対する抗凝固療法
- 左心耳血栓を有する僧帽弁狭窄症患者に対する抗凝固療法

出典：Bonow RO, Carabello BA, Chatterjee K, *et al.* ACC/AHA 2006 guidelines for the management of patients with valvular heart disease. *J Am Coll Cardiol* 2006；48(3)：e1-e148 より許可を得て引用

表16-9 ACC/AHA ガイドライン：経皮的バルーン僧帽弁切開術のクラスⅠ適応
- 症候性（NYHA Ⅱ〜Ⅳ）で，左房内血栓や中等度以上の僧帽弁逆流がない中等度〜重症の僧帽弁狭窄症で，弁形態が経皮的バルーン弁切開術に適している場合
- 無症状で左房内血栓や中等度以上の僧帽弁逆流がなく，肺高血圧（安静時肺動脈収縮期圧＞50 mmHg あるいは労作時肺動脈収縮期圧＞60 mmHg）を伴う中等度〜重症の僧帽弁狭窄症で，弁形態が経皮的バルーン弁切開術に適している場合

出典：Bonow RO, Carabello BA, Chatterjee K, *et al.* ACC/AHA 2006 guidelines for the management of patients with valvular heart disease. *J Am Coll Cardiol* 2006；48(3)：e1-e148 より許可を得て引用

表16-10 ACC/AHA ガイドライン：僧帽弁狭窄症における外科的治療のクラスⅠ適応
- 症状があり（NYHA Ⅲ〜Ⅳ），中等度〜重症の僧帽弁狭窄症で手術リスクが妥当なものであり，以下の条件を満たしている患者では，僧帽弁手術（可能なら修復術）が望ましい．
  - 経皮的バルーン僧帽弁切開術が施行できない
  - 経皮的バルーン僧帽弁切開術が以下の理由で禁忌
    ・抗凝固療法にもかかわらず左房内血栓がある
    ・中等度〜重症の僧帽弁逆流がある
    ・弁の形態が経皮的バルーン僧帽弁切開術に適さない
- 中等度以上の症候性僧帽弁狭窄症で，中等度〜重症の僧帽弁逆流があり，弁修復術が可能でない場合には，僧帽弁置換術を行う

出典：Bonow RO, Carabello BA, Chatterjee K, *et al.* ACC/AHA 2006 guidelines for the management of patients with valvular heart disease. *J Am Coll Cardiol* 2006；48(3)：e1-e148 より許可を得て引用

患者での選択肢となる（表16-9）．
- **手術**：経皮的バルーン僧帽弁切開術の禁忌が1つ以上あるか，経皮的治療が施行できないなどの場合には外科的治療を行う．外科的切開術は閉鎖式（人工心肺不要）あるいは開放式（人工心肺を用いて直視下で施行）で行われる．開放式僧帽弁切開術は治療成績が良好で，先進国で行われている方法であるが，一部の発展途上国では開胸術や経皮的治療が不可能な場合に閉鎖式僧帽弁裂開術が現在も行われている．弁が修復不能な場合は弁置換術が必要となる（表16-10）．

僧帽弁閉鎖不全症
　僧帽弁閉鎖不全症（僧帽弁逆流）が生じるかは，僧帽弁（弁輪と弁尖），弁下組織（腱索と乳頭筋），左房・左室の協調的な機能に依存している．これらのいずれかの機能異常により僧帽弁閉鎖不全症が生じる．この相互作用の複雑さから，僧帽弁閉鎖不全症を記述する用語（弁下組織や心室の異常から僧帽弁閉鎖不全症に至る最終的共通経路）はしばしば混乱している．**器質的僧帽弁閉鎖不全症**とは弁尖あるいは腱索の異常（例えば，粘液腫性変性，

心内膜炎，リウマチ)で生じるものを指す。**機能的僧帽弁閉鎖不全症**は弁輪拡大を通常伴う左室機能異常(例えば，心筋症，虚血)を主因とする閉鎖不全症を指す。

成因
- **変性**(基本的に僧帽弁逸脱症候群と類似)
  - 通常は単独病態(Barlow 病あるいは線維弾性欠損症)によって生じるが，Marfan 症候群，Ehlers-Danlos 症候群，骨形成不全症など結合組織を侵す遺伝性疾患に関連するものもある。
  - 家族性，非家族性がある
  - 人口の1~2.5%に生じる(エコー基準の厳密さに依存する)
  - 女性：男性比は2：1
  - 片尖あるいは両尖が逸脱
  - 僧帽弁手術の最も一般的な原因である
  - 粘液腫性増殖と軟骨形成が弁尖，腱索あるいは弁輪に生じうる
- **拡張型心筋症(DCM)**
  - 僧帽弁逆流の機序は以下の2つによる。
    - ・左室拡大による弁輪拡大
    - ・弁尖の適切な接合を妨げる左室の拡大・リモデリングによる乳頭筋の偏位
  - 非虚血性 DCM，虚血性 DCM いずれの場合でも生じうる(以前の梗塞により生じる僧帽弁逆流の機序としばしば重複する)。
- **虚血性**
  - 虚血性僧帽弁閉鎖不全症というのは多分に誤った名称である。なぜなら，この病態は活動性の心筋虚血により生じるのではなく，梗塞後の僧帽弁逆流によるものであるからである。
  - この弁逆流は主として左室機能不全によるもので，乳頭筋機能不全によるものではない。
  - 僧帽弁逆流の機序は通常以下の1つまたは両方に関係している。
    - ・心室拡大による弁輪拡大
    - ・乳頭筋の偏位を伴う左室の局所的リモデリング(心室拡大と乳頭筋付着部位の壁の無収縮・奇異性収縮の両者により適切な弁尖の接合が妨げられる)
  - 稀に，乳頭筋断裂により僧帽弁逆流が急速に生じうる(後内側乳頭筋が多い)。
- **リウマチ性**
  - 僧帽弁閉鎖不全症が単独で生じる場合と僧帽弁狭窄症を合併する場合がある
  - 弁尖と腱索の肥厚あるいは石灰化による
- **感染性心内膜炎**
  - 通常は弁尖組織の破壊が原因となる(穿孔など)
- **その他の原因**
  - 先天性(僧帽弁の亀裂，パラシュート僧帽弁，有窓僧帽弁)
  - 浸潤性疾患(アミロイドーシスなど)
  - 全身性エリテマトーデス(Libman-Sacks 病変)
  - 閉塞性肥大型心筋症

- 僧帽弁輪石灰化
- 人工弁周囲の漏れ
- 薬物性（phentermine-fenfluramine など）
● 急性の原因
- 乳頭筋断裂
- 腱索断裂
- 感染性心内膜炎

病態生理

急性僧帽弁閉鎖不全症は図 16-8 A を，慢性僧帽弁閉鎖不全症は図 16-8B を参照のこと．

自然歴

僧帽弁閉鎖不全症の自然歴と進行は，成因，左室機能不全，診断時の重症度に依存する．僧帽弁逆流がないかごく軽度の僧帽弁逸脱は予後良好で，正常平均余命を示す．これらのうち少数(10〜15%)が重症僧帽弁閉鎖不全症に進展する．正常左室機能を有する重症器質性僧帽弁閉鎖不全症患者(ほとんどが変性によるが，リウマチ熱や心内膜炎が原因のものもある)の代償性無症候期には幅があるが，数年は続くと考えられる．無症状の重症僧帽弁閉鎖不全症患者を対象とした2つの研究では，イベントフリー生存率(死亡または手術適応がエンドポイント)は 10 年で 10%，8 年で 55%であった．手術後死亡に関連する独立した規定因子は，術前の左室駆出率＜60%，NYHA Ⅲ〜Ⅳ，年齢，冠動脈疾患の合併，心房細動，有効逆流弁口面積(effective regurgitant orifice：ERO)＞40 mm^2 である．これらの因子あるいは他の因子のいくつかは，術後の左室機能異常やうっ血性心不全にも関連していた．

虚血性僧帽弁閉鎖不全症と DCM による閉鎖不全症(これらの疾患は重複しうる)の自然歴は，併発する冠動脈疾患，心不全を伴うこともある左室機能不全のため，一般的に変性による弁閉鎖不全症に比べ不良である．虚血性閉鎖不全症は心筋梗塞後，慢性うっ血性心不全，血行再建術後の患者の死亡率上昇の独立した規定因子となる．死亡率に対する影響は逆流が重症なほど増加する．さらに，虚血性閉鎖不全症は将来の心不全の重要な予測因子となる．DCM では僧帽弁閉鎖不全症を伴うことが一般的で(患者の約 60%)，死亡率上昇の独立した規定因子である．「僧帽弁逆流は僧帽弁逆流を生む」といわれており，虚血性および DCM による閉鎖不全症では患者の心室はさらに拡大し，心不全症状は増悪する．

病歴

● 急性僧帽弁閉鎖不全症：最も顕著な症状は比較的急速に発症する呼吸困難で，急激に呼吸不全に進行しうる．前方駆出の減少による症状も現われ，これは個々の患者の逆流を代償する能力に依存する．

● 慢性僧帽弁閉鎖不全症：成因と患者が受診する時期が症状に影響する．徐々に進行する変性による僧帽弁閉鎖不全症では，逆流が重度であっても無症状のことがある．代償機能が低下しはじめると，患者は労作時呼吸困難(肺高血圧や肺水腫が運動中の逆流量増加により増悪するため)，動悸(心房細動による)，疲労，容量負荷，その他の心不全症状を生じる．虚血性および DCM による僧帽弁閉鎖不全症患者は同様の症状を訴える．これら患者は一般に左室機能不全を有するため，より強い症状を示す傾向にある．

A. 急性僧帽弁閉鎖不全症

正常なサイズとコンプライアンスの左房・左室に突然大きな容量負荷がかかる

↓

左室拡張終期圧と左房圧の急激な上昇
左室前負荷増加(容量負荷から)により，Frank-Starlingの機序およびカテコラミンを介して，
左室は心拍数と収縮性を増加することで前方への1回拍出量・心拍出量を維持する

↓

左房の抵抗が低いため多くの血液が後方に駆出され，そのため駆出率が正常を
越えていても前方への1回拍出量・心拍出量の維持には不十分となる

↙ ↘

肺水腫(左房圧上昇) 　　　　　　　低血圧(またはショック)
　　　　　　　　　　　　　　　(前方1回拍出量・心拍出量の低下)

B. 慢性僧帽弁閉鎖不全症

左房と左室の容量負荷(通常は徐々に増加する)

↓

左室拡張終期圧と左房圧の上昇

↓

容量負荷時に圧を下げるよう左房と左室に
代償性拡張が生じ，肺うっ血を軽減するように働く
左室肥大(偏心性)は左室拡大により
促進される(壁応力の増加-Laplaceの法則)

↓

前負荷増大，左室肥大，後負荷は正常または低下(低い左房抵抗は
左室の負荷を軽減) → 全1回拍出量増加(正常以上の駆出率)と
正常な前方1回拍出量

↓

「僧帽弁逆流はより多くの僧帽弁逆流を生む」(左室・弁輪がさらに拡大し僧帽弁逆流が増加する悪循環)

↓

収縮不全 → 駆出率低下，収縮終期容量上昇 → 左室拡張終期圧・容量上昇，左房圧上昇

↙ ↘

肺うっ血，肺高血圧 　　　　　　　前方1回拍出量・心拍出量の減少

図 16-8　**A**：急性僧帽弁閉鎖不全症，および**B**：慢性僧帽弁閉鎖不全症の病態生理。

身体所見

- ●急性
  - 呼吸困難を伴う頻呼吸
  - 頻拍
  - 収縮期雑音(通常は心尖部)── 全収縮期雑音ではなかったり，欠如することもある
  - Ⅲ音あるいは拡張早期ランブルを聴取しうる ── 左房に逆流した大量の血液が拡張早

期に急速に左室に流入するため
- 心尖拍動の亢進
- 呼吸音にラ音を聴取
- 比較的低血圧（ショックも生じうる）

● 慢性
- 腋窩に放散する心尖部全収縮期雑音
- 心雑音は，後尖が逸脱すると前胸壁に放散し，前尖が逸脱すると背部に放散
- 僧帽弁逸脱症の場合，雑音の前に収縮中期クリックを聴取
- 心尖拍動は外側に偏位
- Ⅲ音あるいは拡張早期ランブルを聴取しうる —— 拡張期に僧帽弁を通過する早期順行性血流によるが，これは必ずしも左室機能不全を示すものではない
- 不規則な調律（心房細動）
- 大きなⅡ音肺動脈成分は肺高血圧を示唆する
- Ⅱ音は早期の大動脈成分のために広く分裂
- 他のうっ血心不全症状（下腿浮腫，中心静脈圧上昇，ラ音など）

診断検査法

● 心電図
- 左房拡大，左室の肥大や拡大
- 心房細動
- 虚血性僧帽弁閉鎖不全症患者では心筋梗塞の既往による異常 Q 波

● 胸部 X 線
- 左房拡大
- 肺水腫
- 拡大した肺動脈
- 心拡大

● 経胸壁心エコー
- 僧帽弁逆流の成因の評価
- 僧帽弁逸脱はいくつかのエコー断面で僧帽弁輪を越える 2 mm 以上の弁逸脱により定義される
- 左房径（慢性の重度逆流で増大）
- 収縮終期，拡張終期の左室径（成因によらず慢性の重度逆流で拡大）
- 左室駆出率（EF≦60%の場合，左室機能不全が存在）
- 僧帽弁逆流の定性的，定量的評価（表 16-11）

● 経食道心エコー
- 逸脱弁尖/弁葉の確認，心内膜炎の有無，修復の実行可能性を明らかにするため，弁のよりよい観察が可能となる。
- 経胸壁心エコーでの診断が困難な場合，特にジェットが偏位している場合に，逆流の重症度を評価するのに役立つ。
- ガイド下での外科的修復や，成功を確認するために用いられる。

表 16-11　重症僧帽弁閉鎖不全症

定性評価	
造影による重症度	3〜4＋
カラー Doppler によるジェット面積	左房面積＞40％[*1]
Doppler による縮流部 (cm)	≧0.7
定量評価（心臓カテーテル検査または心エコー）	
逆流量 (mL/拍)	≧60
逆流率 (％)	≧50
逆流弁口面積 (cm^2)（有効逆流弁口）	≧0.40[*2]
その他の重要所見	
左房径	拡大[*3]
左室径	拡大[*3]

[*1] あるいはサイズを問わず壁に衝突する左房内を旋回するジェット。
[*2] 重症虚血性僧帽弁閉鎖不全症は ERO≧0.20 と定義される。
[*3] 拡大は慢性重症僧帽弁閉鎖不全症では必ず存在するが，急性重症閉鎖不全症ではしばしば欠如する。
出典：Zoghbi WA, Enriquez-Sarano M, Foster E, et al. Recommendations for evaluation of the severity of native valvular regurgitation with two-dimensional and Doppler echocardiography. J Am Soc Echocardiogr 2003；16：777-802 より許可を得て改変

- ●三次元心エコー
  - 外科的修復に役立つより詳細な解剖学的情報が得られる。
- ●運動負荷心エコー
  - 病歴が不明瞭な患者の機能的能力を明らかにするのに役立つ
  - 安静時の逆流重症度が労作時の症状と一致しない患者における運動負荷時の僧帽弁逆流の評価
  - 運動負荷時の肺動脈収縮期圧の評価
  - 収縮予備能の評価（運動負荷時の駆出率の変化）──収縮不全の発症がわかる
- ●MRI
  - 心エコーで駆出率を評価できない重症僧帽弁逆流患者の駆出率評価
  - 心エコーでの診断が困難な場合の僧帽弁逆流の定量的評価
  - 虚血性僧帽弁閉鎖不全症の治療戦略を考えるうえでバイアビリティの評価に有用
- ●核医学
  - エコーで駆出率を評価できない重症僧帽弁逆流患者の駆出率評価
  - 虚血性僧帽弁閉鎖不全症の治療戦略を考えるうえでバイアビリティの評価に有用
- ●心臓カテーテル検査
  - 右心カテーテル検査（以下の評価のため）
    - ・慢性重症僧帽弁逆流患者における肺高血圧
    - ・症状が明らかでない患者の左房充満圧
    - ・肺動脈楔入圧 (PCWP) の巨大 v 波は重症僧帽弁逆流を示唆
  - 左心カテーテル検査
    - ・虚血性僧帽弁閉鎖不全症において治療戦略に影響を与える
    - ・冠危険因子をもつ患者に僧帽弁手術を行う際の冠動脈疾患の評価
    - ・左室造影は左室機能と僧帽弁逆流の評価が可能

- 冠動脈 CT（CTA）
  - 弁手術に先立って冠動脈の解剖を評価するうえで左心カテーテル検査の代替手段となるかもしれない（その役割と精度については現在研究が進行中である）

治療

図 16-9 を参照。

- 外科的手術：僧帽弁閉鎖不全症に対する外科的治療は，変性による僧帽弁疾患の患者が最も多い。手術手法の進歩（置換術に比べ修復術の頻度と治療成績が向上した）と手術死亡率の低下により，無症状の患者においても重度の僧帽弁逆流があれば早期に手術を行うことを勧める施設が出てきている。しかし，より早期の手術への動きは，特に無症状の患者では，弁修復に全力を注ぐことが要求され，弁修復の経験を積んだ外科医によってなされるべきである。手術死亡は 2% 未満で，施設によっては最良の手術適応患者の場合 1% 未満である。手術後死亡率を上昇させる術前因子としては，NYHA 機能分類，左室機能不全（EF<60%），年齢，冠動脈疾患の合併，心房細動がある。弁置換術と比し，弁修復術は手術生存率や長期生存率，術後心機能を改善する（表 16-12）。

  器質的僧帽弁疾患の手術は一般的に，弁の修復（三角形あるいは四角形切除）とリングによる弁輪形成術からなる。手術症例数が多い施設では長期成績は良好で，再手術率は 10 年間で 5～10%，20 年間で約 20% である。もし修復術ができない場合は，弁下腱索組織を温存した置換術がなされる。人工弁に関する議論は章末を参照のこと。

  虚血性僧帽弁閉鎖不全症と DCM による僧帽弁閉鎖不全症患者の手術に関しては，さらに議論の余地があり，より複雑である。僧帽弁閉鎖不全症は心室の問題によるところが大きいため，弁輪形成術単独では問題解決にはならない。慢性虚血性僧帽弁閉鎖不全症に対し血行再建術〔冠動脈バイパス術（CABG）または経皮的冠動脈インターベンション（PCI）〕を単独で施行した場合，一部の症例で僧帽弁逆流の重症度を軽減できる。CABG に弁輪形成術を追加することで術後僧帽弁逆流の存在あるいは重症度を軽減できるかもしれないが，逆流が重度である場合には持続あるいは再発する可能性が高く，経験が豊富な施設でもしばしば 30% を超える。さらに，CABG に弁輪形成術を追加することは，手術死亡率を上昇させることはなくても，術後の死亡率を改善したり心不全症状を軽減するようには思われない。おそらくこれは僧帽弁閉鎖不全症の持続・再発率が高いことによる。そうであるなら，虚血性僧帽弁閉鎖不全症の外科的治療は心室の問題の改善に向けられる必要がある。現在さまざまな取り組みが検討されている。

  重症左室機能不全と中等度～重症の僧帽弁閉鎖不全症を有する患者にも同様な問題が存在する。経験豊富な施設での外科的死亡率は以前より低下したものの（5% 未満），僧帽弁輪形成術は長期生存率を改善しない。しかしながら，弁輪形成術は心不全症状，駆出率，左室径を改善することが示されている。虚血性僧帽弁閉鎖不全症に関しては，拡張した弁輪に対するリング形成のみでなく，最適な外科的治療を同時に行う。関連する心室機能不全（拡張し，球形で収縮能が悪い）を治療の標的とする必要がある。

  心房細動の一部の患者には，洞調律を回復するために外科的 maze 手術を考慮するべきで，これにより将来の血栓塞栓症を防ぎ，抗凝固療法を不要とし，心不全発症を予防する。

- 内科的治療
  - 急性：急性重症僧帽弁閉鎖不全症の場合，しばしば緊急あるいは救急で外科的治療が

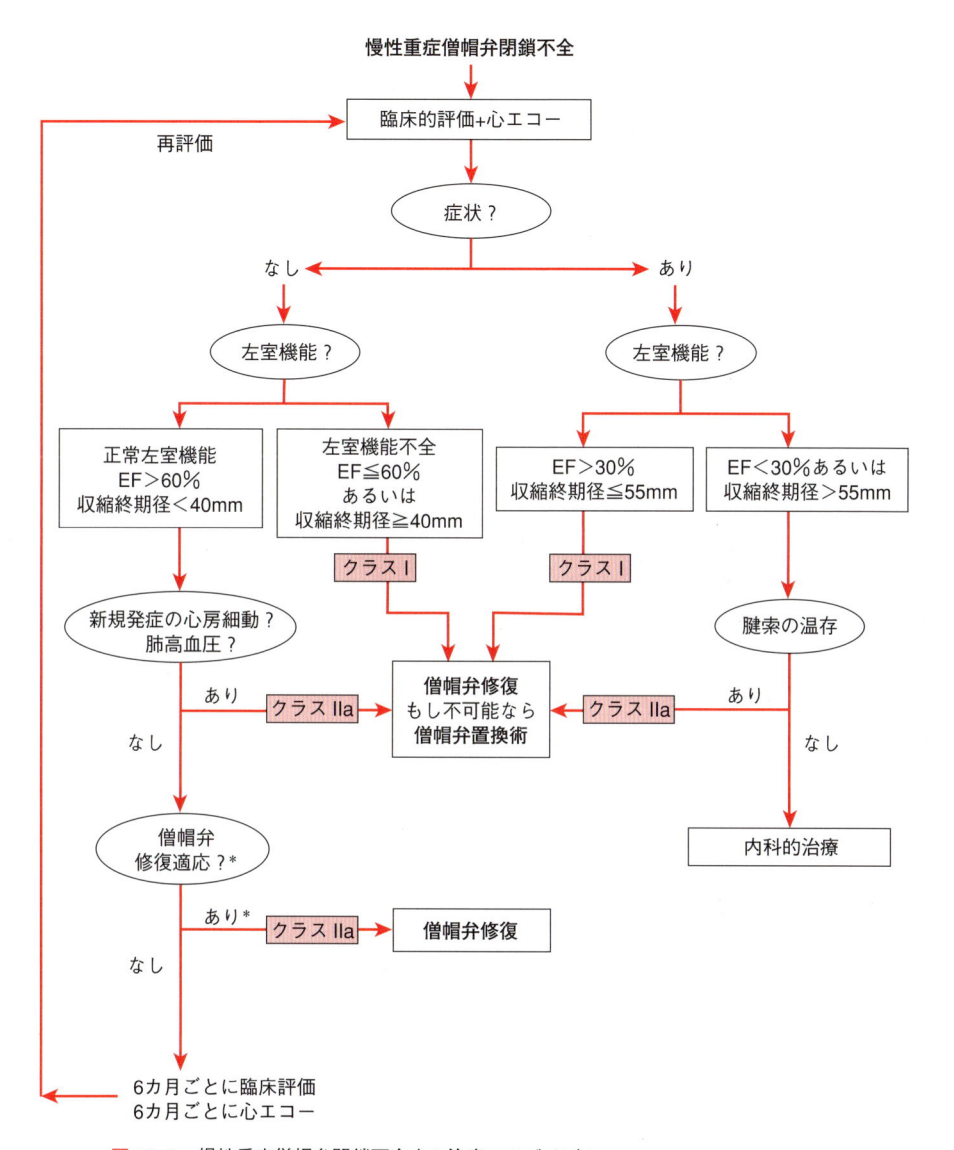

```
                        慢性重症僧帽弁閉鎖不全
                                │
                                ▼
        ┌──────────→ 臨床的評価＋心エコー
        │  再評価           │
        │                   ▼
        │                 症状？
        │           なし ┌───┴───┐ あり
        │               ▼       ▼
        │          左室機能？   左室機能？
        │           ┌──┴──┐    ┌──┴──┐
        │           ▼     ▼    ▼     ▼
        │      正常左室  左室機能不全  EF＞30%   EF＜30%あるいは
        │      機能      EF≦60%      収縮終期径  収縮終期径＞55mm
        │      EF＞60%   あるいは    ≦55mm
        │      収縮終期径 収縮終期径
        │      ＜40mm   ≧40mm
        │           │    │クラスI │クラスI │
        │           ▼    └──┬──┘ └──┬──┘    ▼
        │       新規発症の         │          腱索の温存
        │       心房細動？         ▼        ┌──┴──┐
        │       肺高血圧？     僧帽弁修復  あり    なし
        │        あり│クラスIIa もし不可能なら クラスIIa │
        │        ┌──┴────→ 僧帽弁置換術 ←────┘  │
        │       なし│                              ▼
        │           ▼                          内科的治療
        │        僧帽弁
        │        修復適応？＊
        │        あり＊│クラスIIa
        │        ┌────→ 僧帽弁修復
        │       なし│
        │           ▼
        └──── 6カ月ごとに臨床評価
              6カ月ごとに心エコー
```

図 16-9 慢性重症僧帽弁閉鎖不全症の治療アルゴリズム。
＊経験が豊富な外科チームにより治療がなされ，僧帽弁修復の成功率が90％以上であれば，正常左室機能の無症状の患者に僧帽弁修復術を行ってもよい。
EF：左室駆出率，ESD：収縮終期容量（Bonow RO, Carabello BA, Chatterjee K, *et al*. ACC/AHA 2006 guidelines for the management of patients with valvular heart disease. *J Am Coll Cardiol* 2006；48(3)：e1-e148 より許可を得て引用）

> **表 16-12　ACC/AHA ガイドライン：僧帽弁閉鎖不全症における外科的治療のクラスⅠ適応**
> - 症候性の急性重症僧帽弁逆流
> - 慢性重症僧帽弁逆流があり NYHA Ⅱ～Ⅳ，重症左室機能不全（左室駆出率＜30％）がない，および収縮終期径＞55 mm
> - 無症状の慢性重症僧帽弁逆流で，軽度～中等度の左室機能不全（左室駆出率 30～60％），および収縮終期径≧40 mm
> - 手術を必要とする慢性重症僧帽弁逆流患者の多くは置換術よりも僧帽弁修復が推奨され，僧帽弁修復の経験が豊富な施設へ紹介されるべきである

出典：Bonow RO, Carabello BA, Chatterjee K, *et al*. ACC/AHA 2006 guidelines for the management of patients with valvular heart disease. *J Am Coll Cardiol* 2006；48（3）：e1-e148 より許可を得て引用

適応となる．手術を待つ間，ニトロプルシド静注あるいは IABP による積極的な後負荷軽減により逆流量を減らし，前方駆出の増加と肺水腫を減らすことにより患者の状態を安定化させる．これらの患者はしばしば頻脈を呈するが，これを軽減することは避けるべきである．これは，患者の1回拍出量が低下し，心拍出量が心拍数に依存しているためである．

- 慢性：慢性僧帽弁逆流はさまざまな成因からなり，症例によって内科的治療の役割も異なる．左室機能が正常で弁逸脱による無症状の慢性重症閉鎖不全症患者では，一般的に受け入れられている内科的治療はない．高血圧がなければ，血管拡張薬の適応も明らかではない．ACE 阻害薬や β 遮断薬が左室リモデリングあるいは手術時期を遅らせるかどうかは，前向き試験が進行中である．一方，機能的僧帽弁閉鎖不全症（虚血性および DCM による閉鎖不全症）の患者は他の左室機能不全患者と同様に治療するべきである．ACE 阻害薬と β 遮断薬が適応となり，死亡率と重症度を低下させることが示されている．一部の患者には心室再同期療法が適用となり，僧帽弁逆流を軽減することが示されている．
- 経皮的治療：僧帽弁閉鎖不全症の治療に経皮的アプローチが数多く検討されてきているが，いくつかは非常に複雑である．弁輪拡大，弁尖接合の欠如，乳頭筋偏位をもたらす心室リモデリングなど僧帽弁閉鎖不全症に関連する様々な要素を標的とした多くのアプローチがある．現時点で最も進んだ手法は，弁尖の中央をクリップでつまみ弁接合を強化する方法で，経心房中隔アプローチで経食道心エコーガイド下にカテーテルでクリップを留置する．本治療および他の治療法の臨床試験が現在進行中である．

■ 三尖弁

三尖弁は右房と右室の間に存在する．三尖からなり，それぞれ前尖，後尖，中隔尖と呼ぶ．原発性の三尖弁疾患は比較的稀である．

三尖弁狭窄症
成因
- リウマチ性心疾患（最も一般的な原因）
- カルチノイド

- 先天性異常（第 15 章参照）
- 感染性心内膜炎（大きな疣贅）
- 心内膜線維弾性症
- Fabry 病
- methysergide 中毒
- Loeffler 症候群
- 右房腫瘤は弁の機能的閉塞の原因となりうる

病歴
　典型的には，末梢浮腫，腹囲増加，全身倦怠感，動悸（不整脈が合併している場合）などの右心不全に一致する症状を呈する。

身体所見
- 大きな a 波と y 谷の減少を伴う頸静脈圧上昇
- 拍動を伴う肝腫大
- 吸気で増強する拡張中期雑音（低調音）
- 三尖弁開放音
- 下肢の浮腫，しばしば全身浮腫

診断的検査
- 心電図
  - 右房拡大
  - 心房細動
- 胸部 X 線
  - 右側心陰影拡大
- 経胸壁心エコー
  - 弁の形態の評価
  - 右房拡大
  - 合併する先天性異常
  - 三尖弁圧較差
  - 弁口面積の算出（<1.0 cm^2 で重症）
- 経食道心エコー
  - 弁尖，右房，弁下組織の詳細な観察
- 心臓カテーテル検査
  - 右房-右室間の拡張期圧較差の評価

治療
　内科的治療は容量負荷に対する**利尿薬療法**が大半を占める。さらなる治療は併存疾患によって異なる。三尖弁狭窄症の最も一般的な成因はリウマチ性弁疾患であるため，必然的に僧帽弁や大動脈弁を含む。通常は左心系の弁疾患の重症度により外科手術のタイミングが決定される。重症三尖弁狭窄に対しては，三尖弁形成術あるいは三尖弁置換術（生体弁が望ましい）が行われる。先天性三尖弁狭窄症では，管理・治療の決定に影響を与える疾患が併存する可能性がある（第 15 章参照）。

三尖弁閉鎖不全症

軽度の三尖弁逆流は正常者の70％近くにみられるるが，ほとんどは臨床症状を伴わない。

成因
二次性三尖弁閉鎖不全症は右室と弁輪の拡大，右室不全により引き起こされ，左室の機能不全と弁膜症による肺高血圧，または左心系病変とは独立した肺高血圧症から二次性に生じることが一般的である。三尖弁自身の異常で生じる逆流は以下の原因による。
- 感染性心内膜炎 ── 最も一般的な成因で，静注薬物中毒患者で高頻度
- カルチノイド心疾患 ── 三尖弁閉鎖不全症を生じるのが一般的であるが，三尖弁狭窄をきたすこともある
- 右室梗塞 ── 乳頭筋機能不全を生じうる
- 外傷〔例えば，ペースメーカ/植込み型徐細動器(ICD)のリード，あるいは心移植後の繰り返す右室生検〕
- 関節リウマチ
- リウマチ性心疾患 ── 重症の大動脈弁あるいは僧帽弁疾患を示すもの
- Marfan症候群
- 放射線誘発性弁膜炎

病歴
一般的に，三尖弁閉鎖不全症は臨床的にあまり問題にならず，忍容性が高い。患者は倦怠感，下腿の浮腫，腹囲増大，早期満腹感，食欲低下を訴え，これらは肝うっ血，腸管壁浮腫，腹水の程度による。

身体所見
- 頸静脈波ではv波が増大
- 左胸骨下縁を最強点とし吸気時に増強する収縮期雑音（通常は全収縮期）(Carvallo徴候)
- 右心系Ⅲ音あるいはⅡ音肺動脈成分の増強を認めることがある
- 拍動肝，肝腫大，下腿浮腫，腹水がみられることがある

診断的検査
- 心電図
  - 右房拡大
  - 心房細動
  - 不完全あるいは完全右脚ブロック
  - 右室肥大
- 胸部X線
  - 右側心陰影拡大
- 経胸壁心エコー
  - 弁尖の形態と動きの評価
  - 右房拡大，右室機能，弁輪拡大
  - 右室容量負荷の徴候（奇異性中隔運動）
  - 右室圧負荷の徴候（中隔扁平化，D字型の左室）
  - 肺動脈収縮期圧

- ・Bernoulliの式を用いて計算(肺動脈狭窄はないと仮定)
  肺動脈収縮期圧(PASP)＝$4V^2$＋右房圧(Vは三尖弁逆流ジェットの流速，右房圧は下大静脈の径と虚脱性から推定)
- 三尖弁逆流の重症度：以下の場合には重症と診断する
  - ・縮流部(vena contracta)幅＞0.7 cm，かつ
  - ・肝静脈内への収縮期逆流
- ●経食道心エコー
  - 弁尖，右房，弁下組織のより詳細な観察
- ●心臓カテーテル検査
  - 右房でのv波増高
  - 三尖弁逆流の成因診断のための右房圧，右室圧，肺動脈圧の直接測定

治療

内科的治療は右心不全を軽減するための利尿薬と後負荷軽減療法に限られる。三尖弁逆流はしばしば他の病態から二次的に生じ(肺高血圧症，左心不全，あるいは他の弁異常)，これらが治療の第1の標的となる。三尖弁閉鎖不全症に対して手術が考慮される場合は，置換術よりも弁輪形成リングによる修復が好まれる。弁置換が必要なときには，血栓症のリスクから機械弁よりも生体弁が好まれる(血圧の低い右心系は機械弁で血栓症をきたしやすい)。三尖弁逆流がそれほど重症でなくても，僧帽弁手術時に二次性三尖弁逆流(特に弁輪拡大がある場合)に対する三尖弁形成術を同時に施行することの意義を示すエビデンスが増えてきている。

肺動脈弁

臨床的に重要な肺動脈疾患は通常，先天性心疾患が成因である。肺高血圧症による肺動脈弁逆流はよくみられるが，通常は軽度で臨床的意義は少ない(第15章参照)。

人工心臓弁

人工心臓弁の選択は，患者，外科医，循環器内科医，臨床像など多くの要因に依存する。生体人工弁の進歩により，65歳未満の患者に機械弁を推奨することはそれほど厳格な基準ではなくなった。患者の好みも変化しており，若年者に対する生体人工弁の使用が増加してきている。

- ●機械弁
  - ケージドボール人工弁(Starr-Edwards)現在は使用されておらず，稀
  - 二尖弁(St. Jude, Carbomedics)最も一般的に使用される
  - 単葉傾斜ディスク弁(Björk-Shiley, Medtronic Hall, Omnicarbon)
  - 長所：構造的に安定，長期耐久性，血行動態的に比較的効率がよい(特に二尖弁)
  - 短所：抗凝固療法を要する，出血のリスク，抗凝固療法を行っても血栓・塞栓のリスクあり，弁血栓または可動性が低下すると重篤な血行破綻(単葉傾斜ディスク弁)，心内膜炎のリスク

- 生体人工弁
  - ブタ大動脈弁組織（Hancock, Carpenier-Edwards）
  - ウシ心外膜組織（Carpentier-Edwards Perimount）
  - ステントあるいはステントレス
  - 長所：抗凝固療法が不要，血栓塞栓症リスクと壊滅的人工弁不全のリスクが低い
  - 短所：構造的劣化，血行動態効率が不完全，心内膜炎のリスク，抗凝固療法を行わなければ血栓塞栓症のリスクがわずかにある（0.7%/年）
- 同種移植弁（死体由来）
  - 大動脈弁手術での使用は稀であり，大動脈弁心内膜炎で特に大動脈起始部の心内膜炎を伴う場合の大動脈弁/大動脈同種移植での使用に限られる。
  - 肺動脈弁置換に最もよく使用される

急性リウマチ熱

　先進国におけるリウマチ熱の頻度は大幅に減少しているが，いまだに世界中で子供や青年の後天性心疾患の原因として最も一般的な病気である。リウマチ熱は，心臓，皮膚，関節，結合組織，神経系を侵す。リウマチ性心炎は心内膜，心筋，心外膜を様々な程度に侵す全心炎である。急性疾患の重症度，死亡率に加えて，最初の病変である弁膜炎は心臓弁膜の線維化を起こしやすく（特に僧帽弁と大動脈弁），引き続いて罹患患者の多くに弁病変を生じる。リウマチ熱に先行して約3%の患者に無治療のA群レンサ球菌による扁桃咽頭炎がみられる。Jonesの基準に基づいて診断を行う（表16-13）。急性リウマチ熱の治療には抗菌薬（ペニシリンあるいはエリスロマイシン）を用い，心不全をコントロールし，高用量サリチル酸（アスピリン 75 mg/kg/日）か，サリチル酸に無反応か重症の場合は副腎皮質ステロイドを用いる（プレドニゾロン 1～2 mg/kg/日）。本症のリスクを最小限にするには一次・二次予防が重要で，特に二次予防の期間に留意する必要がある。

表16-13　リウマチ熱：Jonesの基準*

先行するA群レンサ球菌感染の裏付けとなる所見
- 咽頭培養あるいは迅速レンサ球菌抗原テストで陽性
- レンサ球菌抗体価が上昇あるいは上昇中

大基準	小基準
● 心炎	● 臨床所見
● 多発性関節炎	・関節痛
● 舞踏病	・発熱
● 輪状紅斑	● 検査所見
● 皮下結節	・急性反応所見（ESR, CRP）
	・PR間隔延長

CRP：C反応性蛋白，ESR：赤血球沈降速度
*急性リウマチ熱の診断の裏付けとなる所見は，(1)先行するA群レンサ球菌感染の所見と，(2)大基準項目のうち2つまたは大基準項目1つと小基準項目2つの存在である。

出典：Dajani AS, Ayoub EM, Bierman FZ, *et al*. Guidelines for the diagnosis of rheumatic fever：Jones criteria, 1992 update. *JAMA* 1992；268：2069-2073 より許可を得て引用

表 16-14　リウマチ熱の予防	
一次予防	・ペニシリン G® 筋注 1 回 ・ペニシリン V® 経口 10 日間 ・エリスロマイシン経口 10 日間（ペニシリンアレルギー患者に対して）
二次予防	・ペニシリン G® 筋注 3〜4 週ごと ・ペニシリン V® 経口 1 日 2 回 ・スルファジアジン経口毎日 ・エリスロマイシン経口 1 日 2 回（ペニシリン，スルファジアジンにアレルギーがある患者）
二次予防の期間	
心炎と弁病変後遺症を伴うリウマチ熱	・最終発症から最低 10 年間，少なくとも 40 歳まで ・ときに生涯にわたる予防
心炎はあるが弁病変後遺症を伴わないリウマチ熱	・10 年間または成人するまでの，どちらか長いほう
心炎を伴わないリウマチ熱	・5 年間または 21 歳までの，どちらか長いほう

出典：Dajani AS, Taubert K, Ferrieri P, *et al*. Treatment of streptococcal pharyngitis and prevention of rheumatic fever. *Pediatrics* 1995；96：758 より許可を得て引用

リウマチ熱の予防

表 16-14 を参照。

覚えておくポイント

- 弁膜症の評価では，病歴と身体所見に注意を払う必要がある．身体活動を制限している患者を無症状と誤って判断してはならない．はっきりしない症例では，身体機能の状態を明らかにするため運動負荷試験を強く考慮する．
- 外科的治療が進歩し手術死亡率も低下していることから，不可逆性の左室機能不全，心房不整脈，肺高血圧，その他の長期予後を悪化させる続発症を避けるため，無症状だが高リスクの患者の手術を考慮する必要がある．
- 大動脈弁狭窄症は慢性の進行性疾患で，狭心痛，失神，心不全をきたす．症候性の重症大動脈弁狭窄症は早急な手術を要する．
- 大動脈弁閉鎖不全症は急性あるいは慢性の経過をとる．重症で心不全を伴う急性発症の場合は，直ちに手術を行うべきである．手術までの橋渡しとしての IABP の使用は禁忌である．慢性の大動脈弁閉鎖不全症では，高血圧がある場合のみ血管拡張薬使用が適応となる．
- 僧帽弁狭窄症の多くはリウマチ熱が原因である．治療は，患者の臨床症状，弁口面積，圧較差，肺血動脈圧に依存する．禁忌がなければ，通常は経皮的バルーン僧帽弁切開術が行われ，良好な短期・長期成績をもたらす．
- 慢性重症僧帽弁閉鎖不全症で，それのみに対する手術が直ちに考慮されない場合は，初回症状出現時，左室機能不全（EF≦60％），左室拡大（左室収縮終期径＞40 mm），心房細動，肺高血圧症が出現した時点で手術を行うべきである．
- 死亡率を含む予後は，弁置換術よりも弁形成術のほうが良好である．弁形成術に習熟した術者がいる症例経験の多い施設で手術を行うべきである．

- 虚血性の僧帽弁閉鎖不全症とDCMによる僧帽弁閉鎖不全症では，弁形成術により死亡率が低下することはなく，DCMによる患者の症状を軽減させるのみである．逆流に関連する左室の病変に対して適切に治療が行われた場合は，治療効果がより良好なものとなる．

参考文献と推奨文献

Bolling SF, Pagani FD, Deeb GM, et al. Intermediate-term outcome of mitral reconstruction in cardiomyopathy. J Thorac Cardiovasc Surg 1998 ; 115 : 381-386.

Bonow RO, Braunwald E. Valvular heart disease. In : Zipes DP, Libby P, Bonow RO, et al, eds. Braunwald's Heart Disease : A Textbook of Cardiovascular Medicine, 7th ed. Philadelphia : Elsevier Saunders ; 2005 : 1553-1632.

Bonow RO, Carabello BA, Chatterjee K, et al. ACC/AHA 2006 guidelines for the management of patients with valvular heart disease. J Am Coll Cardiol 2006 ; 48(3) : e1-e148.

Borer JS, Bonow RO. Contemporary approach to aortic and mitral regurgitation. Circulation 2003 ; 108 : 2432-2438.

Carabello B, Crawford F. Valvular heart disease. N Engl J Med 1997 ; 337 : 32-41.

Carpentier A. Cardiac valve surgery—the "French correction". J Thorac Cardiovasc Surg 1983 ; 86(3) : 323-337.

Dajani AS. Rheumatic Fever. In : Zipes DP, Libby P, Bonow RO, Braunwald E, eds. Braunwald's Heart Disease : A Textbook of Cardiovascular Medicine, 7th ed. Philadelphia : Elsevier Saunders ; 2005 : 2093-2099.

Diodato MD, Moon MR, Pasque MK, et al. Repair of ischemic mitral regurgitation does not increase mortality or improve long-term survival in patients undergoing coronary artery revascularization : a propensity analysis. Ann Thorac Surg 2004 ; 78 : 794-799.

Dreyfus GD, Corbi PJ, Chan KM, et al. Secondary tricuspid regurgitation or dilatation : which should be the criteria for surgical repair? Ann Thorac Surg 2005 ; 79 : 127-132.

Enriquez-Sarano M, Avierinos J-F, et al. Quantitative determinants of the outcome of asymptomatic mitral regurgitation. N Engl J Med 2005 ; 352 : 875-883.

Enriquez-Sarano M, Schaff HV, et al. Valve repair improves the outcome of surgery for mitral regurgitation : a multivariate analysis. Circulation 1995 ; 91 : 1022-1028.

Enriquez-Sarano M. Timing of mitral valve surgery. Heart 2003 ; 87 : 79-85.

Evangelista A, Tornos P, Sambola A, et al. Long-term vasodilator therapy in patients with severe aortic regurgitation. N Engl J Med 2005 ; 353 : 1342-1349.

Gillinov AM, Cosgrove DS, et al. Durability of mitral valve repair for degenerative disease. J Thorac Cardiovasc Surg 1998 ; 116 : 734-743.

Grigioni F, Enriquez-Sarano M, Zehr KJ, et al. Ischemic mitral regurgitation : Long-term outcome and prognostic implications with quantitative Doppler assessment. Circulation 2001 ; 103(13) : 1759-1764.

Ling LH, Enriquez-Sarano M, Seward JB, et al. Clinical outcome of mitral regurgitation due to flail leaflet. N Engl J Med 1996 ; 335 : 1417-1423.

Mihaljevic T, Lam B-K, Rajeswaran J, et al. Impact of mitral valve annuloplasty combined with revascularization in patients with functional ischemic mitral regurgitation. J Am Coll Cardiol 2007 ; 49 : 2191-2201.

Mohty D, Orszulak TA, Schaff HV, et al. Very long-term survival and durability of mitral valve repair for mitral valve prolapse. Circulation 2001 ; 104(Suppl I) : I1-I7.

Moura LM, Ramos SF, Zamorano JL, et al. Rosuvastatin Affecting Aortic Valve Endothelium to slow the progression of aortic stenosis(RAAVE). J Am Coll Cardiol 2007 ; 49 : 554-561.

Multicenter experience with balloon mitral commissurotomy : NHLBI Balloon Valvuloplasty Registry Report on immediate and 30-day follow-up results : the National Heart, Lung, and Blood Institute Balloon Valvuloplasty Registry Participants. Circulation 1992 ; 85 : 448-461.

Otto CM, Lind BK, Kitzman DW, et al. Association of aortic valve sclerosis with cardiovascular morbidity and mortality in the elderly. N Engl J Med 1999 ; 341 ; 142-147.

Otto CM. Evaluation and management of chronic mitral regurgitation. N Engl J Med 2001 ; 345(10) : 740-746.

Otto CM. Valvular aortic stenosis : disease severity and timing of intervention. *J Am Coll Cardiol* 2006 ; 47 : 2141-2151.
Otto CM. Valvular Heart Disease, 2nd ed. Philadelphia : Saunders ; 2003.
Rajamannan NM, Subramaniam M, Springett, M, *et al*. Atorvastatin inhibits hypercholesterolemia-induced cellular proliferation and bone matrix production in the rabbit aortic valve. *Circulation* 2002 ; 105 : 2260-2265.
Roberts WC, Ko JM. Frequency by decades of unicuspid, bicuspid, and tricuspid aortic valves in adults having isolated aortic valve replacement for aortic stenosis, with or without associated aortic regurgitation. *Circulation* 2005 ; 111 : 920-925.
Rosenhek R, Klaar U, Schemper M, *et al*. Mild and moderate aortic stenosis—natural history and risk stratification by echocardiography. *Eur Heart J* 2004 ; 25 : 199-205.
Rosenhek R, Binder T, Parenta G, *et al*. Predictors or outcome in severe, asymptomatic aortic stenosis. *N Engl J Med* 2000 ; 343 : 611-617.
Rosenhek R, Rader F, Klaar U, *et al*. Outcome of watchful waiting in asymptomatic severe mitral regurgitation. *Circulation* 2006 ; 113 : 2238-2244.
Stewart BF, Siscovick DS, Lind BK, *et al*. Clinical factors associated with calcific aortic valve disease. *J Am Coll Cardiol* 1997 ; 29 : 630-644.
Trichon BH, Felker M, Shaw LK, *et al*. Relation of frequency and severity of mitral regurgitation to survival among patients with left ventricular systolic dysfunction and heart failure. *Am J Cardiol* 2003 ; 91 : 538-543.
Wu AH, Aaronson KD, Bolling SF, *et al*. Impact of mitral valve annuloplasty on mortality risk in patients with mitral regurgitation and left ventricular systolic dysfunction. *J Am Coll Cardiol* 2005 ; 45 : 381-387.

第17章　感染性心内膜炎

Brian R. Lindman and Michael Yeung

はじめに

背　景

　感染性心内膜炎(infective endocarditis：IE)は心臓の心内膜表面の細菌感染症で，微生物，炎症性細胞，血小板-フィブリン沈着物からなる疣腫を特徴とする。心臓弁が最も好発する部位であるが，心室・心房の中隔欠損，腱索，傷害された心内膜にも発症する。原因となる微生物は多様である(表17-1)。

　感染性心内膜炎の発症率は1〜5件/10万人・年であり，死亡率は25%以上である。先進国において，リウマチ性心疾患を基礎疾患とする感染性心内膜炎の比率は著しく減少している。発症は40歳代半ば〜60歳代が中心で，より高年齢層(変性による弁疾患を伴う)に移行している。そのほかに感染性心内膜炎の発症が高いのは，静注薬常用者，人工弁など心臓や血管の人工物，院内感染(しばしば耐性菌による)である。

分　類

　感染性心内膜炎は以下により分類することができる(表17-2)。

表17-1　感染性心内膜炎の原因菌と頻度(%)

微生物	自己弁心内膜炎	静脈注射乱用	早期人工弁心内膜炎	後期人工弁心内膜炎
レンサ球菌	60	15〜25	5	35
緑色レンサ球菌	35	5〜10	<5	25
ウシレンサ球菌	10	<5	<5	<5
腸球菌	10	10	<5	<5
ブドウ球菌	25	50	50	30
コアグラーゼ陽性	23	50	20	10
コアグラーゼ陰性	<5	<5	30	20
グラム陰性好気性桿菌	<5	5	20	10
真菌	<5	<5	10	5
培養陰性心内膜炎	5〜10	<5	<5	<5

出典：O'Rourke RA, Fuster V, Alexander RW, eds. Hurst's the Heart, 10th ed. New York：McGraw-Hill；2000：596 より許可を得て引用

表 17-2 感染性心内膜炎の分類	
急性細菌性心内膜炎	●高感染性で特に毒性が強い ●1〜2日間で進展 ●重大な弁破壊，感染性塞栓形成を起こす ●最も一般的には黄色ブドウ球菌が原因で生じる
亜急性細菌性心内膜炎	●急性細菌性心内膜炎よりも緩徐な経過をたどる ●数週〜数カ月かけて進展 ●しばしば免疫反応が関与する ●レンサ球菌が原因となる頻度が高い（特に緑色レンサ球菌，HACEK病原体*，その他のグラム陰性桿菌） ●ウシレンサ球菌はしばしば大腸癌，大腸ポリープと関連する
自己弁心内膜炎	●しばしば自己弁の異常が素因となる（僧帽弁逸脱症，大動脈二尖弁など） ●緑色レンサ球菌，黄色ブドウ球菌，ウシレンサ球菌，腸球菌が一般的である
人工弁心内膜炎	●近年増加しており，感染性心内膜炎の10〜30％を占める ●早期発症：弁置換後2カ月以内の発症 　・早期発症の場合は，しばしばコアグラーゼ陰性ブドウ球菌により起こる ●後期発症：弁置換後2カ月以上の発症 　・後期発症の場合は，通常の人工弁心内膜炎の病原体により起こる（緑色レンサ球菌，黄色ブドウ球菌，腸球菌） ●人工弁心内膜炎では自己弁心内膜炎に比べて真菌性心内膜炎（カンジダとアスペルギルスによる）の頻度が高い ●弁置換後の6カ月間は最も感染性心内膜炎のリスクが高い ●感染率は機械弁と生体弁で同程度である
右心系心内膜炎	●静注薬物常用者でしばしばみられる。通常は三尖弁に波及する ●最も一般的な病原体は黄色ブドウ球菌である（60％）
非細菌性血栓性心内膜炎	●心内膜損傷と凝固亢進状態が必須である ●衰弱性心内膜炎，癌に関連したもの ●Libman-Sacks 心内膜炎，SLEに合併する ●抗リン脂質抗体症候群
培養陰性心内膜炎	●しばしば血液培養前の抗菌薬治療に関連する ●発症率は高くても5〜10％ ●偏好性で増殖の遅い微生物（HACEK病原体*，真菌，嫌気性菌，レジオネラ，*Chlamydia psittaci*，コクシエラ，ブルセラ，バルトネラ）が原因となる
ペースメーカ/除細動器心内膜炎	●植込み件数に応じて増加傾向にある ●しばしば黄色ブドウ球菌あるいはコアグラーゼ陰性ブドウ球菌による
真菌性心内膜炎	●しばしばカンジダ，アスペルギルスにより起こる ●人工弁，血管内デバイス留置，免疫抑制，静注薬の使用により起こる
HIV 関連心内膜炎	●黄色ブドウ球菌が最も一般的な病原体である ●静注薬使用あるいは経静脈カテーテル留置に関連する

*HACEK：*Haemophilus aphrophilus*, *H. parainfluenzae*, *H. paraphrophilus*, *Actinobacillus actinomycetemcomitans*, *Cardiobacterium hominis*, *Eikenella corrodens*, *Kingella kingae*

●臨床所見
●弁の特徴
●素因

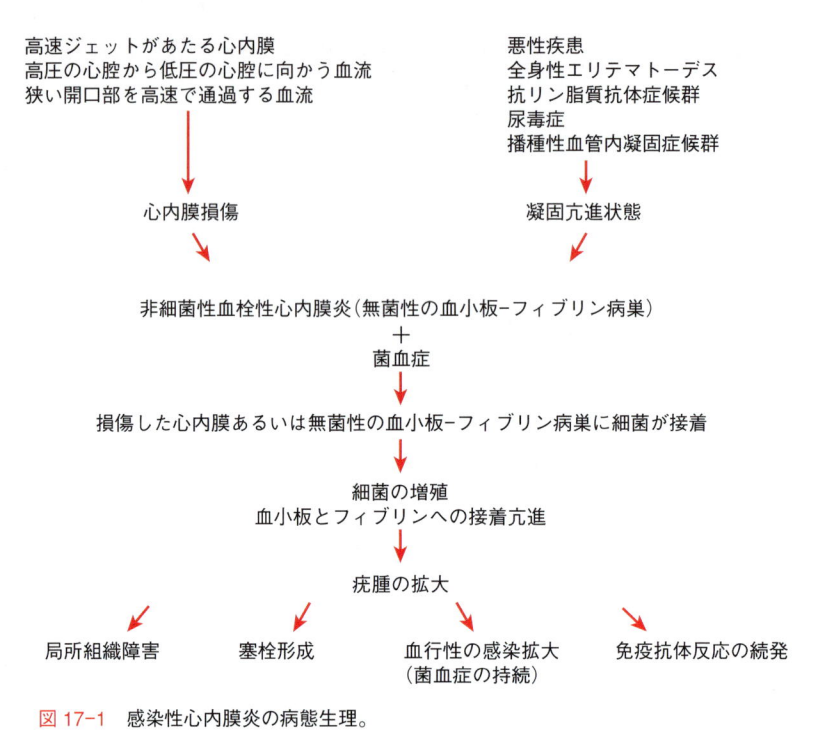

```
高速ジェットがあたる心内膜           悪性疾患
高圧の心腔から低圧の心腔に向かう血流   全身性エリテマトーデス
狭い開口部を高速で通過する血流         抗リン脂質抗体症候群
                                       尿毒症
                                       播種性血管内凝固症候群
              ↓                              ↓
           心内膜損傷                      凝固亢進状態
              ↓                              ↓
       非細菌性血栓性心内膜炎（無菌性の血小板-フィブリン病巣）
                          ＋
                        菌血症
                          ↓
       損傷した心内膜あるいは無菌性の血小板-フィブリン病巣に細菌が接着
                          ↓
                      細菌の増殖
                  血小板とフィブリンへの接着亢進
                          ↓
                       疣腫の拡大
         ↙          ↙           ↓           ↘
    局所組織障害    塞栓形成   血行性の感染拡大   免疫抗体反応の続発
                              （菌血症の持続）
```

図 17-1　感染性心内膜炎の病態生理。

原　因

感染性心内膜炎の病態生理の概略を図 17-1 に示す。

■ 臨床像

危険因子

　感染性心内膜炎発症の主な危険因子は心臓弁の構造的異常であり，狭窄性または逆流性病変（大動脈二尖弁，粘液腫性僧帽弁など）によるものである。自己弁心内膜炎の危険因子には，変性弁疾患，年齢，静注薬物，不衛生な歯科処置，維持透析，糖尿病などがある。

病　歴

　感染性心内膜炎の素因と成りうる状況を詳細に聴取する。

身体所見と臨床所見

　身体所見（表 17-3）は感染性心内膜炎患者の評価の重要な部分を占め，複数の器官組織を調べる。感染性心内膜炎の診断の助けとなる免疫学的所見と塞栓症の所見をみつけることは特に重要である。
　臨床所見は，亜急性感染の微細で緩徐な症状〔不明熱（FUO）の所見〕から高度の弁破壊

表 17-3 心内膜炎の身体所見

器官	所見
脳神経	● いかなる神経学的所見も死亡率上昇に関連する ● 臨床症状には幅がある(錯乱, 意識低下, 巣症状) ● 塞栓性脳梗塞, 出血性脳梗塞(塞栓性梗塞からの進展, 感染性動脈瘤の破裂), 微小膿瘍からの脳炎, 髄膜炎が原因となる
心臓	● 新規に生じた, あるいは悪化した心雑音の評価(弁損傷, 腱索断裂, 大きな疣腫による障害が原因) ● うっ血性心不全 ● 不規則な脈や徐脈はブロックを示唆する
腹部	● 塞栓症とそれに続く腸管・脾臓・腎における虚血や梗塞が腹痛の原因となる ● 巨脾(脾腫)の可能性があり, 亜急性感染性心内膜炎ではより頻度が高い
皮膚, 四肢	● 静注薬物使用の徴候をみる ● 留意すべき末梢所見： 　・**点状出血**：結膜, 頬, 口蓋粘膜, 耳の後 　・**Osler 結節**：圧痛のある皮下結節　指頭部にみられる。 　・**Janeway 斑**：手掌や足底の白っぽく, 黄色味を帯びた無痛性赤色斑 　・**線状出血**：爪下にみられる暗色で直線状の出血所見
眼	● **Roth 斑**：網膜の出血病変で中心は白い

や劇症型のうっ血性心不全までさまざまである。感染性心内膜炎の最も一般的な臨床所見は, 発熱と新規に生じた心雑音である。高齢, 免疫不全, うっ血性心不全, 慢性腎不全などの患者では発熱がみられないこともある。

■ 管　理

診　断

感染性心内膜炎の診断には複数の基準が提唱されている。Duke 基準を表 17-4, 17-5 に示す。

検査

感染性心内膜炎の診断には複数の検査が用いられる。

● 血液検査
  ・血液培養：抗菌薬投与前に, 異なる部位・時間帯で複数のサンプルを採取する(例：最初と最後の採取は理想的には 24 時間, 最低でも 1 時間以上間隔を置く)。真菌性心内膜炎が疑われる場合には, 真菌分離培養を用いる。
  ・血算：白血球数増加, 血小板数増加(急性期反応), 血小板数減少(敗血症), ヘモグロビン・ヘマトクリット減少 —— 亜急性細菌性心内膜炎(subacute bacterial endocarditis：SBE)は慢性の貧血を引き起こす。
  ・BUN, クレアチニンと尿検査：免疫複合体性糸球体腎炎の評価のために行う。
  ・赤血球沈降速度, C 反応性蛋白(CRP), リウマチ因子：通常は上昇する。
  ・ブルセラ, レジオネラ, バルトネラ, コクシエラ-バーネッティ, マイコプラズマ, クラミジアの血清検査：培養陰性心内膜炎で必要となる。
  ・ポリメラーゼ連鎖反応(PCR)：摘出された弁組織の微生物同定のため必要となること

表 17-4　感染性心内膜炎の Duke 基準（改訂版）の説明事項（太字は改訂箇所）

大基準
1. 感染性心内膜炎の血液培養陽性
   Ⓐ 2 回の異なる血液培養で以下のいずれかが認められた場合．
   - 緑色レンサ球菌，ウシレンサ球菌，HACEK 病原体，黄色ブドウ球菌，または腸球菌が検出され他に主要な感染源が不明な場合

   Ⓑ 持続的に培養陽性となり以下のように感染性心内膜炎に合致する菌．
   - 12 時間以上おいて採取した検体で 2 回以上の血液培養が陽性
   - 異なる 3 回すべてか，異なる 4 回以上の培養の過半数で陽性（最初と最後の検体は少なくとも 1 時間おいて採取）
   - *Coxiella burnetii* が培養で 1 回でも検出されるか，antiphase I IgG 抗体価が 800 倍以上．
2. 心内膜に波及している所見があり，A または B の場合
   Ⓐ 心エコーで以下のような感染性心内膜炎の所見がある〔**人工弁症例，臨床基準により「感染性心内膜炎の可能性あり」に分類される症例，合併症を伴う症例（弁周囲膿瘍など）では経食道エコーが推奨される，その他の症例では経胸壁エコーが第 1 選択**〕．
   - 弁やその支持組織，逆流ジェットのあたる部位，人工物上の他に解剖学的に説明できない振動性の心腔内腫瘤
   - 膿瘍，あるいは
   - 人工弁の新たな部分的裂開

   Ⓑ 新たに生じた弁逆流（以前からのわずかな心雑音の増強あるいは変化では不十分）

小基準
素因：素因となる心疾患または静注薬使用
発熱：38℃以上
血管病変：主要動脈塞栓，敗血症性肺梗塞，感染性動脈瘤，頭蓋内出血，結膜出血，Janeway 斑
免疫学的現象：糸球体腎炎，Osler 結節，Roth 斑，リウマチ因子
微生物学的所見：血液培養陽性であるが上記の大基準を満たさない場合または，感染性心内膜炎に合致する微生物の活動性感染の血清学的証拠
（小基準の心エコー所見は除外された）

表 17-5　感染性心内膜炎の Duke 基準（改訂版）（太字は改訂箇所）

感染性心内膜炎の確定
　病理学的基準
　(1) 疣腫，塞栓化した疣腫や心内膿瘍から培養，または組織学的に微生物が証明される，あるいは
　(2) 病変部位：組織学的に活動性の心内膜炎を示す疣腫や心内膿瘍を認める
　臨床的基準*
　(1) 2 つの大基準を満たす，あるいは
　(2) 1 つの大基準と 3 つの小基準を満たす，あるいは
　(3) 5 つの小基準を満たす

感染性心内膜炎の可能性あり
　(1) **1 つの大基準と 1 つの小基準**
　(2) **3 つの小基準**

感染性心内膜炎の否定
　(1) 感染性心内膜炎の所見を説明できる他の確実な診断，あるいは
　(2) 4 日以内の抗菌薬投与で症状の消失，あるいは
　(3) 4 日以内の抗菌薬投与で，手術時または剖検時に感染性心内膜炎の病理学的所見なし，あるいは
　(4) 上記の「感染性心内膜炎の可能性あり」の基準を満たさない

*コアグラーゼ陰性ブドウ球菌や感染性心内膜炎を起こさない微生物の 1 回の培養陽性は除外する．
出典：Li JS. Proposed modifications to the Duke criteria for the diagnosis of infective endocarditis. *Clin Infect Dis* 2000；30：633-638.

がある。
- 心電図
  - 刺激伝導系異常の評価：多彩な進行性の房室ブロックは，特に大動脈弁心内膜炎に伴う膿瘍形成を示唆する。
  - 虚血性・梗塞性変化：冠動脈塞栓を示唆する。
- 胸部X線
  - 心不全(肺水腫)の所見
  - 敗血症性塞栓，特に右心系心内膜炎が疑われる静注薬乱用者
- 経胸壁心エコー
  - 以下の場合に有用である。
    - ・感染性心内膜炎の疑いが低い。
    - ・診断に十分な画像所見が得られると予測される。
    - ・経食道心エコーが即時に，あるいは容易には施行できない。
- 経食道心エコー
  - 以下の場合に，最初の心エコー検査として経胸壁心エコーより望ましい。
    - ・Duke 基準で少なくとも"感染性心内膜炎の可能性あり"
    - ・人工弁
    - ・適切な画像が得にくいと考えられる場合
  - 経胸壁エコーにより以下の高リスク所見を認める場合に施行される。
    - ・大きな疣腫
    - ・中等度～重度の弁逆流あるいは弁狭窄
    - ・弁周囲組織への拡大の徴候(膿瘍，偽動脈瘤，瘻孔)
    - ・心室機能不全の所見
- 心臓カテーテル検査
  - 弁の外科的手術が必要な冠動脈疾患のリスクを伴う症例において冠動脈の形態を評価する。
- 冠動脈CT
  - 冠動脈の形態評価に(特に不安定な症例や重症の大動脈弁心内膜炎症例で)，左心カテーテル検査に替わる検査として有用である。
- 頭部CT/MRI
  - 新たに発症したあらゆる神経学的所見を評価する。
  - MRIは脳への塞栓による出血の存在や重症度を評価するために必要となる
  - MRAは真菌性脳動脈瘤の評価に必要である。

治 療

治療は循環器内科，感染症科，心臓血管外科が連携して行うのが最も効果的である。表17-6に抗菌薬の投与計画を示す。
- 亜急性細菌性心内膜炎では，血液培養で病原体が同定されるまで抗菌薬の開始を待つのがよい。
- 血行動態不全を伴う急性細菌性心内膜炎では，培養に十分量の血液を採取した後，最も

表 17-6 感染性心内膜炎に対する抗菌薬選択

微生物	処方(選択肢)
緑色レンサ球菌とウシレンサ球菌（ペニシリン高感受性）	・ペニシリンG静注またはセフトリアキソン ・ペニシリンG静注またはセフトリアキソン＋ゲンタマイシン ・バンコマイシン
緑色レンサ球菌とウシレンサ球菌（比較的ペニシリン抵抗性）	・ペニシリンG静注またはセフトリアキソン＋ゲンタマイシン ・バンコマイシン
腸球菌(ペニシリン，ゲンタマイシン，バンコマイシン感受性)	・アンピシリンまたはペニシリンG静注＋ゲンタマイシン ・バンコマイシン＋ゲンタマイシン
ブドウ球菌(自己弁)	メチシリン感受性： ・ナフシリンまたはオキサシリン＋ゲンタマイシン(最適) ・セファゾリン＋ゲンタマイシン(最適) メチシリン耐性： ・バンコマイシン
ブドウ球菌(人工弁)	メチシリン感受性： ・ナフシリンまたはオキサシリン＋リファンピシン＋ゲンタマイシン メチシリン耐性： ・バンコマイシン＋リファンピシン＋ゲンタマイシン
HACEK病原体	・セフトリアキソンまたはアンピシリン/スルバクタム＋シプロフロキサシン
培養陰性(自己弁)	・アンピシリン＋ゲンタマイシン ・バンコマイシン＋ゲンタマイシン＋シプロフロキサシン
培養陰性(人工弁，1年未満)	・バンコマイシン＋ゲンタマイシン＋セフェピム＋リファンピシン
培養陰性(人工弁，1年以上)	・アンピシリン＋ゲンタマイシン ・バンコマイシン＋ゲンタマイシン＋シプロフロキサシン
培養陰性(バルトネラ疑いを含む)	・セフトリアキソン＋ゲンタマイシン±ドキシサイクリン
培養陰性(バルトネラと確定)	・ドキシサイクリン＋ゲンタマイシン
真菌	・アムホテリシンB±アゾールの長期内服抑制治療

出典：Adapted from Baddour LM, Wilson WR, Bayer AS, *et al*. AHA Guidelines—infective endocarditis：diagnosis, antimicrobial therapy, and management of complications. *Circulation* 2005；111：394-434 を改変。投与期間，投与量，その他の詳細については原文を参照のこと。

可能性のある病原体(黄色ブドウ球菌，グラム陰性桿菌，腸球菌を含むレンサ球菌)に対するエンピリックな抗菌薬投与を行うのが妥当である。

- バンコマイシン：メチシリン耐性黄色ブドウ球菌(MRSA)の可能性を考慮し，培養結果が得られるまで黄色ブドウ球菌に対する経験的治療の第1選択としてしばしば推奨される。投与量は体重と腎機能に応じて調節し，15～25μg/mL のトラフ値を目標とする。
- オキサシリンまたはナフシリン：2g静注を4時間ごと(MRSAが疑われない場合)
- アンピシリン：2g静注を4時間ごと(MRSAが疑われない場合)
- ゲンタマイシン：1mg/kg または 1.5mg/kg の静注を8時間ごと
- 人工弁症例には，ナフシリンまたはバンコマイシン＋ゲンタマイシンにリファンピシンを追加

● 抗血小板薬や抗凝固薬は血栓塞栓の予防に有効ではない。
● 抗凝固療法の適応のある患者(たとえば機械弁)では，手術の可能性がある場合，もしく

表 17-7 ACC/AHA ガイドライン：心内膜炎に対する手術適応

クラス I：適応	●弁狭窄または弁逆流による心不全の発現 ●左室・左房の圧上昇を伴う急性僧帽弁逆流または大動脈弁逆流の出現 ●真菌あるいは高度耐性菌が原因の感染性心内膜炎 ●房室ブロック，弁輪部・大動脈の膿瘍や穿孔を伴う感染性心内膜炎 ●シネフルオロスコピーや心エコーで人工弁裂開の所見
クラス IIa：有効である可能が高い	●適切な抗菌薬治療後の疣腫の持続と塞栓症の再発（自己弁） ●適切な抗菌薬治療後の菌血症の持続，あるいは塞栓症の再発（人工弁）
クラス IIb：考慮	●塞栓症の有無にかかわらず，10 mm 以上の可動性の疣腫を認める場合
クラス III：適応不可	●抗菌薬に感受性のある微生物による合併症のない初回感染（人工弁）

出典：Bonow RO, Carabello BA, Chatterjee K, *et al*. ACC/AHA 2006 guidelines for the management of patients with valvular heart disease. *J Am Coll Cardiol* 2006；48(3)：e1-e148 より許可を得て引用

は脳血管症状が進展した場合に容易に中和できるように，ワルファリンから未分画ヘパリンに変更すべきである．

外科的治療

手術手技が進歩し，手術により予後が改善するという理解が広まったことから，早期に外科的治療を行うことが重要と考えられている．手術は一般的に，血行動態不安定，心不全，合併症のある複雑な感染性心内膜炎，高度耐性菌による感染性心内膜炎などの患者に対して施行される（表 17-7 に詳細を示す）．

血行動態不安定または心不全の患者では迅速に外科的治療を開始すべきである．手術野の無菌化（術前数日間の抗菌薬投与）のために手術を遅らせてはならない．急性の神経系合併症が生じた場合は，早期の手術が脳機能の悪化と死亡率上昇をもたらすことがあるため，手術時期の決定が難しくなる．この場合，重度の塞栓性脳梗塞発症では 2〜3 週間，脳内出血発症では少なくとも 1 カ月，手術の延期を考慮する．

予後

死亡率を上昇させる独立した予測因子として，高齢，うっ血性心不全，人工弁，細菌種（黄色ブドウ球菌），2 型糖尿病，腎機能不全，大きな疣腫などが明らかにされている．合併症のある左心系自己弁心内膜炎の患者では死亡リスクの層別化が行われている（表 17-8）．

弁機能不全や心不全，膿瘍形成（房室ブロックや心腔間の瘻孔を生じる），塞栓，制御不能な感染症などの合併症は，感染性心内膜炎の重症度と死亡率を明らかに上昇させる．

トピックス

● 心内膜炎の予防

2007 年，心内膜炎の予防に関する勧告が改訂され，簡略化された（表 17-9〜17-11）．

表 17-8 合併症を伴う左心系心内膜炎の予後

指標	ポイント			
精神状態				
注意	0			
傾眠，見当識障害	4			
Charlson 合併症スコア				
0～1	0			
≧2	3			
うっ血性心不全[*1]				
なし～軽度	0			
中等度～重度	3			
原因微生物				
緑色レンサ球菌	0			
黄色ブドウ球菌	6			
その他[*2]	8			
治療				
外科的	0			
内科的	5			
ポイント合計	≦6	7～11	12～15	＞15
6 カ月死亡率	9%	25%	39%	63%

[*1]なし～軽度：ラ音なし，安静時息切れなし，肺水腫なし。中等度～重度：少なくとも 1 つあり。
[*2]他のレンサ球菌，腸球菌，コアグラーゼ陰性ブドウ球菌，腸球菌，他のグラム陰性桿菌，HACEK，真菌，培養陰性心内膜炎を含む。

出典：Hasbun R, Vikram HR, Barakat LA, Buenconsejo J, Quagliarello VJ. Complicated leftsided native valve endocarditis in adults—risk classification for mortality. *JAMA* 2003；289：1933-1940.

表 17-9 AHA ガイドライン：感染性心内膜炎の予防が推奨される条件

- 人工弁置換
- 感染性心内膜の既往
- 先天性心疾患
  - 完治していないチアノーゼ性先天性心疾患，姑息的なシャントや導管を含む
  - 完治した先天性心疾患：欠損孔に対する人工物やデバイスを用いた手術・カテーテルによる置換後 6 カ月以内
  - 残存病変のある治療後先天性心疾患：内皮化を阻害する人工パッチ・デバイスの置換部や隣接部位に残存病変がある場合
- 弁膜症の発生を認めた心移植レシピエント

出典：Wilson W, Taubert KA, Gewitz M, *et al*. Prevention of Infective Endocarditis—Guidelines from the American Heart Association. *Circulation* 2007；116：1736-1754.

表 17-10　AHA ガイドライン：感染性心内膜炎の予防が推奨される手技

- 以下に示す手技で，表 17-9 の条件を満たす患者のみが対象となる．
- 歯肉組織あるいは歯牙の根尖部の処置，口腔粘膜の穿孔を伴うすべての歯科手技．
- 呼吸器粘膜の切開や生検を伴う気道の侵襲的手技（扁桃摘出術など）．
- 消化管や尿路生殖器の手技では，単に感染性心内膜炎予防目的での抗菌薬投与は推奨されない（手技に伴う創傷感染や敗血症を予防する目的で消化管や尿路生殖器の感染症患者に抗菌薬を投与する際には，腸球菌に有効な薬物を含む抗菌薬投与が妥当である）．
- 感染した皮膚や皮下組織，骨格筋組織の外科手技では，ブドウ球菌や β 溶血性レンサ球菌に対する感染治療薬を含む治療計画が妥当である．

出典：Wilson W, Taubert KA, Gewitz M, *et al*. Prevention of infective endocarditis—guidelines from the American Heart Association. *Circulation* 2007；116：1736-1754.

表 17-11　AHA ガイドライン：歯科手技における抗菌薬投与計画

対象	抗菌薬	投与方法：手技開始 30〜60 分前に単回投与	
		成人	小児
経口可能	アモキシシリン	2 g	50 mg/kg
経口不可	アンピシリン または	2 g 筋注または静注	50 mg/kg 筋注または静注
	セファゾリンかセフトリアキソン	1 g 筋注または静注	50 mg/kg 筋注または静注
ペニシリンアレルギー （経口可能）	セファレキシン[*1,2] または	2 g	50 mg/kg
	クリンダマイシン または	600 mg	20 mg/kg
	アジスロマイシンかクラリスロマイシン	500 mg	15 mg/kg
ペニシリンアレルギー （経口不可）	セファゾリンかセフトリアキソン[*2] または	1 g 筋注または静注	50 mg/kg 筋注または静注
	クリンダマイシン	600 mg 筋注または静注	20 mg/kg 筋注または静注

[*1]他の第 1 世代・第 2 世代の経口セファロスポリンを成人・小児それぞれの適応量で投与してもよい．
[*2]セファロスポリン系は，ペニシリン・アンピシリンによるアナフィラキシーや血管浮腫，あるいは麻疹の既往のある場合は投与しない．

出典：Wilson W, Taubert KA, Gewitz M, *et al*. Prevention of infective endocarditis—guidelines from the American Heart Association. *Circulation* 2007；116：1736-1754.

覚えておくポイント

- 感染性心内膜炎は，原因不明の発熱を有する患者（特に新たな心雑音を認める場合）における鑑別リストの高位に位置づけるべきである．
- 抗菌薬投与前に，複数セットの血清培養検体の採取が必須である．
- 人工弁症例，Duke の基準で少なくとも"感染性心内膜炎の可能性あり"とされた場合，経胸壁心エコーでは十分な画像が期待できない場合には，経食道心エコーを最初に選択するべきである．また，疣腫が大きい場合，中等度〜重度の逆流または狭窄を伴う場合，弁周囲へ感染の波及が示唆される場合，二次的な左室機能低下が認められる場合には，経胸壁心エコー後に併せて行うべきである．
- 合併症を伴う左心系の感染性心内膜炎では，外科的治療は死亡リスク回避に繋がる．早期の手術により（弁置換に至ることなく）弁修復ができる可能性が高まり，高リスク患者の塞栓症も予防できる．
- 弁機能不全，心不全，弁周囲への感染拡大，房室ブロック，塞栓症，制御不能の感染症など多くの合併症が心腔内外で起こることがあり，それにより病態は悪化し死亡率が上昇する．
- 循環器内科，感染症科，心臓血管外科の協力による効果的な治療が必要である．

参考文献と推奨文献

Baddour LM, Wilson WR, Bayer AS, *et al*. AHA Guidelines—infective endocarditis : diagnosis, antimicrobial therapy, and management of complications. *Circulation* 2005 ; 111 : 394-434.

Bonow RO, Carabello BA, Chatterjee K, *et al*. ACC/AHA 2006 guidelines for the management of patients with valvular heart disease. *J Am Coll Cardiol* 2006 ; 48(3) : e1-e148.

Chu VH, Cabell CH, Benjamin DK, *et al*. Early predictors of in-hospital death in infective endocarditis. *Circulation* 2004 ; 109 : 1745-1749.

Hasbun R, Vikram HR, Barakat LA, *et al*. Complicated left-sided native valve endocarditis in adults—risk classification for mortality. *JAMA* 2003 ; 289 : 1933-1940.

Karchner AW. Infective endocarditis. In : Zipes DP, Libby P, Bonow RO, *et al*, eds. Braunwald's Heart Disease : A Textbook of Cardiovascular Medicine, 7th ed. Philadelphia : Elsevier Saunders ; 2005 : 1633-1658.

Li JS. Proposed modifications to the Duke criteria for the diagnosis of infective endocarditis. *Clin Infect Dis* 2000 ; 30 : 633-638.

Thuny F, Disalvo G, Belliard O, *et al*. Risk of embolism and death in infective endocarditis : prognostic value of echocardiography—a prospective multicenter study. *Circulation* 2005 ; 112 : 69-75.

Vikram HR, Buenconsejo J, Hasbun R, *et al*. Impact of valve surgery on 6-month mortality in adults with complicated, left-sided native valve endocarditis. *JAMA* 2003 ; 290 : 3207-3214.

Wilson W, Taubert KA, Gewitz M, *et al*. Prevention of infective endocarditis guidelines from the American Heart Association. A guideline from the American Heart Association Rheumatic Fever, Endocarditis, and Kawasaki Disease Committee, Council on Cardiovascular Disease in the Young, and the Council on Clinical Cardiology, Council on Cardiovascular Surgery and Anesthesia, and the Quality of Care and Outcomes Research Interdisciplinary Working Group. *Circulation* 2007 ; 116 : 1736-1754.

Xu X-F, Murphy M. Infective endocarditis. In Griffin BP, Topol EJ, eds. Manual of Cardiovascular Medicine. Philadelphia : Lippincott Williams & Wilkins ; 2004 : 249-266.

Part 6
心臓電気生理学

第18章　心電図の判読・上級編

Phillip S. Cuculich

第2章の重要な原則（「心電図を毎回同じように判読して誤りを回避する」，「練習あるのみ」，「興味深い心電図を保存する」）に基づき，本章ではより微細な心電図所見が診断に役立つ臨床状況について述べる。

■ 心筋梗塞

連続する誘導で認められるST上昇は心筋梗塞の古典的な所見である（図2-4参照）。診断は相反性変化（reciprocal change），すなわち梗塞対側のST低下によりさらに正確なものとなる。冠動脈分布に関連した微細な心電図所見や臨床所見には以下のようなものがある。

- 下壁梗塞は通常は右冠動脈の閉塞により起こる。右冠動脈は多くの場合，房室結節に血液を供給しており，そのため下壁心筋梗塞ではPR間隔の延長ないし房室ブロックがしばしば見受けられる。

- 加えて，右冠動脈は鋭角枝を介して右室に血液を供給しており，これらの分枝より近位部の右冠動脈の閉塞は右室梗塞を引き起こす。このことは臨床的に重要である。なぜなら，右室の収縮能は前負荷に依存しており，右室梗塞では硝酸薬の使用により急激な血圧低下を生じうる。ST上昇がIIやaVF誘導よりIII誘導で目立つ場合，右室梗塞を疑う。診断は右側胸部誘導により（図18-1），V_4RにおけるST上昇をチェックする。

- 多くの場合，心臓の後壁面は左回旋枝により血液供給がなされる。残念ながら12誘導にはこの領域に対応した電極がなく，そのため後壁の心筋梗塞はしばしば見落とされる。後壁梗塞の診断は，後壁のST上昇の相反性変化（すなわち前側のST低下），特にV_1誘導における変化により疑う。診断はV_7〜V_9誘導のST上昇所見でもなされる（図18-1）。

- 相当する臨床状況下での新規または新規と思われる左脚ブロック（left bundle branch block：LBBB）の出現によっても心筋梗塞の診断が可能となる。左脚は主に左前下行枝，中隔枝あるいは対角枝から豊富な血液の供給を受けている。それゆえ，新たな左脚ブロックは左前下行枝近位部の閉塞による広範な前壁梗塞を示唆する。左前下行枝近位部閉塞の患者の多くは，胸痛，血圧低下，新規発症の心不全などの急激な症状や徴候をきたす。これに対して，無症候性の患者でしばしばスクリーニング目的の心電図で左脚ブロックパターンがみられることがあるが，臨床的に安定した無症候性の患者に左脚ブロックをきたすような急性の大きな前壁梗塞があるとは考えられない。適切な臨床評価が重要で

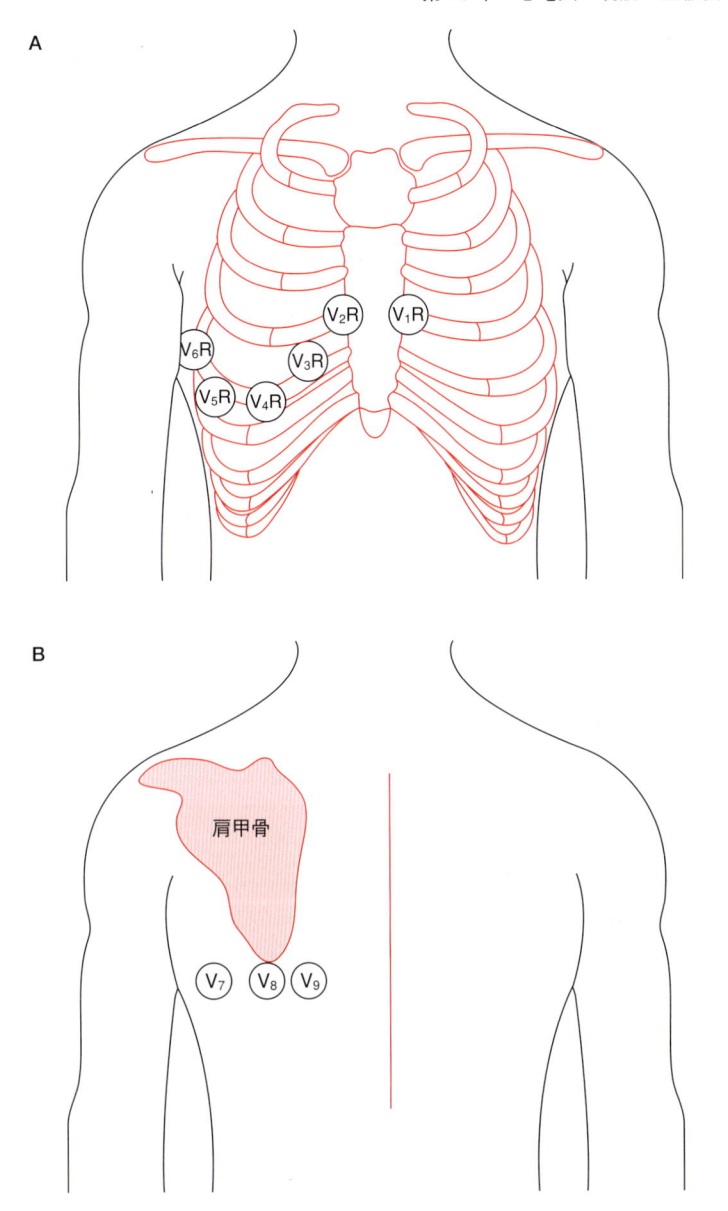

図 18-1 心電図電極の代替配置。**A**：右室梗塞診断のための右側胸部誘導（V_1R～V_6R）。**B**：後壁梗塞診断のための後側誘導（V_7～V_9）。

ある。
- 以前から左脚ブロックがある患者の胸痛は，診断が難しい。左脚ブロックの患者の心電図から急性心筋梗塞を診断することは不可能としばしば言われるが，これは正確ではない。実際，このような状況下でも心電図所見から急性心筋梗塞を診断できることがある。

表 18-1　心筋梗塞と心膜炎の鑑別点

	心筋梗塞	心膜炎
病歴	高齢，糖尿病，高血圧，高コレステロール血症，喫煙，若年での冠動脈疾患発症の家族歴などの冠危険因子	最近のウイルス感染　胸部放射線治療の既往　癌の既往
胸痛症状の特徴	さまざまだが典型的には胸骨下の一定強度の激しい絞扼感，顎や腕への放散痛を伴うこともある	さまざまだが呼吸や横臥により悪化，前屈座位にて軽快
身体所見	さまざまだが，呼吸苦・発汗・ラ音は比較的心筋梗塞に特異的	さまざまだが，心膜摩擦音は心膜炎に特異的
心筋マーカー(トロポニン)	大きな梗塞では著明に上昇	上昇してもわずか，陰性の場合もある
心エコー所見	閉塞動脈領域に一致した壁運動異常	壁運動異常はない

一般的に用いられる基準には以下のものがある。
- QRS 波の極性と一致した 1 mm 以上の ST 上昇
- V_1，V_2 または V_3 誘導での 1 mm 以上の ST 低下
- QRS 波の極性と逆向き場合の，5 mm 以上の ST 上昇

● 心筋梗塞以外にも ST 上昇を引き起こす多くの要因が存在する。ST 上昇の正確な解釈は，臨床状況の正確な判断と ST 部分の形態と方向の解釈による。ST 部分には単に上昇以上のものがある。原因には良性のものから致死的なものまである。多くの若い成人男性は心室の急速な再分極により，多くは V_2 誘導で最大となる凹型の ST 上昇を呈する。早期再分極パターンは J 点(QRS 波の直後)のノッチと，高く垂直な T 波として記述され，V_4 誘導において最も明瞭となる。左脚ブロックパターンは，QRS 波の向きと反対側への ST 部分の偏位を引き起こす。高カリウム血症，肺塞栓症，左室肥大，心外膜炎(下記)は独特な形態の ST 変化を引き起こす。Brugada 症候群は V_1，V_2 誘導において特徴的な右下がりの ST 上昇を呈する。心挫傷や除細動も一過性の著明な ST 上昇を引き起こす。

梗塞と心膜炎の対比

梗塞と間違えやすい疾患としては心膜炎が挙げられる。両疾患とも，著明な胸痛と心電図上の ST 上昇をきたす。臨床像および心電図における重要な鑑別点を表 18-1 に示す。

よくみられる心電図パターン

毎回同様の方法で，合理的に心電図を解釈すれば(第 2 章参照)，誤診はほとんど起こらない。しかしながら，典型的な臨床状況に関連する心電図パターンと専門用語が存在する。
● 高カリウム血症：カリウムレベルの上昇に伴い，多くの心電図異常が認められる。T 波の増高，幅の広い QRS 波，PR 間隔の延長，P 波の消失などであり，最終的に正弦波(sine wave)パターンを呈する。
● ジギタリス効果：右下がり，盆状の ST 低下と上向きの特徴的な T 波が認められる。
● ジギタリス中毒：ジギタリスは，洞結節と房室結節の伝導を抑制し，一方で心房および

表 18-2　心電図による左室肥大の診断基準

診断基準	計測値	スコア
電位基準	V_3 の S 波＋aV_L の R 波＞28 mm（男性）	
	V_3 の S 波＋aV_L の R 波＞20 mm（女性）	
Framingham	aV_L の R 波＞11 mm，V_4〜V_6 の R 波＞25 mm	
	V_1〜V_3 の S 波＞25 mm	
	V_1 または V_2 の S 波＋V_5 または V_6 の R 波＞35 mm	
	I の R 波＋III の S 波＞25 mm	
Sokolow-Lyon の診断基準	V_1 の S 波＋V_5 または V_6 の R 波＞35 mm	
Romhilt-Estes のスコア	いずれかの肢誘導における R 波または S 波 ≧20 mm	3 点
	あるいは，V_1 または V_2 の S 波≧30 mm	
	あるいは，V_5 または V_6 の R 波≧30 mm	
	ST-T 異常（ジギタリスあり/なし）	1 点または 3 点
	左房異常	3 点
	左軸偏位	2 点
	QRS 幅≧90 msec	1 点
	V_5 または V_6 の立ち上がり時間≧50 msec	1 点
	左室肥大≧5 点，左室肥大疑い＝4 点	

心室の自動能を亢進する。そのため，房室ブロックを伴う心房頻拍と 2 方向性の心室頻拍の 2 つが心電図上の一般的な所見として挙げられる。

- Wellen 波：前胸部誘導において，対称性の深い陰性 T 波として記述される。Wellen 波は，左前下行枝近位部の重度狭窄，中枢神経系の重大な障害（くも膜下出血においては Birch 波として知られている），または心尖部肥大型心筋症を示唆する。
- Osborne 波：J 波とも呼ばれる，QRS 波の直後に認められるノッチで，著しい低体温と関連する。
- 左室肥大：心電図による左室肥大の診断基準がこれまでに多く研究されてきている（表 18-2）。これらの基準の特異度は高いが（＞90％），感度は十分ではない（＜50％）。
- 心室早期興奮：Wolff-Parkinson-White（WPW）症候群として知られる。この疾患は心房-心室間の副伝導路により特徴づけられ，房室結節を通らずに心室を興奮させる。心電図所見の特徴は，PR 間隔の短縮（＜120 msec），QRS 波の緩除な立ち上がり（Δ波として知られている），QRS 波と対側方向への ST-T 波の偏位である。
- 呼吸器疾患パターン：肺の過膨張，垂直心，および肺動脈圧の上昇のため，慢性閉塞性肺疾患は QRS 波の減高，右軸偏位，V_1 誘導の不完全右脚ブロック（right bundle branch block：RBBB，rSR パターン），右房負荷，前胸部誘導における R 波の移行帯の偏位（QRS 波が V_5 ないし V_6 で陽性となる）を呈する。
- 肺塞栓症：急性の肺塞栓症（pulmonary embolism：PE）でみられるような肺動脈圧の急激な上昇は，洞性頻脈や心房不整脈，不完全右脚ブロック，古典的な $S_I Q_{III} T_{III}$ パターン（I 誘導の S 波，III 誘導の Q 波と陰性 T 波）をきたす。

頻脈性不整脈

頻脈中の心電図の解釈は，正確に不整脈を診断し対処するために極めて重要である。さ

表18-3 心室頻拍と変行伝導を伴う上室頻拍との臨床的な鑑別点

臨床所見	心室頻拍	変行伝導を伴う上室頻拍
病歴	器質的心疾患の既往あり	器質的心疾患の既往なし
発症	心室期外収縮に由来	心房期外収縮に由来 長く間隔が空いた後の短いタイミングでの期外収縮が発症に先行
P波のタイミング	房室解離あり	房室解離なし
QRS波の形態	頻拍中のQRSの形態は先行する心室期外収縮に類似する 融合収縮ないし上室由来のQRS波の混在 QRS波が陽性で極性が一致($V_1 \sim V_6$のQRS波がすべて陽性) 右脚ブロックではQRS幅＞140 msec 左脚ブロックでQRS幅＞160 msec 極端な軸偏位（－90°〜＋180°）	変行伝導に特徴的なQRS波形（$V_1 \sim V_6$）
迷走神経刺激に対する反応性	変化なし	心拍数の減少ないし不整脈の停止

まざまな頻脈を有する患者への対応は第6章にまとめられている。

QRS幅に基づき，頻脈は幅の狭いQRS(narrow QRS，120 msec未満)と幅の広いQRS(wide QRS，120 msec以上)の2種類に分類されうる。QRS幅の狭い頻拍はHis-Purkinje系を介して心室を興奮させ，多くは上室起源である。QRS幅の広い頻拍には心室内の変行伝導もある程度関与しており，**心室頻拍**(ventricular tachycardia：VT)，**変行伝導を伴う上室頻拍**(supraventricular tachycardia：SVT)，**早期興奮に伴う頻拍**のいずれかに分類される。

先に挙げた3つの状況の治療は非常に異なるため，QRS幅の広い頻拍の心電図の判読は予後や治療上重要な意味をもつ。VTおよび変行伝導を伴うSVTの診断の糸口を表18-3にまとめている。概して，VTは伝導の際にHis-Purkinje系に依存しないので，ノッチやQRS幅の極端な拡大など，心室の興奮は奇妙な形態を取る。房室解離が起こり，心室頻拍の最中に洞性P波が認められることがしばしばある。Brugadaの診断基準のような他の手段も，VTと変行伝導を伴うSVTの鑑別に用いられる（図18-2A，B）。心室早期興奮によるWPW症候群の患者では，心室応答が速い場合，心房細動が致命的な不整脈に発展しうる。頻脈が不規則であったり，特に速い（心室レート150〜250/min）場合には，この可能性も考慮すべきである。

QRS幅の狭い頻拍は多くが上室起源である。鑑別診断としては，頻度の順に，洞性頻脈，心房細動，心房粗動，房室結節リエントリー性頻拍(AV nodal reentry tachycardia：AVNRT)，副伝導路に関連した頻拍〔房室回帰性頻拍(AV reciprocating tachycardia：AVRT)〕，異所性心房頻拍(ectopic atrial tachycardia：EAT)，多巣性心房頻拍(multifocal atrial tachycardia：MAT)，接合部頻拍が挙げられる。これらの不整脈の機序と特徴的心電図を図18-3Aに示す。

QRS幅の狭い頻拍の調律を決定する2つの要点は，P波の解析（図18-3B）とアデノシンの投与または迷走神経刺激（図18-3C）である。

● 心房細動において，P波は欠如するか，もしくは非常に不整である。

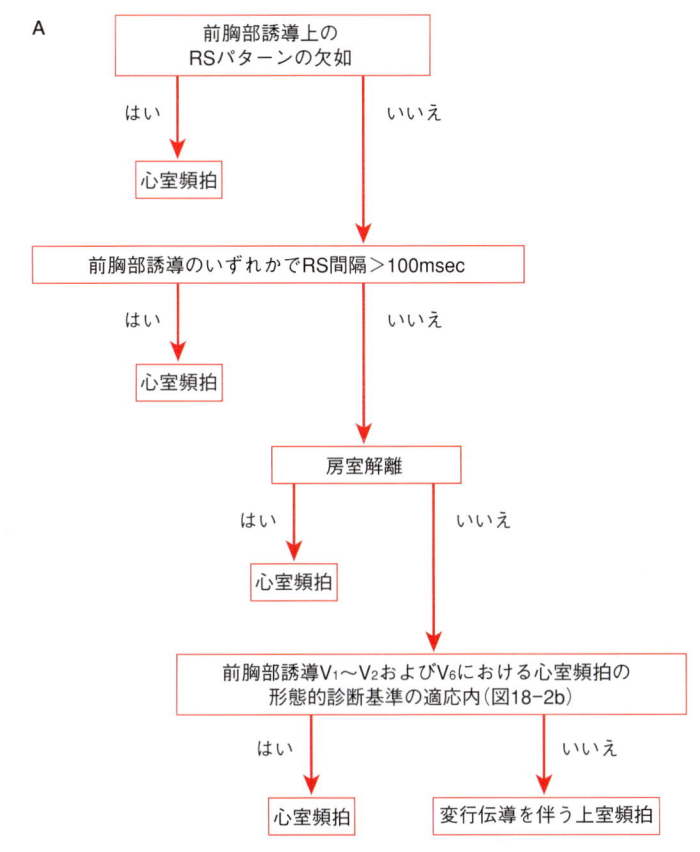

図 18-2　A と B：QRS 幅の広い頻拍における心室頻拍と上室頻拍の Brugada による鑑別診断基準（続く）。

- 心房粗動においては，粗動波は整で，鋸歯状で 300/min 程度で興奮する。
- RP 間隔の狭い頻拍（short-RP tachycardia）：典型的 AVNRT（房室結節の遅伝導路を順行し，速伝導路を逆行して心房を再度興奮させる）や順方向性 AVRT〔房室結節（遅伝導路）を順行し，副伝導路（速伝導路）を逆行して心房を再度興奮させる〕では，P 波は QRS 波の終わり付近に "重なって見えない"。
- RP 間隔の広い頻拍（long-RP tachycardia）：P 波は QRS 波からかなり離れ，見つけやすい。原因としては，異所性心房頻拍，非典型的な AVNRT（速伝導路を順行し，遅伝導路を逆行する）が含まれる。

　迷走神経刺激手技やアデノシンは房室結節伝導を一時的に抑制し，2 つの重要な効能をもたらす。すなわち，(1) **心室レートを減少させ，心房興奮がわかりやすくなる**（心房細動，心房粗動，異所性心房頻拍，多形性心房頻拍），(2) **房室結節を回路に含む不整脈（AVNRT，AVRT）を停止させる**。

	左脚ブロック		右脚ブロック	
	心室頻拍	上室頻拍	心室頻拍	上室頻拍
V_1誘導	V_1ないしV_2において以下のいずれかが認められる： a) R≧0.04 sec b) S波の下降部でのノッチ c) S波の最下点までの時間の遅延 >0.06 sec	V_1ないしV_2において以下のいずれも認められない： a) R≧0.04 sec b) S波の下降部でのノッチ c) S波の最下点までの時間の遅延 >0.06 sec	左側のピークのほうが高い 2相性のRSないしはQRパターン	3相性のrsR' またはrR' パターン
V_6誘導	単相性QSパターン		2相性rSパターン	3相性qRsパターン

図 18-2 （続き）

覚えておくポイント

- 心筋梗塞の診断には，閉塞領域と解剖学的に一致する部位の誘導のST変化，および障害領域と対側の誘導における相反性変化を探す。
- 心筋梗塞と心外膜炎を区別することは困難であるが，既往歴や身体所見が手助けとなる。心膜炎を支持する心電図所見として，PRの低下，びまん性で解剖学的一致がなく相反性変化も伴わないST上昇が含まれる。
- 特定の疾患や状況，すなわち高カリウム血症，低体温，呼吸器疾患，肺塞栓，ジギタリス使用，左室肥大などでは，それぞれを示唆する心電図所見がみられる。
- QRS幅の広い頻拍は，心室頻拍，変行伝導を伴う上室頻拍，または心室早期興奮による。臨床所見と心電図所見が鑑別に重要である。
- QRS幅の狭い頻拍は通常，上室を起源としている。その機序はしばしば，P波の解析，迷走神経刺激やアデノシン投与に対する反応により明らかになる。
- 練習あるのみ。心電図判読の練習のために，いくつか心電図（図18-4～図18-8と解説）を示した。

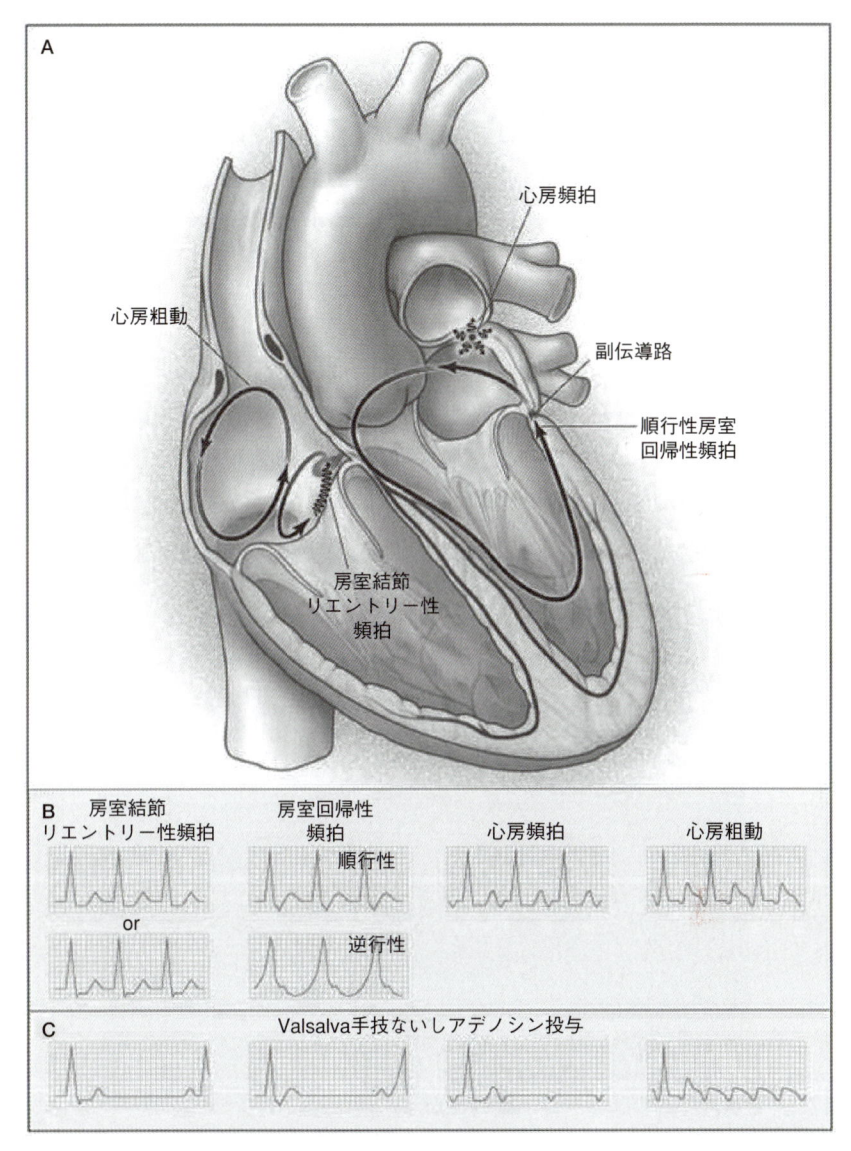

図 18-3　上室頻拍の主な機序と心電図上の特徴。(Delacretaz E. Supraventricular tachycardia. *N Engl J Med* 2006；354：1039-1051 より許可を得て改変)

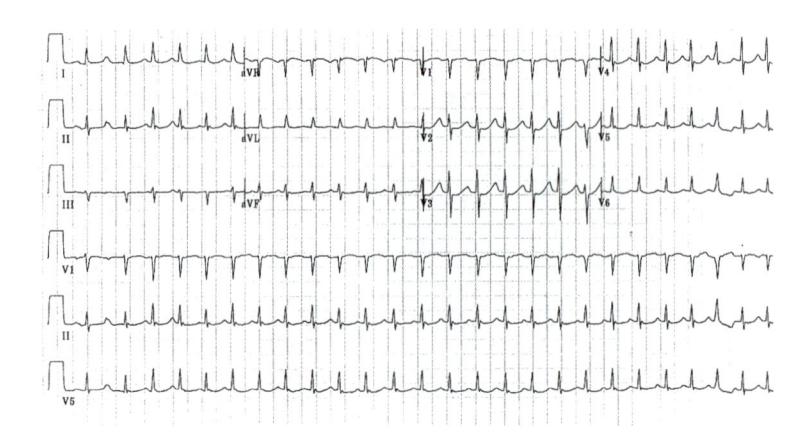

図 18-4 心電図判読。
心拍数：160/min。
調律：RR 間隔は整，幅の狭い QRS，明らかな P 波はなし。すなわち，QRS 幅の狭い頻拍である。鑑別診断には，房室結節リエントリー性頻拍，房室回帰性頻拍，自動能亢進による心房頻拍，心房粗動，心房細動が含まれる。
軸：I・II 誘導ともに上向きで，正常軸。
間隔：P 波がなく PR 間隔は評価できない。QRS 幅は正常。左室肥大を示唆する所見はなし。QT 間隔は 400 msec。
心筋障害：有意な ST 上昇や ST 低下は認めない。異常 Q 波はなし。
総合的判断：QRS 幅の狭い頻拍。房室結節リエントリー性頻拍の疑い。逆行性 P 波が QRS 波に隠れている可能性がある。

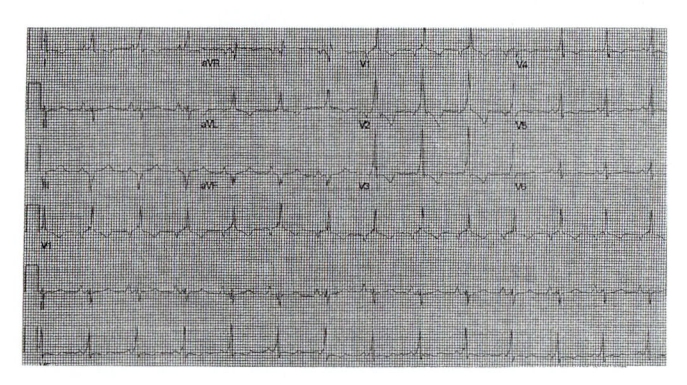

図 18-5 心電図判読。
心拍数：80/min。
調律：洞調律。
軸：I 誘導で上向き，II 誘導で下向きであり，左軸偏位。
間隔：V_1 における著明な陰性 P 波，および II 誘導での著明な陽性 P 波。PR 間隔は 120 msec 未満で，前胸部誘導にて最も明瞭に観察される。QRS 幅は広いが，最初の立ち上がりでのみ（Δ 波）。左室肥大を示唆する所見はなし。QT 間隔は正常。
心筋障害：有意な ST 変化および異常 Q 波は認めないが，著明な T 波陰転を V_2 および V_3 で認める。
総合的判断：PR 間隔の短縮，Δ 波，局所的な T 波の陰転がある。心室の早期興奮も認めており，WPW 症候群である。

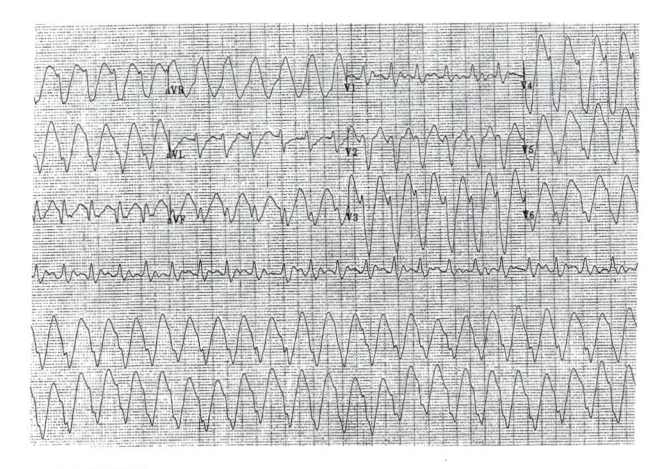

図 18-6　心電図判読。
心拍数：150/min。
調律：明らかな P 波はなし。QRS 幅が広く，間隔は整。QRS 幅の広い頻拍であり，鑑別診断としては心室頻拍，変行伝導を伴う上室頻拍，心室の早期興奮症候群が挙げられる。
軸：Ⅰおよび Ⅱ 誘導で下向きであり，著明な左軸偏位。
間隔：P 波がみられず，PR 間隔は測定できない。QRS 幅は著明に開大（200 msec）。左脚ブロックパターンと右脚ブロックパターンのいずれにも当てはまらず，心室内伝導障害が当てはまる。QRS 幅の広い頻拍であり，左室肥大の有無と QT 間隔は評価できない。
心筋障害：QRS 幅の広い頻拍であり評価困難。
総合的判断：Brugada の診断基準も含むさまざまな手段で評価し，心室頻拍と思われる。理由としては，著明な QRS 幅の開大と特発性の左室伝導遅延（右脚ブロックにも左脚ブロックにも当てはまらない）がみられることから，高カリウム血症も疑わせる。

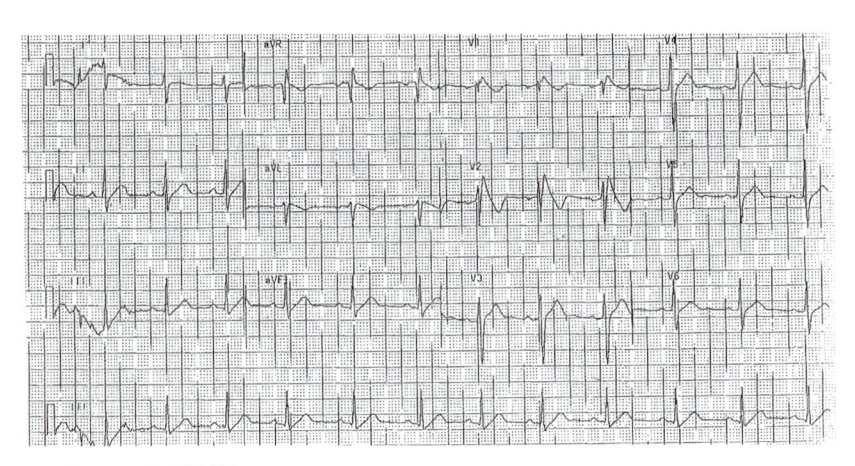

図 18-7　心電図判読。
心拍数：70/min。
調律：洞調律。
軸：Ⅰ誘導で下向き，Ⅱ誘導で上向きであり，右軸偏位。
間隔：P 波と PR 間隔は正常。左室肥大を示唆する所見はなく，QRS 幅は狭い。QT 間隔は短縮している（QTc＝340 msec）。
心筋障害：大きく急峻な，右下がりの ST 上昇を V_1，V_2 で認める。相反性変化や異常 Q 波は認めない。
総合的判断：典型的な Brugada 症候群。V_1，V_2 誘導で，coved 型の ST 上昇を認める。

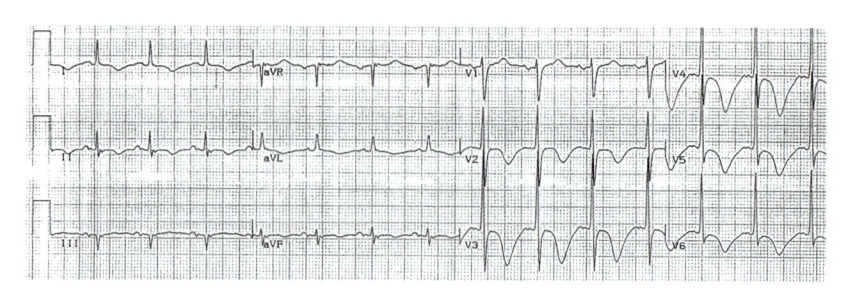

図 18-8 心電図判読。
心拍数：90/min。
調律：洞調律。
軸：Ⅰ・Ⅱ誘導で上向きであり，正常軸。
間隔：P 波と PR 間隔は正常。QRS 幅は狭い。Sokolow-Lyon の診断基準（Ⅰ誘導の S 波＋V_5 の R 波高 >35 mm）から左室肥大と診断する。QT 間隔は延長（QTc>600 msec）。鑑別診断は以下の通り：低下，anti's，先天性心疾患，脳梗塞ないし切迫梗塞（Wellen 波）。
心筋障害：有意な ST 変化はなし。Q 波はⅢ誘導に認めるのみで，正常。大きく，深い，左右対称性の陰性 T 波をおもに前胸部誘導に認める。
総合的判断：高度な左前下行枝近位部病変による典型的な Wellen 波を呈している。

参考文献と推奨文献

Delacretaz E. Supraventricular tachycardia. *N Engl J Med* 2006；354：1039-1051.

Miller JM, Hsia HH, Rothman SA, *et al*. Ventricular tachycardia versus supraventricular tachycardia with aberration：electrocardiographic distinctions. In Zipes DP, Jalife J, eds. Cardiac Electrophysiology from Cell to Bedside, 3rd ed. Philadelphia：Saunders；2000：521-530.

Mirvis DM, Goldberger AL. Electrocardiography. In：Zipes DP, Libby P, Bonow RO, *et al*. eds. Braunwald's Heart Disease：A Textbook of Cardiovascular Medicine, 7th ed. Philadelphia：Elsevier Saunders；2005：107-148.

Sgarbossa EB, Pinski SL, Barbagelata A, *et al*. Electrocardiographic diagnosis of evolving acute myocardial infarction in the presence of left-bundle branch block. *N Engl J Med* 1996；334：481-487.

Wang K, Asinger RW, Marriott HJL. ST-segment elevation in conditions other than acute myocardial infarction. *N Engl J Med* 2003；349：2128-2135.

Zimetbaum PJ, Josephson ME. Use of the electrocardiogram in acute myocardial infarction. *N Engl J Med* 2003；348：933-940.

第19章　徐脈と永久ペースメーカ

Daniel H. Cooper

■ はじめに

　徐脈性不整脈は入院患者によくみられ，心室レートは60/min未満である。その存在のため入院することも，入院後の経過中に発見されることもある。循環器専門医として，徐脈性不整脈の管理についてよく受ける質問としては，以下のようなものがある。
- 遠隔モニタリングで患者の心拍数60/min未満だったが，どうしたらよいか？
- ペースメーカが必要だろうか？
- ペースメーカは適切に作動しているのか？

　本章の目的は，これらの疑問に答えるために必要な手段を提供することにある。ここでは，徐脈性不整脈に対する臨床的アプローチを解説し，特に心電図による診断と治療の適応に重点をおいている。刺激伝導系（cardiac conduction system）の基本的な解剖，そして徐脈に関連した臨床症状の理解が重要である。

■ 刺激伝導系の解剖

　徐脈は，刺激伝導系のどこかの機能異常に起因する。したがって，脱分極波の正常伝導，それぞれの領域の血流を支配する血管，刺激伝導系への内因性や外因性の影響（表19-1）を検討することが役に立つ。

　洞結節は，右房高位に位置する特殊なペースメーカ細胞の集まりである。正常の状態では，そこから始まった脱分極の波が心房筋や結節間路を介して下方および左方に広がり，心房が収縮する。
- 洞結節の安静時心拍数は通常は50～90/minであり，年齢と反比例し，交感神経と副交感神経の相対的なバランスによって変動する。
- 洞結節動脈を介して洞結節に血流が供給されるが，その動脈の解剖学的起始は一律ではなく，右冠動脈から起始するものが65%，回旋枝が25%，両者（右冠動脈と回旋枝）が10%である。

　脱分極の波はその後，心房中隔内の右房側にある別の特殊細胞集団の**房室結節**に到達する。正常では，房室結節が心房と心室との間の唯一の電気的連結部として働く。
- 房室結節を介した伝導は減衰性で，一般的に55～110 msecの範囲に伝導を抑制し，心

表 19-1　徐脈の原因
内因性
先天性疾患（晩年に現れることもある）
特発性の変性（加齢）
梗塞または虚血
心筋症
浸潤性疾患：サルコイドーシス，アミロイドーシス，ヘモクロマトーシス
膠原病性血管病：全身性エリテマトーデス，関節リウマチ，強皮症
外科的外傷：弁手術，移植
感染症：感染性心内膜炎，Lyme 病，Chagas 病
外因性
自律神経性
神経心原性失神
頸動脈洞過敏症
迷走神経緊張：咳嗽，嘔吐，排尿，排便，挿管
薬物：β遮断薬，カルシウム拮抗薬，ジゴキシン，抗不整脈薬
甲状腺機能低下
低体温
神経系異常：頭蓋内圧亢進
電解質異常：高カリウム血症，高マグネシウム血症
高炭酸ガス血症/閉塞性睡眠時無呼吸
敗血症

電図上で計測される PR 間隔の大部分を規定する。
- 房室結節は反応の遅い線維から成り，洞結節と同様に固有のペースメーカ特性を有し，40〜50/min の心拍を生み出す。脱分極頻度が低いため，この特性が臨床的に意味をもつのは洞結節機能に異常を生じたときのみである。
- 心房脱分極に対する心室の反応は，房室結節への自律神経系の影響によって調節される。
- 房室結節への血液供給は，主として房室結節動脈を介する。通常は後下行枝（PDA）近位部から起始する（80%）が，回旋枝（10%）または両者から（10%）起始することもある。さらに左前下行枝（LAD）から側副血行を受けており，房室結節は血管障害の影響を受けにくいよう防御されている。

脱分極の波は，房室結節から心室中隔膜様部にある His 束を下方に伝わり，Purkinje 線維に到達する前に右脚と左脚に伝わった後，Purkinje 線維を介して残りの心室筋を脱分極させる。
- His 束と右脚は，房室結節動脈と左前下行枝から分枝した中隔枝から血液供給を受ける。
- 左脚は前枝と後枝に分かれるが，前枝は中隔枝から血液の供給を受け，後枝は後壁と下壁を走行して，後下行枝からの枝と LAD から分枝した中隔枝を介して供給を受ける。

■ 徐脈性不整脈へのアプローチ（図 19-1）

徐脈性不整脈が疑われコンサルトを受けたときには，病歴，身体所見，得られたデータを効率的に利用することに焦点を絞り，以下の徐脈の「5 つの S」を評価するべきである。
- Stable（安定しているか？）：血行動態的に不安定か？

第19章 徐脈と永久ペースメーカ

目標
- 徐脈を確認する
- 患者が症候性か否か把握する
- 必要なら直ちに治療を開始する
- 永久ペースメーカが必要か否かを決定する

臨床的特徴

現病歴：
- めまい，ふらつき感，意識消失感，失神
- 労作時息切れ，運動耐容能の低下，疲労感
- 胸痛，息切れ，発汗
- いびき，日中の眠気，睡眠時無呼吸
- 最近の投薬／投与量の変更
- 増悪因子

過去の内服歴：
- 心疾患の既往
  - 不整脈（頻脈と徐脈），永久ペースメーカ
  - うっ血性心不全／冠動脈疾患 弁手術
- 浸潤性疾患：サルコイドーシス，ヘモクロマトーシス，アミロイドーシス
- 甲状腺疾患の既往
- 感染性心内膜炎，Lyme病，Chagas病
- その他：脳血管疾患，閉塞性睡眠時無呼吸，緑内障

薬物
- β遮断薬，カルシウム拮抗薬，ジゴキシン，クロニジン
- その他の抗不整脈薬
- 点眼薬

身体所見
- バイタルサイン：体温の上下，心拍数低下，血圧低下，低酸素血症
- 全身状態：傾眠，意識混濁
- 心血管：心拍数，心拍の整／不整，雑音
- 四肢：チアノーゼ，脈拍
- その他：甲状腺腫，神経巣症状，反射低下

診断的血液検査
- 電解質：高カリウム血症，高マグネシウム血症
- 適応があれば：トロポニン，TSH，血液ガス（低二酸化炭素血症），ジギタリス濃度

心電図／モニター心電図
- 適切な誘導の長い連続記録（II，III，aV_F，V_1誘導）
- P-QRS関係の特徴
- 急性または陳旧性の虚血性心疾患の徴候（ST偏位，q波）
- ブロックの確認
- 心室静止の長さの評価
- 症状と徐脈のタイミングとの関係を確認

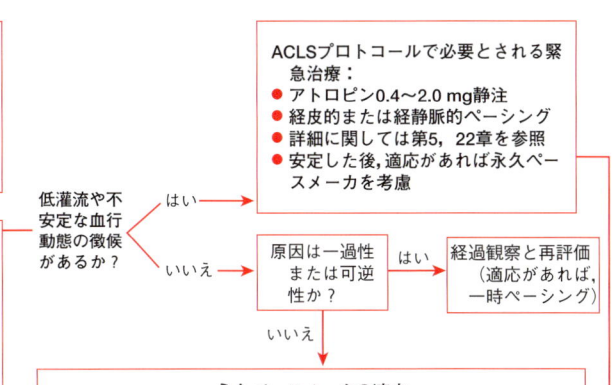

低灌流や不安定な血行動態の徴候があるか？ → はい →

ACLSプロトコールで必要とされる緊急治療：
- アトロピン0.4〜2.0 mg静注
- 経皮的または経静脈的ペーシング
- 詳細に関しては第5，22章を参照
- 安定した後，適応があれば永久ペースメーカを考慮

↓ いいえ

原因は一過性または可逆性か？ → はい → 経過観察と再評価（適応があれば，一時ペーシング）

↓ いいえ

永久ペースメーカの適応

クラス I の適応
- 症候性の洞徐脈や房室ブロック
- 必須の薬物療法の結果生じた洞徐脈
- 症候性の変時性応答不全
- 高度房室ブロックで以下を伴うもの：
  - 覚醒時に3 sec以上の心静止補充収縮の心拍数が40/min未満
  - 房室結節のカテーテルアブレーション
  - 神経筋疾患
  - 回復の期待できない術後の房室ブロック
- 慢性の二束または三束ブロックで以下を伴うもの：
  - 間欠性の完全房室ブロック
  - Mobitz II型2度房室ブロック
  - 交互性の脚ブロック
- 幅の広いQRSを伴うMobitz II型2度房室ブロック
- ポーズに依存した持続性心室頻拍
- 頸動脈洞マッサージで3 sec以上の心静止を起こす再発性失神

クラス IIa の適応
- 無症候性徐脈で以下のもの：
  - 3度房室ブロックで40/minを超える補充収縮がみられる左室機能低下例
- 幅の狭いQRSを伴うMobitz II型2度房室ブロック
- 電気生理学的検査でHis束以下のMobitz I型2度房室ブロック
- 二束または三束ブロックで，電気生理学的検査で偶然以下の所見が得られた場合：
  - 無症状の患者でHV間隔が100 msecを超えている
  - ペーシングにより誘発されるHis束以下のブロック
- 二束または三束ブロックで失神があり，他の原因が除外された場合
- 原因不明の失神で，電気生理学的検査にて洞機能不全が確認された場合
- 先天性QT延長症候群の高リスク患者
- 再発性の失神で：
  - 過敏性心抑制応答を呈するものチルト試験中に徐脈が確認されたもの

図19-1 徐脈へのアプローチ。HV：His束-心室。

- Symptom(症状はあるか？)：患者に症状があり，その症状は徐脈と関係があるか？
- Short-term(短期間か？)：不整脈を生じている状態は可逆性か，あるいは一過性か？
- Source(原因は？)：刺激伝導系のどこに機能異常があるか？ 徐脈性不整脈が心電図モニターで捉えられているか？
- Schedule a pacemaker(ペースメーカの予定は？)：ペースメーカを必要とするか？

病歴と身体所見

　徐脈性不整脈の臨床症状は，無症状から非特異的なもの(ふらつき感，疲労，衰弱，運動耐容能低下)や明白なもの(失神)までさまざまである．徐脈性不整脈への忍容度は，主に心拍数の低下に反応して拍出量を増大させる能力によって規定される．現在の症状が徐脈と直接関係があるかどうかを明らかにすることに重点をおくべきである．そのほかに重要な病歴として以下のものがある．
- 虚血性心疾患では，特に右側の冠循環を巻き込む場合は，徐脈性不整脈をきたすことがある．したがって，常に急性冠症候群の症状を探索すべきである．
- エピソードの誘因となった状況(排尿，咳嗽，排便，有毒な臭い)は，神経心原性の原因の同定に役立つ．
- 頻脈性不整脈がある場合，特に洞結節機能不全のある患者においては，頻脈中の洞結節抑制のため長いポーズが続くことがある．したがって，動悸の症状は徐脈頻脈症候群の存在を示唆する．頻脈性不整脈の治療に使用される薬物は心拍数の減少を促進するため，本症候群の治療はジレンマとなる．
- 器質的心疾患，甲状腺機能低下症，閉塞性睡眠時無呼吸症候群，膠原病性血管疾患，感染(菌血症，心内膜炎，Lyme病，Chagas病)，浸潤性疾患(アミロイドーシス，ヘモクロマトーシス，サルコイドーシス)，神経筋疾患，過去の開心術(弁置換術，先天性疾患の修復)の既往を探る．
- 内服薬が原因である可能性がある場合は，洞結節と房室結節に影響を与えるもの(例えば，カルシウム拮抗薬，β遮断薬，ジゴキシン)に重点をおいて調べる．

　徐脈が進行中ならば，不整脈の血行動態への影響を評価することに焦点を当て，病歴聴取や身体診察は短くすべきである．低灌流の徴候(低血圧，錯乱，意識低下，チアノーゼなど)を呈していれば，直ちに急性期救命処置(ACLS)のプロトコールに沿って処置を開始すべきである．患者が安定しているなら，特に心血管系の所見や前述の合併症に関連する所見に重点をおいて，より注意深く診察を行う．

診断的評価

　不整脈が疑われる場合には，12誘導心電図が診断の基本となる．心房活動の観察に最もよい誘導(Ⅱ，Ⅲ，aV_F，V_1)の長い記録を行う．洞結節機能不全(PP間隔)や房室伝導障害(PR間隔)の所見に重点をおく．陳旧性および急性の虚血性心疾患の所見にも注意する．
　しかし，不整脈が発作性で一過性である場合には，標準12誘導心電図では十分ではない．このような状況では，なんらかの持続的モニタリングが適応となる．入院患者の場合には，持続的遠隔モニタリングが利用される．洞結節の運動に対する反応性(変時性応答能)を評価するために廊下を歩かせたり，階段を昇らせたりすることは簡便で安価である．必

要ならば，正式な運動負荷心電図をオーダーする。

外来で精密検査を続ける場合，エピソードが連日起きているなら 24～72 時間の Holter 心電図を使用する。頻度が低い場合には，イベントレコーダや植込み型ループレコーダを考慮する。さらに，症状と心拍リズムの乱れを関連させることが重要であるため，正確な症状の日記をつけるよう患者に指導する。

大半の患者に対し電解質と甲状腺機能を含む血液検査を行うべきである。臨床的に適応があれば，ジゴキシン濃度と心筋トロポニン値をチェックする。

心電図解析

徐脈における心電図解析は，刺激伝導系の機能異常が生じている部位の同定に焦点を当てる。症状と不整脈との関連とともに，ブロックが起こっている部位を同定することは，ペースメーカ植込みが必要か否かの決定に役立つ。以下に述べる調律異常の典型的心電図は図 19-2，19-3 を参照のこと。

洞結節機能不全

洞結節機能不全，すなわち洞不全症候群は，米国におけるペースメーカ植込みの最も多い原因である。心電図モニターでは，いくつかの形で現れる。

洞徐脈

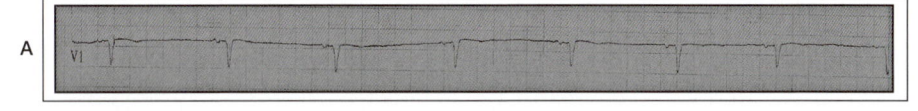

A

洞房ブロック

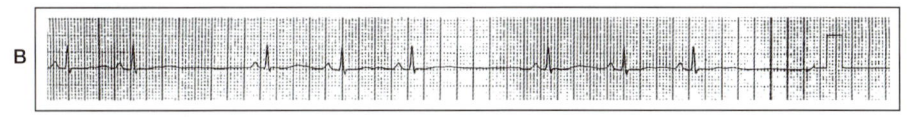

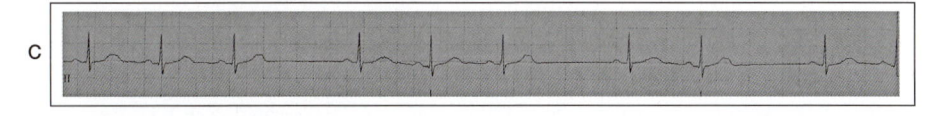

B

ブロックされた心房期外収縮を伴う洞調律

C

長い洞停止を伴う徐脈頻脈症候群

D

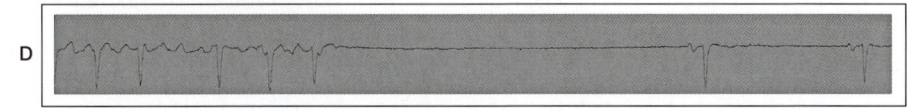

図 19-2　洞結節機能異常の例。A：洞徐脈。洞レートは約 45/min。B：洞房ブロック。休止期の PP 間隔は，休止期でないときの PP 間隔のちょうど 2 倍になっている点に注目。C：ブロックされた心房期外収縮を伴う洞調律。この調律はしばしば洞結節機能異常や房室ブロックの徴候とみなされる。T 波に刻まれている早発の伝導されない P 波は洞結節をリセットして，休止期が続く。D：長い洞停止を伴う徐脈頻脈症候群。不規則な頻拍の停止後の最初の洞性心拍の前に 4.5 秒のポーズがある。

1度房室ブロック

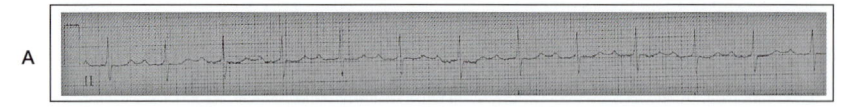

A

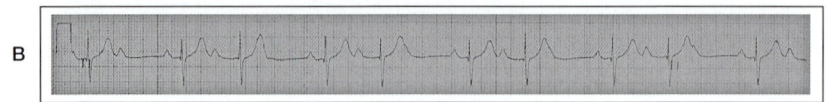

2度房室ブロック：MobitzⅠ型（Wenckebach型）

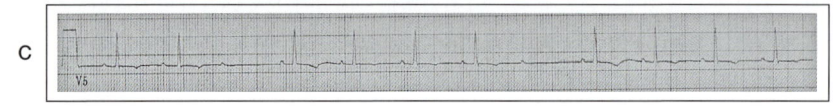

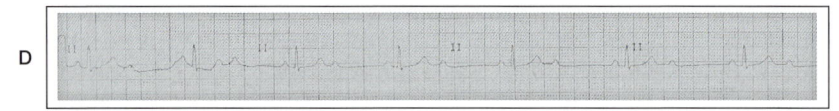

B

2度房室ブロック：MobitzⅡ型

C

2：1房室ブロック

D

3度（完全）房室ブロック

E

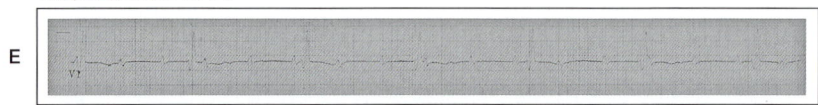

図19-3　房室ブロックの例。A：1度房室ブロック。心拍の欠落はなくPR間隔は200 msecを超える。B：3：2の2度房室ブロック：MobitzⅠ型。通常の心拍群と心拍の欠落に先行するPR間隔の延長に注目。C：2度房室ブロック：MobitzⅡ型。伝導の進行性の遅延はみられず房室伝導ブロックが突然生じることに注目。D：2：1房室ブロック。このパターンからブロックのメカニズムがMobitzⅠ型かMobitzⅡ型かを見分けるのは困難である。QRS幅が狭いことに注目。これはブロック部位が近位部にあることを示している（Ⅰ型のメカニズム）。より幅の広いQRS（脚や脚枝ブロックを伴う）は、Ⅱ型のメカニズムを示唆しているかもしれない。E：完全房室ブロック。心房と心室のリズムの独立した規則性に注目（接合部補充調律）。長い心電図記録を通して両者の間にはっきりした関係を認めない。

- 洞徐脈（sinus bradycardia）は、「洞性」P波（Ⅱ，Ⅲ，aVF誘導で上向き）が先行するQRSが60/min未満の規則的リズムと定義される。若年者やアスリートでは、忍容性のある安静時洞徐脈がしばしばみられる。夜間の心拍数は、すべての患者においてさらに低下するが、高齢者では安静時心拍数は高くなる傾向があり、洞徐脈はあまり一般的でない。
- 洞停止（sinus arrestあるいはsinus pause）は洞結節が脱分極しないことによるもので、心房静止（P波消失）として現れる。心室の無収縮や、接合部組織または心室筋からの補充収縮を伴う。2～3 secの洞停止は、健康で無症状の人々でも、特に睡眠中にみられる。日中の3 secを超える洞停止は、洞結節機能異常を疑う。
- 洞房ブロックは、洞結節は正常に興奮するものの脱分極の波が結節周囲の組織を通過しない状態である。RR間隔が徐脈に先行するRRの倍数である点を除いて、体表面心電

図から洞停止と区別することはできない。
- 徐脈頻脈症候群(bradycardia-tachycardia syndrome)は，頻脈性不整脈と徐脈性不整脈が交互に生じるとき，特に心房細動のときに起きる。早い心房レートは洞結節の出力を抑制し，頻脈性不整脈停止後の洞結節機能不全につながる。
- 変時性応答不全(chronotropic incompetence)では，代謝の需要に応じて適切に心拍数を上げることができない。

房室伝導障害

房室伝導は，迂回したり(束枝ブロック，脚ブロック)，遅延したり(1度房室ブロック)，ときに中断(2度房室ブロック)あるいは頻回に中断(高度房室ブロック)し，完全に消失(3度房室ブロック)することもある。徐脈を調べてこれらのカテゴリーに割り当てることで，予後を決定づけやすく，したがって治療方針も決定しやすくなる。

- 1度房室ブロック(first-degree AV block)：通常は房室結節に限局する伝導遅延をきたし，体表面心電図では PR 間隔が 200 msec を超える。定義上，心拍の欠落はないため「ブロック」は誤った名称ともいえる(すなわち，すべての QRS に P 波を伴う)。
- 2度房室ブロック(second-degree AV block)：房室伝導が周期的に中断する(すなわち「心拍の欠落」)。Mobitz I 型と Mobitz II 型を識別することは重要である。なぜなら，より高度の房室ブロックへの進展の自然歴が異なるからである。
- Mobitz I 型ブロック(Wenckebach 型)：心房興奮の房室伝導が進行性に遅延して最終的に 1 拍の伝導が脱落し，これが繰り返される。体表面心電図では，典型的な Wenckebach 型ブロックは次のような特徴をもつ。
  - 心拍が欠落する前に PR 間隔が心拍ごとに進行性に延長する。
  - 心拍が欠落する前，RR 間隔は次第に短縮する。心拍が欠落した RR 間隔は，心電図記録で最も短い RR 間隔の 2 倍以下である。
  - 不規則な QRS の一群を周期的に反復する。通常，I 型ブロックは房室結節内で起き，完全房室ブロックにはなりにくく，自然歴は良好である。
- Mobitz II 型ブロック：予後は必ずしもよくなく，進行性の伝導遅延なく突然に房室伝導がブロックされる。心電図では，伝導されない P 波に先行する PR 間隔は変化しない。II 型ブロックは，特に脚ブロックが存在すると，しばしば完全房室ブロックに進行する。
- 2：1 房室ブロック：Mobitz I 型であるのか，II 型であるのかを区別することは難しい。ブロック部位を診断する手がかりとしては，
  - 1 度房室ブロック，間欠的な Wenckebach 型房室ブロック，洞性の心拍数や交感神経刺激が亢進すると伝導が改善(1：1)する現象がみられる場合には，より近位での伝導障害が示唆される(すなわち，Mobitz I 型のメカニズム)。
  - 脚ブロック，束枝ブロック，交感神経刺激で伝導が増悪する(3：1，4：1 など)所見を伴う場合，ブロック部位はより遠位である(Mobitz II 型のメカニズム)。
- 3度(完全)房室ブロック〔third-degree (complete) AV block〕：すべての心房興奮が心室に伝導しないときに生じる。心房と心室に完全な解離がみられる。
- 高度房室ブロック(advanced AV block または high-degree AV block)：2 つ以上の連続する心房脱分極が心室に伝わらない(すなわち，3：1 またはそれ以上のブロック)。心電図では，連続して P 波に QRS が伴わない。しかし，「3 度」でないことを証明する P：QRS

伝導が記録中のどこかにある。

管 理

　重要な症状や血行動態の不安定につながる徐脈性不整脈は，心血管緊急症と考えられ，ACLSのガイドラインに沿って管理すべきである。一時ペーシングと血行動態的に不安定な重症の徐脈の管理に関する詳細は，第6章と第27章を参照のこと。緊急時に強調すべき重要点を以下に挙げる。

- アトロピンは徐脈の緊急治療の基本となる抗コリン薬で，0.5〜2.0 mgを経静脈的に投与する。
- 刺激伝導系のより近位の機能異常（症候性の洞徐脈，1度房室ブロック，MobitzⅠ型2度房室ブロック）は，アトロピン反応性を示す傾向がある。遠位の異常ではアトロピンに反応せず，増悪することもある。
- 前述したように徐脈性不整脈の原因を探索し，リズム異常の原因となったり，増悪させる薬物（ジゴキシン，カルシウム拮抗薬，β遮断薬）を中止する。
- 薬物に反応しなかったり，不可逆性の原因による場合は，ペースメーカ治療を考慮すべきである。
- 一過性の薬物中毒や電解質異常による症候性の2度または3度房室ブロック，急性心筋梗塞に伴う完全房室ブロックやMobitzⅡ型2度房室ブロックは，一時ペーシングの適応となる。
- 心室応答の低い洞徐脈や心房細動，またはMobitzⅠ型2度房室ブロックは，重篤な症状がある場合や血行動態が不安定な場合にのみ，一時ペーシングで治療すべきである。
- 一時ペーシングには，経静脈的ペースメーカの挿入が行われる。経胸壁体外ペーシングが使用されることもあるが，捕捉の信頼性に欠け，また患者の不快感が強いため第2選択の治療法になる。

　血行動態の安定が確認されたり，上記のような方法で回復したら，ペースメーカ植込みの適応があるかどうかに焦点を移す。症状のある患者においてキーとなる要素は，原因が可逆性である可能性があるか，症状と不整脈に関連があるかである。無症状の患者においてキーとなる要素は，みつかった伝導異常がより高度な心ブロックへ進行するか否かである。

永久ペーシング

　永久ペーシングでは，前述した症状と徐脈による血行動態の破綻を回避のに十分な心拍数を維持するため，心内ペーシングリードを留置する。さらに，心房心室（AV）同期の維持と心拍応答プログラムなど性能の進歩により，現代のペースメーカは正常な生理的ペーシングに近づいてきた。

- 永久ペーシングのクラスⅠ（見解が広く一致している/有用性が証明されている）とⅡa（対立意見はある/有用である可能性が高い）の適応を図19-1に示す。
- ペースメーカは，心拍数があらかじめプログラムされた心拍数の下限を下回ったときには，常に心臓に電気刺激を与えるように設計されている。したがって，永久ペースメーカの心電図は，個々の患者の心拍数がどの程度ペースメーカに依存しているかによって異なる。

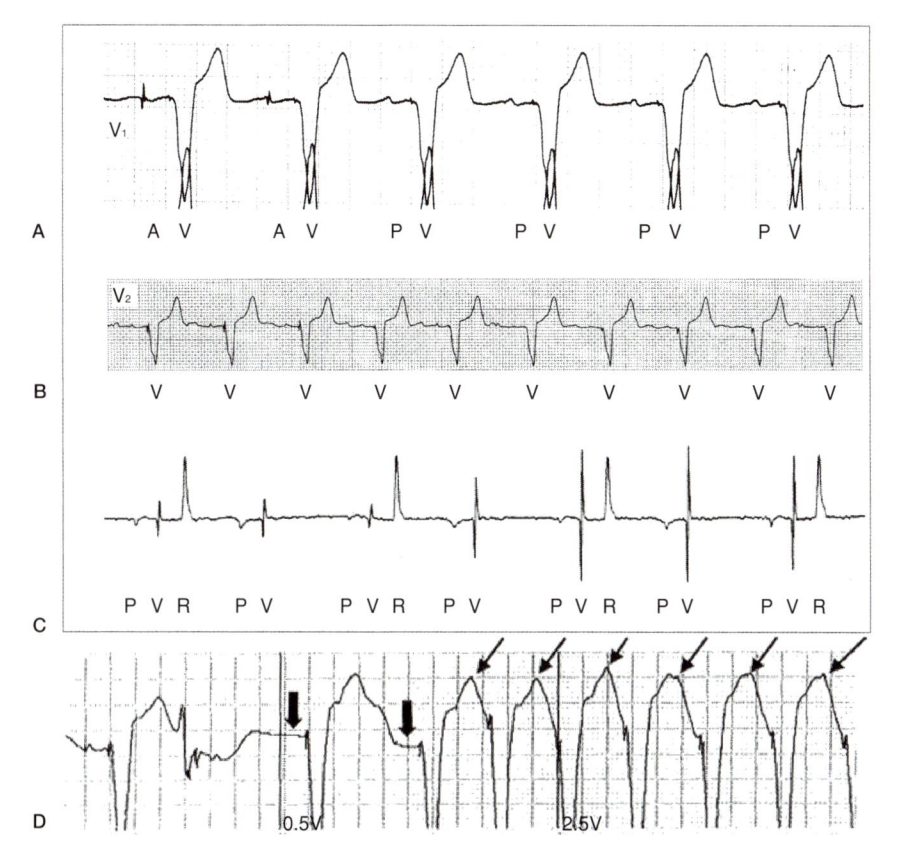

図 19-4 ペースメーカリズム。**A**：正常のデュアルチャンバー(DDD)ペーシング。最初の2拍は，心房・心室の連続的なペーシングであり，洞調律の心房感知と心室ペーシングに続く。**B**：正常のシングルチャンバー(VVI)ペーシング。もとにあるリズムは心房細動で（はっきりしたP波がない），60/minで心室ペーシングされている。**C**：ペースメーカ機能不全。もとにあるリズムは80/minの洞調律(P)で2：1房室ブロックと1度房室ブロック（長いPR）を伴っている。心室ペーシングのスパイク(V)がそれぞれのP波の後にみられ，適切に感知してP波を追従していることを明確に示しているが，捕捉不全がある。**D**：ペースメーカ起因性頻拍。A：心房ペーシング，V：心室ペーシング，P：心房感知，R：心室感知 (A〜C：Cooper DH, Faddis MN. Cardiac arrhythmias. In Cooper DH *et al.*, eds. The Washington Manual of Medical Therapeutics, 32nd ed. Philadelphia：Lippincott Williams & Wilkins；2007より許可を得て引用)

- 現在のペースメーカのペーシングスパイクは，低電位で鋭く，P波やQRSの直前に生じ，心腔を捉えていることがわかる。心房リードは，右心耳に留置されることが多く，したがって正常（洞性）の形態のP波を生み出す。しかし，通常の右室ペーシングによって生み出されるQRS波形は幅が広く，「左脚ブロック様」の形態をとる。図19-4は，よくみられる正常あるいは異常に機能しているペースメーカの心電図を示している。
- ペースメーカのジェネレータは，一般的に効き腕でないほうの胸部の皮下に留置される。リードは，中心静脈を介して心腔に留置される。植込み時の合併症には，気胸，デバイス感染，出血，稀ではあるが心穿孔と心タンポナーデがある。

- 植込み前には，患者にいかなる活動性の感染があってはならず，抗凝固療法についても慎重に考えなくてはならない。ペースメーカポケットの血腫は，ヘパリンの静注や低分子ヘパリンの皮下注を受けている患者でよくみられる。重症例では，外科的な除去が必要となる。
- 植込み後，胸部X線の後前方像と側面像を撮ることにより適切なリード留置を確認することができる。ペースメーカは適切な間隔で，通常は退院前，退院後2～6週間，その後6～12カ月ごとにチェックする。

ペーシングモード

ペーシングモードは，3～5文字の並びにより分類される。1番目は，ペーシングされる心腔を示す。Aは心房，Vは心室，Dは両方(A+V)。2番目は，感知する心腔を示す。Aは心房，Vは心室，Dは両方(A+V)，Oはなし。3番目は，感知した信号に対するペースメーカの反応のタイプを示す。Iは抑制，Tはトリガー，Dは両方(I+T)。4番目は，代謝の需要に応じて増加する心拍応答ペーシング(R)の存在を表わす。5番目は，多点ペーシングが存在するか否かを示す。Oはなし，Aは心房内の多点，Vは心室の多点，Dは両方(A+V)。心不全における再同期療法を目的とした両室ペーシングは，この並びに分類される。ペースメーカを3文字コードだけで示すことが最も多い。

- 患者に最も適切なペーシングシステムを選ぶにあたって考慮すべき因子がいくつかある。植込みの一次適応，洞結節の反応性，房室伝導の状態，合併する頻脈性不整脈，患者の活動レベルである。米国心臓病協会/北米ペーシング電気生理学会(AHA/NAPSE)の2002年のガイドラインは，ペーシングシステムの決定に役立つアルゴリズムを提唱している。
- 今日最も一般的なペーシングシステムは，VVIR，DDDR，AAIRのデバイスである。
- 一般的にAAIシステムは，いかなる房室伝導異常もない洞結節機能不全にだけ使用される。房室結節やHis-Purkinje系の異常があれば，2腔式のデバイス(DDD)がより適切である。慢性心房細動の患者には，VVIプログラムの単心室リードが用いられる。
- 近年のペースメーカにはモードスイッチ機能がある。発作性頻拍を有するDDDペースメーカ患者には有用である。そのような患者が頻拍になったとき，ペースメーカは心房の脱分極に追従して上限のペーシングレートまで心室をペーシングするが，その際には心房の信号に追従しないモード(すなわち，VVI)に変わる。頻脈性不整脈が消失するとDDDモードに戻る。

ペースメーカ機能不全

ペースメーカ機能不全は，特にペースメーカに依存している患者にとって致命的になりうる。機能不全が疑われる場合の検査は，12誘導心電図から始めるべきである(図19-4)。
- もしペーシング活動がみられなければ，ペースメーカの上に磁石を置いて出力不全と補足能を評価する。磁石を適用するとペースメーカが非同期ペーシングモードに切り換わる。例えば，VVIモードはVOO(非同期心室ペーシング)になり，DDDはDOO(非同期心房心室ペーシング)になる。
- 機能異常が明らかであるとき，あるいは心電図では明らかでないが機能異常が疑われるとき，正式なデバイスのインテロゲーション(問い合わせ)を行うべきである。患者は，デバイスの型やモデルを示すカードを所持している。

- 明らかなリード異常(脱落，破損，移動など)を評価するために胸部X線(2方向)を撮影すべきである。

　ペースメーカ機能不全の一般的な種類には，ペーシング不全(出力不足)，捕捉不全，感知不全(アンダーセンシング)，ペースメーカ起因性頻拍がある。
- ペーシング不全は，ペースメーカが刺激を出さなければならないときに刺激が出ない状況である。骨格筋の筋電位を感知することによるオーバーセンシングが最も多い原因である。心房リードが心室の脱分極を心房の活動と誤って解釈したりオーバーセンスしたりして心房刺激を抑制することもある。
- 捕捉不全は，ペーシング刺激は出されるが，心筋が脱分極した形跡(すなわち，P波やQRS)がない状況である。電極周囲の組織の変化のため，脱分極波を生じるのに必要な電圧閾値が上昇することがよくみられる原因である。
- アンダーセンシングは，あらかじめプログラムされた電圧と頻度を感知する閾値が，心臓の活動を同定するのに不十分なときに生じる。このため，自己のP波やQRS，T波の頂点にペーシングスパイクがみられることがある。
- ペースメーカ起因性頻拍は，高頻度の心室ペーシングによる幅広いQRSの頻脈性不整脈であり，デバイスが心房頻拍に追従することによるものか，先行する心室ペーシングによって生じた逆行性心房刺激を追従することによるエンドレスループ頻拍(endless loop tachycardia)のいずれかによる。不整脈のレートは一般的に，設定された上限レートかそれ以下であるため，診断の手がかりとなる。上限レートを超える場合は，診断を除外する。同様に心拍応答機能をもつペースメーカは，熱性疾患や外部の振動，過換気，その他の外部からの刺激を誤って解釈し，感知を介したペーシング頻拍を引き起こす。

徐脈性不整脈に関連した臨床症候群
急性心筋梗塞と伝導異常
　心筋梗塞において徐脈性不整脈と伝導異常はめずらしくない。それらの発生率は，早期再灌流の時代において減少したが，これらの不整脈の存在は予後に関係する。不整脈が限定的なものか，不可逆的なものかを正しく判断をするには，責任冠動脈や梗塞範囲，先行する伝導障害，再灌流の成否について慎重に検討すべきである。
- 下壁梗塞の場合，ブロック部位は一般的に房室結節のレベルである。これらのリズム異常は，多くは心筋梗塞後の最初の24時間に迷走神経緊張が亢進(Bezold-Jarisch反射)したことによるもので，通常はアトロピンに反応する。24時間以後にもブロックが持続したり増悪したりすることがあり，その場合はアトロピンに反応しにくい。このようなブロックは，テオフィリンやアミノフィリンなどのメチルキサンチンに反応することがある。多くの場合，伝導異常は1～2週間以内におさまり，永久ペーシングは必要ない。
- 一方，前壁梗塞は虚血や組織壊死による伝導異常を生じやすい。一般的にブロックの部位は結節下で，アトロピンに反応しにくい。症候性で永久ペーシングを必要とする不可逆的な徐脈性不整脈になりやすい。

心移植と徐脈
　心移植後，除神経により迷走神経の入力が欠如するため，特に提供者が若い場合，ドナー心に速い洞性心拍が生じる。しかし，徐脈性不整脈が8～28％の患者に起こることが報告

されており，洞結節機能異常が最もよくみられる。考えられる原因として，外科的外傷，術前の虚血，移植前の投薬，拒絶反応がある。房室伝導異常はほとんどみられない。
- 現在では動脈吻合より上下静脈吻合が一般的であり，洞房結節や洞房結節動脈への外科的外傷が減少し，その結果，術後の徐脈性不整脈の発生も減少している。
- もし房室伝導ブロックが生じると，拒絶反応や冠動脈病変の疑いが高くなる。
- 右脚ブロックは移植後によくみられる伝導障害であり，多くは免疫抑制を適切なものにするための定期的右室中隔心内膜生検によるものである。

感染と徐脈
感染や熱性疾患は安静時頻脈を引き起こすことが多いが，徐脈を合併することもある。
- 感染性心内膜炎を有する，あるいは疑われる患者では，心電図検査を連日行い，PR間隔の延長や高度房室ブロックが生じていないかを毎日注意深く観察すべきである。これらは動脈基部膿瘍の潜在あるいは発症の徴候となる。
- Lyme病は，*Borrelia burgdorferi* によって引き起こされるダニが媒介する疾患であるが，米国北東部に特有の病気で，心筋炎，伝導障害，稀に左室機能不全といった一連の所見を呈する。房室伝導ブロックが最もよくみられるが，一般的に数日〜数週間で自然軽快し，稀に永久ペーシングを必要とする。しかし，症候性の徐脈や著明なPR延長（>300 msec）は予後不良を示唆し，完全房室ブロックに進展する可能性が高い。
- Chagas病は，南米に特有な原生動物による病気であり，90%を超える症例に心病変がみられる。心不全に加え，さまざまな程度の房室ブロックが起こりうる。

頭蓋内圧亢進
徐脈，高血圧，呼吸抑制（Cushingの三徴またはCushing反射）が存在すると，危険なレベルの頭蓋内圧亢進が強く疑われる。
- 頭蓋内高血圧につながる可能性のある臨床状況には，肝不全や中枢神経腫瘍，外傷，水頭症がある。
- これらは神経学的に危険な状態を回避するために直ちに治療が必要な非常事態である。

薬物中毒
著明な徐脈を呈するすべての患者で，心臓の伝導障害をきたすことが知られている薬物の中毒や過量投与を考慮すべきである。
- ジゴキシンを内服しているすべての患者，特に高齢者，腎機能低下のある患者，アミオダロンのような新しい薬物を内服している患者においては，ジゴキシン中毒を疑うべきである。ジゴキシン中毒では，典型的には自動能の亢進と房室ブロックの増悪がみられる。
  - 致命的な状況では，Digibind® [訳注1]（ジゴキシン抗体のFabフラグメント）が使用されることがある。Digibind®は心不全や重度の低カリウム血症を引き起こすことがあり，また非常に高価であるため，かなりの過量投与（>10 mg）が疑われたり，著明なジゴキシン血中濃度（>10 ng/mL）が明らかとなったり，致命的な徐脈性不整脈が存在したりする場合にのみ使用する。
- β遮断薬中毒が疑われたら，アトロピン（上限2 mgまで静注），補液，グルカゴン（50〜

訳注1：わが国では市販されていない。

150 μg/kg を 1 分以上かけて静注し，その後 5%ブドウ糖液に溶いて 1～5 mg/h で持続投与)が，β受容体を介することなく下流に働き，収縮と心拍数が改善する。
- 徐脈と低血圧が持続していたら，処置を強化して引き続きインスリン/グルコース，カルシウム，イソプロテレノール，血管収縮薬(ノルアドレナリンやミルリノン)静注を行う。
- 透析はソタロールやアテノロール，アセブトロール，ナドロールに有用であるが，メトプロロールやプロプラノロール，チモロール[訳注2]には有用でない。経静脈ペーシングは，初期治療に反応しない高度房室ブロックに使用する。
- カルシウム拮抗薬の過量投与が疑われたら，グルカゴンとカルシウムを投与すべきである。経静脈ペーシングは，非侵襲的処置に抵抗性の心ブロックに用いられる。
  - 非ジヒドロピリジン系(ジルチアゼムとベラパミル)は，重症な徐脈，洞停止，高度な房室ブロックを起こすことがある。ジヒドロピリジン系(アムロジピン，ニフェジピン，ニカルジピン)は低血圧，さらに一般的には反射性頻拍の原因となる。
- カルシウム拮抗薬中毒はアトロピンに反応しない傾向がある。
- 長時間作用型のカルシウム拮抗薬を服用した場合には，問題となる薬物の総量と薬物動態に応じて長期間の厳密なモニタリングを行わなければならない。

覚えておくポイント

- 覚えやすい「徐脈の 5 つの S」を用いて照会された疑問の解決に取り組む。安定した(Stable)患者か？ 症状(Symptom)は徐脈に関連しているか？ 短期的(Short-term)，あるいは可逆的な原因か？ 徐脈の原因(Source)は？ ペースメーカを予定(Schedule)するか？
- 徐脈と伝導障害に対する血行動態の忍容性が，これらの患者を最初に評価する際の唯一の問題点であり，不安定なリズムは ACLS のプロトコールに沿って管理すべきである。
- 徐脈には，さまざまな内因性・外因性の原因がある。徐脈の可能性のある原因および可逆性を確定することが，治療を決定するカギとなる。
- 徐脈性不整脈の心電図解析はブロックの部位を同定することに焦点を当てるべきであり，これは自然歴の良好な不整脈とブロックを増悪する可能性のある不整脈の鑑別に役立つ。
- モニターでの徐脈性不整脈の存在と症状発生との関連性は，ペースメーカ植込みの決定に最も重要である。

参考文献と推薦文献

Antman, EM, Wenger, TL, Butler, VP, et al. Treatment of 150 cases of life-threatening digitalis intoxication with digoxin-specific Fab antibody fragments. Final report of a multicenter study. Circulation 1990；81：1744-1752.

Bernstein AD, Daubert JC, Fletcher RD, et al. The revised NASPE/BPEG generic code for antibradycardia, adaptive-rate, and multisite pacing. Pacing Clin Electrophysiol 2002；25：260-

---

訳注2：わが国では点眼薬のみ市販されている。

264.
Cooper DH, Faddis MN. Cardiac arrhythmias. In : Cooper DH, Krainik AJ, Lubner SJ, *et al*, eds. Washington Manual of Medical Therapeutics. 32nd ed. Philadelphia : Lippincott Williams & Wilkins ; 2007 : 193-223.

Gregoratos G, Abrams J, Epstein AE, *et al*. ACC/AHA/NASPE 2002 Guideline update for implantation of cardiac pacemakers and antiarrhythmia devices. Summary article : a Report of the American College of Cardiology/American Heart Association Task Force on Practice Guidelines(ACC/AHA/NASPE Committee to Update the 1998. Pacemaker Guidelines). *Circulation* 2002 ; 106 : 2145-2161.

Lamas GA, Ellenbogen KA. Evidence base for pacemaker mode selection : from physiology to randomized trials. *Circulation* 2004 ; 109 : 443-451.

Mangrum JM, Dimarco JP. The evaluation and management of bradycardia. *N Engl J Med* 2000 ; 342 : 703-709.

Zimetbaum PJ, Josephson ME. Use of the electrocardiogram in acute myocardial infarction. *N Engl J Med* 2003 ; 348 : 933-940.

第 20 章　心臓突然死

Anthony Hart and Phillip S. Cuculich

はじめに

　心臓突然死（sudden cardiac death：SCD）は症状出現から 1 時間以内の心原性の予期せぬ突然の自然死と定義されている。ほとんどの SCD イベントは心室不整脈，特に心室細動（ventricular fibrillation：VF）と心室頻拍（ventricular tachycardia：VT）による。

　心臓突然死による死亡は多い。米国で推定されている発生数はさまざまであるが，しばしば引用される文献では年間 30 万～35 万人とされている。米国での年間 240 万人の総死亡，65 万人の心臓死のうち，SCD が全死亡の 15%，心臓関連死の 50% を占めると考えられている。

　SCD の全発生率は年間 1,000 人当たり 1～2 人（0.1～0.2%）である（図 20-1）。しかし高リスク群でみると，年間の発生率は 1,000 人当たり 100～120 人（10～12%）と報告されている。そのような高リスク群が同定しうる突然死予防の対象であるが，現在のリスク層別化の方法では，SCD の 2/3 以上は明らかな心危険因子をもたない，あるいは冠動脈疾患の低リスクに分類される。

病　因

　SCD の 80% は冠動脈疾患に関連し，10～15% はさまざまな心筋症に起因している。それ以外はイオンチャネル病，弁膜症および感染性の病態による（図 20-2）。

　電気生理学的な機序は頻脈（単形性 VT，多形性 VT，あるいは VF）と徐脈〔心停止あるいは無脈性電気活動（pulseless electrical activity：PEA）〕に分けることができる。全体でみると，徐脈は多臓器不全に関連するものの主要な原因ではなく，心筋虚血と遺伝性のイオンチャネル病のさまざまな影響を受けて生じる頻脈がより密接に関連していると考えられている。

　生物学的には，解剖学的異常，生化学的変化，電気的不安定性といった "perfect storm" が同時に生じることで SCD の原因となる不整脈を引き起こす（表 20-1，図 20-3）。

危険因子

　SCD の多くは冠動脈疾患に関連しているため，その危険因子は動脈硬化の危険因子を反映している。

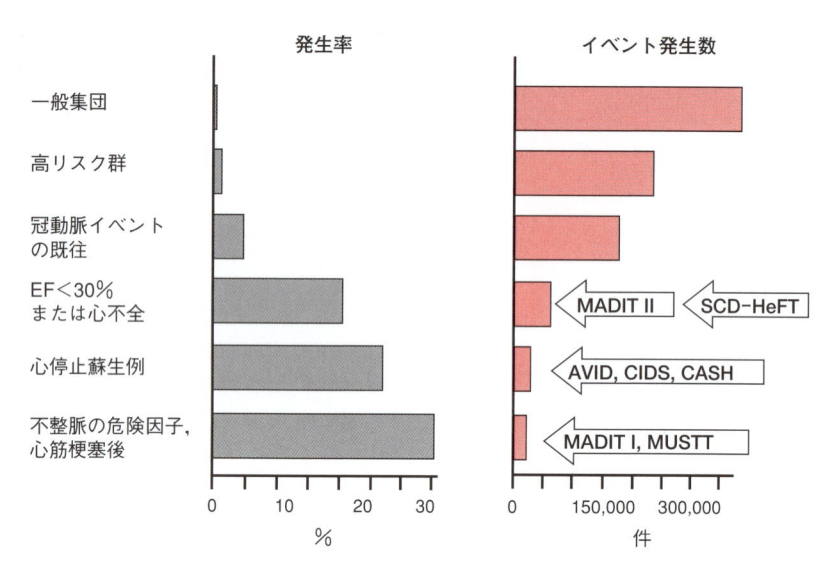

図 20-1　一般の集団と特定の集団における 1 年間の心臓突然死イベントの実数と発生率。一般の集団とは 35 歳以上の無作為に選択した集団であり，高リスク群は初回の冠動脈イベント発生の可能性を高める複数の危険因子を有する群。特定の患者を含む集団の臨床研究を図の右側に示す。AVID：Antiarrhythmics Versus Implantable Defibrillator, CASH：Cardiac Arrest Study Hamburg, MADIT：Multicenter Automatic Defibrillator Study, MUSTT：Multicenter UnSustained Tachycardia Trial, SCD-HeFT：Sudden Cardiac Death in Heart Failure Trial（Myerburg RJ, Kessler KM, Castellanos A. SCD. Structure, function, and time-dependance of risk. *Circulation* 1992；85：12-10 より許可を得て改変）

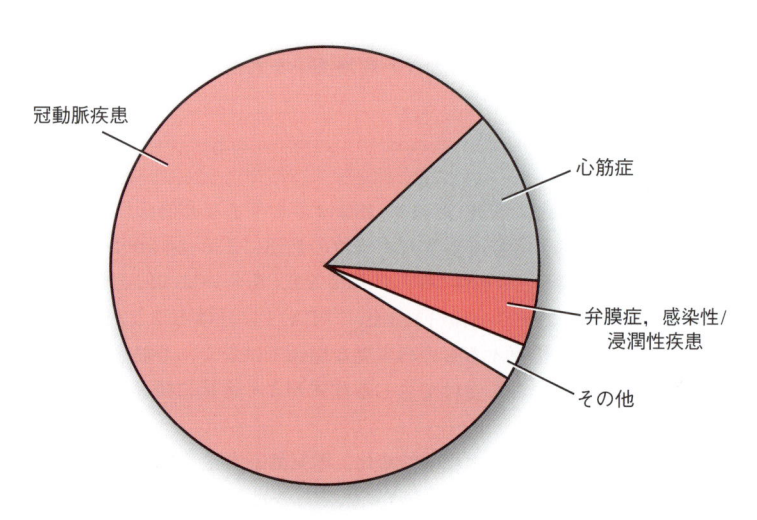

図 20-2　心臓突然死の原因。

表 20-1　心臓突然死に関連した異常

冠動脈
- 冠動脈アテローム動脈硬化
- 先天性冠動脈異常
- 冠動脈塞栓症および他の機械的閉塞（例：冠動脈解離）
- 冠動脈炎

心筋肥大
- 左室肥大
- 高血圧性心疾患
- 閉塞性および非閉塞性の肥大型心筋症
- 肺高血圧症

心筋疾患
- 虚血性心筋症，陳旧性および急性心筋梗塞
- 非虚血性心筋症：拡張型，アルコール性，産褥性

感染性，浸潤性，腫瘍性，および変性疾患
- ウイルス性心筋炎
- サルコイドーシス
- アミロイドーシス
- ヘモクロマトーシス
- Chagas 病
- 不整脈原性右室心筋症
- 神経筋障害：筋ジストロフィ，Friedreich 失調症

心臓弁膜症
- 大動脈弁閉鎖不全/狭窄
- 心内膜炎
- 人工弁機能不全

先天性心疾患
- 先天性大動脈/肺動脈狭窄症
- 右-左シャント
- 外科的修復術後

電気生理学的異常
- 刺激伝導系の異常：His-Purkinje 系の線維化，WPW 症候群
- 再分極異常：先天性および後天性の QT 延長症候群，Brugada 症候群

中枢神経系および神経ホルモンの異常
乳幼児突然死症候群
心臓震盪
薬剤性：抗不整脈薬（Ⅰa，Ⅰc，Ⅲ群薬），抗精神病薬（ハロペリドール，三環系薬），
　　毒物/代謝性障害：低マグネシウム血症，低/高カリウム血症，低カルシウム血症

出典：Zipes DP, Libby P, Bonow RO, et al., eds. Braunwald's Heart Disease：A Textbook of Cardiovascular Medicine, 7th ed. Philadelphia：Elsevier Saunders；2005.

- 年齢：青年期は 10 万人当たり 1 人，中年成人期は 1,000 人当たり 1 人，老年成人期は 500 人当たり 1 人。
- 性別：若年層ではほとんどが男性に生じる。性別によるリスクは 65 歳以降にほぼ同等になる。
- 高血圧，高コレステロール血症：冠動脈疾患のリスクを高めるのと同様に SCD のリスクも大きく高める。左室肥大（高血圧により生じる）は冠動脈疾患単独の場合よりも突然死のリスクが高い。
- 喫煙，肥満：冠動脈疾患に関連したリスクを調節した場合，これらの対象者は予期される SCD の発症率がより高い。
- 興味深いことに，大規模研究では，午前中，月曜日，冬季，急激な精神的ストレス下で，

心臓突然死の生物学的モデル

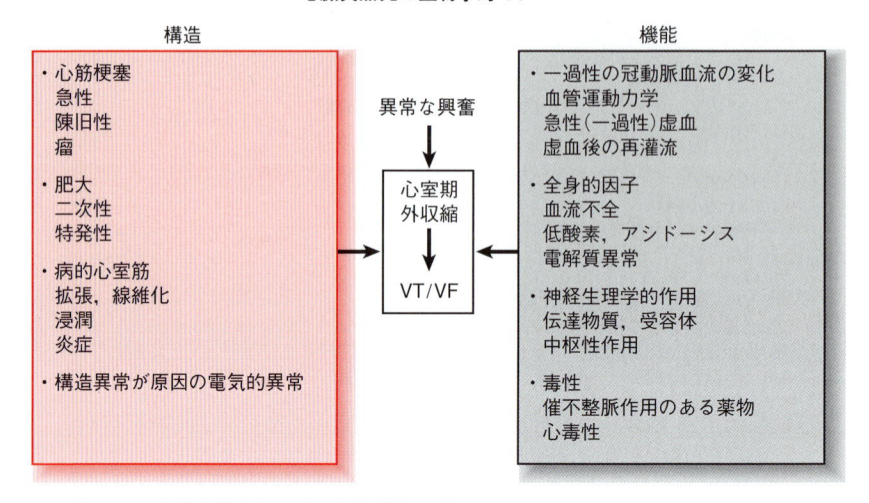

構造
- 心筋梗塞
  急性
  陳旧性
  瘤
- 肥大
  二次性
  特発性
- 病的心室筋
  拡張，線維化
  浸潤
  炎症
- 構造異常が原因の電気的異常

異常な興奮 → 心室期外収縮 ↓ VT/VF

機能
- 一過性の冠動脈血流の変化
  血管運動力学
  急性(一過性)虚血
  虚血後の再灌流
- 全身的因子
  血流不全
  低酸素，アシドーシス
  電解質異常
- 神経生理学的作用
  伝達物質，受容体
  中枢性作用
- 毒性
  催不整脈作用のある薬物
  心毒性

図20-3　心臓突然死(SCD)の生物学的モデル。一般的にSCDの原因の背景には心臓の構造的異常がある。しかし，一般に心筋の不安定化には解剖学的な異常をもった基質とともに機能的変化が背景にあり，このために致死的な不整脈を生じる可能性がある。上の図は，短期的・長期的な構造異常と機能的変化の影響を受けて心室期外収縮がVTやVFに進展するモデルを示している。
(Myerburg RJ, Kessler KM, Bassett AL, *et al*. A biological approach to sudden cardiac death: Structure, function, and cause. *Am J Cardiol* 1989; 63: 1512 より許可を得て引用)

SCDのリスクが軽度ではあるが上昇することを示している。

慢性心筋虚血および一部の心筋症の患者において，左室駆出率(LVEF)の低下は単独の因子としては最も強力なSCDの予測因子であるが，特異度は極めて低い。頻発する心室期外収縮(premature ventricular contraction: PVC)や多発する非持続性心室頻拍(nonsustained VT: NSVT)にみられる電気的な不安定性は，LVEFが低下した患者のSCDリスク増加の指標となるが，この所見も現時点では臨床的に有用な特異的所見とはいえない。

臨床像

予期せぬ突然の発症がSCDの性質であるが，その時間的な経過は次のように記述されている。
- 前駆症状：約1/4の患者は突然死までの数日〜数カ月のうちに胸痛，動悸，呼吸困難あるいは倦怠感を自覚している。
- SCDの発症：数秒〜1時間の経過で臨床像が変化する。
- 心停止：脳血流の停止により突然の意識消失が生じる。蘇生の成否は不整脈の種類(VF/VTはPEA/心静止よりも生存率が高い)，心停止時の状況(除細動器へのアクセス，CPRのトレーニングを受けた人が居合わせるか)，基礎疾患などに依存する。
- 生物学的な死：蘇生に失敗，あるいは蘇生後に不可逆性の臓器障害に陥ることによる。

■ 治　療

　SCDの治療では早急な回復への努力を必要とする．発症から蘇生までの時間は蘇生の成功率に極めて強く影響する．心停止から5分以内に不可逆性の脳障害が始まる．
　SCD治療のアプローチには以下の5つの段階がある．
- 初期評価：心停止の目撃者は意識消失と脈拍を評価するべきである．SCDが疑われたら，直ちに緊急医療システム(EMS)に通報することが最優先事項である．
- basic life support(BLS)：蘇生のABC(Airway：気道確保，Breathing：呼吸，Circulation：循環)を行う．訓練を受けた救助者は，気道を確保し，換気を補助し，胸部の圧迫を開始する．SCDの最も有効な治療はVT/VFに対する迅速な除細動であり，除細動器を求めることが早期の段階で最重要である．
- advanced cardiac life support(ACLS)：目標は心拍の確立，呼吸換気の維持および循環の補助である．さまざまな心拍に対するアルゴリズムは第6章を参照のこと．VT/VFに対する早期の除細動の重要性は決して誇張ではない．
- 安定化：集中治療室では，状態の安定化と心停止の治療可能な原因の検索を行うべきである．心電図(狭心症，心筋梗塞，QT延長症候群など)，血液検査(特にカリウム値，マグネシウム値，心筋マーカー)，左室の構造および機能の評価(断層心エコー，核医学，心臓MRI)など適切な検査を行い，肺塞栓などの非心原性の原因を適切に除外する．冠動脈疾患の頻度が高いため，治療計画の多くは緊急冠動脈造影による心筋虚血の評価を含む．SCD蘇生例には抗不整脈薬の経静脈投与が行われることが多い．
  - アミオダロン(Pacerone®，Corderone®)は，蘇生初期の投与(150 mgを10分かけて静注)に続いて持続投与する(1 mg/kgを6時間投与した後，0.5 mg/kgを18時間)．
  - リドカイン(キシロカイン®)あるいはプロカインアミド(Procanbid®, Pronestyl®)は代替の静注薬としてしばしば使用される．
  - β遮断薬療法はほとんどのVT患者に対して合理的な治療法である．しかし，徐脈依存性VT/VFにはβ遮断薬は投与すべきではない．そのような患者ではアトロピンやイロプロテレノール，あるいはペーシングで心拍数を増加させることが有益である．
  - マグネシウム静注は多形性VTとQT延長状態に有効である．
- 長期的な管理：不整脈による心停止からの生還者はSCD再発の高リスク群である．治療可能な原因に対しする介入に加えて，二次予防は通常，植込み型除細動器(implantable cardioverter-defibrillator：ICD)，抗不整脈薬，あるいは高周波カテーテルアブレーションで行う．

　ICDは生命を脅かす不整脈の感知と洞調律に復帰させるための治療をプログラムされた植込み型デバイスである．ほとんどのICDは経静脈的なリードと一緒に前胸部の皮下に植込まれる．稀に，ICDを腹壁に，リードを外科的に心膜に移植する．ICDには，1本リード(シングルチャンバー)，2本リード(デュアルチャンバー)，あるいは3本リード(心臓再同期療法)のシステムがある．デバイスは設定された心拍数(ゾーン)に対してさまざまな治療(抗頻拍ペーシングあるいは電気ショック)を行うようにプログラムすることができる．VTおよびVFの停止成功率は95%を超える．
　いくつかの無作為試験が再発性心停止予防に対する抗不整脈薬治療とICD治療の比較

表 20-2　心筋症と SCD 予防のタイプによりまとめた最も引用されている 10 編の ICD 臨床研究

虚血性心筋症と非虚血性心筋症	二次予防	AVID (Antiarrhythmic Drug Versus Defibrillator)	失神や他の重篤な心原性の自覚症状を呈した VF や持続性 VT から蘇生した LVEF≦40%の 1,016 名 3 年生存率が ICD 群 75.4%に対し抗不整脈薬群 64.1%	死亡の相対リスクを 31%低下（$p=0.02$）
		CASH (Cardiac Arrest Survival in Hamburg)	VT による心停止から蘇生した 288 名 平均 57 カ月の生存率が ICD 群 65.4%に対しアミオダロンまたはメトプロロール群で 55.6%	死亡の相対リスクを 23%低下（$p=0.08$，有意差なし）
		CIDS (Canadian Implantable Defibrillator Study)	不整脈による心停止蘇生例または失神の 659 名 3 年生存率が ICD 群 76.7%に対しアミオダロン群 73.0%	死亡の相対リスクを 20%低下（$p=0.142$，有意差なし）
	一次予防	SCD-HeFT (Sudden Cardiac Death in Heart Failure Trial)	NYHA II〜III で LVEF≦35%の 2,521 名 平均 45 カ月の生存率が ICD 群 78%に対しアミオダロン群 72%，プラセボ群 71%	死亡の相対リスクを 23%低下（$p=0.007$）
虚血性心筋症		CABG-PATCH (Coronary Artery Bypass Graft Patch Trial)	LVEF＜35%，加算平均心電図陽性で待機的 CABG を受けた 900 名 平均 32 カ月の生存率が ICD 群 77.4%に対し従来治療群 79.1%	死亡の相対リスクを 7%増加（$p=0.64$，有意差なし）
		DINAMIT (Defibrillator in Acute Myocardial Infarction Trial)	亜急性心筋梗塞（6〜40 日）で LVEF≦35%，NYHA I〜III，異常な心拍数変動あるいは平均心拍数上昇を認めた 674 名 平均 30 カ月の生存率が ICD 群 81.3%に対し従来治療群 83% 不整脈死は 58%低下（$p=0.009$）	死亡の相対リスクを 8%増加（$p=0.66$，有意差なし）
		MUSTT (Multicenter Unsustained Tachycardia Trial)	心筋梗塞の既往があり LVEF≦40%，非持続性 VT，電気生理学的検査で VT 誘発可能な 704 名 5 年生存率が ICD＋抗不整脈薬群 76%に対し，抗不整脈薬群 45%，従来治療群 52%	死亡の相対リスクを 55〜60％ 低下（$p=<0.001$）
		MADIT-I (Multicenter Automatic Defibrillator Implantation Trial)	心筋梗塞の既往があり LVEF≦35%，NYHA I〜III の心不全，非持続性 VT，電気生理学的検査で VT 誘発可能な 196 名 平均 27 カ月の生存率が ICD 群 84.2%に対し従来治療群 61.4%	死亡の相対リスクを 54%低下（$p=0.009$）
		MADITT-II	心筋梗塞の既往があり LVEF≦30%の 1,232 名 平均 20 カ月の生存率が ICD 群 85.8%に対し従来治療群 80.2%	死亡の相対リスクを 31%低下（$p=0.009$）
非虚血性心筋症		DEFINITE (Defibrillators in Non-Ischemic Cardiomyopathy Treatment Evaluation)	非虚血性心筋症で LVEF≦35%，心室期外収縮または非持続性 VT を認める 458 名 2 年生存率が ICD 群 87.8%に対し標準的治療群 82.5% ICD は不整脈による突然死のリスクを低下させた	死亡の相対リスクを 35%低下（$p=0.08$，有意差なし）

を行っている。結果，抗不整脈薬治療単独と比較した場合，ICD 治療は致死率において 28%，不整脈死において 51%，相対リスクを低下させた（二次予防目的のトライアル：AVID，CIDS，CASH。表 20-2）。したがって ICD 治療はほとんどの心停止の生存者における標準的な治療となっている。

抗不整脈薬は一般に，頻脈性不整脈の再発した患者において発生頻度を減少させるため

に使用される．通常，VTの二次予防で使用される経口の抗不整脈薬は，アミオダロン，ソタロール(Betapace®)，メキシレチン(メキシチール®)，そしてメトプロロール(ロプレソール®，Toprol XL®)，アテノロール(テノーミン®)，アセブトロール(セクトラール®)などのβ遮断薬である．心内膜カテーテルアブレーションは抗不整脈薬治療にもかかわらずVT再発を認めた患者に追加的に行われる．

予 防

　心停止からの生存者は高リスク群であるが，心停止の経験のないSCDリスクをもつ患者の数はさらに多い(図20-1)．院外心停止症例の平均生存率は10%～20%である．したがって，リスクを有する患者のSCD予防(一次予防)は挑戦的で大きな目標である．特定のリスクをもつ患者群について以下に論じる．

虚血性心筋症
　左室駆出率(LVEF)が低下した陳旧性心筋梗塞患者への一次予防におけるICD使用は，最近の6つの試験(MADIT, CABG-PATCH, MUSTT, MADITⅡ, DINAMIT, SCD-HeFT：表20-2)の結果に大きな影響を受けている．これらの試験から得られた重要な結果と知見は以下のとおりである．
- 高リスク群におけるSCDのリスクは年間2～5%である．それまでに示された研究のデータよりもかなり低い値であるが，これは積極的な内服治療の成功によりもたらされた結果である．
- 虚血性心筋症患者1例のSCDを予防するのに必要なICDの数は18例と推測される．
- β遮断薬を除いて，抗不整脈療法はSCDを予防しない．
- 高リスク患者の同定において，早期の研究では背景に不整脈(NSVT)があり，電気生理学的検査で不整脈が誘発された患者を含めていた(MADITⅠ, MUSTT)．このためICDの多大な有益性が明白になった(全死亡の相対リスクが54～60%低下)．
- 2つの大きな研究(MADITⅡ, SCD-HeFT)はLVEF低下患者のみを対象に行われ，ICDにより全死亡の相対リスクが23～31%低下した．
- 虚血性心筋症に対するICD植込みの推奨時期は，心筋梗塞発症後1カ月以上，あるいは血行再建後3カ月以上経過してからである．これは心筋梗塞における不整脈の自然経過の複雑さを反映している．第1に，心筋梗塞発症時は不整脈死のリスクが最も高いにもかかわらず，このときに生じる多くの不整脈は長期の死亡率を予測するものではない．第2に，MADITⅡではICDによる死亡率改善効果は心筋梗塞発症から時間が経過した患者でより大であった．第3に，最近の冠動脈再建術や心筋梗塞を発症した患者を含んだICDの臨床試験(CABG-PATCH, DAINAMIT)では，早期のICD植込みの死亡率における有益性を示していない．

　現在のSCD一次予防の推奨では，ICM患者は心不全に対する適切な薬物療法(β遮断薬，ACE阻害薬，ARB，アルドステロン拮抗薬)，抗血小板療法(アスピリン)，動脈硬化に対する治療(スタチン)による治療を受けるべきとされている．適応があれば，心筋虚血に対する血行再建を行うべきである．その後，良好な活動性が1年以上期待できるのであ

れば，高度左室機能不全の患者に対して ICD が適用される。

　治療により利益を受けるであろう患者を同定することは重要である。ICD 治療は副作用のイベントと不適切な作動のリスクがあり，費用もかかるからである。もし，SCD のため ICD が作動した患者の割合が年間 2〜5%であるなら，95〜98%の患者では作動がなく，ICD のリスクとコストだけかかり有用でないことになる。このような理由で"リスクの層別化"が研究の対象となっている。治療の指標として LVEF 低下に焦点を当てていたが，このカットオフは SCD により死亡する患者群を見誤っている。心筋梗塞後の SCD のリスク増加に関する他の因子として，NSVT，症候性心不全，電気生理学的検査で誘発された持続性単形性 VT が挙げられる。しかしながら，これらの指標は相対的に感度も特異度も低いため，臨床での有用性は限られる。

　マイクロボルト T 波交互脈（T-wave alternans：TWA）は，高リスク患者の同定というより，むしろ ICD の利益を受けない低リスク患者の同定に有用と考えられる。この検査では，心拍ごとの心電図上の T 波のさまざまな形態や電位，タイミングを計測できる。陰性適中率は LVEF には依存せず，非虚血性心疾患よりも虚血性心疾患の患者において高い。

非虚血性心筋症

　非虚血性心筋症は虚血性心筋症よりも少ないが（図 20-2），この患者もまた SCD の高リスクである。2 つの大規模試験で非虚血性心筋症患者を対象とした ICD 使用の評価が行われ（表 20-2），結果は以下のとおりであった。

- 非虚血性心筋症における一次予防のすべての大規模試験のメタ解析によると，ICD により全死亡の相対リスクが 26%減少した。
- 非虚血性心筋症患者において 1 例の SCD 予防に要する ICD の数は 25 例と推測される。
- SCD-HeFT では，非虚血性心筋症患者でも虚血性心筋症患者患者と同様に全死亡の相対リスクが 23%減少した。
- 非虚血性心筋症患者のみを対象とした最大の研究（DEFINITE）では，ICD により死亡率の明らかな低下は示されなかったが，不整脈死は 80%減少した。
- これまでの非虚血性心筋症治療の経緯から，メディケア[訳注1]とメディケイド[訳注2]は最低 3 カ月間の薬物治療後に LVEF 低下を認める患者に対する ICD 植込みを認めた。

　非虚血性心筋症における SCD の危険因子と全死亡率は，病状の重症度（LVEF，左室拡張終期径，高齢，低ナトリウム血症，肺動脈楔入圧（PAWP または PCWP），低血圧，心房細動）を反映している。死亡リスクの層別化にこれらの因子を使用しても SCD 予測の適正化は得られず，このことは中等症の患者においても同様である。非虚血性心筋症患者においては，病因にかかわらず，失神が SCD の最も強い危険因子のようである。電気生理学的検査での VT 誘発は，将来の SCD の陽性適中率が高いが，陰性適中率は低い。マイクロボルト TWA も非虚血性心筋症における SCD 低リスク患者を同定する方法として提案され

訳注 1：Medicare。米国とカナダの高齢者医療保険。
訳注 2：Medicaid。米国とカナダの政府出資の低所得層向けの医療扶助。

ている。
　SCD リスクの高い非虚血性心筋症患者の管理は，まず適切な心不全治療（第 11 章参照）を行う。非侵襲的な心臓イメージングによる左室機能の再評価を治療開始 3～9 カ月後に行い，ICD が推奨されるかどうかを決定する。

肥大型心筋症
　肥大型心筋症（hypertrophic cardiomyopathy：HCM）患者もまた SCD リスクが増加する（第 12 章参照）。青少年あるいは若年成人においては，しばしば肥大型心筋症の初発症状が SCD となる。しかし，虚血性心筋症や非虚血性心筋症に比べ罹患率が低いため，肥大型心筋症患者に対する予防的 ICD の前向き無作為試験は行われていない。観察研究では肥大型心筋症患者の SCD 危険因子として次のようなものが同定されている。
- SCD あるいは心室不整脈の既往
- SCD の家族歴
- 原因不明の失神
- 左室壁厚＞30 mm
- 運動時の血圧の異常反応
- NSVT

　二次予防として ICD 植込みを受けた患者では，年間 10.6%に適切な作動があったことが報告されている。したがって，肥大型心筋症を有する SCD 蘇生患者に ICD 移植を行うことは一般的になっている。
　高リスクの肥大型心筋症患者における一次予防としての ICD 使用は検討段階であるが，特に上記の SCD の危険因子をもつ場合には広く受け入れられている。1 つ以上の危険因子がある患者での年間の適切な ICD 作動は 3.6%と報告されている。しかし，年間 7%未満の不適切な作動もある。

不整脈原性右室心筋症
　不整脈原性右室心筋症（arrhythmogenic right ventricular cardiomyopathy：ARVC）は，若年者および高齢者における SCD の原因とされている。古典的な病理は右室の心筋細胞が線維脂肪に置き換わることであるが，これは両心室に起こりうる。遺伝学および分子的な研究では，不整脈原性右室心筋症は心臓の構築におけるデスモゾームの異常によることが示されている。明らかな構造的異常が常にみられるわけではなく，失神，頻脈（単形性あるいは多形性の心室頻拍，しばしば左脚ブロックパターン）あるいは SCD で発症する。肥大型心筋症と同様，若年アスリートの SCD と関連する。実際，激しい心肺運動により疾患の進行が加速することがエビデンスから示唆されている。SCD の発生率はさまざまで，0.8～9%の範囲で報告されている。観察研究により，SCD リスクを高める可能性のある臨床的危険因子として，SCD の家族歴，原因不明の失神歴，左心不全が明らかになっている。不整脈原性右室心筋症に対する ICD は，これらの SCD の危険因子をもつ場合は一次予防として，また危険因子の存在にかかわらず二次予防に推奨されている。

感染性および浸潤性心筋症

　炎症性および感染性心筋症は，完全房室ブロックやVTによりSCDをきたしうる。ウイルスが原因であることが最も多いが，細菌，真菌，原生動物，寄生虫，スピロヘータ，リケッチアを含む多くの感染がある。毒素，放射線，化学療法などの非感染性の原因も存在する。SCD急性期における管理は多くは対症的であるが，持続性不整脈に対しては薬物療法，カテーテルアブレーションあるいはデバイス植込みが必要となる。ステロイドによる免疫修飾が予後を改善するとは思われない。

　浸潤性心筋症は，サルコイドーシス，アミロイドーシス，ヘモクロマトーシスおよびFabry病を含む多様な疾患を含んでいる。SCDはサルコイドーシスの初発症状となることがある。心サルコイドーシス患者の1/4は完全房室ブロックに進展し，70％近くの患者がSCDで死亡する。コルチコステロイドは肉芽腫形成の進展を抑制し，続発する不整脈も減少させるかもしれないが，SCD発症を完全に予防することはない。したがって，自然発症のVT，高度左室機能低下，高度の心室内伝導障害の存在は，ICDあるいはペースメーカ治療の根拠となる。

　心アミロイドーシスは予後不良である。トロポニンなど死亡率を予測する指標がいくつか存在する。トロポニン陰性の患者の生存期間中央値が21〜22カ月であるのに対して，トロポニン陽性の患者では6〜8カ月である。しかしながら，ICDは心移植待機中の家族性アミロイドーシス患者を除いて長期予後に影響を及ぼすとは考えられていない。

　浸潤性および感染性疾患の管理は，一般的に基礎疾患の治療を行う。感染性疾患に続発した慢性心筋症に対するICDの適応は非虚血性心筋症における適応と同様である。

原発性の電気生理学的異常

　構造的異常を伴わないにもかかわらずSCDを生じやすい先天性不整脈性疾患がいくつか存在する。これにはQT延長症候群(long-QT syndrome：LQTS)，Brugada症候群，右室流出路起源特発性心室頻拍(right ventricular outflow tract VT：RVOT-VT)，特発性束枝心室頻拍がある。前述の多くの構造的疾患と同様に，これらの疾患は稀で前向き研究も限られている。

　先天性LQTSは心室の再分極(修正QT間隔：QTc)の延長を特徴とする遺伝性疾患の一群で，多形性VT(torsades de pointes)とSCDを引き起こす。米国では7,000〜1,0000人に1人の割合でみられる。いくつかのLQTSの原因遺伝子が報告されており，それぞれ異なる表現型とSCDリスクを有する(表20-3)。特に，QTc延長を伴う失神は予後不良の徴候である(20％未満が1年以内に，50％未満が10年以内に死亡する)。興味深いことに，LQTSの遺伝子変異の保因者は正常なQTcを示すが，これらの患者の10％が40歳までに心イベントを発症する。このほかにQTc延長に関与するものとして，低マグネシウム血症，低カリウム血症，低体温，ある種の薬物がある。QTc延長をきたす薬物の数は増加しており，www.torsades.orgで最新のリストを見ることができる。

　LQTSの管理はQTcを延長することが知られているトリガーの除去と是正から始める。すべてのQT延長の遺伝子変異保因者には，QT延長の有無にかかわらず，特に失神の既往があれば，β遮断薬療法が推奨される。ICDは，QT延長の原因が可逆性であると同定されている場合を除き，SCDの蘇生患者に推奨される。LQTS患者のSCD一次予防とし

表 20-3 遺伝性 QT 延長症候群

病型	変異（チャネル）	QT 延長の頻度	表現型	その他
LQT1	KCNQ1（Kslow）	50%	運動中，水泳中 合指症 すそ野の広い T 波	β 遮断薬が最も有効
LQT2	KCNE2（Krapid）	35%	音刺激 情動 産褥期 減高したノッチを伴う T 波	女性で最も高リスク（0.82%/年）
LQT3	SCN5A（Na）	5～10%	睡眠中，安静時 JT 部分の延長，T 波は正常	男性で最も高リスク（0.96%/年），乳幼児突然死症候群で最も多くみられる QT 延長 β 遮断薬にはほとんど反応しない
LQT4	ANKB（anchors Na）	稀	運動中	
LQT5	KCNE1（Kslow）	2～3%		
LQT6	KCNE2（Krapid）	稀	薬剤感受性 QT 延長に関連	
LQT7	KCNJ2（K）	稀	周期性麻痺 特徴的な顔貌， しばしば QT 間隔は正常範囲だが QU 間隔が延長 両方向性 VT	Andersen-Tawil 症候群
LQT8	CACNA1C（Ca）	稀	JT 部分延長，正常範囲の T 波	Timothy 症候群（小児）
JLN1	KCNQ1（Kslow）	稀	難聴	常染色体劣性
JLN2	KCNE1（Kslow）	稀	難聴	常染色体劣性

ての ICD 使用は結論が出ていない。遺伝子型と心電図データに基づいたあるエビデンスによる推奨では，LQT1 で QTc＞500 msec，LQT2 の男性で QTc＞500 msec，LQT2 の女性，すべての LQT3 に対して，一次予防目的の ICD を提案している。

　右脚ブロックと胸部誘導（V₁, V₂）の持続性 ST 上昇を伴う Brugada 症候群は SCD の稀な原因となる。多くは Na チャネル（SCN5A）の変異によるとされる。アジア人でリスクが高く，タイにおける Lai Tai（睡眠中の死亡），フィリピンにおける Bangungut（睡眠中に起きてうめき声をあげ死亡する），日本におけるポックリ病（夜間の突然死）などの死亡原因と関係があるとされている。患者の 90％は男性で，SCD の危険因子は失神と ST 上昇である。ST 上昇は自然に生じることも，Na チャネル遮断薬（フレカイニド，プロカインアミド，アジマリンなど）の投与により誘発されることもある。リスク層別化における電気生理学的検査の役割は確立されていない。ICD 植込み患者においても，不整脈頻発時にはキニジンやイソプロテレノールの投与が有効なことがある。SCD の長期的予防には，失神，持続性 VT，心停止の既往のある患者に対しては ICD を移植する。

右室流出路は不整脈に対して特に感受性の高い領域である。この領域からの頻拍は左脚ブロックパターン，下方軸（QRS がⅡ，Ⅲ，aV_F 誘導で陽性），左方軸（QRS が I 誘導で陽性）を示す。右室流出路起源心室頻拍（RVOT-VT）は典型的には運動やストレスが増悪因子となる。しばしば自然停止するが，持続することもある。患者はふらつきと動悸を自覚する。通常，RVOT-VT は SCD のリスクが低い。治療は β 遮断薬あるいはカルシウム拮抗薬で開始し，治療抵抗性の症状がある場合にはカテーテルアブレーションを選択する。ほとんどの場合，ICD は必要としない。

　束枝心室頻拍は左室内の左脚の束枝由来と考えられる特発性 VT である。最も一般的なのは右脚ブロックパターンの上方軸を示す単形性 VT である。典型的にはカルシウム拮抗薬に反応する。カテーテルアブレーションは難治性の自覚症状がある場合に選択する。ほとんどの場合，ICD は必要とされない。

心臓震盪

　心室再分極中の特別なタイミング（T 波のピーク前 15〜30 msec）に前胸部に軽い衝撃が加わると，心室細動の原因となり SCD を生じうる。米国では高速のボールなどを使用したスポーツ（野球，ラクロス，ホッケー）をする若年男性に最も多くみられる。心臓震盪（commotio cordis）のイベントを目撃した人は，見た目には取るに足りない衝撃が患者の胸部に加わったという。患者は直ちに，あるいは数秒間プレーを続けた後に，血行動態が破綻する。迅速な心肺蘇生術と除細動を行えば生命予後が改善する。自動体外式除細動器（automated external defibrillator：AED）は除細動までの時間を短縮し，劇的な蘇生成功例が報告されている。これまでのところ，目撃者がいる成人の心停止で発症 3 分以内に院外除細動が行われた場合，生存率は 50％を超える。除細動施行が最初の 3 分から 1 分遅れるごとに，生存率は約 10％ずつ低下する。目撃者の多くは，外傷の重症度を過小評価し，突風で倒れたなどと考えるが，そのことが CPR の遅れにつながっている。

謝　辞

　忍耐強い指導と患者への献身の合間に本章の原稿を丁寧に校閲してくださったワシントン大学医学部助教授の Dr. Marye Gleva に感謝します。

覚えておくポイント

- SCD に関連する最も一般的な心疾患はアテローム動脈硬化性冠動脈疾患である (80%)。
- パラドックスともいえることだが，重篤な危険因子をもつ患者が最も SCD になりやすい一方で，実際の SCD 患者の 2/3 は心血管危険因子をもたない人か，低リスクの冠動脈疾患患者である。
- LVEF の低下は単独では最も強力な独立した SCD の予測因子だが，特異度は非常に低い。
- 一般人を対象に SCD 発症を予測するのは不可能であるため，現在の治療の目標は，高リスク患者にベストを尽くす (LVEF の低下した患者に対する SCD 回避目的の ICD 治療) ことと，心停止に備える (AED の利用，CPR の訓練，緊急医療システムの迅速な対応) である。
- ICD 治療の推奨は大規模臨床研究に基づいているが，実施にあたっては個々の患者の，心筋症など疾患特有の自然歴，臨床的判断，および患者の併存疾患に基づいて検討すべきである。

参考文献と推奨文献

2005 American Heart Association guidelines for cardiopulmonary resuscitation and emergency cardiovascular care. *Circulation* 2005；112：Ⅳ-1-Ⅳ-203.

ACC/AHA/ESC 2006 guidelines for management of patients with ventricular arrhythmias and the prevention of sudden cardiac death: a report of the American College of Cardiology/American Heart Association Task Force and the European Society of Cardiology Committee for Practice Guidelines (Writing Committee to Develop Guidelines for Management of Patients With Ventricular Arrhythmias and the Prevention of Sudden Cardiac Death). *J Am Coll Cardiol* 2006；8：e247-e346.

Ali Z, Zafari AM. Narrative review: cardiopulmonary resuscitation and emergency cardiovascular care: review of the current guidelines. *Ann Intern Med* 2007；147：171-179.

Bardy GH, Lee KL, Mark DB, et al. Sudden Cardiac Death in Heart Failure Trial (SCD-HeFT) Investigators. Amiodarone or an implantable cardioverter-defibrillator for congestive heart failure. *N Engl J Med* 2005；352(3)：225-237.

Bigger JT Jr. Prophylactic use of implanted cardiac defibrillators in patients at high risk for ventricular arrhythmias after coronary-artery bypass graft surgery. Coronary Artery Bypass Graft (CABG) Patch Trial Investigators. *N Engl J Med* 1997；337(22)：1569-1575.

Bloomfield DM, Bigger JT, Steinman RC, et al. Microvolt T-wave alternans and the risk of death or sustained ventricular arrhythmias in patients with left ventricular dysfunction. *J Am Coll Cardiol* 2006；47：456-463.

Brugada P, Brugada J. Right bundle branch block, persistent ST segment elevation and sudden cardiac death: a distinct clinical and electrocardiographic syndrome. A multicenter report. *J Am Coll Cardiol* 1992；20：1391-1396.

Buxton AE, Lee KL, Fisher JD, et al. A randomized study of the prevention of sudden death in patients with coronary artery disease. Multicenter Unsustained Tachycardia Trial Investigators. *N Engl J Med* 1999；341：1882-1890.

Collins KK, Van Hare GF. Advances in congenital long QT syndrome. *Curr Opin Pediatr* 2006；18：497-502.

Connolly SJ, Gent M, Roberts RS, et al. Canadian Implantable Defibrillator Study (CIDS): a randomized trial of the implantable cardioverter defibrillator against amiodarone. *Circulation* 2000；101：1297-1302.

Corrado D, Leoni L, Link MS, et al. Implantable cardioverter-defibrillator therapy for prevention of sudden death in patients with arrhythmogenic right ventricular cardiomyopathy/dysplasia. *Circulation* 2003；108：3084-3091.

Dispenzieri A, Kyle RA, Gertz MA, et al. Survival in patients with primary systemic amyloidosis and raised serum cardiac troponins. Lancet 2003 ; 361 : 1787-1789.

Domanski M, Exner D, Borkowf C, et al. Effect of angiotensin converting enzyme inhibition on sudden cardiac death in patients following a myocardial infarction : a meta-analysis of randomized clinical trials. J Am Coll Cardiol 1999 ; 33 : 598-604.

Gemayel C, Pelliccia A, Thompson PD. Arrhythmogenic right ventricular cardiomyopathy. J Am Coll Cardiol 2001 ; 38 : 1773-1781.

Hobbs JB, Peterson DR, Moss AJ, et al. Risk of aborted cardiac arrest or sudden cardiac death during adolescence in the long-QT syndrome. JAMA 2006 ; 296 : 1249-1254.

Hohnloser SH, Kuck KH, Dorian P, et al, on behalf of the DINAMIT Investigators. Prophylactic use of an implantable cardioverter-defibrillator after acute myocardial infarction. N Engl J Med 2004 ; 351 : 2481-2488.

Kadish A, Dyer A, Daubert JP, et al. Prophylactic defibrillator implantation in patients with nonischemic dilated cardiomyopathy. N Engl J Med 2004 ; 350 : 2151-2158.

Kuck KH, Cappato R, Siebels J, et al. Randomized comparison of antiarrhythmic drug therapy with implantable defibrillators in patients resuscitated from cardiac arrest : the Cardiac Arrest Study Hamburg(CASH). Circulation 2000 ; 102 : 748-754.

Link MS, Estes NA Ⅲ. Mechanically induced ventricular fibrillation(commotio cordis). Heart Rhythm 2007 ; 4 : 529-532.

Maron BJ. Hypertrophic cardiomyopathy : a systematic review. JAMA 2002 ; 287 : 1308-1320.

Maron BJ, McKenna WJ, Danielson GK. American College of Cardiology/European Society of Cardiology Clinical Expert Consensus Document on Hypertrophic Cardiomyopathy. A Report of the American College of Cardiology Foundation Task Force on Clinical Expert Consensus Documents and the European Society of Cardiology Committee for Practice Guidelines. J Am Coll Cardiol 2003 ; 42(9): 1687-1713.

Maron BJ, Spirito P, Shen WK, et al. Implantable cardioverter-defibrillators and prevention of sudden cardiac death in hypertrophic cardiomyopathy. JAMA 2007 ; 298(4): 405-412.

Maron BJ, Zipes DP.36th Bethesda Conference. Introduction : eligibility recommendations for competitive athletes with cardiovascular abnormalities—general considerations. J Am Coll Cardiol 2005 ; 45 : 1318-1321.

Mitchell DN, du Bois RM, Oldershaw PJ. Cardiac sarcoidosis. BMJ 1997 ; 314 : 320-321.

Moss AJ, Hall WJ, Cannom DS, et al. Improved survival with an implanted defibrillator in patients with coronary disease at high risk for ventricular arrhythmia. Multicenter Automatic Defibrillator Implantation Trial Investigators. N Engl J Med 1996 ; 335 : 1933-1940.

Moss AJ, Zareba W, Hall WJ, et al. Prophylactic implantation of a defibrillator in patients with myocardial infarction and reduced ejection fraction. N Engl J Med 2002 ; 346 : 877-883.

Myerburg RJ, Castellanos A. Cardiac arrest and sudden cardiac death. Zipes DP, Libby P, Bonow RO, et al, eds. Braunwald's Heart Disease : A Textbook of Cardiovascular Medicine, 7th ed. Philadelphia : Elsevier Saunders ; 2005.

Pitt B, White H, Nicolau J, et al. Eplerenone reduces mortality 30 days after randomization following acute myocardial infarction in patients with left ventricular systolic dysfunction and heart failure. J Am Coll Cardiol 2005 ; 46 : 425-431.

Priori SG, Napolitano C, Gasparini M, et al. Natural history of Brugada syndrome : insights for risk stratification and management. Circulation 2002 ; 105 : 1342-1347.

Priori SG, Napolitano C, Memmi M, et al. Clinical and molecular characterization of patients with catecholaminergic polymorphic ventricular tachycardia. Circulation 2002 ; 106 : 69-74.

Priori SG, Schwartz PJ, Napolitano C, et al. Risk stratification in the long-QT syndrome. N Engl J Med 2003 ; 348(19): 1866-1874.

The Antiarrhythmics versus Implantable Defibrillators(AVID)Investigators. A comparison of antiarrhythmic-drug therapy with implantable defibrillators in patients resuscitated from near-fatal ventricular arrhythmias. N Engl J Med 1997 ; 337 : 1576-1583.

Theleman KP, Kuiper JJ, Roberts WC : Acute myocarditis(predominately lymphocytic)causing sudden death without heart failure. Am J Cardiol 2001 ; 88 : 1078.

第21章　心房細動

Russell M. Canham

はじめに

背　景

心房細動(atrial fibrillation：AF)は非協調的電気的活動と適切な心房の機械的機能の障害，そして不規則な心室応答を特徴とする上室性不整脈である。最も頻繁にみられる持続性不整脈であり，不整脈による入院の1/3以上を占める。心房細動は脳卒中のリスクを大きく増加させる。

疫　学

心房細動は北米だけでも230万人が罹患しているが，しばしば無症状であり，合併症を発症した後に診断されることも多い。多くの症例で高血圧や心不全，冠動脈疾患，弁膜症その他の器質的心疾患など他の疾患が併存する。加齢とともに発症率が増加する。心房細動の推定有病率は全体で1%程度であるが，55歳未満での0.1%から80歳代の9%までと，年代によるばらつきが大きい。心房細動発症の生涯リスクは約4人に1人である。

分　類

- **発作性心房細動**：複数回の発作で，発作の持続期間7日間以内。しばしば24時間以内に自然停止する。
- **持続性心房細動**：7日間以上持続する自然停止しない発作。持続性心房細動を洞調律化するには，薬物あるいは電気的除細動が必要となる。持続性心房細動は，初回発症からの場合や，発作性心房細動の複数回の発作の結果，または**長期持続性心房細動(＞1年)** の場合がある。
- **永続性心房細動**：持続する心房細動で，除細動が不成功あるいは未施行で1年以上続く発作。
- **孤立性心房細動**：正常心の若年者(＜60歳)に発症した発作性，持続性，永続性心房細動。

病態生理

心房細動は多様な機序により生じると考えられており，正確な機序は不明である。Holter心電図を用いた研究では，発作性心房細動の多くは心房期外収縮を契機に発症す

る。多くの患者では期外収縮の起源は主に肺静脈周囲に存在する。心房細動の機序には，肺静脈あるいは肺静脈周囲で生じた後，おそらく左房後壁で高周期旋回によって維持される多重リエントリー波（multiple reentrant wavelet）が含まれると考えられている。心房の伝導特性は，心臓の自律神経緊張，心房径，心房の線維化に関連する器質的心疾患の影響を受ける。

迅速に除細動が試みられた場合は，洞調律への回復率が高い。持続時間が長いほど，心房細動を生じやすくなる。"AF begets AF" と言う言葉は，心房の電気的リモデリングや，洞調律復帰後の心房収縮の回復遅延と関連している。

■ 臨床像

危険因子

心房細動を生じる原因や危険因子は多く存在するが，そのうち可逆的なものはわずかである（表 21-1）。PIRATES と記憶すると便利である。

病　歴

心房細動の発症時期，増悪因子，症状の持続時間や頻度，合併症や併存疾患など，病歴聴取で臨床像を把握することが重要である。また，既往歴から基礎心疾患の評価が可能となり，社会的背景を知ることは危険因子の同定に有用である。

一般的な症状には，動悸，疲労感，運動耐容能低下，胸部不快感がある。頻度は少ないが，心不全による起座呼吸や浮腫がみられることもある。洞不全症候群の症例は失神をきたすことがある。塞栓症により局所神経症状や臓器・四肢の虚血症状を生じる可能性がある。しかし，心房細動は多くの場合，自覚症状を伴わない。

身体所見

心房細動が発作性であれば有意な所見はないが，不規則な脈拍，頻脈，静脈波におけるa 波の消失が認められることがある。より重篤な症例では心不全徴候が出現することもある。弁膜症による雑音や肺疾患合併による喘鳴などで原因を同定することが重要である。甲状腺腫が存在すれば，甲状腺機能亢進症が示唆される。その他の所見としては，血栓塞栓症が最近発症したことを示唆する局所神経学症状などがある。

表 21-1　心房細動を生じる要因：PIRATES

- P：心膜炎（Pericarditis），肺疾患（Pulmonary disease），肺塞栓（Pulmonary embolism），術後（Postoperative state）
- I：虚血（Ischemia），感染（Infection）
- R：リウマチ性心疾患（Rheumatic heart disease）（特に僧帽弁疾患）
- A：アルコール（Alcohol "holiday heart"），左房粘液腫（Atrial myxoma）
- T：甲状腺機能亢進（Thyrotoxicosis），テオフィリン（Theophyline）
- E：拡大（Enlargement）（特に左房）
- S：高血圧（Systemic hypertension），洞不全症候群（Sick sinus syndrome）

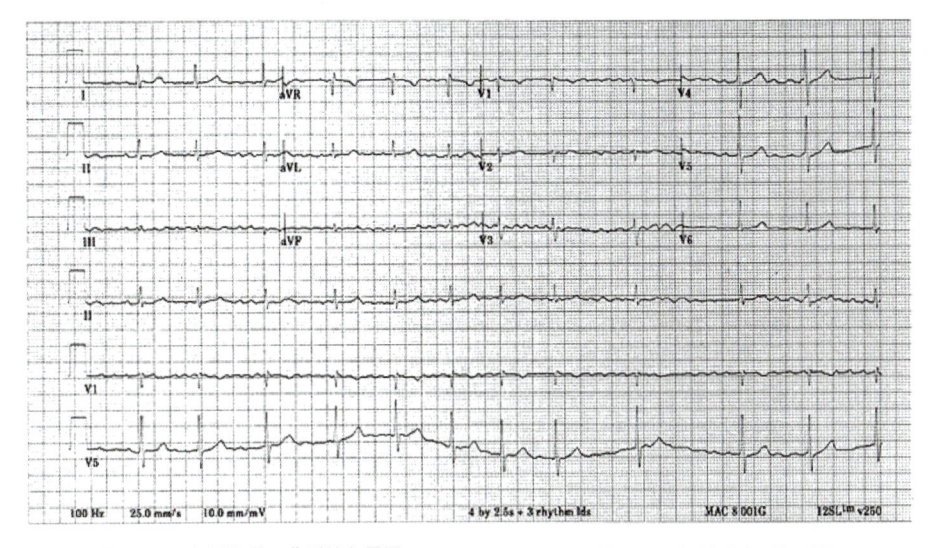

図 21-1　心房細動の典型的心電図。心室調律は不規則で，系統だった心房収縮（P 波）が消失している。(Fuster V, Ryden LE, Cannom DS, *et al.* ACC/AHA/ESC 2006 Guidelines for the Management of Patients with Atrial Fibrillation. *J Am Coll Cardiol* 2006；48：e149 より許可を得て引用)

診断的検査

初回は以下のような診断的検査を行う。

- 心電図：P 波の消失と不規則な心室リズムを示す心電図あるいは長い誘導記録から心房細動と診断される（図 21-1）。心室応答は多様であり，これは房室結節や刺激伝導系の伝導特性，迷走神経や交感神経の活動，副伝導路の存在などによるものである。心房細動は心房粗動や心房頻拍など他の不整脈を合併したり惹起したりする。Ashman 現象は，さまざまな興奮周期（一般に長 RR 間隔-短 RR 間隔の後に生じる）の心室変行伝導で，通常は右脚ブロック（RBBB）を示す。
- 心エコー検査：経胸壁心エコー検査（TTE）により心房・心室のサイズの評価や弁膜疾患の検出が可能である。経食道心エコー検査（TEE）は左房内の血栓の検出に感度が高く，事前に抗凝固を行うことなく除細動を行えるか評価するのに有効である。
- 甲状腺機能検査
- Holter 心電図：心房細動が疑われる外来患者では，発作性心房細動の頻度や持続時間を評価するのに有用である。
- 胸部 X 線：内因性肺病変の検出や心陰影の評価に有用である。

■ 管　理

治　療

初回発症の心房細動患者は通常入院する必要はない。入院の適応となるのは，虚血，

頻脈，有意な ST 変化，合併する医学的問題，高齢者，血行動態破綻を伴う心疾患合併例，除細動治療のために抗不整脈薬導入が必要となる患者である。

心房細動治療には主に 3 つの目標がある。**心拍数コントロール**(rate control)，**リズムコントロール**(rhythm control)，**血栓塞栓症予防のための抗凝固療法**である。心房細動のタイプや安全性，症状，患者の意向に従って適切な治療を選択する。新規発症の心房細動，再発性の発作性心房細動，再発性の持続性心房細動と永続性心房細動の管理方法と評価アルゴリズムを図 21-2〜21-4 に示す。

心拍数コントロール

心室レートのコントロールは，頻拍による血行動態の悪化を避けるため，また患者の症状軽減や頻拍誘発性心筋症予防のために重要である。適切な心拍数コントロールは，拡張期の適切な心室充満時間を確保し，心拍に関連する心筋虚血を回避し，一般的に血行動態を改善する。低酸素血症や甲状腺機能亢進症，感染症などの原因疾患の是正は，心拍数コントロール改善に劇的な効果をもたらす。薬物による心拍数コントロールは，β遮断薬や非ジヒドロピリジン系カルシウム拮抗薬で房室結節伝導を抑制するか，ジゴキシンにより房室結節抑制と迷走神経活性化を図る。いずれの薬物も経口投与と経静脈投与が可能である。心房細動の心拍数コントロールに用いる薬物の要約は本著の付録に記載してある。

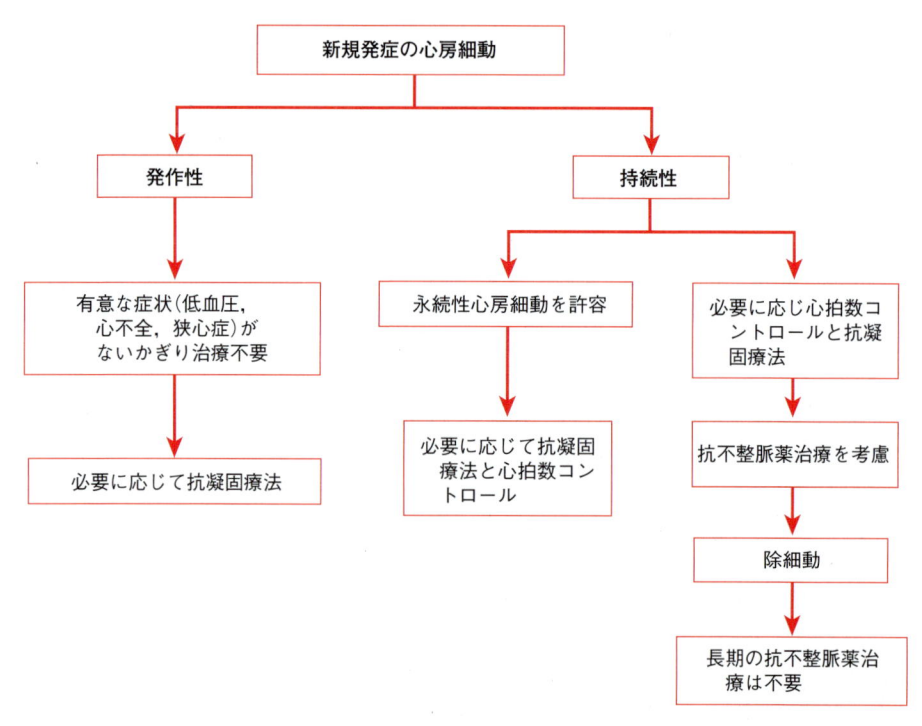

図 21-2　新規発症の心房細動患者の管理の概要と薬物治療のアルゴリズム。(Fuster V, Ryden LE, Cannom DS, *et al*. ACC/AHA/ESC 2006 Guidelines for the Management of Patients with Atrial Fibrillation. *J Am Coll Cardiol* 2006；48：e149 より許可を得て引用)

第21章 心房細動

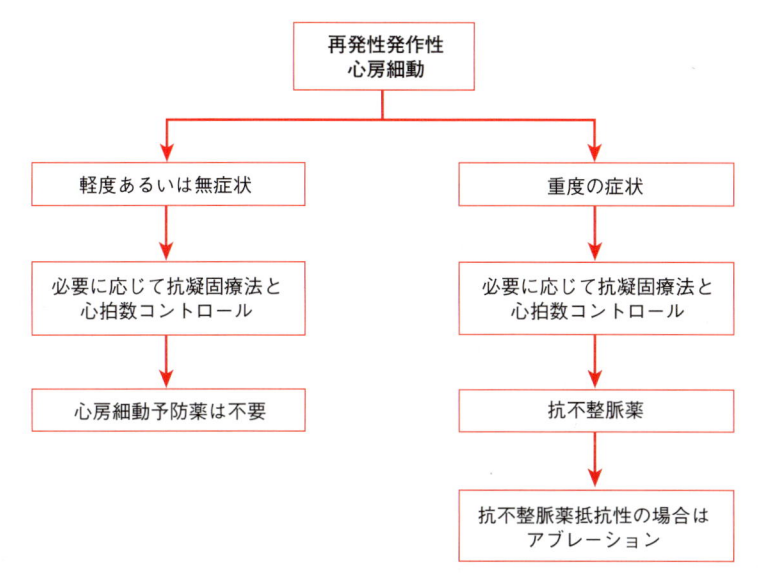

```
        ┌─────────────┐
        │ 再発性発作性  │
        │  心房細動    │
        └──────┬──────┘
       ┌───────┴────────┐
       ▼                ▼
┌──────────────┐  ┌──────────────┐
│軽度あるいは無症状│  │  重度の症状   │
└──────┬───────┘  └──────┬───────┘
       ▼                 ▼
┌──────────────┐  ┌──────────────┐
│必要に応じて抗凝固│  │必要に応じて抗凝固│
│療法と心拍数    │  │療法と心拍数    │
│コントロール    │  │コントロール    │
└──────┬───────┘  └──────┬───────┘
       ▼                 ▼
┌──────────────┐  ┌──────────────┐
│心房細動予防薬は │  │  抗不整脈薬   │
│    不要        │  └──────┬───────┘
└──────────────┘          ▼
                  ┌──────────────┐
                  │抗不整脈薬抵抗性│
                  │の場合はアブレー│
                  │   ション      │
                  └──────────────┘
```

図 21-3 再発性発作性心房細動患者の管理の概要と薬物治療のアルゴリズム。(Fuster V, Ryden LE, Cannom DS, et al. ACC/AHA/ESC 2006 Guidelines for the Management of Patients with Atrial Fibrillation. *J Am Coll Cardiol* 2006；48：e149 より許可を得て引用)

- β遮断薬：甲状腺機能亢進症や急性心筋梗塞，術後の交感神経亢進状態に関連した心房細動に対して用いられる。他の原因で生じた心房細動のほとんどに対しても妥当な薬物である。急性の非代償心不全症例や反応性気道疾患を有する症例に対するβ遮断薬投与は注意を要する。
- カルシウム拮抗薬（非ジヒドロピリジン系）：ほとんどの原因の心房細動に使用できる。心不全や低血圧の患者への投与には注意が必要である。
- ジゴキシン：左室駆出率低下を伴う症候性心不全を合併した心房細動に好んで用いられる。活動性の高い外来患者では有効性は低い。ジゴキシンは急性腎不全や慢性腎疾患を有する症例では使用を避けるべきである。
- アミオダロン：Ⅲ群抗不整脈薬は交感神経遮断作用や Ca チャネル拮抗作用とともに房室結節伝導を遅延する作用を有する。第2選択であるが，心拍数コントロール困難例あるいは低血圧例に対しては第1選択と考えられている。洞調律に回復することもあり，抗凝固療法未施行の長期心房細動症例では血栓塞栓症のリスクを高める。アミオダロンはジゴキシンの血中濃度を高め，ワルファリンの代謝を阻害するため，これらの薬物を併用する際には投与量の調整が必要となる。
- 心拍数コントロールは，安静時は 60～80/min，中等度の運動時には 90～115/min が適切と考えられる。
  心拍数コントロールにおける3つの特殊な状況を以下に示す。
- Wolff-Parkinson-White（WPW）症候群に合併した心房細動は，副伝導路を介した非常に速い房室伝導のため生命に危険を及ぼす不整脈である。WPW 症候群には房室結節に作

```
                    ┌─────────────┐              ┌─────────────┐
                    │ 再発性持続性 │              │ 永続性心房細動 │
                    │  心房細動   │              └──────┬──────┘
                    └──────┬──────┘                     │
              ┌────────────┴────────────┐               ▼
              ▼                         ▼        ┌─────────────┐
      ┌─────────────┐           ┌─────────────┐  │ 抗凝固療法と │
      │ 軽度あるいは │           │  重度の症状  │  │心拍数コントロール│
      │   無症状    │           └──────┬──────┘  └─────────────┘
      └──────┬──────┘                  │
             ▼                         ▼
   ┌─────────────────┐         ┌─────────────────┐
   │必要に応じて抗凝固療法│       │  抗凝固療法と    │
   │と心拍数コントロール │        │ 心拍数コントロール│
   └─────────────────┘         └─────────┬───────┘
                                         ▼
                                 ┌─────────────┐
                                 │  抗不整脈薬  │
                                 └──────┬──────┘
                                        ▼
                               ┌─────────────────┐     ┌─────────────────────┐
                               │  必要に応じて    │────▶│必要に応じて抗凝固療法の│
                               │  電気的除細動    │     │継続とリズムコントロール│
                               └─────────────────┘     └──────────┬──────────┘
                                                                   ▼
                                                       ┌─────────────────────────┐
                                                       │1剤以上の抗不整脈薬と心拍数コント│
                                                       │ロール後にも重篤な症状を繰り返す │
                                                       │場合は，アブレーションを考慮    │
                                                       └─────────────────────────┘
```

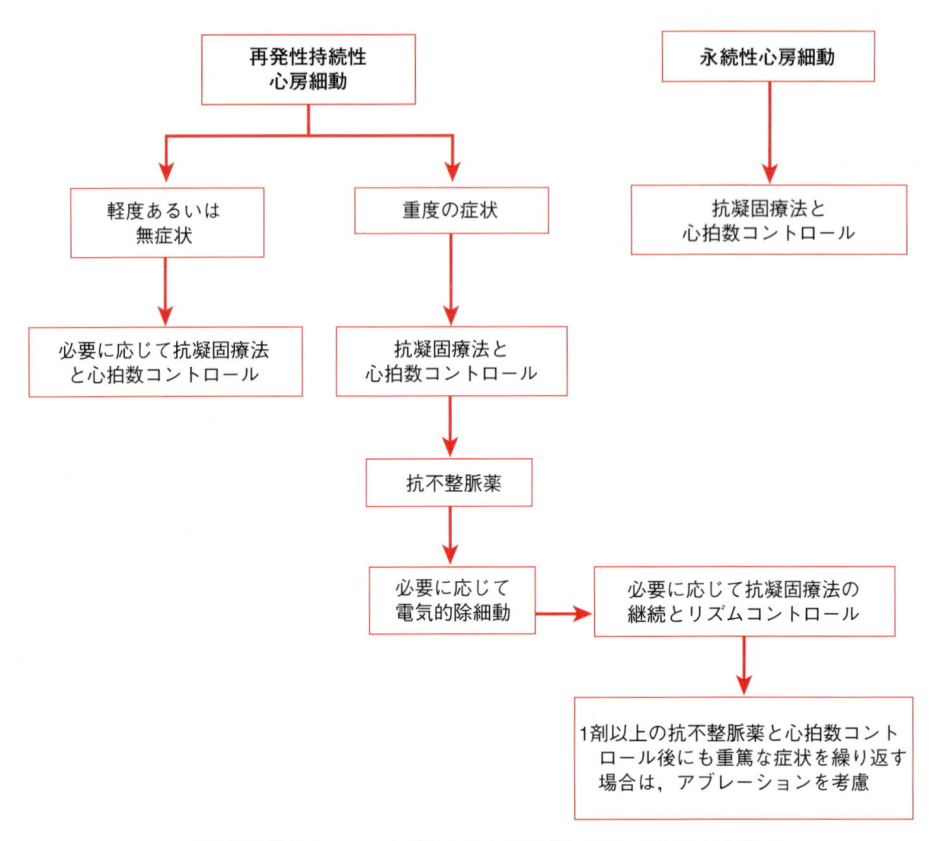

図 21-4 再発性持続性あるいは永続性心房細動患者の管理の概要と薬物治療のアルゴリズム。(Fuster V, Ryden LE, Cannom DS, *et al*. ACC/AHA/ESC 2006 Guidelines for the Management of Patients with Atrial Fibrillation. *J Am Coll Cardiol* 2006；48：e149 より許可を得て引用)

用する薬物は禁忌であり，これは副伝導路を介する心拍数が増加し低血圧や心室細動を惹起するためである。低血圧を呈している患者には直流通電による除細動が行われる。血行動態が安定している症例では，プロカインアミドやアミオダロンが投与される。
● 洞不全症候群に合併した心房細動患者は，重篤な洞徐脈や洞停止に移行する頻脈性心房細動をしばしば発症する。房室結節に作用する薬剤による心房細動の心拍数コントロールは困難である。そのため，永久ペースメーカが必要となる症例もある。
● 薬物による脈拍数や症状のコントロールが不可能な場合(薬物治療に抵抗性の心房細動)には，永久ペースメーカ植込みと房室結節アブレーション(ablate and pace 治療)あるいはさらに積極的なリズムコントロールの方法である肺静脈隔離術のような選択もある。

リズムコントロール
洞調律の維持，症状のコントロール，運動耐容能の改善，心機能の改善のために，除細動と抗不整脈薬投与が必要となる場合もある。除細動は心拍同期直流通電(電気的除細動)または抗不整脈薬によって行われる。除細動後の最初の数週間は血栓塞栓症のリスクが増

第 21 章　心房細動

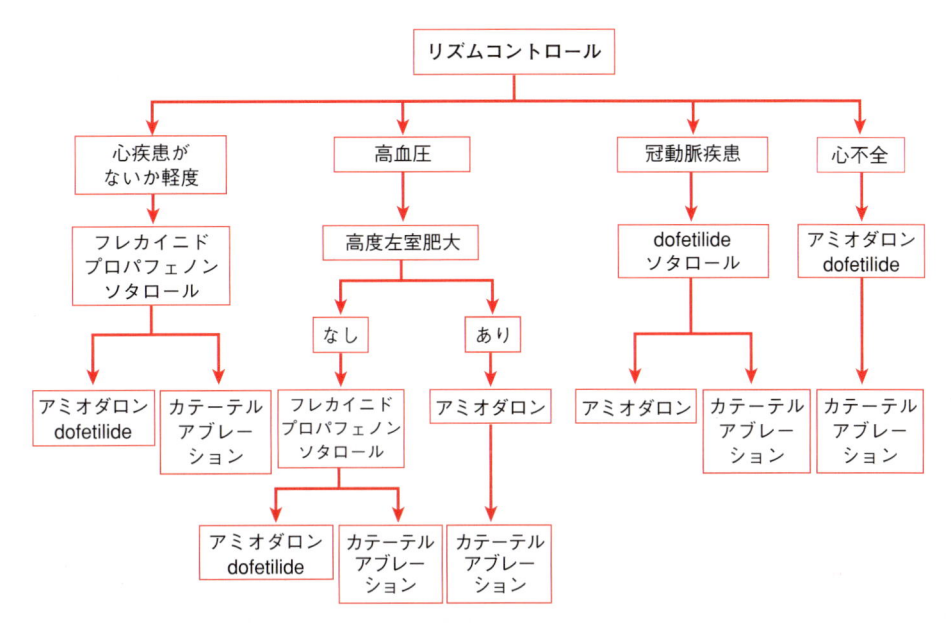

```
                            リズムコントロール
        ┌──────────────┬───────────────┬──────────────┐
   心疾患が           高血圧          冠動脈疾患         心不全
   ないか軽度
   ┌─────┐         ┌─────┐         ┌─────┐         ┌─────┐
   │フレカイニド│       │高度左室肥大│       │ dofetilide │       │アミオダロン│
   │プロパフェノン│       └─────┘         │ ソタロール │         │ dofetilide │
   │ ソタロール │       ┌──┴──┐         └─────┘         └─────┘
   └─────┘         なし    あり
   ┌──┴──┐      ┌──┐ ┌──┐      ┌──┴──┐      ┌──┐
 アミオダロン カテーテル フレカイニド アミオダロン  アミオダロン カテーテル カテーテル
 dofetilide  アブレー  プロパフェノン                       アブレー  アブレー
            ション   ソタロール                       ション   ション
              ┌──┴──┐     │
          アミオダロン カテーテル カテーテル
          dofetilide  アブレー  アブレー
                    ション   ション
```

図 21-5　再発性の発作性あるいは持続性心房細動患者の合併症を考慮した正常洞調律維持のための管理の概要と薬物治療のアルゴリズム。(Fuster V, Ryden LE, Cannom DS, et al. ACC/AHA/ESC 2006 Guidelines for the Management of Patients with Atrial Fibrillation. J Am Coll Cardiol 2006；48：e149 より許可を得て引用)

加するため，待機的除細動は抗凝固療法下に施行し，除細動後も最低 4 週間は継続する。患者の血行動態が不安定な場合は，抗凝固療法なしで緊急電気的除細動を行うこともある。このほかに除細動を抗凝固療法未施行下で行う例として，短期間の心房細動（＜48 時間）や経食道心エコーで左房内血栓がないことを確認できた場合がある。血行動態の安定した患者で心房細動の持続期間が 48 時間以上あるいは不明の場合や，僧帽弁狭窄症を有するか血栓塞栓症の既往のある患者では，適切な抗凝固療法（INR 2.0～3.0）を 3～4 週間維持した後か，左心耳に血栓がないことを経食道心エコーで確認するまでは，除細動は避けるべきである。

　リズムコントロールを達成し維持する目的で使用される抗不整脈薬はいくつかあり，安全性，合併症，心房細動のパターンに基づいて適切に選択する（図 21-5）。ある種の抗不整脈薬の前投与が電気的除細動の成功率を向上させるというエビデンスはあるが，薬理学的除細動は電気的除細動よりも成功率は低い。薬物の選択肢は多様であるが，一般的に心疾患がないか軽症の場合はフレカイニド，ソタロール，プロパフェノンが好まれ，左室機能低下例や心不全例ではアミオダロンや dofetilide が好まれる。催不整脈性副作用に対してはいくつかの薬剤を入院下で開始し，持続型心電図モニターや通常の心電図を用いて調整する。臓器に対する副作用については外来での頻回なフォローアップが必要となる。

　リズムコントロールを行っても，心房細動患者の多くは再発を経験する。除細動に成功した患者のうち，抗不整脈薬なしで洞調律を 1 年以上維持するのはわずか 20～30％であ

る。再発の危険因子は，高齢，心不全，左房拡大，高血圧，リウマチ性心疾患である。
リズムコントロールに関する興味ある3つの研究を以下に示す。

- 高齢者が主体の無症候性持続性心房細動患者を対象とした大規模研究（AFFIRM，RACE研究）における心拍数コントロールとの比較では，死亡率に関してリズムコントロールの優位性を認めなかった。実際には，心拍数コントロール群で生存率と脳卒中発症率が良好な傾向が示された。
- 症候性心房細動を有する患者の大半は，洞調律維持を目標としたリズムコントロールを好む。無症候性患者においては2つの治療群間のQOLに差は大規模研究では認められなかった。
- 塞栓性イベントはいずれの治療でも同等に発生する。通常はワルファリンが投与されていないか抗凝固療法が治療域以下の場合に生じる（下記参照）。

非薬物治療

心房細動の外科的治療のゴールドスタンダードはCox-Maze手術である。この手術は心房に発生するすべてのマクロリエントリー回路を排除することを目的としている。当初この方法は右房と左房に多くの切開を作成していたが（cut and sew），改良が加えられ，高周波やマイクロ波，凍結アブレーション（cryoablation），レーザー，高密度焦点式超音波などのエネルギーシステムを用いた線状アブレーションが行われるようになった。長期成功率は95%以上と報告されている。他の心臓手術と同時に行われるのが一般的であるが，最近は単独でも行われるようになっている。

心房細動の起源が肺静脈周囲に高頻度に認められることから，この領域に対する経皮的肺静脈隔離術が発展してきた。肺静脈隔離術がCox-Maze手術よりも優れている点は，術後の回復が早いことと，手技に伴う死亡率が低いことである。不利な点は成功率がかなり低いことである（発作性心房細動では初回施行で60%以上，複数回施行で70%以上）。この複雑な手技に伴うリスクはわずかであるため，カテーテルアブレーション治療はⅠ群またはⅢ群の抗不整脈薬の少なくとも1剤に治療抵抗性を示す症候性心房細動例に対して推奨される。

抗凝固療法

心房細動患者では左心耳内の血流停滞による血栓形成のため，脳卒中を生じるリスクが高い。心房細動による年間脳卒中発症率は，50～59歳で1.5%，80～89歳で23.5%といわれている。心房細動に関連した血栓塞栓症の危険因子や抗凝固療法未施行例における脳卒中の年間発症リスクは，$CHADS_2$スコアを使用して評価することができる（表21-2）。

血栓塞栓症予防の総合的目標の達成には，抗凝固療法（ワルファリン）に伴う出血性合併症の回避とのバランスをとらなければならない。ワルファリンのリスク効果比は個々の患者で異なるため，推奨される抗凝固療法も多様である。ACC/AHA/ESCの推奨を表21-3に示した。$CHADS_2$スコアで脳卒中のリスクが高い患者（$CHADS_2$スコア>1）には，ワルファリンによる抗凝固療法が推奨されている。脳卒中のリスクが低い患者（$CHADS_2$スコア=0）では，ワルファリンのリスクが効果を上回り，このような患者にはアスピリンを使用するのが妥当である。リスクが中等度の患者（$CHADS_2$スコア=1）ではアスピリンとワルファリンのどちらも使用できる。

脳卒中のリスク最小化のための選択肢として，血栓形成の最好発部位である左心耳の切

表21-2 CHADS₂スコアを用いた抗凝固療法未施行の非弁膜症性心房細動患者の脳卒中リスク

CHADS₂リスク		スコア
脳卒中あるいは TIA の既往		2
年齢＞75 歳		1
高血圧		1
糖尿病		1
心不全		1
症例数(n=1,733)	補正脳卒中発症率%/年(95%信頼区間)	CHADS₂スコア
120	1.9(1.2〜3.0)	0
463	2.8(2.0〜3.8)	1
523	4.0(3.1〜5.1)	2
337	5.9(4.6〜7.3)	3
220	8.5(6.3〜1.1)	4
65	12.5(8.2〜17.5)	5
5	18.2(10.5〜27.4)	6

出典：Fuster V, Ryden LE, Cannom DS, *et al*. ACC/AHA/ESC 2006 Guidelines for the Management of Patients with Atrial Fibrillation. *J Am Coll Cardiol* 2006；48：e149 より許可を得て引用

表21-3 心房細動患者に対する抗凝固療法

リスク分類		推奨する治療
危険因子なし		アスピリン 81〜325 mg/日
中リスク：危険因子 1 個		アスピリン 81〜325 mg/日，またはワルファリン (INR 2.0〜3.0, 目標 2.5)
高リスク：危険因子 1 個，または中等度危険因子 2 個以上		ワルファリン(INR 2.0〜3.0, 目標 2.5)
未確立あるいは低危険因子	**中等度危険因子**	**高度危険因子**
女性	75 歳以上	脳卒中・TIA あるいは塞栓症の既往
65〜74 歳	高血圧	僧帽弁疾患
冠動脈疾患	心不全	人工弁
甲状腺機能亢進症	左室駆出率≦35%	
	糖尿病	

INR：International normalized ratio，TIA：一過性脳虚血発作．
出典：Fuster V, Ryden LE, Cannom DS, *et al*. ACC/AHA/ESC 2006 Guidelines for the Management of Patients with Atrial Fibrillation. *J Am Coll Cardiol* 2006；48：e149 より許可を得て引用

除がある．この方法は Cox-Maze 術に付随して行われているが，現在，経皮的左房閉鎖器が研究開発中である．

> ### 覚えておくポイント
>
> - 心房細動は脳卒中のリスクを大きく増加させる。
> - 心房細動は発作頻度と持続時間によって，発作性，持続性，長期持続性，永続性に分類される。
> - 心房細動の管理には，心拍数コントロール，リズムコントロール，血栓塞栓症予防の抗凝固療法が含まれる。
> - 心拍数コントロールには，β遮断薬，カルシウム拮抗薬，ジゴキシンが使用される。アミオダロンは第2選択薬である。
> - リズムコントロールには，抗不整脈薬投与や心拍同期直流通電（電気的除細動）が行われる。一部の患者では外科的治療やカテーテル治療が行われる。
> - 無症候性心房細動患者が主体の大規模研究では，適切に抗凝固療法が行われていれば，心拍数コントロールの安全性はリズムコントロールと同等である。
> - 経口抗凝固療法による血栓塞栓症予防では，出血リスクとのバランスを取らなければならない。$CHADS_2$スコアは背景にある危険因子をもとに年間脳卒中発症リスクを層別化する。

参考文献と推奨文献

Almassi GH, Schowalter T, Nicolosi AC, et al. Atrial fibrillation after cardiac surgery: a major morbid event? *Ann Surg* 1997 ; 226 : 501.

Calkins H, Brugada J, Packer DL, et al. HRS/EHRA/ECAS Expert Consensus Statement on Catheter and Surgical Ablation of Atrial Fibrillation : Recommendations for Personnel, Policy, Procedures and Follow-Up : A report of the Heart Rhythm Society(HRS)Task Force on Catheter and Surgical Ablation of Atrial Fibrillation. *Heart Rhythm* 2007 ; 4 : 816.

Cameron A, Schwartz MJ, Kronmal RA, et al. prevalence and significance of atrial fibrillation in coronary artery disease(CASS Registry). *Am J Cardiol* 1988 ; 61 : 714.

Chen SA, Hsieh MH, Tai CT, et al. Initiation of atrial fibrillation by ectopic beats originating from the pulmonary veins : electrophysiological characteristics, pharmacological responses, and effects of radiofrequency ablation. *Circulation* 1999 ; 100 : 1879.

Echt DS, Liebson PR, Mitchell LB, et al. Mortality and morbidity in patients receiving encainide, flecainide, or placebo. The Cardiac Arrhythmia Suppression Trial. *N Engl J Med* 1991 ; 324 : 781.

Fuster V, Ryden LE, Cannom DS, et al. ACC/AHA/ESC 2006 Guidelines for the Management of Patients with Atrial Fibrillation, A Report of the American College of Cardiology/American Heart Association Task Force on Practice Guidelines and the European Society of Cardiology Committee for Practice Guidelines(Writing Committee to Revise the 2001 Guidelines for the Management of Patients with Atrial Fibrillation). *J Am Coll Cardiol* 2006 ; 48 : e149.

Gage BF, Waterman AD, Shannon W, et al. Validation of clinical classification schemes for predicting stroke : results from the National Registry of Atrial Fibrillation. *JAMA* 2001 ; 285 : 2864.

Gallagher MM, Guo XH, Poloniecki JD, et al. Initial energy setting, outcome, and efficacy in direct current cardioversion of atrial fibrillation and flutter. *J Am Coll Cardiol* 2001 ; 38 : 1498.

Go AS, Hylec EM, Philips KA, et al. Prevalence of diagnosed atrial fibrillation in adults : national implications for rhythm management and stroke prevention : The Anticoagulation and Risk Factors in Atrial Fibrillation(ATRIA)study. *JAMA* 2001 ; 285 : 2370.

Haissaguerre M, Jais P, Shah DC, et al. Spontaneous initiation of atrial fibrillation by ectopic beats originating in the pulmonary veins. *N Engl J Med* 1998 ; 339 : 659.

Krahn AD, Manfreda J, Tate RB, et al. The natural history of atrial fibrillation : incidence, risk factors, and prognosis in the Manitoba follow-up study. *Am J Med* 1995 ; 98 : 476.

Nichol G, McAlister F, Pham B, et al. Meta-analysis of randomized controlled trials of the effectiveness of antiarrhythmic agents at promoting sinus rhythm in patients with atrial fibrillation. *Heart* 2002 ; 87 : 535.

Page RL, Wilkinson WE, Clair WK, et al. Asymptomatic arrhythmias in patients with symptomatic paroxysmal atrial fibrillation and paroxysmal supraventricular tachycardia. *Circulation* 1994 ; 89 : 224.

Pritchett EL. Management of atrial fibrillation. *N Engl J Med* 1992 ; 326 : 1264.

Singer DE, Albers GW, Dalen JE, et al. Antithrombotic therapy in atrial fibrillation : the seventh ACCP conference on antithrombotic and thrombolytic therapy. *Chest* 2004 ; 126 : 429S.

Van Gelder IC, Hagens VE, Bosker HA, et al. A Comparison of Rate Control and rhythm control in patients with recurrent persistent atrial fibrillation. *N Engl J Med* 2002 ; 347 : 1834.

Vaziri SM, Larson MG, Benjamin EJ, et al. Echocardiographic predictors of nonrheumatic atrial fibrillation : The Framingham Heart Study. *Circulation* 1994 ; 89 : 724.

Wolf PA, Abbott RD, Kannel WB. Atrial Fibrillation as an independent risk factor for stroke : the Framingham Study. *Stroke* 1991 ; 22 : 983.

Wyse DG, Waldo AL, DiMarco JP, et al. A comparison of rate control and rhythm control in patients with atrial fibrillation. The Atrial Fibrillation Follow-up Investigation of Rhythm Management(AFFIRM) investigators. *N Engl J Med* 2002 ; 347 : 1825.

Part 7

血管疾患

第22章　末梢動脈疾患

Timothy W. Schloss and Jasvindar Singh

背　景

　末梢動脈疾患(peripheral anterial disease：PAD)という用語には，大動脈および冠動脈以外の動脈(頸部，上肢，腹腔内，下肢等)が進行性狭窄，閉塞，そして瘤状拡張へ進展する異常が含まれている．末梢血管疾患(PVD)という用語はさらに多くの要素を含み，動脈，静脈，リンパ管の循環が含まれる．本章では主としてアテローム動脈硬化や血栓塞栓症により生じ，下肢，腎，頸部に虚血をもたらす血管疾患を取り上げる．大動脈疾患については第23章で記述する．

病　理

　PADの主たる原因はアテローム動脈硬化である．危険因子としては喫煙，糖尿病，高血圧症，高脂血症，家族歴があげられる．他の要因については表22-1に記載している．

自然歴

　PADはそれだけで重症となりうるが，病態生理学および危険因子が冠動脈疾患と共通であり，大半のPAD患者は心筋梗塞や虚血性脳梗塞のような心血管病のために命を落とす

表22-1　PADの病因

- アテローム動脈硬化症
- 結合組織疾患
  - Marfan症候群
  - Ehlers-Danols症候群
- 異形成疾患
  - 線維筋性異形成
- 血管疾患
  - 大血管：巨細胞(側頭)動脈炎，高安動脈炎
  - 中血管：川崎病，結節性多発動脈炎
  - 小血管(小動脈および毛細血管)：Wegener肉芽腫，顕微鏡的多発血管炎，Churg-Strauss症候群，Schönlein-Henoch紫斑病，クリオグロブリン血管炎
  - 閉塞性血栓血管炎（Burger病）
- 血栓形成促進性疾患
- 血管攣縮性疾患

リスクが高い。実際ほとんど症状を認めない PAD の患者も，相対的には将来の心血管イベントの高いリスクを有している。

■ 下肢 PAD

疫　学
　PAD の有病率は足関節上腕血圧比(ankle-brachial index：ABI)検査をもとにすると，全人口の 3〜10%と推計されている。これは 70 歳以上に限定すると 15〜20%に増加する。50 歳以上の喫煙歴もしくは糖尿病歴を有する高リスク患者では有病率は 29%にまで上昇する。下肢 PAD を有する患者は冠動脈疾患イベントによる死亡のリスクが 2〜6 倍に増加し，脳梗塞や一過性脳虚血発作(TIA)のリスクは 4〜5 倍に増加する。

危険因子
　下肢 PAD の主たる原因はアテローム動脈硬化である。危険因子としては喫煙，糖尿病，高血圧症，高脂血症，高ホモシステイン血症，冠動脈疾患の家族歴があげられる。喫煙は本数に比例して PAD の発症に関係する。PAD 患者の 80%以上は現在もしくは過去に喫煙歴がある。さらに喫煙患者は，冠動脈疾患の 2〜3 倍，下肢 PAD を発症しやすい。

臨床症状
　下肢 PAD の患者は無症候から重度の急性閉塞まで多彩な症状を呈する。臨床医はさらに検査を行うか緊急治療を行うかを症状の程度から判断する必要がある。症状は以下の 4 段階に分類される。
- 無症状
- 跛行症状
- 重症下肢虚血
- 急性下肢虚血

　無症候性下肢 PAD は必ずしも下肢の機能が正常であるとは限らない。こうした患者の多くは典型的な労作性の下肢の跛行は呈さないが，非典型的な症状を有していることが多い。ABI が低下している跛行症状のない患者でも，歩行スピードの低下や歩行バランスの失調などの機能低下があるかもしれない。また，こうした患者の多くが全身性動脈硬化を有しているので，冠動脈疾患と同程度の高リスク群に属する。冠動脈疾患の危険因子を有する 50 歳以上の患者と，70 歳以上のすべての患者に対し，歩行障害がないか，安静時痛はないか，治癒困難な創傷はないかを尋ねるべきである。これらの患者は PAD のリスクが高いので，心筋梗塞，脳梗塞，死亡のリスクを引き下げる治療を開始するために，安静時 ABI を測定するべきである。
　跛行(claudication)という言葉は，労作中に一群の下肢筋肉に生じる，倦怠感，違和感，疼痛を意味するラテン語から派生しており，労作によって引き起こされる虚血が原因となって生じる。慢性の下肢動脈の閉塞の症状は多彩であるが，**歩行で生じ，安静後短時間で改善する，再現性のある疼痛や倦怠感**と表現されることが多い。症状は下肢の殿部，大腿，下腿のいずれにも生じうる。間欠性跛行は脊柱管狭窄症で生じる偽性跛行と鑑別する

ことが重要である。典型的な脊柱管狭窄症に伴う典型的な症状は，労作による再現性が乏しく，立位で増悪し座位によって改善する。ときに両疾病が合併するので非侵襲的な脊椎画像検査を負荷運動試験とともに行うことが治療に役立つ。

重症下肢虚血(critical limb ischemia：CLI)は，安静時疼痛や重篤な血流低下により下肢切断が差し迫っている状態と定義される。この言葉は動脈閉塞性疾患による慢性安静時疼痛，潰瘍，壊疽の患者を包括的に表現するときに用いるべきである。跛行と異なり，CLIの自然経過は下肢の切断につながり，1年死亡率は20%を超える。CLIの安静時疼痛の多くは臥位により増強し，睡眠障害を引き起こす。患者は痛まないような位置に下肢を置き，ほとんど歩くことができなくなる。経過の長さと，低灌流の部位や程度に焦点を当てて病歴を聴取すべきである。

急性下肢虚血(acute limb ischemia：ALI)は組織の生存にかかわるような突然の下肢灌流低下によって引き起こされる。症状はアテロームプラークの血栓症，または心臓や大動脈由来の下肢塞栓症の結果として生じる。ALIの典型的な症状と所見は6つのP〔Pain(疼痛)，Paralysis(麻痺)，Paresthesias(異常感覚)，Pulselessness(無脈)，Pallor(蒼白)，Polar(冷感)〕で表現される。

身体所見

PADのリスクのある患者に対しては，主要な血管床の血管雑音の聴診，鼠径・膝窩・後脛骨・足背の拍動の触診を含む末梢の血行の診察を行うべきである。短時間で可能なスクリーニング検査は挙上試験で，臥位の状態で下肢を60°に挙上して行う。これにより足の裏の皮膚が蒼白化してきたなら下肢PADの存在が示唆される。挙上に引き続き，下腿を診療台から垂らし，座位をとる。片側の皮膚色の改善遅延と静脈のうっ血所見は，循環不全の診断に役立つ。病態がより進行すると，むくみに伴って深い赤色を呈し，いわゆる立位によるうっ血色(dependent rubor)となる。網状皮斑のようなアテローム塞栓症を示す所見にも，潰瘍，神経症，感染と同様の注意を払うべきである。腓腹の萎縮や足背側の脱毛，足爪の肥厚，皮下組織の欠損に伴う光沢のある鱗のような皮膚もPADに認められる所見である。

診断的検査

身体所見とともに跛行症状のあるすべての患者は，診断を確定し現状を把握するためにABIを測定すべきである(図22-1)。加齢と長期間の糖尿病罹患により血管が硬くなると，カフ圧により末梢動脈を閉塞することが難しくなるためABIは正確に測定できなくなる。この場合は足趾上腕血圧比(toe-brachial index：TBI)が代わりに用いられる。足趾の血圧が30 mmHg未満であれば虚血があり，創傷の治癒困難と下肢切断のリスクが上昇する。TBIが0.7未満であれば下肢PADと診断される。

安静時ABIが正常であっても臨床的に下肢PADが強く疑われる場合は，運動負荷後に再度ABIを測定すべきである。患者が運動できない場合は，代わりに足底屈曲試験が用いられる。立位でかかとを持ち上げ，つま先立ちになり，元の位置に戻る。これを繰り返し，症状出現時，または50回繰り返した後にABIを測定する。

さらに下肢PADの部位診断を確定するために，分節血圧の測定が有用である。ABIが異

動脈圧測定とABIの計算

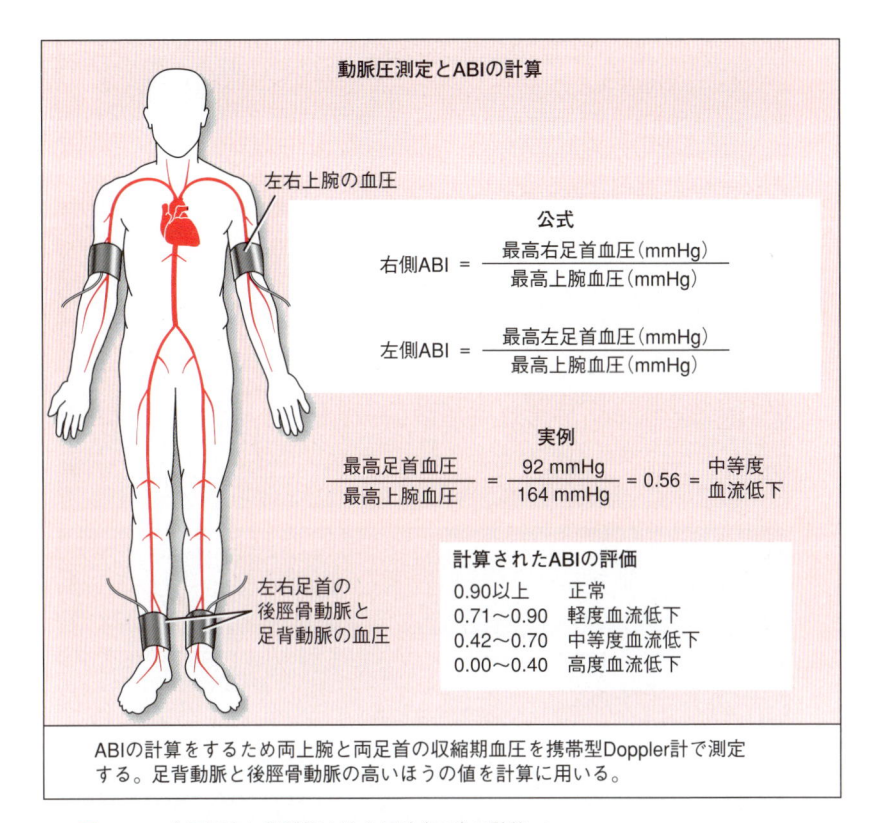

左右上腕の血圧

公式

右側ABI ＝ 最高右足首血圧（mmHg） / 最高上腕血圧（mmHg）

左側ABI ＝ 最高左足首血圧（mmHg） / 最高上腕血圧（mmHg）

実例

最高足首血圧 / 最高上腕血圧 ＝ 92 mmHg / 164 mmHg ＝ 0.56 ＝ 中等度血流低下

左右足首の後脛骨動脈と足背動脈の血圧

計算されたABIの評価

0.90以上	正常
0.71〜0.90	軽度血流低下
0.42〜0.70	中等度血流低下
0.00〜0.40	高度血流低下

ABIの計算をするため両上腕と両足首の収縮期血圧を携帯型Doppler計で測定する。足背動脈と後脛骨動脈の高いほうの値を計算に用いる。

図 22-1 血圧測定と足関節上腕血圧比（ABI）の計算。（White C. Intermittent claudication. *N Eng J Med* 2007；356：1241-1250 より許可を得て引用）

常であれば，追加のカフを大腿の上方，下方，腓腹の上方に巻き，それぞれのカフの間で 20 mmHg 以上血圧が下降した部位に動脈狭窄が存在する。指尖容積脈波記録も同時に行われることが多い。これは圧波高と波形の変化を記録できる空気脈波（pneumoplethysmograph）をカフに組み込んだシステムが用いられる。動脈硬化性疾患があれば脈波形の傾斜が緩やかになり，パルス幅が延長し拡張期ノッチが消失する。

　Duplex 超音波測定は Doppler 流速と波形を動脈壁のグレースケール像と複合し可視化したものである。正常の波形は三相性で，収縮期の前方性波形に続いて，拡張早期の短い逆方向性の波形，その後拡張終期の前方性波形を呈する。動脈狭窄があれば，狭窄以降の血流速度が増加する。重度狭窄になると逆方向性波形が消失する（図 22-2）。狭窄の程度は波形の解析と収縮期最高血流速度より判断する。

　再建部位を解剖学的に同定するためには，CT や MR 血管造影（MRA），デジタルサブトラクション血管造影（digital subtraction angiography：DSA）が用いられる。DSA はいまだゴールドスタンダードの検査ではあるが，侵襲的で造影剤や放射線被曝のリスクをはらんでいる。CT 血管造影は短時間で施行可能な非侵襲的検査であるが，DSA と同様に造影剤

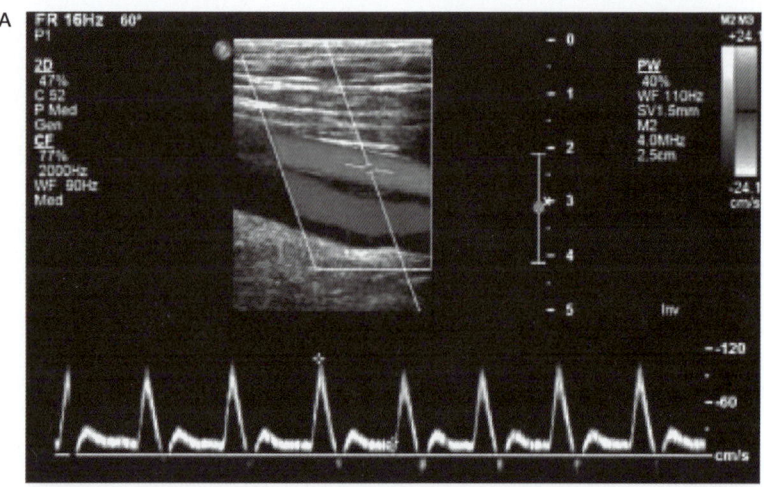

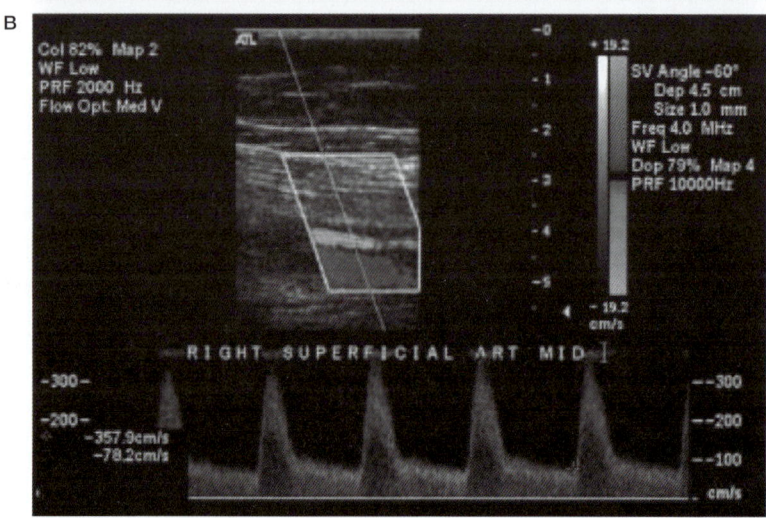

図 22-2　非 PAD 患者（A）と PAD 患者（B）の Doppler 圧波形。B の圧波形では最大収縮期速度が上昇し，拡張期逆流が消失している。〔Begelman SM, Jaff MR. Noninvasive diagnostic strategies for peripheral arterial disease. *Cleve Clin J Med* 2006；73（Suppl 4）：S22-29 より許可を得て引用〕

や放射線被曝のリスクがある。アテローム病変中のカルシウムにより病変が実際よりも膨らんでみえ，判読の際に正確さを欠く要因となる。MRA はリスクがより少なく，詳細な情報を得ることができるが，以前にステントが植込まれていると画質に影響する。

治　療

　治療の目標は特に禁煙を含めた危険因子の改善により PAD の進展を抑制することである。治療にもかかわらず PAD へと進展した場合には，QOL を改善し，下肢切断もしくは

生命を脅かすような進行を防ぐために，早期発見や生活習慣の改善，薬物療法，また症例によっては血行再建術を併せて行うべきである。

PAD 患者は症状の有無にかかわらず，以下に示すような**危険因子の積極的な改善**が必要である。

- LDL コレステロール＜100 mg/dL を目標とするスタチンを用いた脂質低下
- 血圧＜140/90 mmHg（糖尿病患者であれば 130/80 mmHg 未満）を目標とする，ACE 阻害薬や β 遮断薬を用いた降圧療法
- HbA_{1c}＜7.0%となるような血糖コントロール
- 毎日の下肢の観察と適切なフットケア
- 禁煙
- アスピリン 75～325 mg/日もしくはプラビックス 75 mg/日による抗血小板療法

これらに加え，患者が跛行症状を訴える場合は**監視型運動療法**のよい適応となる。運動機能の改善は緩やかで数カ月を要する。少なくとも 30 分程度の運動を週 3 回程度，最大疼痛の直前くらいまで続けられれば，最大歩行距離の 150%改善が認められることが示されている。シロスタゾール（プレタール®）は PDE Ⅲ の阻害薬であるが，血管拡張作用と抗血小板作用を併せもち，プラセボに比較して歩行距離を約 50%程度改善する。他の PDE Ⅲ 阻害薬は心不全患者の生命予後を悪化させるので，シロスタゾールを左心機能障害のある患者に投与することは避けるべきである。

QOL や就労の制限となるような跛行症状を有し，監視型運動療法や薬物療法に反応が悪い患者には，**血行再建術**が考慮される。治療のリスクが低いことから，通常は血管内治療が優先して行われ，解剖学的に不適合な症例では外科的治療が行われる。間欠性跛行の患者の約 5%が重篤な症状と CLI への進行により血行再建術を要し，遠位部の虚血のため下肢切断に至るのはわずか 2%である。対照的に CLI となった患者の約半数が，下肢温存のため血行再建術を必要とする。

病状の進行が速ければ，組織壊死の範囲を制限し，下肢温存の可能性を高めるために脈管専門医への早急な紹介が必要である。ALI の所見（6 つの P）があれば，脈管専門医への紹介は緊急を要し，血栓の抑制のために抗凝固療法を速やかに開始して，緊急血行再建術を行うべきである。こうした患者では治療を要するような重症冠動脈病変や脳血管障害の合併が多いことも念頭に置いておく必要があり，治療計画に盛り込む。ステントの使用もしくは非使用の経皮的血管内血管形成術，カテーテルによる血栓溶解療法，機械的血栓除去といった血管内治療や外科的血行再建術が，併存疾患や血管の解剖を考慮して選択されることになる。

■ 腎動脈病

背景

腎臓には腎動脈を介して心拍出量の 20%が灌流されている。腎動脈への灌流不全より生じる腎血管性高血圧症は最も一般的な二次性高血圧症の原因である。心臓カテーテル検査が行われた患者の 30%に腎動脈狭窄が認められ，11～18%の患者に 50%以上の狭窄が認められたという報告がある。

表 22-2　腎動脈狭窄症の原因

- アテローム動脈硬化症
- 線維筋性異形成
- 腎動脈瘤
- 大動脈または腎動脈解離
- 血管炎
- 血栓塞栓症，コレステロール塞栓症
- 結合組織疾患
- 後腹膜線維症
- 外傷
- 腎移植後狭窄
- 放射線療法後

　腎臓への血液低灌流は最終的にはレニン-アンジオテンシン系の活性化を引き起こす。腎動脈狭窄はアルドステロンとアンジオテンシンⅡの血管に対する反応を介して，体液貯留と体血圧上昇を引き起こす。

病　理

　腎血管病変の 90% 以上がアテローム動脈硬化症によるものである。それ以外の原因については表 22-2 に示した。動脈硬化症は腎動脈起始部から大動脈に及んでいることが多い。線維筋性異形成 (fibromuscular dysplasia：FMD) は腎動脈狭窄の 2 番目に多い原因である。男性・女性のいずれにも生じるが，典型的には若年女性における高血圧症として現れる。動脈硬化性腎動脈狭窄症とは異なり，FMD は腎動脈の中位や遠位に生じ，末梢枝に展開していく。特徴的なビーズ状の腎動脈に限局した病変が動脈硬化性腎動脈狭窄症との鑑別に役立つ。FMD は頸部や椎骨動脈など他の血管にも影響を与える。脳動脈瘤と関連するため，患者には全員，頭部 CT 血管造影と MRA によるスクリーニングを受けるべきである。

臨床症状

　重症高血圧と体液貯留が腎動脈狭窄症の典型的な所見である。迅速な腎動脈狭窄の検索を必要とする臨床所見を下記に示す。
- 30 歳以前に発症した高血圧症
- 55 歳以降に発症した重篤な高血圧症
- 急速に進行する高血圧症（コントロールされていた高血圧症の突然で持続する悪化）
- 治療抵抗性高血圧症（利尿薬を含む 3 剤以上の薬剤使用にもかかわらず）
- 悪性高血圧症（急性の臓器障害を合併する高血圧症）
- ACE 阻害薬もしくはアンジオテンシンⅡ受容体拮抗薬 (ARB) を投与後の腎機能悪化
- 説明のつかない腎萎縮，あるいは腎動脈サイズの左右差が 1.5 cm 以上
- 突然発症の説明のつかない肺水腫

診断的検査

　Doppler を用いた Duplex 超音波検査が，腎動脈狭窄症の診断で最初に行うべき検査であ

る。この検査の精度は患者の体型，検者の技術と経験に左右される。**CT と MRA** は病変の性状を同定でき，超音波で検出することが難しい患者に有用である。CT は腎毒性のある造影剤が必要であり，腎動脈狭窄症患者にとって重大な問題となることがある。MRA はガドリニウム造影剤を使用し，CT 造影剤より腎毒性が少ないとされてきた。しかし，近年ガドリニウム造影剤と腎性全身性線維症(nephrogenic systemic fibrosis：NSF)の関係が報告され，腎機能障害患者におけるガドリニウム造影剤の使用が問題になっている。このような検査が不十分であったり，リスクが高いと考えられる場合は，**血管造影検査**を確定診断のために検討すべきである。下肢 PAD および冠動脈疾患の患者で腎動脈狭窄の合併率が高いことから，侵襲的な血管造影を行う予定の CAD 患者や臨床的に腎動脈狭窄が疑われる患者には，非選択的腎動脈造影検査を考慮すべきである。

治 療

　動脈硬化性腎動脈狭窄症の薬物治療は**腎血管性高血圧症**のコントロールに焦点が当てられる。ACE 阻害薬，ARB，カルシウム拮抗薬や，β 遮断薬を含めた薬物療法が有効である。しかし，β 遮断薬以外の薬物は腎機能や代謝異常を増悪する可能性があるため，両側性腎動脈狭窄では用いるべきではない。特に ACE 阻害薬は腎機能障害を増悪させるため，投与開始に伴い血清クレアチニンの厳重なモニターが必要である。

　腎動脈狭窄の血行再建については臨床研究が進行中である。初期に行われたバルーンのみの血行再建は，ステントを用いる血行再建にほとんど取って代わられている。これにより，特に入口部病変において，急性期成功率と慢性期開存率が高くなった。しかし，FMD の患者は例外で，バルーン血管形成のみが適応となる。巨大瘤状病変や，小さな，腎動脈を複数巻き込んだ病変では，経皮的血管形成が不向きであり，外科的血行再建術が適応となる。

　どのような患者が腎動脈血行再建術の適応かは，現在臨床研究が進行中である。説得力のある大規模無作為化試験のデータがないため，以下に記すような血行動態的に有意な狭窄を有する[原注1]腎動脈狭窄症患者に**血行再建術**を**考慮する**。
- 急速に進行する高血圧症(コントロールされていた高血圧症の突然で持続する悪化)
- 治療抵抗性高血圧症(利尿薬を含む 3 剤以上の薬剤使用にもかかわらず)
- 悪性高血圧症(急性の臓器障害を合併する高血圧症)
- 説明のつかない片側の萎縮腎に伴う高血圧症
- 薬物治療に対し忍容性のない高血圧症
- 慢性腎疾患に合併した両側腎動脈狭窄もしくは片腎の腎動脈狭窄
- 繰り返す，突然の説明のつかない肺水腫
- 重症高血圧症における繰り返す狭心症

原注 1：血行動態的に有意な腎動脈狭窄とは，(1) 視覚的に 50～70% 以上で，圧ワイヤーにて最大圧較差＞20 mmHg または平均圧較差＞10 mmHg，(2) 70% 以上の狭窄，(3) 血管内エコー検査で 70% 以上の狭窄。

頸動脈狭窄症

背 景
　下肢 PAD の検出同様，頸動脈狭窄症を検出することは心血管イベントのリスクの高い患者を同定することと等しい。動脈硬化性頸動脈狭窄症患者の約半数は重度冠動脈病変を有している。心血管イベントの高リスクの患者を同定するのに加え，頸動脈狭窄を検出することのもう1つの目標は，脳血管イベントを予防することである。米国では脳卒中は死因の第3位であり，長期障害の主な原因となっている。

疫 学
　頸部血管雑音は65歳以上の患者の約5%に聴取される。Cardiovascular Health Study において50%を超える頸動脈狭窄は，65歳以上の男性の7%，女性の5%に認められる。

臨床症状
　動脈硬化性頸動脈狭窄は，無症候性頸部血管雑音，一過性脳虚血発作(TIA)，脳梗塞として現れる。脳梗塞と TIA はさまざまな病因により生じるが，およそ80%は脳虚血によるものである。虚血性脳梗塞のうち，25%程度が血管の狭窄や閉塞によるものである。

危険因子
　是正可能な脳梗塞の危険因子は，高血圧症，喫煙，脂質異常，糖尿病である。脳梗塞のリスクは，狭窄が進行し症状が出現するようになると増加する。いくつかの観察研究によると，60%を超える狭窄を有する無症候性頸動脈狭窄症患者の脳梗塞発症頻度は年間2%であったのに対し，70%を超える狭窄を有する症候性頸動脈狭窄症患者の年間の脳梗塞発症頻度は13%であった。

身体所見
　循環器専門医を受診するすべての患者に頸部血管の聴診を行うべきである。ほとんどの血管雑音は収縮期に聴取される。血管雑音が拡張期にまで及んでいれば，頸動脈狭窄が80%程度に達しており，著しい圧較差が生じていることを示している。身体所見をとる際には徐脈の発生に注意を払う。これは頸動脈洞反射により生じるものである。

治 療
　薬物治療は是正しうる脳血管イベントの危険因子の管理に焦点を当てるべきである。禁忌でなければ，アスピリンを用いた抗血小板療法を行う。TIA か脳梗塞の既往のある患者に対しては，高血圧症，糖尿病の管理に加え，スタチンを用いた脂質の管理を開始すべきである。
　頸動脈の血行再建術は現在臨床研究にて検討されている。最近，米国心臓病学会・米国脳卒中学会(AHA/ASA)は，無症候性の高度頸動脈狭窄症の一部の患者に対しては，手術死亡・合併症発現率が3%未満の外科医による予防的頸動脈内膜摘除術を推奨している。また，症状のある患者に対しては，最近の6カ月以内の脳梗塞もしくは TIA 発作があり，同

側の重度狭窄(70～99%)がある患者に対しては,外科医の手術死亡・合併症発現率が6%未満であれば,血管内膜摘除術が推奨される。50～69%狭窄の症候性の頸動脈狭窄症患者に対しては,併存疾患や年齢を考慮して,外科的治療が推奨されている。外科的治療の適応でない患者には,頸動脈ステント留置の成績が外科的内膜摘除術に劣らないことから,代替手段として考慮する。

覚えておくポイント

- アテローム動脈硬化は全身疾患である。1つの領域の血管に異常がある患者は他の領域,特に冠動脈の合併病変を有するリスクがある。
- 下肢PADの患者は,無症状,跛行,慢性下肢虚血,急性下肢虚血の4群のいずれかに分類される。
- 動脈拍動の触診,血管雑音の聴診,挙上試験などの血管の診察を行うべきである。
- すべてのPADに対し動脈硬化危険因子の積極的な是正を行う。
- PADに対する血行再建戦略は,症状の重症度,血管の狭窄・閉塞の程度,手技に伴うリスク,合併症,血管の解剖学的所見に基づいて決定する。

参考文献・推奨文献

Hirsch AT, Haskal ZJ, Hertzer NR, *et al*. ACC/AHA Guidelines for the Management of Patients with Peripheral Arterial Disease(lower extremity, renal, mesenteric, and abdominal aortic): A Collaborative Report from the American Association for Vascular Surgery/Society for Vascular Surgery, Society for Cardiovascular Angiography and Interventions, Society of Interventional Radiology, Society for Vascular Medicine and Biology, and the American College of Cardiology/American Heart Association Task Force on Practice Guidelines(Writing Committee to Develop Guidelines for the Management of Patients With Peripheral Arterial Disease). American College of Cardiology Website. Available at: http://www.acc.org/clinical/guidelines/pad/index.pdf.

Norgren L, Hiatt WR, Dormandy JA, Nehler MR, *et al*. TASC II Working Group. Inter-Society Consensus for the Management of Peripheral Arterial Disease(TASC II). TASC II: *J Vasc Surg* 2007; 45: S1-S68.

Weber-Mzell D, Kotanko P, Schumacher M, *et al*. Coronary anatomy predicts presence or absence of renal artery stenosis. A prospective study in patients undergoing cardiac catheterization for suspended coronary artery disease. *Eur Heart J* 2002; 21: 1684-1691.

White C. Intermittent claudication. *N Engl J Med* 2007; 356: 1241-1250.

第23章 大動脈疾患

Brian R. Lindman

はじめに

　大動脈疾患は急性で破滅的な経過をたどることがある。一部の患者は経過中に不運な大動脈イベントをきたす基礎疾患を有することが知られている。多くの場合，患者は予期せぬ急激な生命の危機に直面する。動脈瘤や動脈解離に関連する大動脈の基礎疾患に対する関心が高まっている。これらの患者をしっかりと監視して，そのリスクを軽減するためにより積極的に内科的・外科的に介入すべきである。現在進行中の研究により内科的，外科的，および血管内治療の適応が明らかとなってきた。大動脈疾患の患者管理は，主に発症経過と大動脈病変の部位により異なる（図23-1）。臨床像は通常，**急性大動脈症候群**（大動脈解離，破裂，漏出，壁内血腫または穿通性アテローム動脈硬化性潰瘍）または無症候性大動脈瘤として現れる。

病態生理

　大動脈は薄い内膜，厚い中膜，薄い外膜の三層構造からなる。中膜は大動脈に一定の強度をもたらすように弾性組織が層状構造をなしている。大半の病理学的異常は内膜と中膜に起因する。**嚢胞性中膜変性**（cystic medial degeneration）は胸部大動脈瘤（thoracic aortic aneurysm：TAA）を形成するさまざまな病因の最終的な共通過程であり，大動脈壁が脆弱となり，拡張を生じる。**アテローム動脈硬化症**は下行 TAA と腹部大動脈瘤（abdominal aortic aneurysm：AAA）においては主要な病理学的要因となる。ずり応力による内皮の亀裂と障害，またはアテローム動脈硬化性変化から内膜の潰瘍形成部位に，血液が体血圧により脆弱化した中膜層に進入し，裂け目を広げながら大動脈壁を解離させる。

原　因

病　因

　大動脈への影響が知られる疾患群を以下に示す。

- **大動脈二尖弁**：大動脈二尖弁（bicuspid aortic valve：BAV）は人口の 1％未満に認められ，上行大動脈瘤，大動脈解離，大動脈縮窄症のリスクが高くなる。一般に，BAV 患者の半数以上に上行大動脈と大動脈基部の拡大がみられる。こうした大動脈の拡大は弁狭窄や

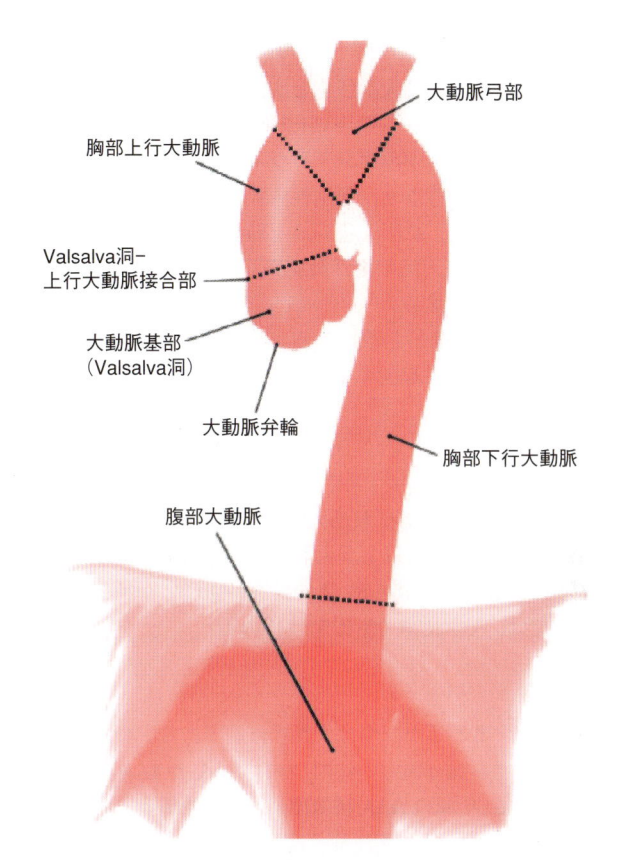

図 23-1 胸部と近位腹部大動脈の解剖。(Isselbacher EM. Thoracic and abdominal aortic aneurysms. *Circulation* 2005；111：816-828 より許可を得て引用)

逆流症とは無関係である。大動脈の弾性組織の異常と中膜変性により，BAV 患者では一般人口に比較して，解離が 10 倍以上多い。BAV 患者の遺伝学的第 1 度近親の血縁者の約 10％が BAV を発症する。
- **Marfan 症候群**：この疾患は常染色体優性遺伝で 5,000〜10,000 人に 1 人が発症する。15 番染色体上にある fibrillin-1 の遺伝子変異から生じる。fibrillin-1 は構造蛋白でエラスチンの周囲を取り囲む。大動脈基部の瘤は特徴的な洋なし状を呈し，Valsalva 洞で最大となる。このほか，Marfan 症候群は骨格，肺，硬膜，皮膚，眼にも異常を伴う。
- **Loeys-Dietz 症候群**：この疾患は常染色体優性遺伝であり，両眼隔離症（眼の間が広い），口蓋垂の二分離または口蓋裂，広範囲の動脈瘤を伴う全身性の動脈の蛇行により生じる。患者は Marfan 症候群に比してより若年で小径の大動脈に解離または破裂をきたすリスクが高い。
- **家族性胸部大動脈瘤と大動脈解離症候群**：常染色体優性遺伝であり囊胞性中膜変性が進行し，動脈瘤の原因となる。さまざまな年齢で発症し，Marfan 症候群や Loeys-Dietz 症

候群のような特徴はみられない。
- アテローム動脈硬化症：胸部下行大動脈瘤と腹部大動脈瘤の原因として最も多い。アテローム動脈硬化は穿通性アテローム動脈硬化性潰瘍を進展させる。2型糖尿病，高脂血症，喫煙，高血圧，加齢，男性が危険因子となる。
- 高血圧：中膜の弾性組織を変性させ，囊胞性中膜変性を進展させる。さらに，高い圧力は大動脈壁の張力を増加させ，拡張と瘤形成を助長する。
- 炎症性大動脈炎：高安動脈炎，巨細胞性動脈炎，ヒト白血球抗原（HLA）-B27 関連脊椎関節症などの疾患により発症する。
- 感染性動脈瘤：細菌性動脈瘤とも呼ばれる。梅毒の長期感染または *Staphylococcus*，*Streptococcus*，*Salmonella* 感染に起因する。動脈瘤は囊状（非対称性で外袋状）になることが多い。

疫　学

すべての大動脈瘤のうち 75%以上は腹部大動脈に発症する。米国では毎年，約 20 万人の新規 AAA が診断され，15,000 人以上が大動脈瘤破裂により死亡している。3～5 cm の AAA は 45～54 歳男性の 1.3%に，75～84 歳の男性の 12.5%にみられる。同等の大きさの AAA は同年齢の女性では，それぞれ 0%と 5.2%である。

自然経過

大動脈瘤患者が主にたどる不運な転帰は大動脈破裂である。動脈壁表面にかかる張力は圧力と半径に応じて増大する（Laplace の法則）ので，AAA と TAA の破裂のリスクはいずれも大動脈径に直接依存する。年間の AAA 破裂率は 0.3%（動脈瘤＜4 cm），1%（4～5 cm），6～10%（5～6 cm），15%以上（＞6 cm）とされる。ほとんどの AAA はアテローム動脈硬化症に関連したものである。AAA は男性に多くみられるが，女性での破裂は 3 倍多く，より小さい径で発生する。破裂した AAA は重篤な予後をたどり，25%は突然死，50%は病院で手術を受ける前に死亡する。運良く手術治療を受けられたとしても周術期死亡率は 50%である。全体の 30 日生存率は 10%に満たない。

TAA の 1 年間の破裂率も大きさに依存し，2%（動脈瘤＜5 cm），3%（5～5.9 cm），7%（＞6 cm）とされる。Marfan 症候群，BAV などの結合組織疾患の患者ではより小さい径で破裂が生じる。

大動脈解離は胸部大動脈で発症し，通常はアテローム動脈硬化症と関連しない。解離は部位により分別される（図 23-2）。

- Stanford A 型解離
  - 発症から 24～48 時間では 1 時間経過につき約 1%の死亡率上昇。
  - 内科的治療では院内死亡率は約 50～60%。
  - 外科的治療では院内死亡率は約 20～30%
- Stanford B 型解離
  - 内科的治療では院内死亡率は約 10%。
  - 外科的治療では院内死亡率は約 30%。
  - 内科的治療の長期生存率は 5 年で約 60%，10 年で約 40%。

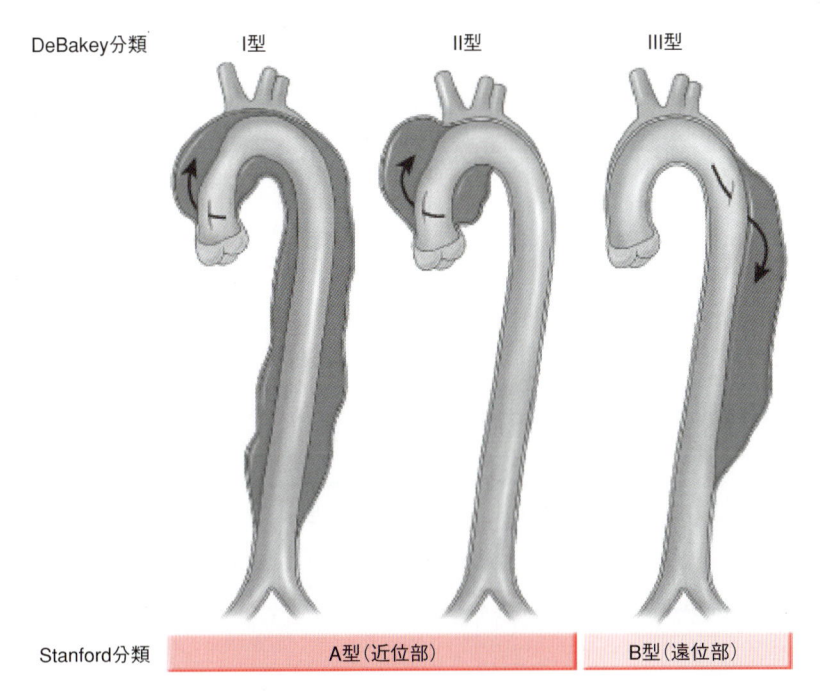

図 23-2 DeBakey I 型：解離が上行大動脈に発症し，少なくとも大動脈弓，多くはさらに遠位側まで広がる．DeBakey II 型：上行大動脈に発症し，上行大動脈内に限定される．DeBakey III 型：下行大動脈に発症し，遠位側へと広がってゆくが，稀に大動脈弓や上行大動脈へと逆行性に拡大する．**Stanford A 型**：上行大動脈に解離がみられるが，その発症部位は無視する．**Stanford B 型**：上行大動脈には解離がない．(Isselbacher EM. Diseases of the aorta. In：Zipes DP, Libby P, Bonow RO, et al., eds. Braunwald's Heart Disease：A Textbook of Cardiovascular Medicine, 7th ed. Philadelphia：Elsevier Saunders；2005：1403-1435 より許可を得て引用)

大動脈解離の亜型として壁内血腫と穿通性アテローム動脈硬化性潰瘍（penetrating atherosclerotic ulcer：PAU）がある（図 23-3）．壁内血腫は内膜亀裂を伴わない大動脈中膜内の出血であるが，PAU はアテローム動脈硬化性プラークに発症する局所潰瘍で，内膜びらんが特徴である．PAU の自然経過は非常に議論のあるところだが，壁内血腫の生存率は大動脈解離と似た傾向となる．

- A 型：18～36％（内科的治療），8～14％（外科的治療）
- B 型：12～14％（内科的治療），17～20％（外科的治療）

■ 所　見

臨床所見と病歴

大動脈の形態的変化による突然の症状出現は，診断が確定するまで急性大動脈症候群（acute aortic syndrome）として分類される．急性大動脈症候群には症候性大動脈瘤，壁内血腫，PAU，大動脈解離，漏出，破裂などが含まれる．**A 型大動脈病変**では Valsalva 洞と大

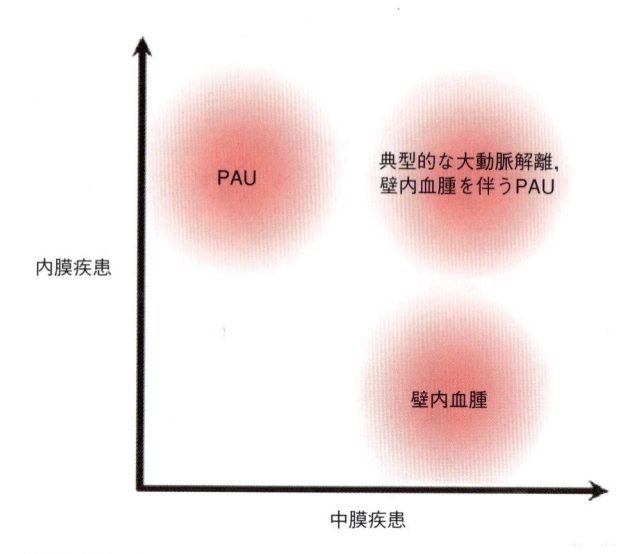

図 23-3 急性大動脈症候群は内膜と中膜の障害の程度により,しばしば異なる病態が重複して生じる。(Sundt TM. Intramural hematoma and penetrating atherosclerotic ulcer of the aorta. *Ann Thorac Surg* 2007;83:S835-S841 より許可を得て引用)

動脈弓を含む上行大動脈が侵される。下行大動脈病変の有無は問わない。B 型大動脈病変では下行大動脈(左鎖骨下動脈の起始部より遠位側)を侵し,上行大動脈または大動脈弓部は含まない。大動脈弓部に限局した解離を呈する患者も少数ながらいる。急性大動脈症候群の患者は以下のような症状を現す。

- 突然発症する激しい胸痛または背部痛(胸部大動脈の急性大動脈症候群)。典型的には,疼痛は上行大動脈に及ぶ場合には頸部に放散し,下行大動脈では背中の肩甲骨間に放散する。
- 持続性鈍痛が腹部または背部にあり,拍動性の腹部腫瘤と低血圧を伴う場合は古典的な AAA 破裂の三徴である(この三徴は感度が高いというよりは特異度が高い)。AAA 破裂の患者は急速に心血管系の虚脱状態に陥る。
- 呼吸困難
- 心不全症状または心膜血腫・心タンポナーデ・大動脈弁逆流による低血圧
- 脳血流障害による脳卒中
- 失神
- 脊髄血流障害による麻痺
- 動脈血流障害による腹部および四肢の疼痛

A 型解離を発症した患者では近位部の解離が冠動脈入口部にまで及び,ST 上昇型心筋梗塞(STEMI)を合併することがある。

大動脈瘤が徐々に拡大する場合はしばしば無症状であるが,その部位に応じた慢性症状を訴える。

- 胸腔内構造物を圧迫するために生じる慢性の胸痛または背部痛

- 食道の圧迫症状である嚥下困難
- 気管の圧迫症状である呼吸困難，咳嗽，喘鳴
- 大動脈弁逆流による心不全症状
- AAA では腹痛や腰痛

　家族歴は必ず聴取すること，特に大動脈瘤または大動脈解離の家族歴の有無が重要である。

身体所見
　心血管系に絞って迅速な診察を行い，特に以下の点に着目する。
- 心臓
  - 頻拍
  - 高血圧または低血圧。大動脈弁逆流(aortic regurgitation：AR)に伴う脈圧の開大
  - 収縮期駆出性クリック(BAV の疑い)
  - 拡張期漸減性雑音(AR)
  - 心音の減弱と頸静脈拍動の上昇(心タンポナーデの疑い)
- 血管系
  - 脈拍と血圧の左右差(血流障害)
  - 冷たく，疼痛のある四肢
  - 拍動性腹部腫瘤
- 神経系
  - 局所神経学的異常，通常は虚血性脳梗塞による(塞栓症またはフラップによる血流障害に起因する)
  - 対麻痺(脊髄血流障害による)
- 呼吸器系
  - 心不全による頻呼吸，低酸素血症
- 全身系
  - Marfan 症候群または Loeys-Dietz 症候群を示唆する身体的特徴

診断的評価
　急性大動脈症候群を示唆する急速に出現した重篤な症状や身体所見があるときには，迅速に評価を行う。慢性症状の診断では少し時間をかけて評価を行ってよい。検査は特異的所見と利用可能な機器に応じて行う。
- 胸部 X 線写真：縦隔の拡大，大動脈弓部突出，気管分岐の開大などの所見(急性大動脈解離の 10〜15% で胸部 X 線は正常であり，いずれの所見も感度，特異度はあまり高くない)。
- 経胸壁心エコー検査(TTE)：大動脈弁逆流，心膜液貯留，近位上行大動脈径，BAV を評価する。しかし，TTE は大動脈基部より末梢側の大動脈径を正確に測定できず，解離の感度も低い。
- 経食道心エコー検査(transesophageal echocardiography：TEE)：胸部大動脈病変の感度は 95% を超え，特異度も 90〜95% であるが，得られる機能的情報は TTE と同程度であ

る。BAV 診断のために選択すべき検査の 1 つでもある。しかし，上行大動脈遠位と大動脈弓部血管はよく見えないこともある。鎮静を必要とし，状態が不安定な患者では困難または不可能である。
- CT：迅速かつ容易に施行可能で，診断精度が高い検査である。急性大動脈症候群の検査としてほとんどの病院で選択されている。感度，特異度はともに 95％を超えるが，適切な造影剤の急速静注が必須となる。AAA と腎動脈，内臓動脈との関連を精査できる。大動脈弁逆流は同定できない。造影剤静注は腎不全患者ではリスクがある。
- MRI：感度，特異度はともに 95％を超える。最も詳細に解剖学的精査ができ，大動脈弁の評価が可能でリスクも低い。しかし，不安定な患者には検査に時間がかかりすぎる。
- 大動脈造影：解離を診断できる（感度 85〜90％，特異度 95％）が，壁内血腫や PAU の同定には限界がある。緊急手術よりも，おもに待機的手術前に冠動脈疾患を評価するために行われる。
- 腹部エコー検査：腹部大動脈瘤の診断と経過観察に使用される。非侵襲的だが CT よりは正確性に欠ける。
- CT，MRI，TEE は急性大動脈症候群の診断において非常に高い特異度と感度を示すが，どれも完全ではない。最初の検査で結論が出せなければ，確定または除外診断のために追加の画像検査を行う。

治 療

急性大動脈症候群
内科的治療
　急性大動脈症候群患者は頻脈と高血圧を呈することが多い。内科的治療の主目標は心拍と血圧を低下させ，大動脈病変の合併症のリスクを最小限にすることにある。心拍数 60/min と収縮期血圧 100〜120 mmHg または平均血圧 60〜75 mmHg が適切な治療目標である。
　急性大動脈症候群に対する薬物治療を以下に示す。
- β 遮断薬
  - 急性大動脈症候群には第 1 選択薬。
  - 心拍数，血圧，左室駆出力（dP/dT）を低下させる。
  - エスモロール，短時間作用型静注 β 遮断薬が一般に使用される。
  - 血圧を低下させるが反射性頻拍を誘起する薬物（例えばニトロプルシド）を使用する前に投与する。
- カルシウム拮抗薬
  - ベラパミル，ジルチアゼム
  - β 遮断薬が忍容できない場合の第 2 選択薬
- ニトロプルシドナトリウム
  - β 遮断薬やカルシウム拮抗薬では血圧が十分にコントロールされない場合に追加して静注使用する。
- ラベタロール

- 静注または経口で投与し、β遮断作用とα遮断作用を示す。
- 単独または併用での投与が可能。
- 昇圧薬
  - 低血圧には昇圧薬が必要となるが、dP/dT を増加させにくいノルアドレナリン（Levophed®）またはフェニレフリン（Neo-synephrin®）が好んで使用される。

現状では、特にリスクが高い病状でなければ、B 型大動脈病変に対して内科的治療が推奨されるが、リスクが高ければ外科的治療または血管内治療（増加している）を行う。

外科的治療/血管内治療

大半の A 型大動脈病変、合併症を伴う B 型病変、症候性 AAA には緊急の外科へのコンサルトが適応となる。

- A 型大動脈病変
  - ほとんどの病院では A 型大動脈病変患者と急性大動脈症候群患者は緊急外科手術としている。A 型大動脈解離では緊急の外科コンサルトが必要である。
  - 意見の分かれるところであるが、アジアにおける A 型壁内血腫と PAU の治療方針は、初期には内科的管理で厳密なモニタリングと頻回の画像検査により注意深く経過観察し、進行する徴候があれば外科的修復術へ移行する。
  - 外科手術は大動脈病変の範囲と大動脈弁の機能に応じて行われるが、通常大動脈の病変部位はグラフトに置換し、必要であれば大動脈弁も置換する。
- B 型大動脈病変
  - B 型大動脈病変は高リスクの徴候が現れなければ、通常は内科的に管理する。
  - 外科手術適応（または血管内治療）
    ・重要臓器または四肢の虚血
    ・上行大動脈への逆行性進展
    ・破裂または切迫破裂
    ・管理不能の疼痛と高血圧
    ・大動脈の急激な拡大または解離の進展
  - 血管内ステントグラフト留置は上記のような高リスク患者の多くに適応となる可能性があり、開放修復よりも合併症発現率と致死率が低い。急性および慢性の B 型大動脈解離や壁内血腫、PAU の管理におけるステントグラフト留置の役割はまだ明らかではない。
  - 経皮的バルーン開窓術とステント留置は、解離フラップによる固定性または変動性の大動脈分枝血管閉塞のため内臓や四肢に虚血をきたした場合に適応される。
- 症候性 AAA
  - 症候性 AAA は緊急の外科コンサルトが必要である。緊急 AAA 修復術の手術死亡率は 20％弱であるが、AAA が破裂した場合は 50％に増加する。

無症候性に増大する大動脈瘤

内科的治療

積極的な血圧コントロール（目標収縮期血圧 105〜120 mmHg）は破裂、解離、瘤成長のリスクを最小限にするために重要である。β遮断薬は最もよく研究されており、血圧の低下、

収縮力(dP/dt)の減弱，また，おそらく結合組織の代謝改善を介して効果を示す．アンジオテンシンⅡ受容体拮抗薬(ARB)は Marfan 症候群患者の動脈瘤形成を予防する作用があるといわれている．そのほか，糖尿病治療，禁煙，特に HMG-CoA 還元酵素阻害薬(スタチン)による高脂血症の治療など，危険因子の管理が行われる．

さらに大動脈基部拡大または胸部大動脈瘤の患者は，重いものを持ち上げる，急な斜面を登る，体操，懸垂など，胸腔内圧や血圧が上昇するような活動は避けるべきであろう．解離や破裂を誘発するため，激しい衝突を伴うスポーツも避けたほうがよい．有酸素運動は続けてもよいが，運動強度を下げる．妊娠中は Marfan 症候群など遺伝性胸部大動脈瘤症候群による解離のリスクが高まる．

外科的治療/血管内治療
破裂予防の利益が治療手技のリスクを上回ることが期待できれば，予防的大動脈手術が推奨される．経験が豊富な施設における待機的修復術での手術死亡率は，上行大動脈の手術で 2〜5%，下行大動脈と胸腹部大動脈の手術で 8〜10%，腹部大動脈腫瘤の手術で 2〜6% である．予防的手術施行時期は主に大動脈の径と，基礎疾患，家族歴を考慮して決定する．外科的治療または血管内治療の厳密な適応基準はそれぞれの施設の経験と患者の併存症によって異なる．重要なのは，症状のある動脈瘤患者では以下に示すような基準閾値に達しなくても手術を施行すべきであるということである．

無症候性大動脈瘤に対する手術の適応
- 上行大動脈(図 23-4)
  - Marfan 症候群と BAV
    - 大動脈径 5 cm 以上(場合によっては 4.5 cm 以上)
    - 径拡大が 0.5 cm/年以上
    - 大動脈弁置換術時に大動脈径が 4.5 cm 以上(一部の医療機関では 4 cm 以上)
  - Marfan 症候群または BAV 以外の原因
    - 大動脈径 5.5 cm 以上
    - 径拡大 1 cm/年以上
- 下行大動脈
  - 大動脈径 6 cm 以上
  - 径拡大 1 cm/年以上
- 腹部大動脈
  - 男性：5.5 cm
  - 女性：4.5〜5.0 cm にて考慮する
  - 径拡大 0.6〜1 cm/年以上

外科手技と血管内治療手技の種類
大動脈修復術を受けた患者の管理では，修復手技のタイプを知っておく必要がある．
- 上行大動脈
  - 外側からの人工ラッピングを使用，または使用しない縮小大動脈形成術(reduction aortoplasty)

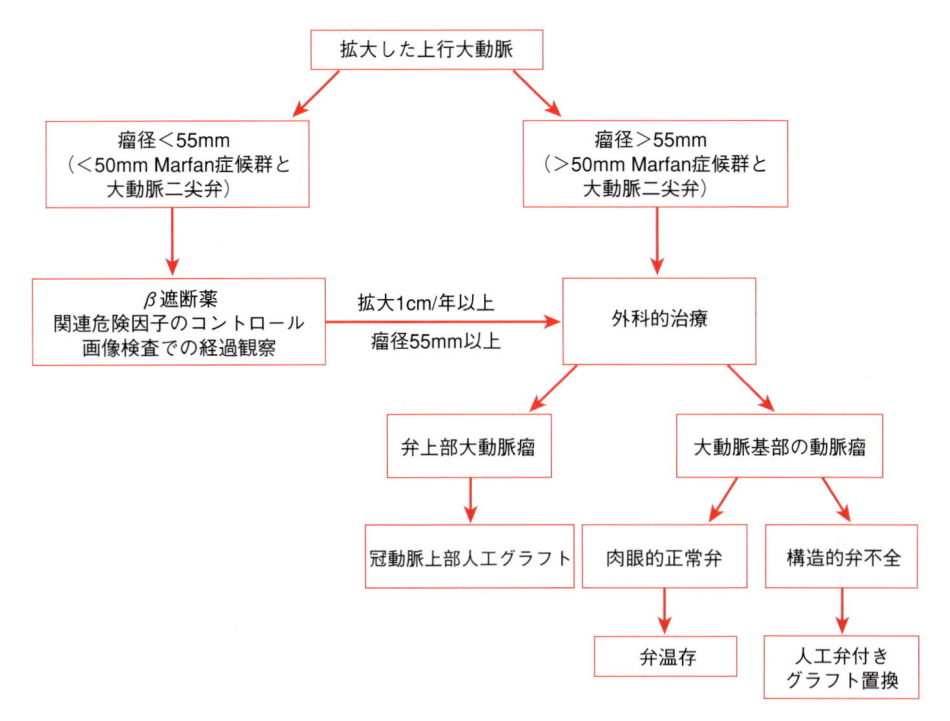

```
                    ┌─────────────────┐
                    │ 拡大した上行大動脈 │
                    └────────┬────────┘
            ┌────────────────┴────────────────┐
            ▼                                 ▼
  ┌───────────────────┐             ┌───────────────────┐
  │   瘤径＜55mm      │             │   瘤径＞55mm      │
  │ （＜50mm Marfan症候群と │         │ （＞50mm Marfan症候群と │
  │   大動脈二尖弁）   │             │   大動脈二尖弁）   │
  └─────────┬─────────┘             └─────────┬─────────┘
            ▼                                 ▼
  ┌───────────────────┐  拡大1cm/年以上  ┌──────────┐
  │ β遮断薬           │ ───────────→ │ 外科的治療 │
  │ 関連危険因子のコントロール │ 瘤径55mm以上  └────┬─────┘
  │ 画像検査での経過観察 │                     │
  └───────────────────┘           ┌─────────┴─────────┐
                                  ▼                   ▼
                          ┌──────────────┐   ┌──────────────┐
                          │ 弁上部大動脈瘤 │   │ 大動脈基部の動脈瘤 │
                          └──────┬───────┘   └────┬─────┬───┘
                                 ▼                ▼     ▼
                        ┌─────────────┐   ┌────────┐ ┌────────┐
                        │冠動脈上部人工グラフト│ │肉眼的正常弁│ │構造的弁不全│
                        └─────────────┘   └───┬────┘ └───┬────┘
                                              ▼          ▼
                                          ┌──────┐  ┌──────────┐
                                          │ 弁温存 │  │ 人工弁付き │
                                          └──────┘  │ グラフト置換│
                                                    └──────────┘
```

図 23-4　上行大動脈瘤の内科的管理と外科的管理。(Nataf P, Lansac E. Dilation of the thoracic aorta: medical and surgical management. *Heart* 2006；92：1345-1352 より許可を得て引用)

- 冠動脈より上方の上行大動脈を人工グラフト置換（Valsalva 洞を含まない動脈瘤に使用される）
- Bentall 手技：洞・上行大動脈・大動脈弁を，人工弁付き Dacron® グラフトにて置き換えて大動脈弁輪部および自己冠動脈を縫合する（弁疾患と大動脈基部に及ぶ大動脈瘤のある患者に使用される）。
- 弁温存基部置換：Bentall 手技に類似するが大動脈弁尖は温存し，グラフトと縫合する（正常の大動脈弁尖をもつ患者に適応する）。
- Ross 手術：大動脈弁と大動脈基部を切除し，患者自身の肺動脈弁と肺動脈基部を移植する。肺動脈基部は死体または同種肺動脈移植で置換する（新しい大動脈基部は拡大してくることが多い）。
- 人工大動脈弓部グラフト：大動脈弓部を多枝の人工弓部グラフトに頭頸部・上肢血管と動脈を再縫合する。
- 下行大動脈
  - Dacron® または Gore-Tex® 製の人工グラフトを瘤切除後に移植する。
  - 血管内ステントグラフトは治験段階だが，大動脈破裂のリスクが高くしかも大動脈手術のリスクが高い患者に適応と考えられる。
- 腹部大動脈

- Dacron® または Gore-Tex® 製の人工グラフトを瘤状大動脈内に組み込み，必要であれば腸骨動脈内に伸ばす．
- 血管内ステントグラフト
  ・おおむね 50%程度の AAA は解剖学的に血管内修復術が可能．
  ・特に高齢者と外科手術の高リスク患者で考慮する．
  ・血液漏出が生じる場合には大動脈破裂のリスクが高く，再インターベンションが必要となる．

■ 予　防

経過観察の推奨

　大動脈を経過観察するための画像検査の頻度は，そのときの大動脈径，進行速度，外科手術後かどうかによって決定する．大動脈瘤の診断後，3〜6 カ月後に大動脈径の再評価を行い，拡大速度をみる．当初の大きさと拡大速度に基づいて，その後の画像検査を 6〜12 カ月ごとに行っていく．大動脈瘤が外科的治療を必要とする大きさに近づいてきたら，画像検査の頻度を増す．大動脈の一部の外科的修復手術を受けた患者では，修復していない部位における偽性大動脈瘤または大動脈瘤の有無を検索しながら，継続的に画像検査を行っていくことが重要である．検査対象となる大動脈の解剖学的位置，検査法の特性，対象病変の種類に応じて，大動脈の評価に使用する画像検査を選択する．CT または MRI は TAA に対して多く使用されるが，大動脈基部の瘤の観察には TTE がより頻繁に用いられる．超音波検査は AAA のスクリーニングに最も一般的に使用されるが，拡大した AAA の外科的治療手技を決定するには CT または MRI が主に使用される．

スクリーニングの推奨

- TAA のある患者では，25%近くが AAA を合併するため，腹部超音波で少なくとも 1 回は AAA のスクリーニングを行う．
- 家族性大動脈疾患の患者の遺伝的第 1 度血縁者はスクリーニングを行うべきである．TTE で大動脈弁と大動脈基部の径を観察すれば通常は十分であるが，大動脈基部より末梢の部位にも疑いがあれば他の画像検査を行う．
- AAA のスクリーニング方針はかなり多様である．多くの専門家は身体所見のスクリーニング感度には限界があると認めている．米国の予防医療専門調査会は AAA について，喫煙経験のある 65〜75 歳の男性では腹部超音波検査で 1 度はスクリーニングを行うべきだと推奨しているが，女性と低リスクの男性のスクリーニングは推奨されていない．血管外科学会と米国血管外科協会は，60〜85 歳のすべての男性，心血管危険因子をもつ 60〜85 歳の女性，AAA の家族歴を有する 50 歳以上のすべての者に対して超音波検査によるスクリーニングを推奨している．

謝　辞

　本章をレビューしていただいた Alan Braverman 博士（MD, FACC；Professor of Medicine, Director of Marfan Syndrome Clinic, Cardiovascular Division, Washington University

School of Medicine)に，感謝する。

> **覚えておくポイント**
> - 嚢胞性中膜変性は上行大動脈瘤を引き起こす最も一般的な組織学的異常であるが，下行大動脈瘤や腹部大動脈瘤の原因としてはアテローム動脈硬化症が最も多い。
> - 急性発症の胸部，背部，腹部の激しい痛みを訴えるすべての患者で急性大動脈症候群を考慮すべきである。治療はβ遮断薬を第1選択として心拍数と血圧を厳重に管理し，緊急手術のコンサルトを行う。
> - A型急性大動脈症候群は上行大動脈から弓部に及び，常に外科的に管理を行う。
> - B型急性大動脈症候群は高リスク所見がなければ，通常は内科的に管理を行う。
> - 無症状の大動脈瘤に対応する予防的な外科修復は，大動脈径，大動脈瘤の部位，大動脈病変の基礎疾患，性別や合併症など患者特有の要因に基づいて決定する。

参考文献・推奨文献

Boyer JK, Gutierrez F, and Braverman AC. Approach to the dilated aortic root. *Curr Opin Cardiol* 2004 ; 19 : 563-569.

Braverman AC, Harris KM. Management of aortic intramural hematoma. *Curr Opin Cardiol* 1995 ; 10 : 501-504.

Braverman AC. Aortic dissection. *Curr Opin Cardiol* 1997 ; 12 : 389-390.

Braverman AC. Penetrating atherosclerotic ulcers of the aorta. *Curr Opin Cardiol* 1994 ; 9 : 591-597.

Brewster DC, Cronenwett JL, Hallett JW, *et al*. Guidelines for the treatment of AAA : report of a subcommittee of the Joint Council of the American Association for Vascular Surgery and Society for Vascular Surgery. *J Vasc Surg* 2003 ; 37 : 1106-1117.

Cecconi M, Nistri S, Quarti A, *et al*. Aortic dilatation in patients with bicuspid aortic valve. *J Cardiovasc Med* 2006 ; 7 : 11-20.

Davies RR, Goldstein LJ, Coady MA, *et al*. Yearly rupture or dissection rates for thoracic aortic aneurysms : simple prediction based on size. *Ann Thorac Surg* 2002 ; 73 : 17-28.

Habashi JP, Judge DP, Holm TM, *et al*. Losartan, an AT1 antagonist, prevents aortic aneurysm in a mouse model of Marfan syndrome. *Science* 2006 ; 312(5770) : 117-121.

Hagan PG, Nienaber CA, Isselbacher EM, *et al*. The international registry of acute aortic dissection (IRAD) : new insights into an old disease. *JAMA* 2000 ; 283 : 897-903.

Ince H, Nienaber CA. Diagnosis and management of patients with aortic dissection. *Heart* 2007 ; 93 : 266-270.

Isselbacher EM. Diseases of the aorta. In : Zipes DP, Libby P, Bonow RO, *et al*., eds. Braunwald's Heart Disease : A Textbook of Cardiovascular Medicine, 7th ed. Philadelphia : Elsevier Saunders ; 2005 : 1403-1435.

Isselbacher EM. Thoracic and abdominal aortic aneurysms. *Circulation* 2005 ; 111 : 816-828.

Kent KC, Zwolak RM, Jaff MR, *et al*. Screening for abdominal aortic aneurysm : a consensus statement. *J Vasc Surg* 2004 ; 39 : 267-269.

Loeys BL, Schwarze U, Holm T, *et al*. Aneurysm syndromes caused by mutations in the TGF-β receptor. *N Engl J Med* 2006 ; 355 : 788-798.

Maraj R, Rerkpattanapipat P, Jacobs LE, *et al*. Meta-analysis of 143 reported cases of aortic intramural hematoma. *Am J Cardiol* 2000 ; 86 : 664-668.

Nataf P, Lansac E. Dilation of the thoracic aorta : medical and surgical management. *Heart* 2006 ; 92 : 1345-1352.

Pretre R, Von Segesser LK. Aortic dissection. *Lancet* 1997 ; 349 : 1461-1464.

Shiga T, Wajima Z, Apfel CC, *et al*. Diagnostic accuracy of transesophageal echocardiography, helical computed tomography, and magnetic resonance imaging for suspected thoracic aortic dissection : systematic review and meta-analysis. *Arch Intern Med* 2006 ; 166 : 1350-1356.

Shores J, Berger KR, Murphy EA, *et al*. Progression of aortic dilatation and the benefit of long-term β-adrenergic blockade in Marfan's syndrome. *N Engl J Med* 1994 ; 330 : 1335-1341.

Sundt TM. Intramural hematoma and penetrating atherosclerotic ulcer of the aorta. *Ann Thorac Surg* 2007 ; 83 : S835-S841.

von Kodolitsch Y, Csösz SK, Koschyk DH, *et al*. Intramural hematoma of the aorta : predictors of progression to dissection and rupture. *Circulation* 2003 ; 107 : 1158-1163.

第24章　深部静脈血栓症

Sitaramesh Emani and Philip S. Cuculich

■ はじめに

　深部静脈血栓症(deep venous thrombosis：DVT)は凝固カスケードの活性化に伴い，主に四肢に静脈血栓形成をきたす病態である。DVTは肺塞栓症を含む静脈性血栓塞栓症(venous thromboembolism：VTE)とよばれる凝固異常症の1つである。米国では年間60万人がVTEを発症し，その2/3はDVTである。

自然経過

　DVTの進展をもたらす代表的な状態はVirchowの三徴 ── (1)血流の停滞(静脈うっ滞)，(2)血管内皮障害，(3)凝固カスケードの異常な活性化，である。表24-1は一般的なDVTの危険因子を示したもので，それぞれの相対リスクを示している。複数の危険因子を有する患者は単一の危険因子を有する患者と比較し，DVTを発症する確率が高い。

臨床徴候

　古典的なDVTの所見は，罹患下肢の圧痛，発赤，腫脹である。より進行した例や長期間経過した例でみられる他の徴候については表24-2に示してある。肺塞栓症(pulmonary embolism：PE)を予防することが，DVTの正確な診断と治療を行う最も重要な目的である。遠位の静脈血栓(腓腹)は，しばしば自然に溶解し，PEを生じることは少ない。しかしながら，未治療の遠位DVTの25%は近位の静脈にまで進展し，未治療の近位静脈血栓ではPEの発症リスクは50%近くにまで増加する。

■ 診断的検査

　DVTの診断で最も重要なことは，医師がどの程度疑う(検査前確率)かである。Wells診断基準(表24-3)はDVTのリスクのある患者を同定する有効な方法である。
　DVTと診断する，または除外するための以下の診断的検査の選択は，検査前確率に大きく影響される。
- Dダイマー ── フィブリノーゲンの分解産物。Dダイマーが正常(陰性)である場合はDVTの診断に高い陰性適中率を示す。Dダイマーはさまざまな要因で上昇するため，陽

表 24-1 Virchow の三徴における静脈血栓症進展の一般的な危険因子

危険因子	静脈血栓症の推定相対リスク*
1. 静脈うっ滞	
●最近の手術	5〜200
●最近の入院	5
●長時間の旅行（8 時間以上）	3
2. 内皮障害	
●外傷	5〜200
3. 血栓傾向	
●VTE の既往	50
●遺伝性の血栓形成傾向	
・第 V 因子 Leiden 変異	50（ホモ接合），5（ヘテロ接合）
・アンチトロンビン欠乏	25
・プロテイン C 欠乏	10
・プロテイン S 欠乏	10
・抗リン脂質抗体	2〜10
・プロトロンビン G20210A 変異	2〜3
・高ホモシステイン血症	1〜3
●エストロゲンの使用	
・経口避妊薬	5
・ホルモン補充療法	2
・選択的エストロゲン受容体調節薬	3〜5
●年齢	
・70 歳以上	10
・50 歳以上	5
●妊娠	7
●癌	5
●肥満	1〜3

*推定相対リスクは患者集団，危険因子の重篤度，VTE の診断方法，危険因子の検査結果によって大きく変化する。
出典：Bates SM, Ginsberg JS. Treatment of deep-vein thrombosis. *N Engl J Med* 2004；351：269-277 より許可を得て引用

表 24-2 静脈血栓症の臨床所見

- ●局所
  - 疼痛，発赤，腫脹
  - 静脈炎後症候群，慢性静脈不全
  - 有痛性青股腫（静脈壊疽）
- ●全身
  - 肺塞栓
  - 慢性血栓塞栓性肺高血圧

性である場合の有用性はやや低い（感度 96〜100%，特異度 50%）。
- 静脈エコー──圧迫エコー（血栓が存在すると，静脈が圧縮しにくい）と Doppler による血流評価（血栓が血流を障害する）を組み合わせる。近位の静脈血栓の有症候性患者に対しては，感度（89〜96%），特異度（94〜99%）は高い。無症候性の患者（42〜67%）や腓腹の DVT が疑われる患者（50%）では感度はかなり低くなる。

そのため DVT の検査前確率の低い患者では除外診断のために D ダイマーを測定するべ

表 24-3 深部静脈血栓症の検査前確率（Wells 診断基準）

臨床的特徴†	スコア*
活動性の癌（治療中，最近 6 カ月以内の治療，緩和治療）	1
下肢の麻痺，不全麻痺，最近のギプス固定	1
最近の 3 日を超える臥床状態，12 週間以内の全身麻酔もしくは局所麻酔を必要とする大手術	1
深部静脈領域に沿って局在する圧痛	1
下肢全体の腫脹	1
無症候側に比べて 3 cm を超える腓腹の腫脹（脛骨粗面の下 10 cm のところで測定）	1
患側に限局する圧痕浮腫	1
表在静脈の側副血行（静脈瘤ではない）	1
以前指摘された深部静脈血栓	1
少なくとも深部静脈血栓とは違う診断	−2

*DVT である見込みが 2 点以上では "ありそう"，2 点未満では "ありそうにない"
†両下肢に症状がある患者では，より症状があるほうで点数化する．

出典：Wells PS, Anderson DR, Bormanis J, et al. Value assessment of pretest probability of deep-vein thrombosis in clinical management. *Lancet* 1997；350：1795-1798，および Scarvelis D, Wells PS. Diagnosis and treatment of deep-vein thrombosis. *CMAJ* 2006；175：1087-1092 より許可を得て引用

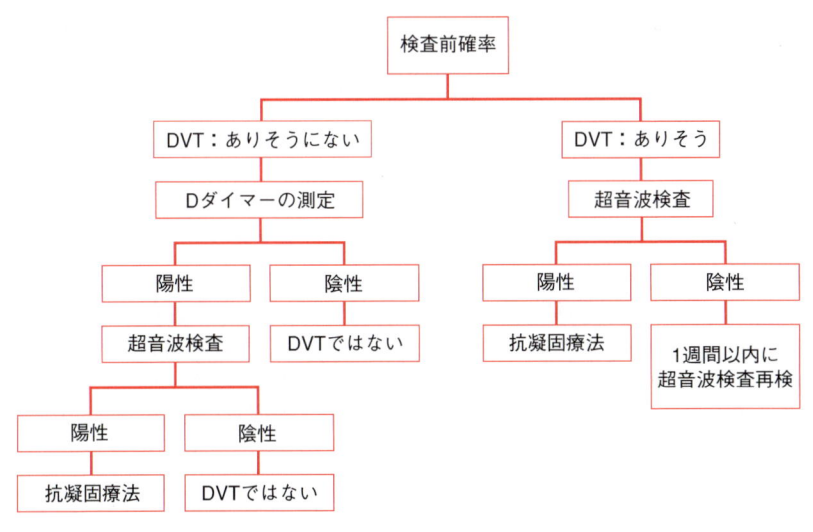

図 24-1 深部静脈血栓に対する診断的アプローチ

きであり，検査前確率が高い患者には確定診断目的に静脈エコーを行うべきである．図 24-1 に適切な検査の選択と診断のための推奨アルゴリズムを示す．

治療

DVT の治療は抗凝固療法である．抗凝固療法の開始について以下に示す．
- DVT が疑われる場合，検査結果が確認できる前に低分子ヘパリン（LMWH）や未分画ヘ

パリン(UFH)を用いた抗凝固療法を開始してもよい。
- 一般的に，治療開始時は UFH の持続点滴よりも LMWH の皮下注が好まれる。
  - LMWH は外来にて投与可能で，モニタリングの必要が少ない。
  - UFH の経静脈投与は LMFH が禁忌である場合(例えば腎障害)に行われる。
- ワルファリンによる長期の経口抗凝固療法は LMWH や UFH による治療を開始するのと一緒に開始すべきである。ワルファリンの効果が十分に得られた段階で LMWH や UFH は中止できる(目標 INR 2〜3)。
  - UFH や LMWH を使用せずにワルファリンを開始すると，頻度は少ないが重篤な合併症であるワルファリン起因性皮膚壊死のリスクが高くなる。
  - 抗リン脂質抗体(APA)を有する患者の場合，INR 目標値をより高く設定するか，より長期に抗凝固療法を行うことがよいとするエビデンスがある。
  - VTE を有する担癌患者の場合は特に血栓傾向が強く，ワルファリンよりは LMWH を用いた長期抗凝固療法がより効果的であるというデータがある。
- UFH もしくは LMWH を投与されている患者では，ヘパリン起因性血小板減少症(HIT)をスクリーニングするために血小板数をモニタリングする必要がある。HIT は血小板第Ⅳ因子(PF-4)に対する免疫反応で，血栓症のリスクを著明に増加させる。
  - ヘパリン投与下で血小板数がベースラインよりも 50%未満に減少したとき，もしくは 10 万/μL 未満に減少したときに HIT を強く疑う。
  - HIT が疑われた際には，UFH や LMWH は直ちに中止すべきである。
  - 血栓症のリスクが増加するため，ヘパリンを直接トロンビン阻害薬〔lepirudin(Refludan®)もしくはアルガトロバン®〕に変更することが必要である。
  - 診断を確定するために抗 PF-4 抗体検査をオーダーするべきである。

抗凝固療法の適切な期間は危険因子よって決まる(表 24-4)。危険因子が明らかで治療可能な場合は DVT の自然再発の可能性はほとんどなく，抗凝固療法は短期間とすべきである。特発性 DVT もしくは改善が不可能な危険因子を有する場合は再発のリスクが高く，長期間の投与が必要である。

DVT 患者の転帰を改善するために，抗凝固療法に加えて行われる治療には以下のものがある。
- 圧迫ストッキング

表 24-4　深部静脈血栓に対する抗凝固療法の期間

カテゴリー	推奨される治療期間
可逆性の危険因子が原因の DVT(下肢固定，最近の手術)	3〜6 カ月
1 種類の血栓形成促進因子を有する DVT，もしくは特発性 DVT(明らかな危険因子がない)	6〜12 カ月。終生治療を検討するが，抗凝固療法のリスクと利益も考慮する。
2 種類以上の血栓形成促進因子を有する DVT，もしくは再発性 DVT	12 カ月〜終生治療。
活動性の癌を背景に有する DVT	最低 6 カ月間の LMWH 投与を検討。癌が治療されれば，さらに 6 カ月継続

DVT：深部静脈血栓症，LMWH：低分子ヘパリン。

- 腫脹を改善し，静脈炎後症候群の発生が減少する。
- 治療早期に着用を開始するべきである。
- 診断後2年間は着用を継続することもある。
- 歩行
  - 急性発症のDVT患者にはできるだけ歩くように奨励するべきである。

抗凝固療法の代替治療もあるが，一般的に以下のような場合に限られる。
- 下大静脈(IVC)フィルター
  - 抗凝固療法が一時的に禁忌の場合(重篤な消化管出血，最近の外傷や頭蓋内手術)は，回収可能なIVCフィルターを考慮すべきである。
  - 抗凝固療法にもかかわらずDVTが再発する場合は，永久IVCフィルターを考慮する。しかし抗凝固療法を行わない場合，IVCフィルターはDVTの再発頻度を増加させる可能性がある。
  - IVCフィルターが死亡率を改善するというエビデンスはない。
- 下肢壊疽ではカテーテルによる血栓溶解療法や静脈血栓除去術が推奨される。

■ VTEの二次予防

　VTEの二次予防には3つの重要な要素がある。(1)改善しうる危険因子を最小限に抑える，(2)年齢相応の癌のスクリーニングを行う，(3)遺伝性の血栓形成傾向の有無を確認する。
- 改善しうる危険因子
  - 可能であれば外因性のエストロゲンを中止する。
  - 広範囲に移動できるように下肢の運動訓練をする。
- 悪性腫瘍のスクリーニング
  - 特発性DVTを有する患者の10%以上に潜在性の悪性腫瘍がみられる。
  - 未施行であれば，すべての患者に年齢相応の癌スクリーニングを行うべきである。
  - 少なくとも2年間は経過観察することが望ましい。
  - 臨床徴候がない患者に対してルーチンで広範囲の癌スクリーニングを行うことにより癌の診断に至ることは多くなるかもしれないが，必ずしも患者の長期予後を改善するとは限らない。
- 遺伝性の血栓形成傾向の検査
  - DVT患者にルーチンで血栓形成傾向に対する検査を行うことは推奨されない。
  - 以下の臨床徴候がある場合には検査を行う意義があるかもしれない。
    - ・危険因子が同定できない場合
    - ・多発するVTE
    - ・VTEの家族歴
    - ・50歳未満
    - ・門脈，肝静脈，腸間膜静脈，脳静脈の血栓症の既往
    - ・女性患者で早期胎児死亡の既往
  - 利用できる検査にはDNA検査，抗体力価や凝固因子活性の測定がある。

- DNA 検査は VTE の治療に影響されず，いつでも施行できる．第 V 因子（Leiden 変異）やプロトロンビン 20210 遺伝子検査がある．
- 抗体力価の測定は VTE の治療中にも可能だが，確認のため数週間後に再検するべきである．抗カルジオリピン抗体，ループスアンチコアグラントがある．
- 凝固因子活性は進行中の血栓症の影響を受ける．そのため，検査値が低いことから遺伝性の血栓形成傾向と診断し，不要な抗凝固療法が行われることがある．一般的にこれらの検査は抗凝固療法が完了した後に行い，プロテイン C 活性，プロテイン S 活性，アンチトロンビン-Ⅲ活性を測定する．

VTE の一次予防

静脈性血栓塞栓症のおよそ 25% は入院と関係がある．院内では VTE 発症のリスクが高いため，すべての入院患者にリスク評価を行うべきである．40 歳を超える，3 日間以上の可動制限，かつ危険因子を 1 つ以上有する患者では，薬物による予防が推奨される（表 24-1）．

薬物療法には，(1) 未分画ヘパリン 5,000 単位皮下投与を 8 時間ごと，(2) エノキサパリン 40 mg 皮下投与を連日，(3) ダルテパリン 5,000 単位皮下投与を連日，(4) フォンダパリヌクス 2.5 mg 皮下投与を連日，がある．薬物による予防ができない場合は，圧迫ストッキングや空気圧迫デバイスを使用することが推奨される．

> **覚えておくポイント**
> - DVT の診断は臨床的に疑うことが（検査前確率）基本である．
> - D ダイマーは低リスクの患者で DVT を除外するのに有効である．静脈エコーは中～高リスクの患者で DVT の診断を確定するのに有効である．
> - 抗凝固療法は LMWH や未分画ヘパリンで開始し，その後ワルファリンを長期間服用するのがより好ましい．
> - 抗凝固療法期間は再発のリスクによって左右される．
> - 高リスクの入院患者に対しては，薬物による積極的な VTE 予防が推奨される．

参考文献・推奨文献

Bates SM, Ginsberg JS. Treatment of deep-vein thrombosis. *N Engl J Med* 2004；351：269-277.
Bauer KA. The thrombophilias: well-defined risk factors with uncertain therapeutic implications. *Ann Intern Med* 2001；135：367-373.
Büller HR, Agnelli GA, Hall RD, et al. Antithrombotic therapy for venous thromboembolic disease: the Seventh ACCP Conference on Antithrombotic and Thrombolytic Therapy. *Chest* 2004；126：401S-428S.
Du Breuil AL, Umland EM. Outpatient management of anticoagulation therapy. *Am Fam Physician* 2007；75：1031-1042.
Francis CW. Clinical practice: prophylaxis for thromboembolism in hospitalized medical patients. *N Engl J Med* 2007；356：1438-1444.
Kujovich J. Hormones and pregnancy: thromboembolic risks for women. *Br J Haematol* 2004；126：443-454.
Middeldorp S, Meinardi JR, Koopman MMW, et al. A prospective study of asymptomatic carriers of the factor V Leiden mutation to determine the incidence of venous thromboembolism. *Ann Intern Med* 2001；135：322-327.

Monreal M, Lensing AW, Prins MH, et al. Screening for occult cancer in patients with acute deep vein thrombosis or pulmonary embolism. *J Thromb Haemost* 2004;2:876-881.

Piccioli A, Lensing AW, Prins MH, et al. Extensive screening for occult malignant disease in idiopathic venous thromboembolism: a prospective randomized clinical trial. *J Thromb Haemost* 2004;2:884-889.

Qaseem A, Snow V, Barry P, et al. Current diagnosis of venous thromboembolism in primary care: a clinical practice guideline from the American Academy of Family Physicians and the American College of Physicians. *Ann Intern Med* 2007;146:454-458.

Scarvelis D, Wells PS. Diagnosis and treatment of deep-vein thrombosis. *CMAJ* 2006;175:1087-1092.

Segal JB, Eng J, Tamariz LJ, et al. Review of the evidence in diagnosis of deep venous thrombosis and pulmonary embolism. *Ann Fam Med* 2007;5:63-73.

Segal JB, Streiff MB, Hofmann LV, et al. Management of venous thromboembolism: a systematic review for a practice guideline. *Ann Intern Med* 2007;146:211-222.

Snow V, Qaseem A, Barry P, et al. Management of venous thromboembolism: a clinical practice guideline from the American College of Physicians and the American Academy of Family Physicians. *Ann Intern Med* 2007;146:204-210.

Wells PS, Anderson DR, Bormanis J, et al. Value assessment of pretest probability of deepvein thrombosis in clinical management. *Lancet* 1997;350:1795-1798.

Part 8
心臓画像検査と集中治療

第25章　標準的な診断的画像検査（核医学，心エコー，心臓カテーテル検査）

Sujith Kalathiveetil

■ 心筋 SPECT

はじめに
　心筋血流やバイアビリティ（生存心筋の存在）を評価するために，最も一般的に用いられる心臓核医学検査の方法は SPECT（single photon emission computed tomography）である。

原　理
　心臓核医学では，生存心筋に取り込まれて一定時間その心筋に停留する放射性トレーサーを投与する。大部分の SPECT 検査には，テクネチウム 99 m（^{99m}Tc：^{99m}Tc-sestamibi，^{99m}Tc-tetrofosmin，^{99m}Tc-teboroxime）あるいはタリウム 201（^{201}Tl）が用いられる。放射性トレーサーの心筋への取り込みは心筋血流に比例する。放射性トレーサーは心筋に取り込まれた後にγ線光子を放出し，したがって光子の総量は心筋血流に比例するのである。
　γカメラ（図 25-1）は放出された光子を捉えてデジタル画像を作り出す。γカメラは以下のもので構成されている。
- コリメーター：垂直に入ってくる少数の光子のみを捉える。放射性トレーサーにより放たれた大部分の光子はコリメーターに対して垂直ではないので，画像処理上は反映されない。
- 検出器結晶：コリメーターを通過してきた垂直な光子と衝突する。検出器結晶と光子との衝突により光が発生する（シンチレーションとして知られている）。
- 光電子増倍管：発生した光を感知し，電気信号に変換する。この信号は検出された光子のエネルギーや空間的位置として処理される。

　SPECT 検査を行う間，患者は検査台で仰臥位となり，放射性トレーサーを経静脈的に投与される。γカメラを患者に近い位置にセットし，心筋から放出される光子を検出する。カメラは，さまざまな方向から光子を捉えるよう回転する。多くの画像を各 20～25 秒かけて収集する。投射画像は，撮影した角度での心筋血流の二次元画像となる。そして，それぞれの角度から得られた画像情報は，画像マトリックス上に逆投影され，心臓の再構成画像をつくりだす（図 25-2）。
　γカメラは患者周囲の軌道を回転することにより SPECT データを収集する。SPECT

第 25 章　標準的な診断的画像検査（核医学，心エコー，心臓カテーテル検査）　319

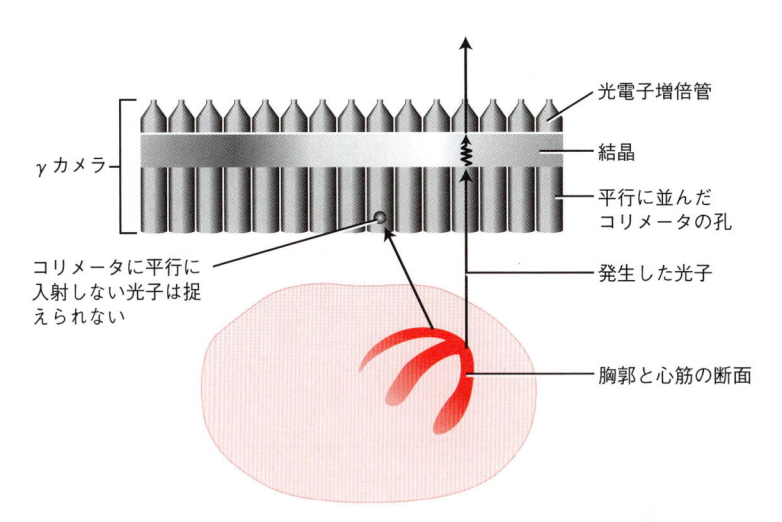

図 25-1　心筋から放出された光子の γ カメラへの伝導。心尖部からの光子を画像化する。
(Braunwald E, Zipes DP, Libby P, et al., eds. Braunwald's Heart Disease：A Textbook of Cardiovascular Medicine, 7th ed. Philadelphia：Elsevier；2004 より許可を得て引用)

データ収集には 3 つの方法がある。
- ステップ-シュート法が最も一般的である。カメラは軌道に沿って異なる角度のあらかじめ決められた位置へと回転し，一定の時間でプラナー像を撮り，次の位置に移動する。決められた位置への移動中は撮影しない。
- 連続的ステップ-シュート法。カメラが異なった位置に動く間に捉えた光子を画像化する。動いている間に収集された光子のみが記録されるが，空間分解能はカメラの動きに伴い若干低下する。
- 連続ステップ-シュート法では，カメラは連続的に放射線源の周囲を回転し，動きながら光子を検出する。動きに伴うぼやけにより空間分解能は低下するが，光子がより多く検出されるので感度は上昇する。

　SPECT の軌道は，円周と非円周に大きく分類される。円周軌道で行う場合，カメラはどの角度でも患者から一定の距離に固定される。非円周軌道（長円形）で行う場合は，いくつかの方向でカメラを心臓に近づけることができる。カメラと心臓の距離が近付くので空間分解能が増す。したがって非円周軌道は，特定の角度で生じる空間分解能低下を修正するための減衰補正として用いられる。
　円周軌道はアメリカ心臓核医学会の 2006 年ガイドラインで推奨されているが，最も重要なことは軌道の選択について一貫したアプローチを行うことである。
　画像は電子的に収集される。左室の長軸は特殊な技法により同定され，3 つの標準的な断層像が得られる（図 25-3）。
- 短軸画像：長軸に垂直に心臓を切った「ドーナツ様」の断面で，心尖部付近から心基部へと表示される。これは，心エコーの短軸像に類似している。

A 投影像

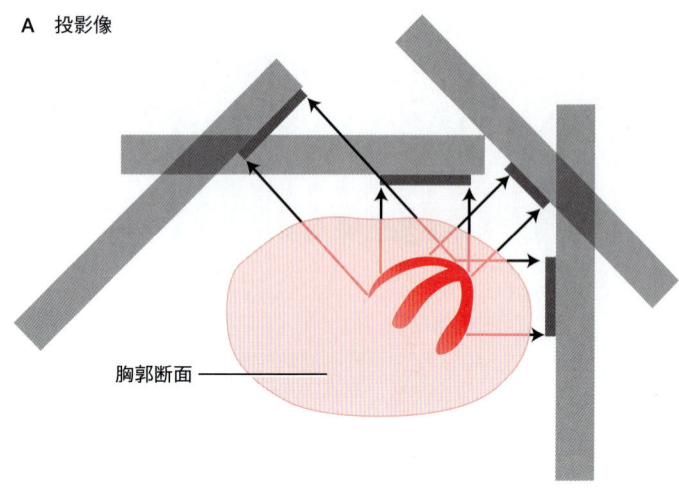

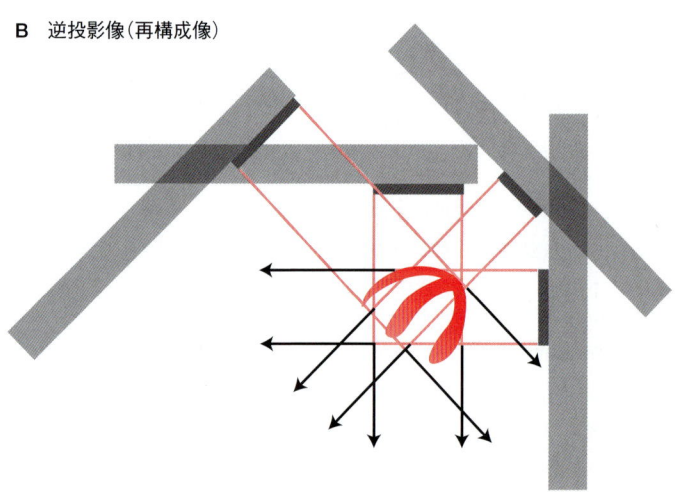

B 逆投影像（再構成像）

胸郭断面

図 25-2 γカメラによる光子の検出。カメラは多方向から画像を収集できるように，異なった角度に回転する。(Braunwald E, Zipes DP, Libby P, *et al.*, eds. Braunwald's Heart Disease：A Textbook of Cardiovascular Medicine, 7th ed. Philadelphia：Elsevier；2004 より許可を得て引用)

- 垂直長軸画像：心臓の長軸と平行でかつ体の長軸にも平行な断面を表しており，垂直長軸断層像とも呼ばれる。
- 水平長軸画像：心臓の長軸に平行だが，体の長軸に対し垂直に切った断面を表しており，水平長軸断層像とも呼ばれる。

適 応

SPECT は，心筋血流イメージング，心筋バイアビリティの評価，左室の容積と機能の計測に用いられる。心筋血流イメージング（myocardial perfusion imaging：MPI）は，最も一般

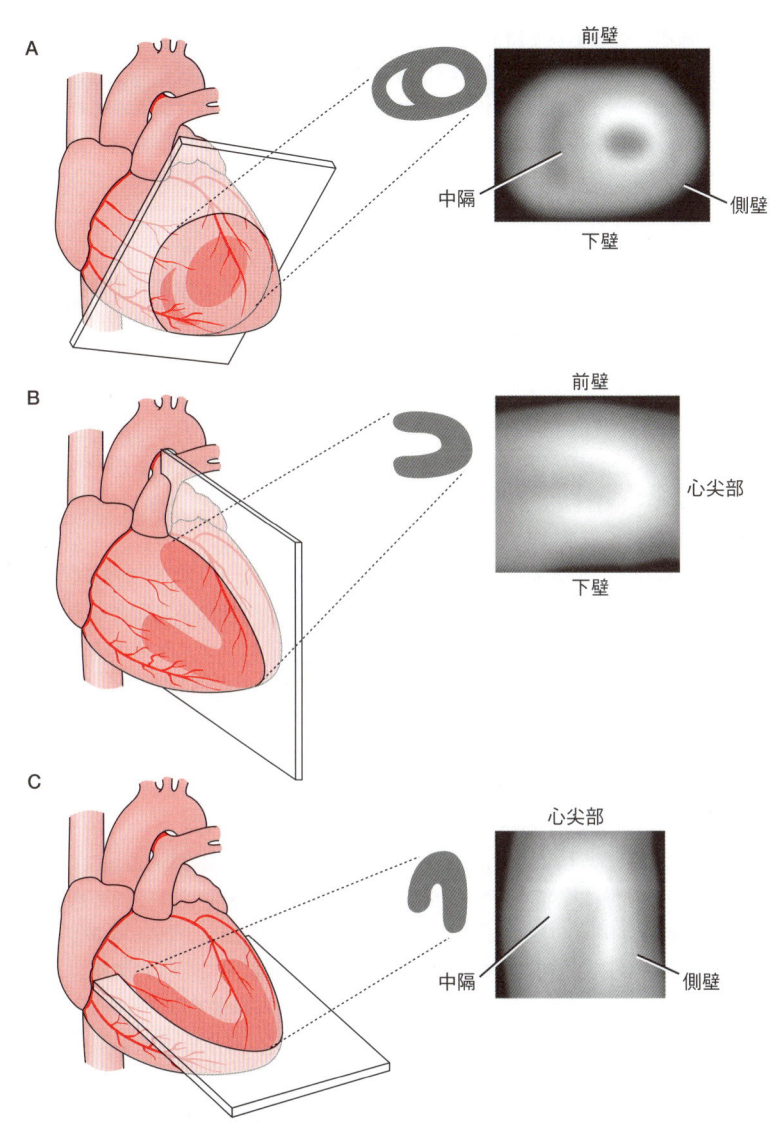

第 25 章　標準的な診断的画像検査（核医学，心エコー，心臓カテーテル検査）　321

図 25-3　左室断層像。A：短軸像，B：垂直長軸像，C：水平長軸像。(Braunwald E, Zipes DP, Libby P, *et al*., eds. Braunwald's Heart Disease：A Textbook of Cardiovascular Medicine, 7th ed. Philadelphia：Elsevier；2004 より許可を得て引用)

的な SPECT の適応である。負荷試験を加えた状況で，あるいは症状の不安定な患者での安静時画像として用いることができる。心筋バイアビリティの評価に用いられることもあるが頻度は低く，左室容積測定や心機能評価のみに用いられることは稀である。
　心筋血流イメージングの目的は，正常血流の心筋か，虚血心筋あるいは梗塞心筋かを同

定することである。心筋血流 SPECT を施行する場合には，負荷試験を行うのが最も一般的な方法である。負荷試験により安静時と負荷時の心筋血流を定量化し，冠血流予備能を評価することができる。負荷は運動あるいは冠拡張薬の投与（アデノシンあるいはジピリダモール）により行う。高度の冠動脈狭窄でも安静時にはしばしば正常冠動脈と同程度の血流を示す。負荷を行うと，正常血管では血流が生理的に増加するが，狭窄のある血管では増加しない。血流の正常な心筋は，安静時にも負荷時にも正常な灌流像を示す。虚血心筋は安静時には正常灌流を示すが，負荷時には灌流量が低下する。梗塞心筋は安静時にも負荷時にも灌流低下を示す。広範な心筋虚血や梗塞の所見を呈する患者の予後は不良であるというデータが蓄積されている。

心筋血流 SPECT を理解するには，^{201}Tl と ^{99m}Tc の特性を理解する必要がある。^{201}Tl はカリウムと似た動態を示し，能動的に心筋に取り込まれる。^{99m}Tc 製剤に比べ，血液中から心筋により多く取り込まれ，半減期は長い。^{201}Tl の臨床的に最も重要な特徴の 1 つは，心筋における再分布である。虚血性心疾患では，心筋血流異常のため初期像で^{201}Tl の取り込みが低下しており，3～4 時間後には正常灌流心筋からは洗い出され，虚血領域に再分布し，梗塞領域への^{201}Tl の取り込みはみられない。^{99m}Tc 製剤は，半減期が短いだけでなく，心筋への取り込みは緩徐で，有意な再分布を認めない。したがって，^{99m}Tc 製剤は^{201}Tl よりも投与後の撮像に融通がきき，もし患者の激しい体動や機器の作動不良などがあった場合，画像収集をもう一度行うことができる。^{201}Tl は心筋バイアビリティを検出するために最適の製剤である（安静時像）。^{99m}Tc 製剤は心筋虚血を検出するのに適している（負荷時像）。検出可能な灌流欠損を呈する冠動脈病変の重症度は，壁運動異常を生じる冠動脈病変の重症度より軽度であるため，冠動脈疾患の検出において心筋血流 SPECT は負荷心エコーよりも感度は良好であるが特異度が低い傾向にある。

Washington 大学と Barnes-Jewish 病院では，1 日 2 種 SPECT プロトコールを用いている。安静時に 3.0～3.5 mCi の^{201}Tl を静注し，最大運動負荷時に 25～30 mCi の^{99m}Tc を静注する。SPECT の撮像は安静時の^{201}Tl を静注後直ちに開始する。^{201}Tl での撮像直後，負荷を行う。最大運動負荷あるいは血管拡張薬投与時，25～30 mCi の^{99m}Tc を投与する。15～30 分後にもう一度 SPECT を撮像する。検査時間は 90 分以内である。胸痛コントロールが不良の患者には，^{99m}Tc 製剤のみを静注し，15～30 分後に撮像する。胸痛 SPECT プロトコールも施行可能である。胸痛^{99m}Tc 画像での灌流欠損では高度の虚血あるいは梗塞が疑われ，直ちに胸痛患者を冠動脈疾患の高リスクに位置づける。

心筋のバイアビリティは，^{201}Tl あるいは 18-fluorodeoxyglucose（FDG）を用いて評価することができる。再分布する特性や半減期が長いことなどを考慮すると，^{201}Tl は心筋バイアビリティの評価に適した製剤である。SPECT 検査の目的が心筋バイアビリティを評価することであるとするならば，1 日で行われる安静-負荷時の心筋血流 SPECT だけでは見落とされる 8～15％程度の生存心筋を検出することができるため，^{201}Tl の撮像は理想的には投与 24 時間後に行うべきである。FDG は SPECT に利用することができる PET 用の放射性トレーサーである。生存心筋を検出するうえで，感度は安静時^{201}Tl-SPECT と同等であるが，特異度はFDG-SPECT のほうが高いことが 2 つの研究で報告されている。PET の画質と解像度は明らかに SPECT より優れているが，FDG PET と FDG SPECT で得られる心筋バイアビリティの情報には良好な相関があるという報告もいくつかある。心電図同期

SPECT の出現により，左室容積，駆出率，そして壁運動異常の定量化が可能になった。これらのデータはほとんどの心筋血流 SPECT 検査で得られる。臨床的に有用な指標ではあるが，心エコーのほうがより早く安全(放射能を使用しない)に得られ，費用対効果もよいため，この情報を得るためだけに SPECT 検査が必要となることは稀である。

限 界

　SPECT は心筋への相対的な血流の評価には適しているが，絶対的な心筋血流を評価することはできない。SPECT は 1 枝または 2 枝の病変による冠動脈疾患の診断には優れているが，3 枝病変で 3 本すべての冠動脈血流分布が等しいような場合は診断できないことがある。このことは，SPECT が相対的血流をみているのであって，絶対的血流をみているのではないことに起因しており，3 枝病変では広範な低灌流領域に同程度の虚血が存在するためかもしれない。SPECT には PET ほどの空間的，時間的分解能がなく，減衰の影響も受けやすい。減衰は，放出された光子がまっすぐな軌道を進むのではなく，体組織を通過する際にさまざまな方向に散乱するために生じる。減衰は SPECT の空間分解能を低下させ，PET における減衰補正は SPECT のそれよりも信頼性が高い。

結 論

　SPECT は心筋血流やバイアビリティを評価するために長く用いられてきた検査法であ

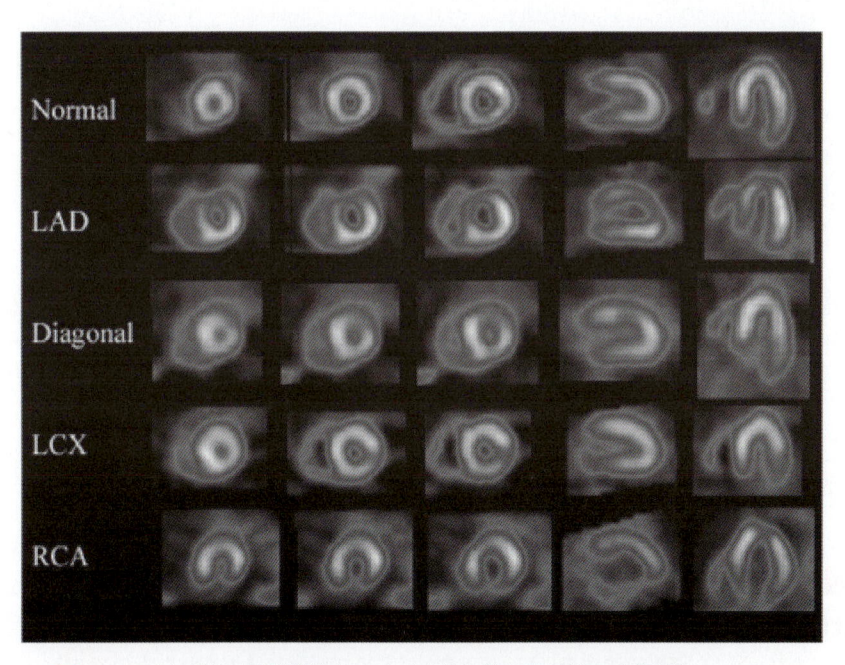

図 25-4　それぞれの冠動脈領域における血流欠損を示す^{99m}Tc 負荷画像。(Fuster V et al., eds. Hurst's The Heart, 11th ed. New York：McGraw-Hill；2005 より許可を得て引用)

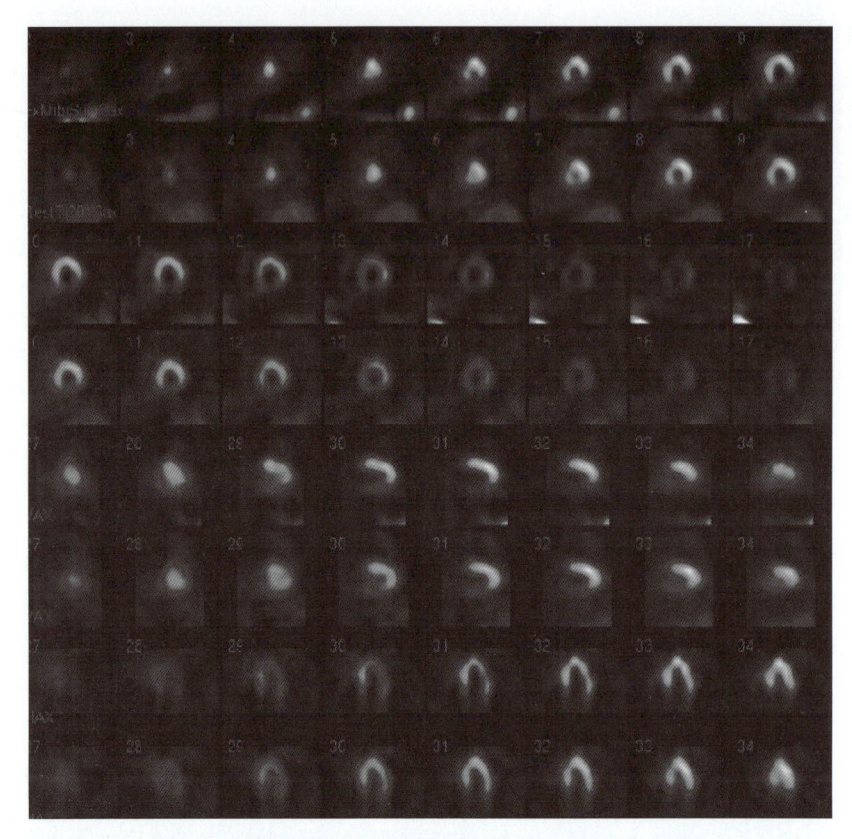

図 25-5 安静時と負荷時の心筋血流 SPECT 像。それぞれの上段は負荷時像を，下段は安静時像を示している。広範な貫壁性の下壁梗塞と，下側壁と側壁に中等度〜重度の広範な虚血がみられる。

り，ある程度は心機能（左室容積，駆出率，壁運動異常）の評価も可能である。心臓リスク評価における有用性が確立されており，比較的費用対効果も良好である。SPECT の主な欠点は，PET よりも技術的に劣っていることと，相対的血流のみ評価可能であるため 3 枝病変を見落とす可能性があることである。

画 像

図 25-4〜25-7 を参照。

心エコー検査

はじめに

心エコー法（心臓超音波検査）は，超音波がはじめて医学に適用されたものである。心エコー法は当初は一次元画像（または M モード）として開始されたが，その後，二次元（断層

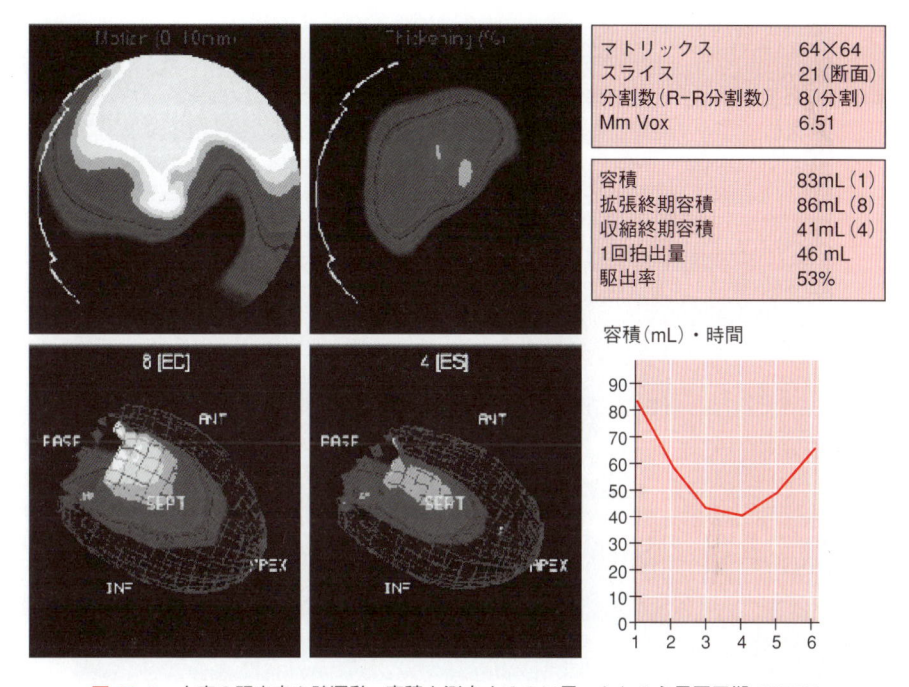

図 25-6 左室の駆出率や壁運動，容積を測定するのに用いられる心電図同期 SPECT 像。

心エコー法），連続波 Doppler 法，パルス Doppler 法，カラー Doppler 法，組織 Doppler 法，そして三次元(three-dimensional：3D)エコー法と急速に進歩した。経胸壁心エコー(TTE)は超音波のプローブを胸壁に当てるのに対し，経食道心エコー(TEE)では口腔内から食道へ挿入したプローブを用いて検査する(図 25-8)。

原 理

音波が 1 つの媒体から他の媒体へ伝播するとき，それらは 2 つの媒体間での音響インピーダンスの違いにより吸収されたり反射されたりする。心エコー法はこの現象を応用し，高周波(20,000 Hz)の音波を利用して心血管系の構造を描出する。エコー機器から発せられた音波はプローブを通して発信され，またプローブで受信される。発信される音波は電気的な力から機械的な力へと変換され，受信するときはこの逆の変換が加えられる。この過程は，電流と振動を受信したプローブが機械的に歪められ，これによって音波が生成されるという圧電効果(piezoelectric effect)による。

この高周波〔超音波(ultrasound wave)〕は 1,540 m/sec の速度で身体内を伝播する。超音波は，液体は簡単に通過するが，骨や空気は通過できない。この情報が二次元画像に翻訳され，黒い背景に明るさ・輝度の異なった白いエコーを描出させる。低エコー構造物は超音波が完全に減衰されたものであり，画面上で黒色に反映される。このような低エコー物質には血液や心膜液，胸水がある。高エコー構造物は明るさ・輝度の異なるグレーの領

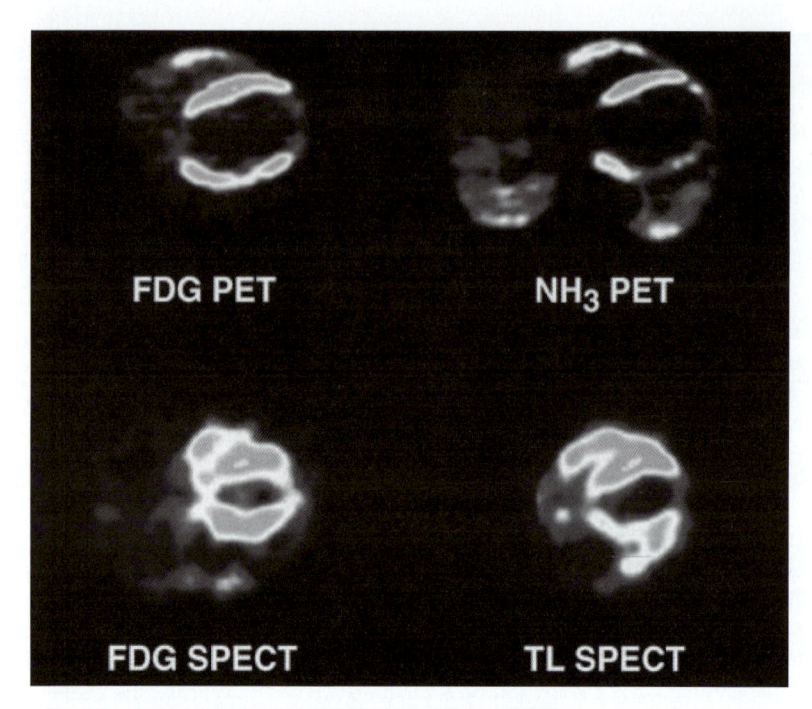

図 25-7　PET と SPECT による心筋バイアビリティの比較。いずれの方法でも，心尖部の梗塞，および他の部位に代謝がみられる生存心筋が示されている。SPECT よりも PET の空間分解能が良好であることに注意。(Schiepers C, ed. Diagnostic Nuclear Medicine, 2nd ed. New York：Springer；2006 より許可を得て引用)

域として画面上に反映される。エコー輝度はそれらの物質がどれだけ超音波を反射しているかを示し，高エコーの構造物には心筋，弁，血管壁，腫瘍，血栓，疣贅などが含まれる。これらは通常は二次元画像で描出されるが，M モード解析も同時に使用される。M モードは二次元画像を薄いスライスで切り，経時的変化を表示する。M モードは古い技術であり，わかりにくいこともあるが，時間分解能が高く，決まった時間内でより多くの情報を得ることが可能となる。二次元心エコーと M モード法は駆出率の測定，心腔容積定量，負荷心エコーでの心筋虚血の検出に用いられる。

　心エコー法では対象を二次元で評価するのに加え，Doppler 解析を用いて血流および組織の運動を評価することも可能である。Doppler 効果は音波の発生源の動きまたは音波を反射する側の動きによる周波数の変化である。Doppler 解析にはいくつかの種類があり，パルス波 Doppler，連続波 Doppler，カラー Doppler そして組織 Doppler に分けられる。パルス波 Doppler，連続波 Doppler，カラー Doppler は赤血球を反射体として認識することで血流の変化を感知している。

　カラー Doppler はカラー・スペクトラム上で血流を信号化することで血流方向を定量化する。プローブに向かってくる血流は赤で表示され，一方，プローブから遠ざかる血流は青で表示される。

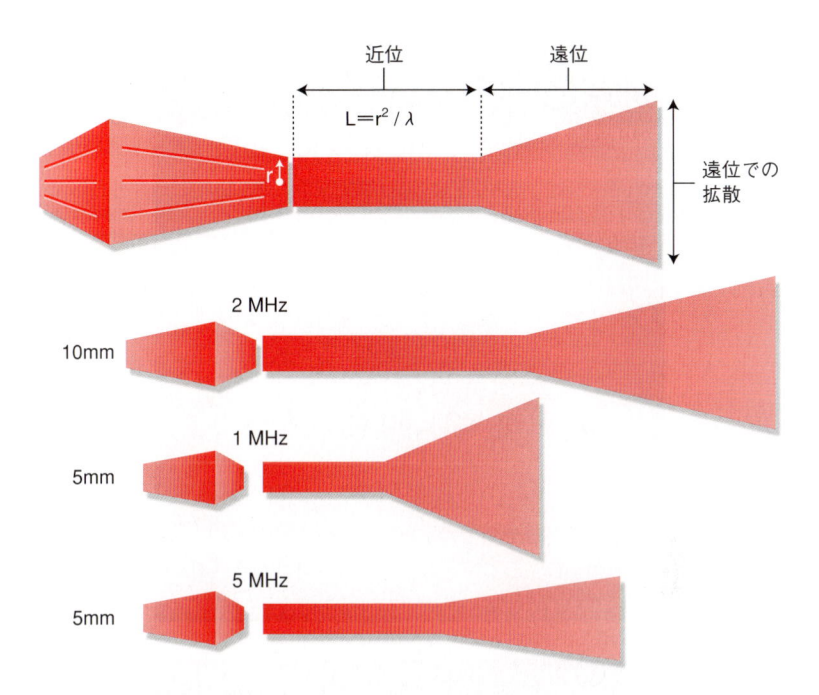

図 25-8　一般的な超音波プローブ。超音波プローブは圧電気結晶の連なりから超音波を発信する。超音波ビームには，近位の検査での比較的拡散しない部分と，遠位で広く拡散する部分がある。超音波の密度はプローブからの距離とともに低下する。周波数が高いほど，またプローブの径が大きいほど，近位の領域の情報をよく保持する。(Braunwald E, Zipes DP, Libby P, *et al.*, eds. Braunwald's Heart Disease: A Textbook of Cardiovascular Medicine, 7th ed. Philadelphia: Elsevier; 2004 より許可を得て引用)

　パルス波 Doppler ではサンプル・ボリューム(またはゲート)が設定され，速度分布と血流方向が時系列でプロットされ表示される。弁膜症の重症度評価および心内圧測定においては流速の測定が決定的な役割を担っているが，パルス Doppler では設定速度レンジ(Nyquist リミット)を超えた速い血流を測定することはできない〔折り返し現象(aliasing)と呼ばれるアーチファクトが出現する〕。

　一方，連続波 Doppler は Nyquist リミットを超えた速度でも測定することが可能である。しかし，連続波 Doppler は血流の正確な空間局在を反映することはできない。したがって，パルス波 Doppler と連続波 Doppler は血行動態評価のうえでそれぞれを補完する役割を担っている。

　組織 Doppler は血流を測定するのではなく，収縮期と拡張期の心筋の運動速度を計測するもので，収縮(収縮性心膜炎)と拘束(拘束型心筋症)といった病態の鑑別と同時に，拡張機能の評価にも有用である。最近では心室の同期不全を判別し，心室再同期療法(両室ペーシング)の指標として使用されている。

　三次元(3D)心エコー(図 25-9)は 10 年前に開発された技術であるが，最近になって注目を集めている。はじめは連続した二次元画像を記録した後に三次元データへ再構築するものであったが，この方法は時間がかかり，煩雑なものであった。リアルタイム 3D 心エコー

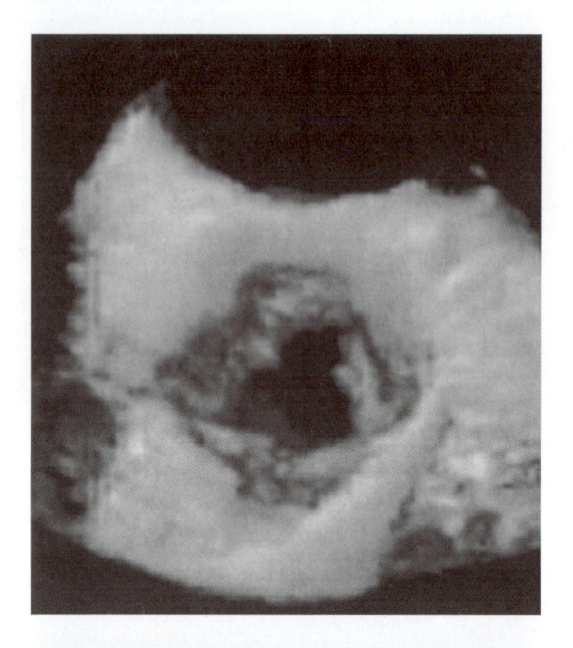

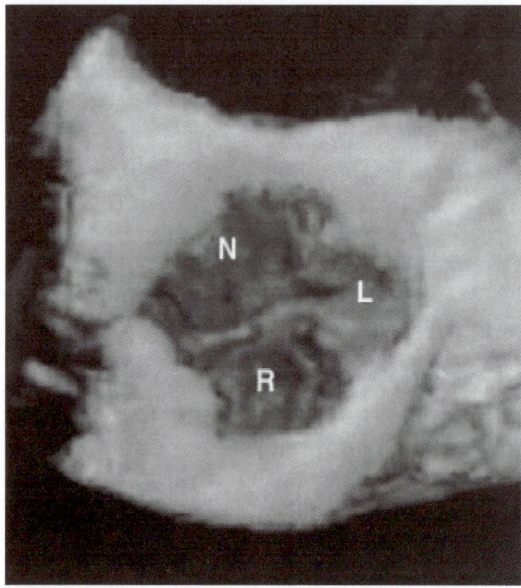

図 25-9　正常な大動脈弁の 3D 心エコー。上図は収縮期の弁開放を示し，下図は拡張期の弁閉鎖を示す。右冠尖（R），左冠尖（L），および無冠尖（N）が明瞭に描出されている。(Braunwald E, Zipes DP, Libby P, *et al.*, eds. Braunwald's Heart Disease：A Textbook of Cardiovascular Medicine, 7th ed. Philadelphia：Elsevier；2004 より許可を得て引用)

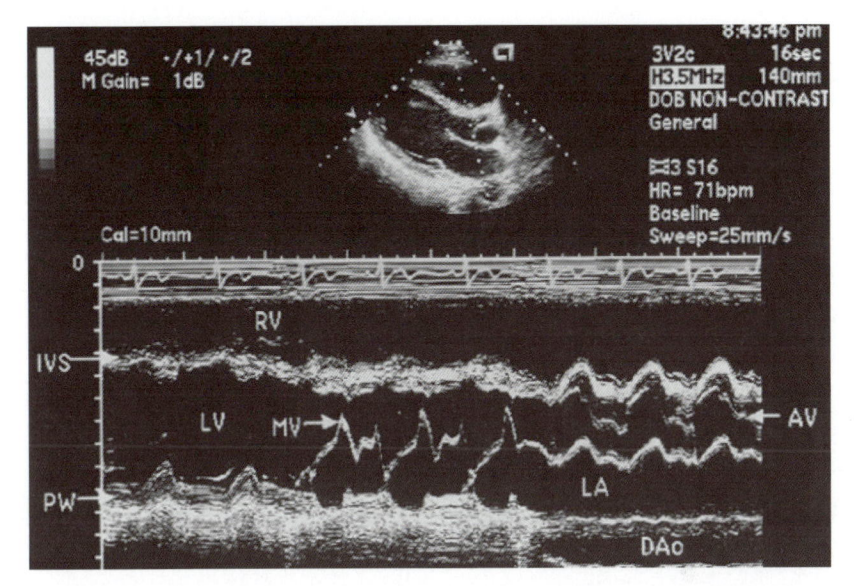

第 25 章　標準的な診断的画像検査（核医学，心エコー，心臓カテーテル検査）　　329

図 25-10　正常心の M モード心エコー。M モードのビームを大動脈弁レベルから僧帽弁レベル，乳頭筋レベルの順で走査している。AV：大動脈弁，DAo：下行大動脈，LA：左房，LV：左室，MV：僧帽弁，RV：右室。(Braunwald E, Zipes DP, Libby P, et al., eds. Braunwald's Heart Disease：A Textbook of Cardiovascular Medicine, 7th ed. Philadelphia：Elsevier；2004 より許可を得て引用)

はさらに進歩したものであり，即時にデータの収集が可能である。3D 心エコーの長所は，左室容積・重量の計測や右室容量・右室機能の測定，先天性心奇形や弁膜疾患(特に僧帽弁)の評価が可能なことである。

適　応

2007 年アメリカ心臓病学会(ACC)は他の学会と共同で心エコー診断の基準を作成した。経胸壁心エコーの最も一般的な適応は，呼吸困難，ショック，呼吸不全，心雑音，発熱，胸痛，先天性心疾患，脳卒中，植込み型除細動器(ICD)植込みのための左心機能評価である。経食道心エコーはこれらの適応に対して同様に有用であるが，大動脈疾患，左房内血栓，僧帽弁疾患についてより詳しい評価ができる。

画　像

図 25-10～25-12 を参照。

経胸壁心エコー

経胸壁心エコー(transthoracic echocardiography：TTE)により記録される画像(図 25-13～25-18)は，プローブが置かれる位置により異なる。TTE の基本となる断面は傍胸骨長軸断面，傍胸骨短軸断面(大動脈弁レベル，僧帽弁レベル，乳頭筋レベル)，心尖部四腔断面，心尖部二腔断面，肋骨弓下，胸骨上窩である。

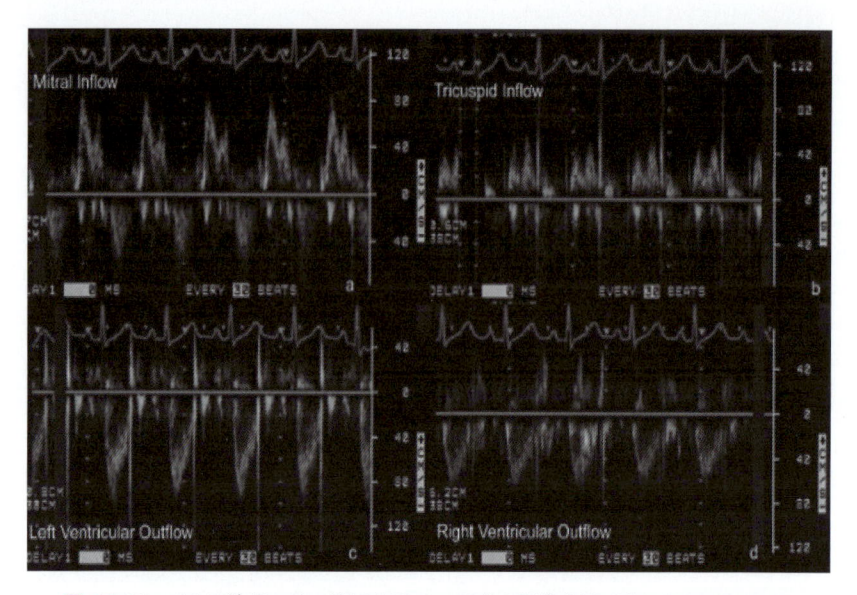

図 25-11　パルス波 Doppler 法による 4 つの弁の正常血流パターン。(Braunwald E, Zipes DP, Libby P, et al., eds. Braunwald's Heart Disease：A Textbook of Cardiovascular Medicine, 7th ed. Philadelphia：Elsevier；2004 より許可を得て引用)

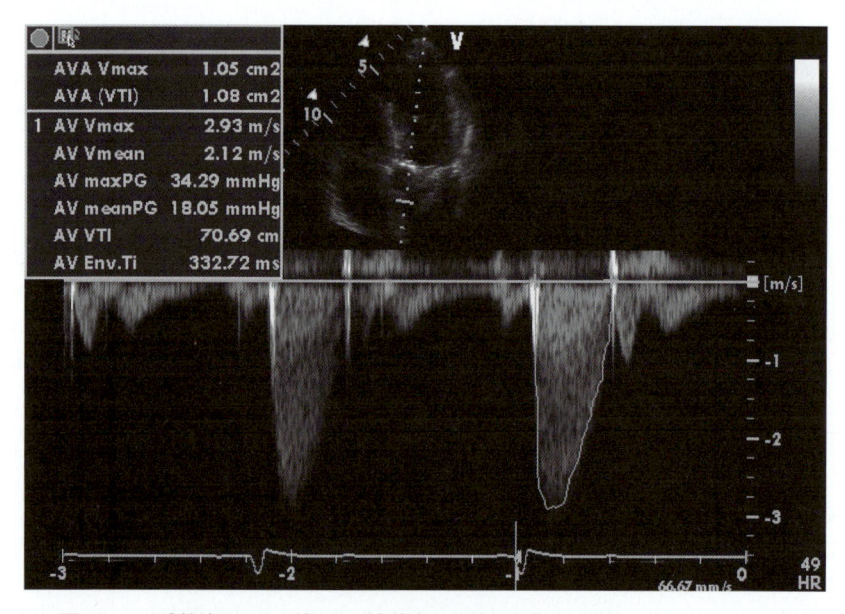

図 25-12　連続波 Doppler 法による中等度大動脈弁狭窄症の検出。

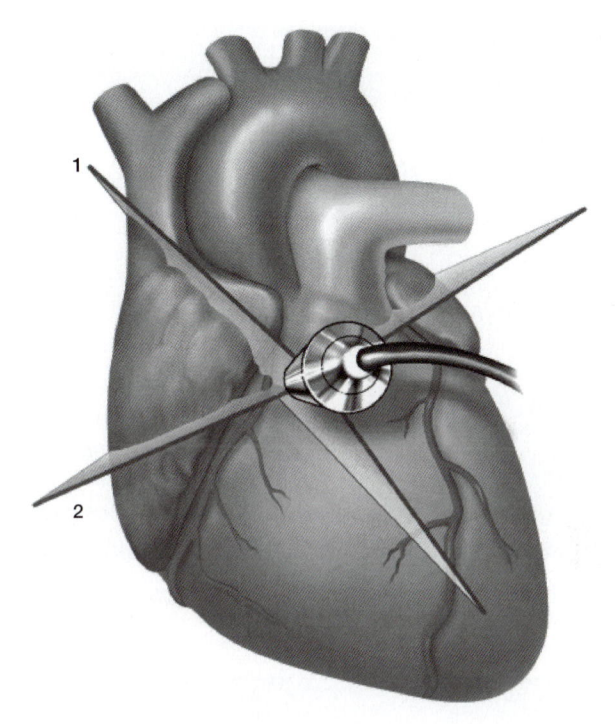

第 25 章　標準的な診断的画像検査（核医学，心エコー，心臓カテーテル検査）　　331

図 25-13　傍胸骨断面の描出に必要なプローブの方向．1 は傍胸骨長軸断面を表す．2 はプローブを 90°回転させることで得られる短軸断面を表す．(Feigenbaum H. Echocardiography, 4th ed. Malvern, PA：Lea & Febiger；1986 より許可を得て引用)

経食道心エコー

　経食道心エコー（transesophageal echocardiography：TEE）ではプローブが心臓の後方に位置することと，食道の薄い組織を通して描出するためより高周波のプローブを使用していることから，経胸壁心エコーと比較して左方および後方の構造物を明瞭に視覚化できる。経食道心エコーは特に大動脈弓や左心耳，僧帽弁，大動脈弁，心房中隔の評価に有効である。また，機械弁やペースメーカーリードなどの非生体構造を描出するうえでも有用である。経食道心エコーではさまざまな断面が描出可能である。経胸壁心エコーと異なり，経食道心エコーは臨床的必要性に応じた画像を描出する（図 25-19，25-20）。
　負荷心エコーは心血管系に対する負荷前および負荷中，負荷後に経胸壁心エコーを施行するものである。胸痛が主訴の患者を評価するうえでコストのかからない有用な検査法である。心血管の運動負荷にはトレッドミルやエルゴメータを用いる。運動負荷により壁運動異常が顕在化する場合には，特定の冠動脈の支配領域に一致した一過性の虚血が示唆される。身体負荷ができない患者に対しては薬物負荷が行われ，ドブタミン注射がよく用いられる。プロトコールはドブタミンを 10，20，30，40 $\mu g/kg/min$ と漸増投与する。適切な心拍数に到達するために，必要に応じてアトロピンの投与を行ってもよい。心筋のバイアビリティや虚血性心筋症，弁膜症における収縮予備能の評価には 2.5 $\mu g/kg/min$ のより

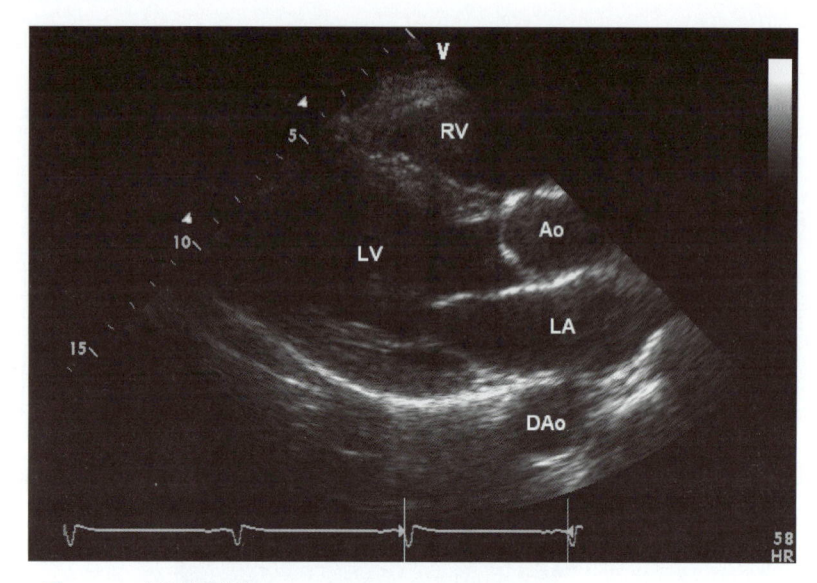

図 25-14 傍胸骨長軸像。Ao：大動脈基部, LA：左房, LV：左室, DAo：下行大動脈。

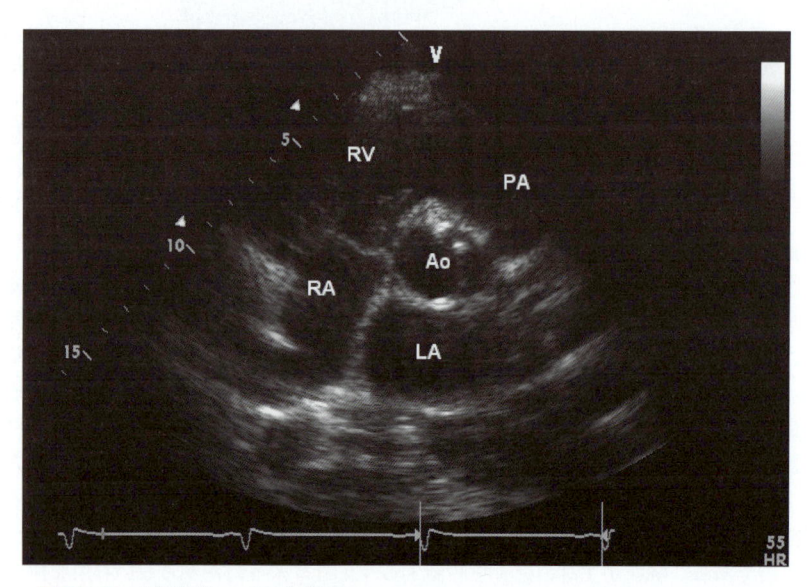

図 25-15 大動脈弁レベルの短軸像。Ao：大動脈, LA：左房, PA：肺動脈, RA：右房, RV：右室。

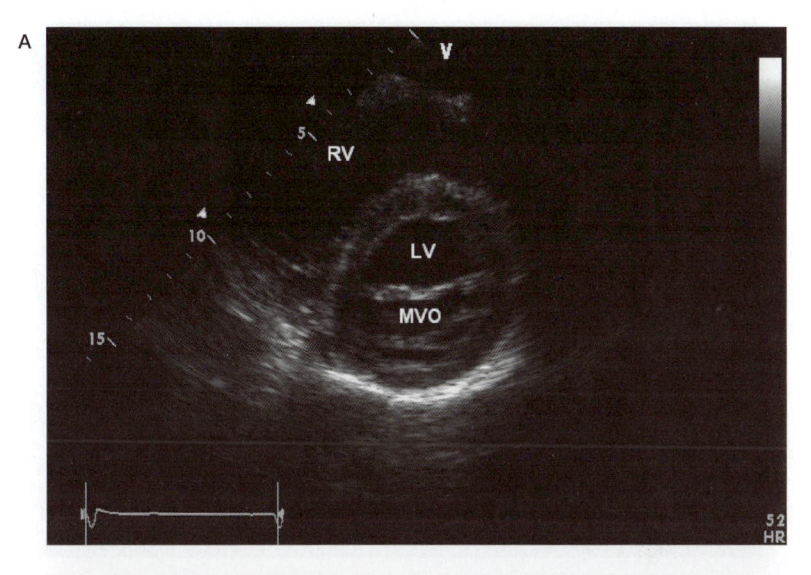

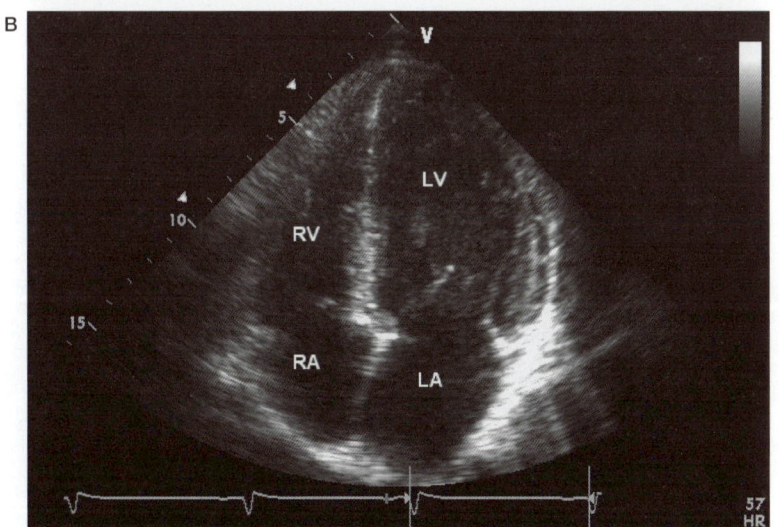

図 25-16　A：僧帽弁レベルの短軸像，B：左室の心尖部四腔像。LA：左房，LV：左室，MVO：僧帽弁口，RA：右房，RV：右室。

低用量の負荷が用いられることもある。ドブタミン漸増の各段階で画像を記録する。冠動脈に高度の閉塞病変がある患者では，運動負荷中にみられるのと同等の局所壁運動異常が出現する。ドブタミンの安全性は非常に優れており，その精度は運動負荷と同等である。一般的に，SPECT のほうが運動負荷心エコーよりもやや感度が高い傾向にあるが，特異度は SPECT よりも運動負荷心エコーのほうが高い。これは，壁運動異常を誘発するには灌

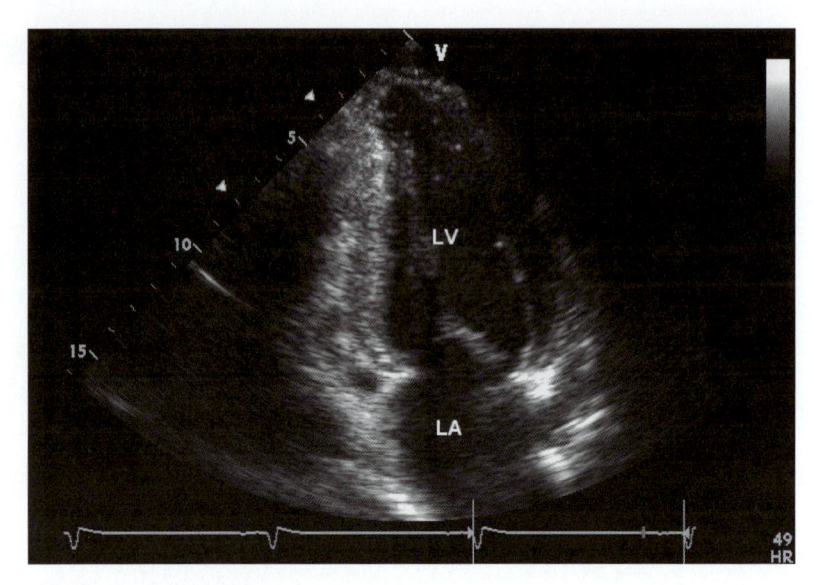

図 25-17 心尖部二腔像。LA：左房，LV：左室。

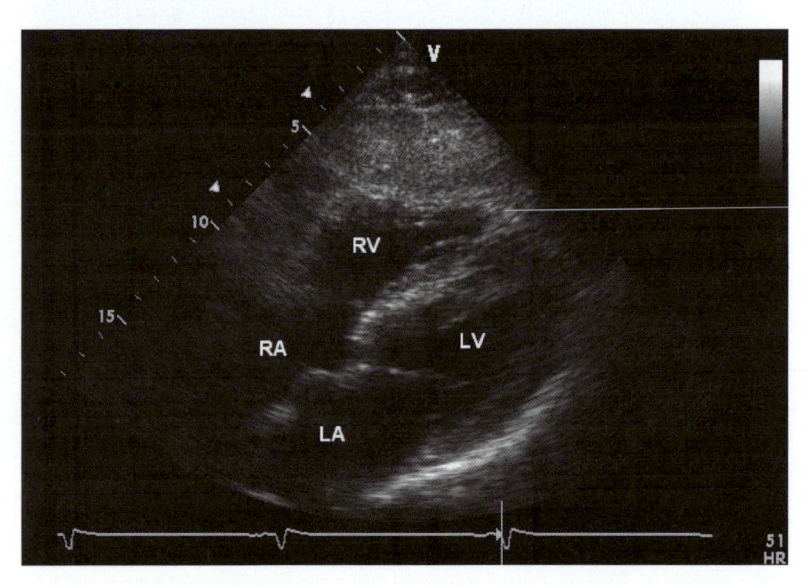

図 25-18 肋骨下四腔断面像。RA：右房，RV：右室，LA：左房，LV：左室。

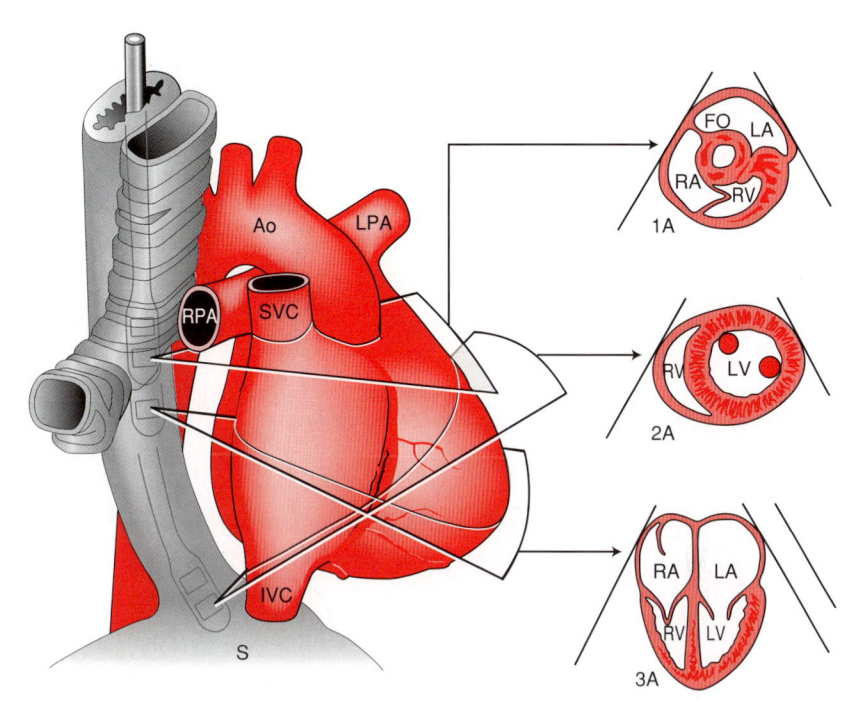

第 25 章 標準的な診断的画像検査（核医学，心エコー，心臓カテーテル検査） 335

図 25-19 プローブ水平断面位から得られる経食道心エコー図像。1A：上部食道横断像（upper esophagus），2A：中部食道横断像（mid esophagus），3A：経胃横断像（gastric position）。Ao：大動脈，FO：卵円孔，IVC：下大静脈，LA：左房，LAA：左心耳，LUPV：左上肺静脈，LV：左室，RA：右房，RPA：右肺動脈，RV：右室，S：胃，SVC：上大静脈（Feigenbaum H. Echocardiography, 4th ed. Malvern, PA：Lea & Febiger；1986 より許可を得て引用）

流欠損のみの誘発よりも重度の心筋虚血が必要であるからである。

限 界

心エコー法により心臓の形態と機能に関する明確な情報を得られるが，限界もある。特に，心臓画像検査の中で画像の描出と解釈が最も検者の技量に依存する点に注意を要する。また，他の検査法と比較して，肥満体型では画質が低下する。COPD でみられるような過膨張の肺でも，同様に画質が低下する。経食道心エコーは一般に静注鎮静薬を必要とし，それに関連したリスクを伴う半侵襲的な検査である。

結 論

心エコー法は非侵襲的な心臓画像検査法として汎用されている。解剖学的，生理的，血行動態的情報を提供する，コストのかからない，移動可能な検査法である。主な欠点は画像の描出と解釈に習熟が必要であることと，患者の体型や人工呼吸器などにより描出が困難になる点である。

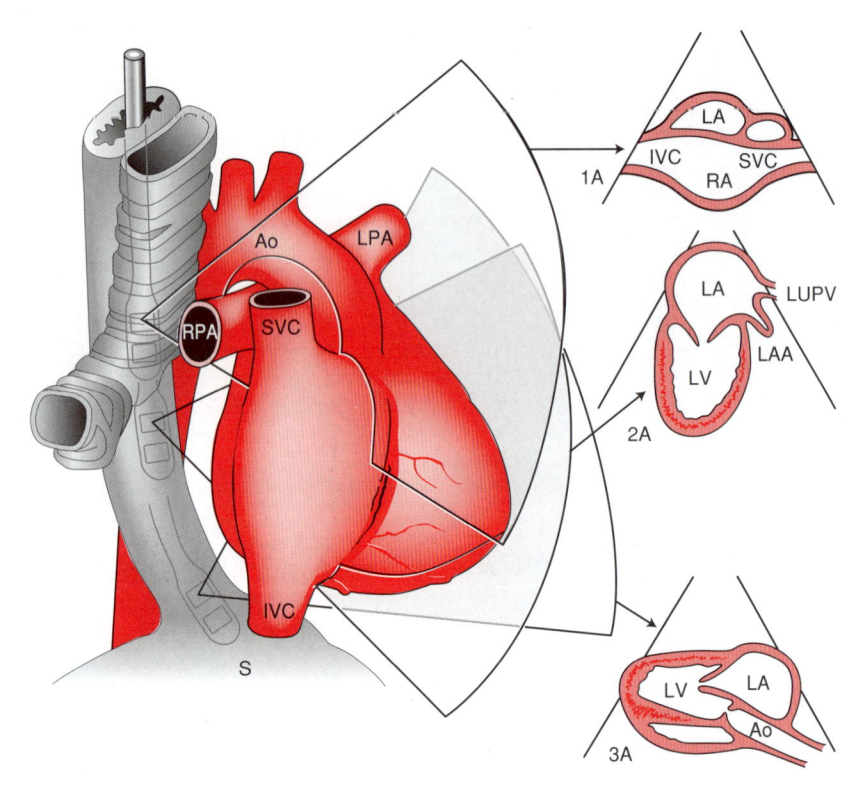

図 25-20 プローブ縦断面位から得られる経食道心エコー図像。1A：上部食道縦断像，2A：中部食道縦断像，3A：経胃縦断像。Ao：大動脈，IVC：下大静脈，LA：左房，LAA：左心耳，LUPV：左上肺静脈，LV：左室，RA：右房，RPA：右肺動脈，RV：右室，S：胃，SVC：上大静脈（Feigenbaum H. Echocardiography, 4th ed. Malvern, PA：Lea & Febiger；1986 より許可を得て引用）

画　像

図 25-21〜25-27 を参照。

■ 心臓カテーテル検査と血管造影

はじめに

　心臓カテーテル検査は心エコー法と並んで最も汎用される包括的な心臓画像検査法の1つである。心臓カテーテル検査では心内圧や酸素分圧の測定も可能で，患者を評価するうえでこれらは視覚的情報と同等に有用である。また，画像およびデータ収集に加え，冠動脈および弁膜の病変に対して直接機械的なインターベンション治療を行うこともできる。このような理解に基づき，本章では心臓カテーテル検査の画像評価法に焦点を当てる。

原　理

　カテーテルによる血管造影は透視シネ装置を用いて行われる（図 25-28）。この装置は X

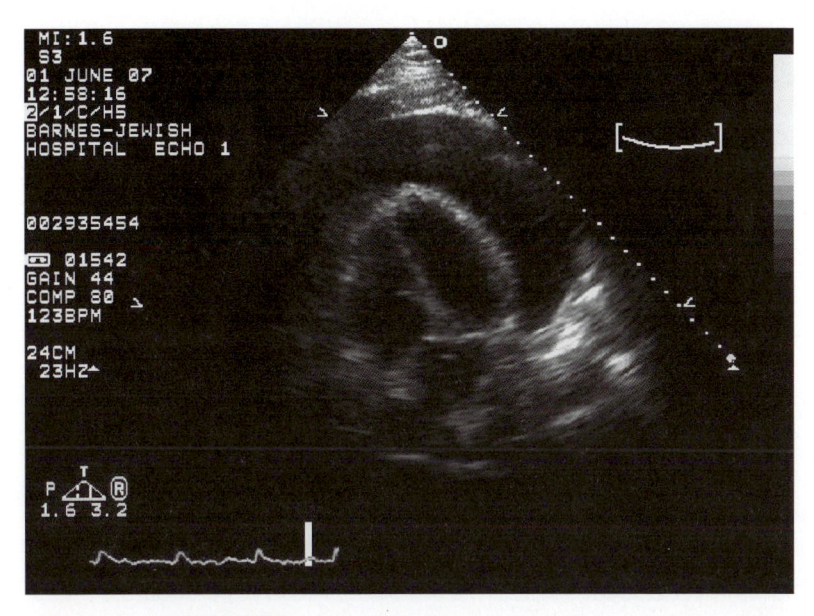

第 25 章 標準的な診断的画像検査（核医学，心エコー，心臓カテーテル検査） 337

図 25-21 心尖部四腔断面像。大量の心膜液貯留がみられる。

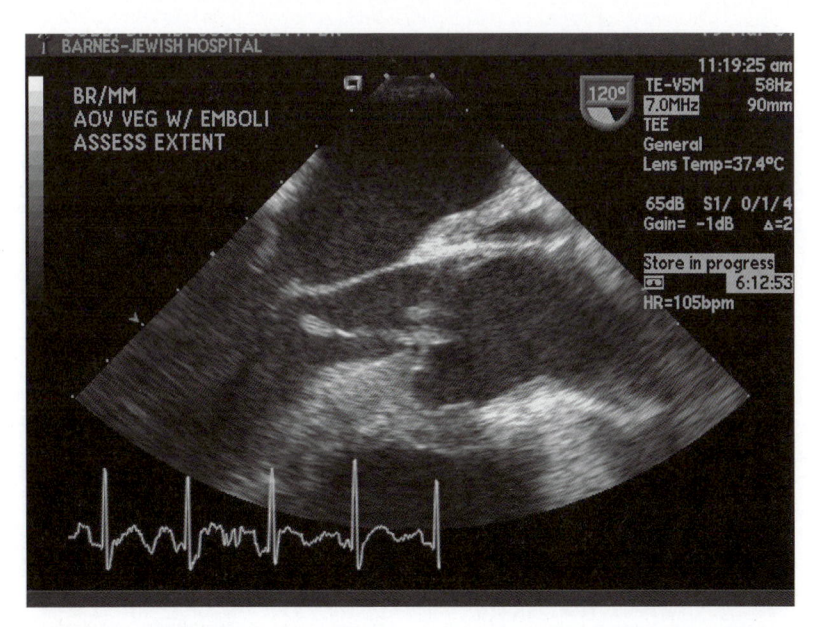

図 25-22 大動脈基部レベルの経食道心エコー。大動脈弁右尖冠の大きな疣贅と大動脈基部の膿瘍がみられる。

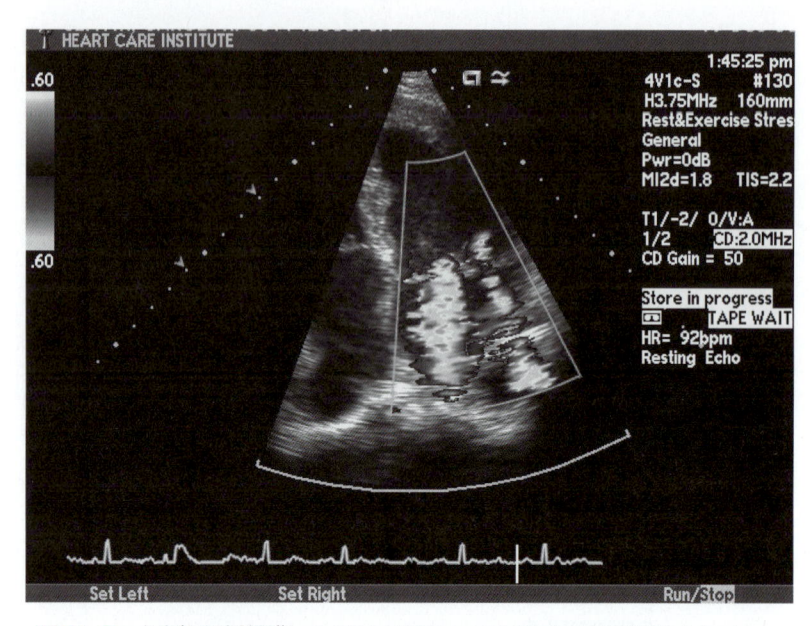

図 25-23　心尖部四腔断面像。さまざまな逆流ジェットを伴う重症僧帽弁閉鎖不全症である。

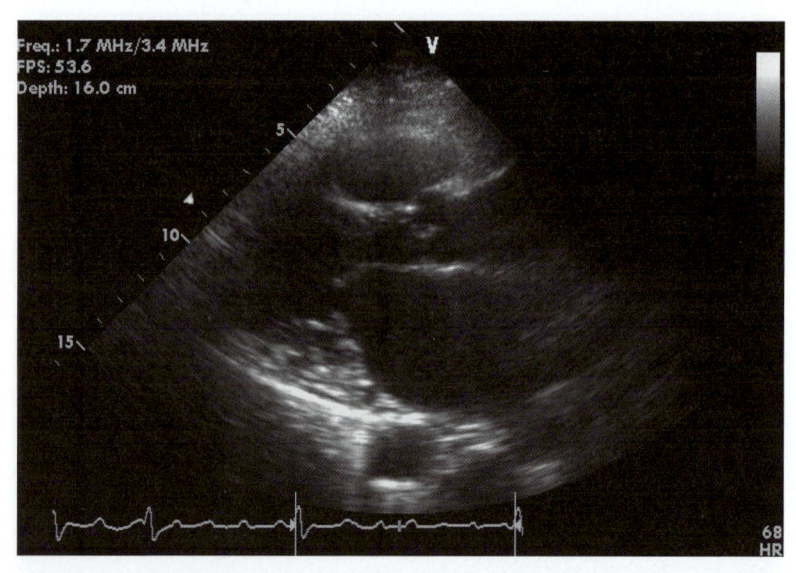

図 25-24　傍胸骨長軸像。典型的な"ホッケーのスティック様"の僧帽弁尖とそれによる弁狭窄を伴うリウマチ性僧帽弁疾患を示している。

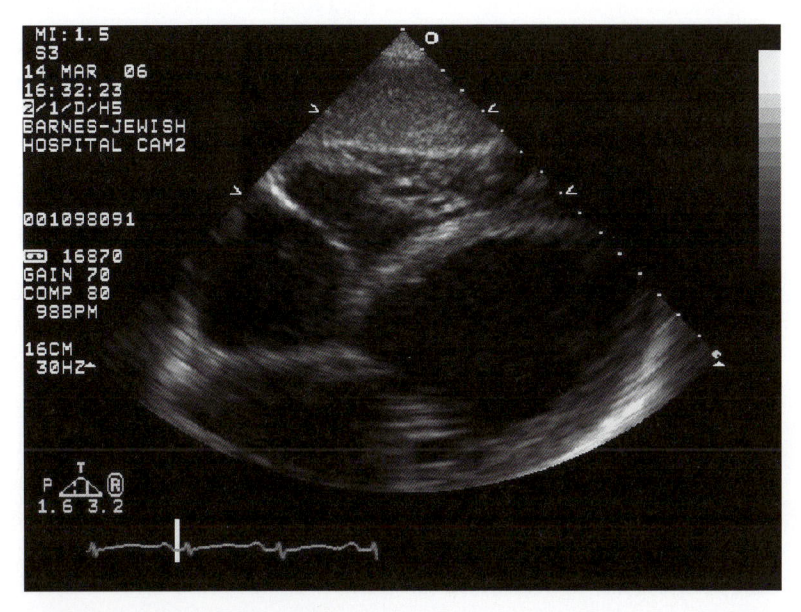

図 25-25　肋骨下像。拡張型心筋症を示している。

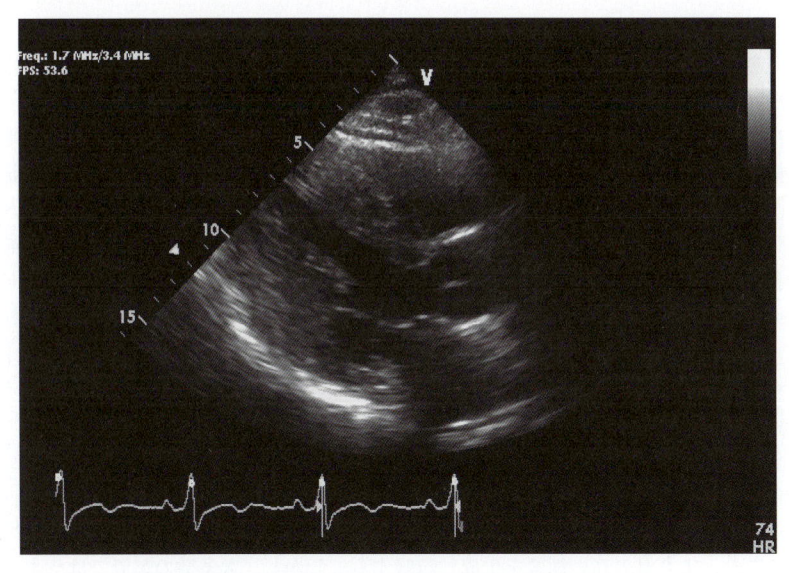

図 25-26　傍胸骨長軸像。閉塞性肥大型心筋症と左室肥大を有する患者。

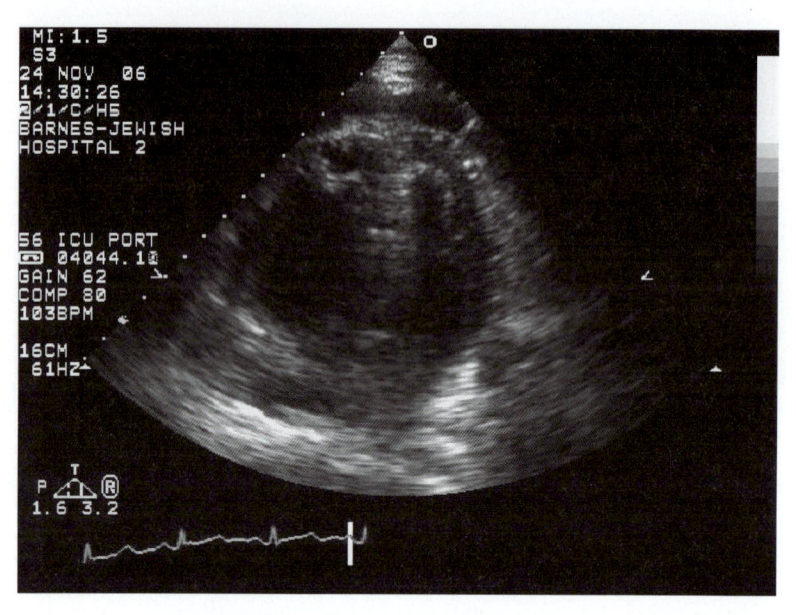

図 25-27　心尖部四腔断面像。肺塞栓患者の右室拡張を示している。

線を患者に照射することで任意の角度から撮影することが可能である。照射されたX線は患者を通り抜けたところで検出され，可視光線画像へ変換される。

透視シネ装置の基本となる構成は，X線発生装置（generator），X線管，そして光電子輝度増倍管（image intensifier）である。X線発生装置は電流をX線管へ供給する。X線管内にはフィラメントがあり，これがX線発生装置により熱せられ，最終的にX線ビームが形成される。X線ビームは組織を通過する際に減衰する。減衰の度合は，通過する組織の密度や投射角，投影距離によって異なる。患者を通り抜けた後，減衰したX線はimage intensifier（I.I）へ入り，可視光の画像へ変換される。X線管とimage intensifierは回転するガントリー（Cアーム）内で180°の位置に離れて設置されている。したがってimage intensifierはどの角度からの撮影においても常にX線管の対側にある。このimage intensifierは写真を撮るカメラと考えるとわかりやすい。

透視シネ装置は2つのモードで作動する。すなわち，透視（fluoroscopy）と撮像（acquisition）である。透視モードはしばしば"fluoro"と呼ばれ，ガイディングカテーテルの操作に必要なリアルタイムのX線画像を適切な画質で提供する。撮像モードは"シネ"として知られ，より質の高い画像を生成し記録する。しかし，大多数の装置ではシネ撮影中に透視の15倍ものX線線量を照射するよう設定されているため，まず透視でカテーテルの位置操作を行い，カテーテルを固定した後，造影剤を注入して撮影する際にシネが用いられる。

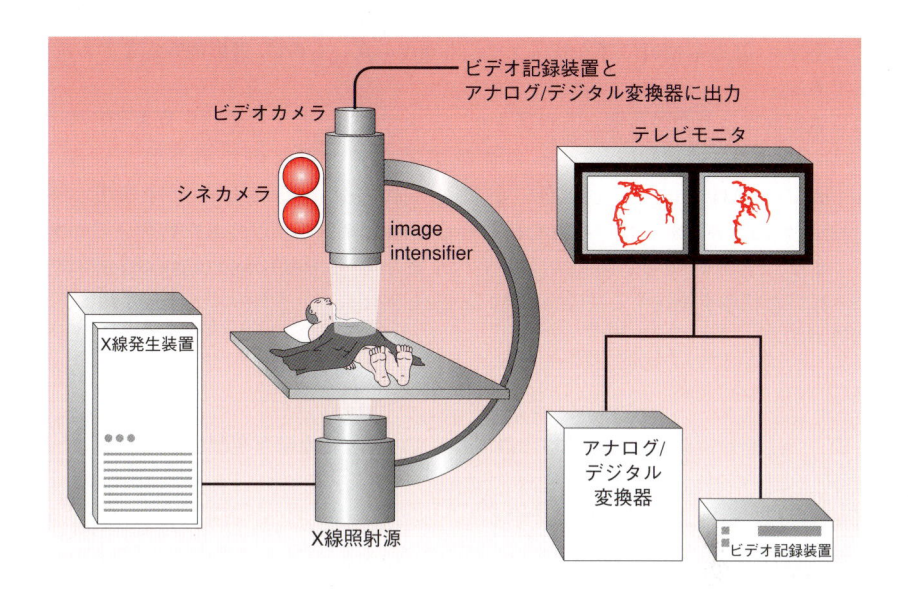

図 25-28 造影透視装置。(Braunwald E, Zipes DP, Libby P, *et al*., eds. Braunwald's Heart Disease: A Textbook of Cardiovascular Medicine, 7th ed. Philadelphia: Elsevier; 2004 より許可を得て引用)

手技

　カテーテルの挿入は動脈または静脈から行う。動脈へのアクセスは通常，大腿動脈，橈骨動脈もしくは上腕動脈から行われる。静脈へのアクセスは，大腿静脈，内頸静脈または鎖骨下静脈から行われることが多い。一般的な方法は，18ゲージ針を45°の角度で血管内へ穿刺し，血液の逆流がみられたらJ型ワイヤーを血管内へ進める。次に，穿刺針の外筒を抜き，シース・ダイレーターをワイヤーに被せて血管内へ挿入する。その後，ダイレーターごとガイドワイヤーを抜去し，シースを残す。このシースが入口となって血管へのアクセスが確保され，カテーテルの出し入れが可能となる。

　造影しようとする解剖学的構造物の形態に合わせて，さまざまな種類のカテーテルが使われている。最も一般的な対象は，左冠動脈主幹部（Judkins left および Amplatz left を使用）や右冠動脈（Judkins right, Amplatz right および WRP カテーテル），左室（pigtail カテーテル），大動脈・冠動脈の静脈グラフト（Judkins right, Amplatz right, right coronary bypass, left coronary bypass および multipurpose カテーテル），左内胸動脈（left internal mammary および Judkins right），そして大動脈（pigtail カテーテル）である。ほかに右内胸動脈，右室，肺動脈，肺静脈，さらに先天性心疾患治療に用いられた外科的シャントなども造影することがある。

　造影対象物にカテーテルを挿入した後，造影剤を注入する。この造影剤は放射線不透過性であり，白色の透視画像上で黒色に映し出される。造影の目的とは心臓の構造物を，その内腔を一時的に造影剤で満すことによって輪郭を描出することである。現代の X 線造影剤は例外なくヨードを基本につくられており極めて安全ではあるが，それでもいくつかの

リスクを伴う。造影剤使用に伴うリスクで最も頻度の高いものは，造影剤腎症とアレルギー反応である。

血管造影画像は複数の角度から撮影され，三次元構造として視覚化される（図 25-29, 25-30）。患者と image intensifier の位置関係を表す用語が使用されている。AP (anteroposterior) は image intensifier が患者の直上にあることを意味する。image intensifier が患者の頭側へ傾けられた状態を Cranial，尾側へ傾けられた状態を Caudal という。また，LAO (left angle oblique) は患者の左側方向へ，RAO (right angle oblique) は右側方向へ傾いた状態を意味する。Lateral は image intensifier が患者のちょうど左側に位置する状態である。

適 応

心臓カテーテル検査の主な目的は，以下の疾患の存在または重症度を評価することにある。
- 冠動脈疾患
- 心臓弁膜疾患
- 心筋症
- 先天性心疾患
- 肺高血圧症
- 大動脈疾患（動脈瘤および解離）

特筆すべきは，最初の 5 項目においては心臓カテーテル検査が診断の"ゴールドスタンダード"であるということである。これは心臓カテーテル検査の空間および時間分解能が CT と MRI のそれらを凌駕しているためである。

限 界

心臓カテーテル検査にはいくつかの欠点がある。最も重要なのは侵襲的検査であるという点である。冠動脈造影による重篤な合併症は稀（＜1％）であるが，死亡（0.10〜0.14％），心筋梗塞（0.06〜0.07％），造影剤による身体反応（0.23％），および局所的な血管合併症（0.1〜0.24％）が挙げられる。

造影剤腎症（contrast-induced nephropathy：CIN）も血管造影検査における重大な合併症の1つであるが，その発症機序は不明である。少なくとも患者の5％は冠動脈造影後に一過性のクレアチニン上昇を認め，CIN は院内発症の腎不全の第3位の原因となっている。クレアチニン上昇のほとんどは非乏尿性であり，1〜2日以内にピークを迎え，7日以内にベースラインに戻る。慢性維持透析を必要とすることは極めて稀である。CIN は入院期間の延長と院内死亡率の上昇につながり，透析を必要とした場合にはさらにこれが増大する。CIN を予防する手段は，造影剤の量を制限することと，造影検査前の十分な補液である。補液には炭酸水素ナトリウムが生理食塩水よりも有効であるかもしれない。フリーラジカルスカベンジャーである N-アセチルシステインも同様に有効である可能性がある。

心臓カテーテル検査はまた，局所麻酔薬，ヨード造影剤，硫酸プロタミンに対するアレルギー反応を生じうる。最も多い原因は造影剤によるものである（1回の検査につき1％未満）。症状はさまざまで，くしゃみ，蕁麻疹，血管浮腫，気管支痙攣，そしてアナフィラ

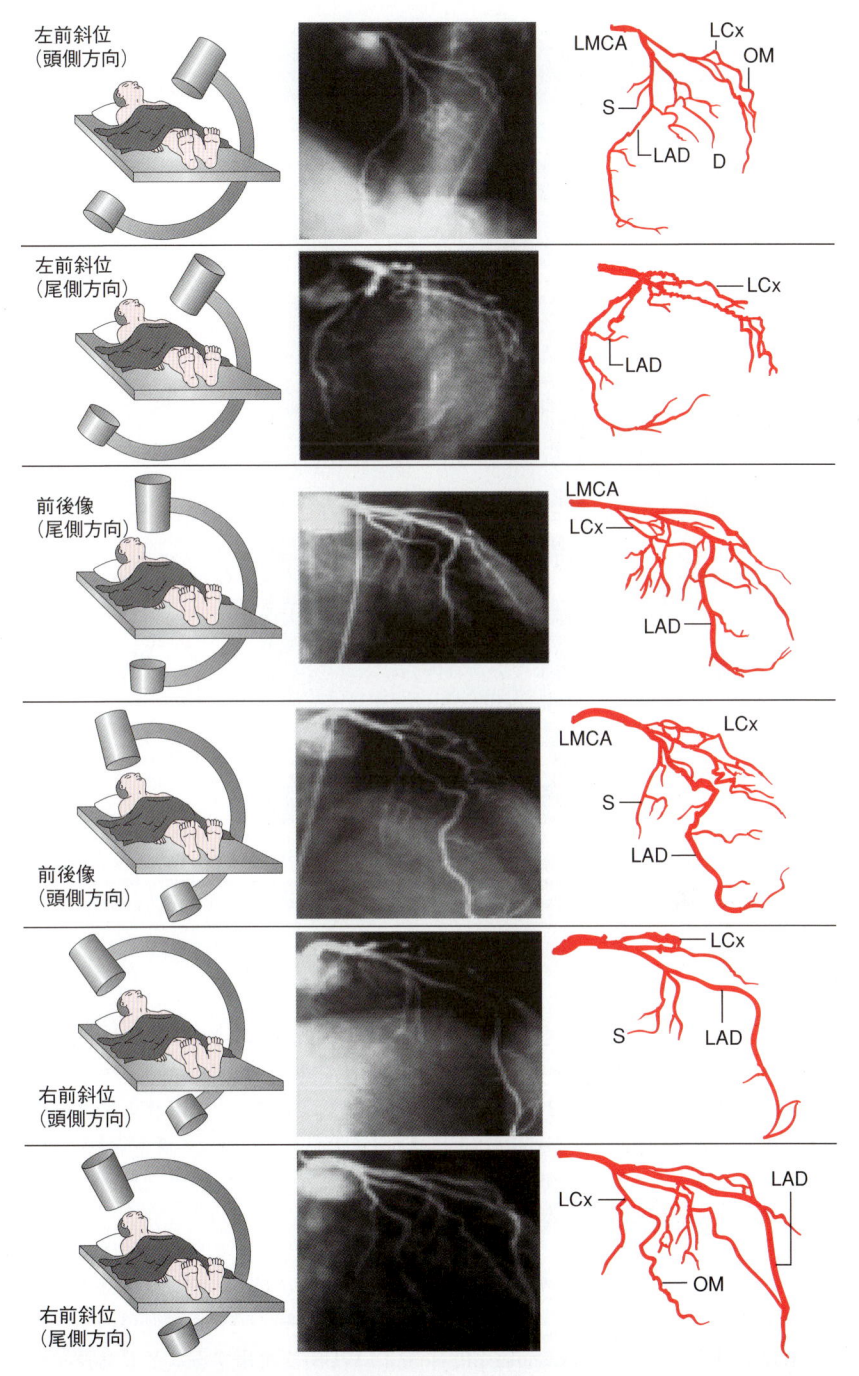

第 25 章 標準的な診断的画像検査（核医学，心エコー，心臓カテーテル検査） 343

左前斜位
（頭側方向）

左前斜位
（尾側方向）

前後像
（尾側方向）

前後像
（頭側方向）

右前斜位
（頭側方向）

右前斜位
（尾側方向）

図 25-29　左冠動脈の造影。D：対角枝，LAD：左前下行枝，LCx：左回旋枝，LMCA：左冠動脈主幹部，OM：鈍角枝，S：穿通枝（Braunwald E, Zipes DP, Libby P, *et al*., eds. Braunwald's Heart Disease : A Textbook of Cardiovascular Medicine, 7th ed. Philadelphia : Elsevier；2004 より許可を得て引用）

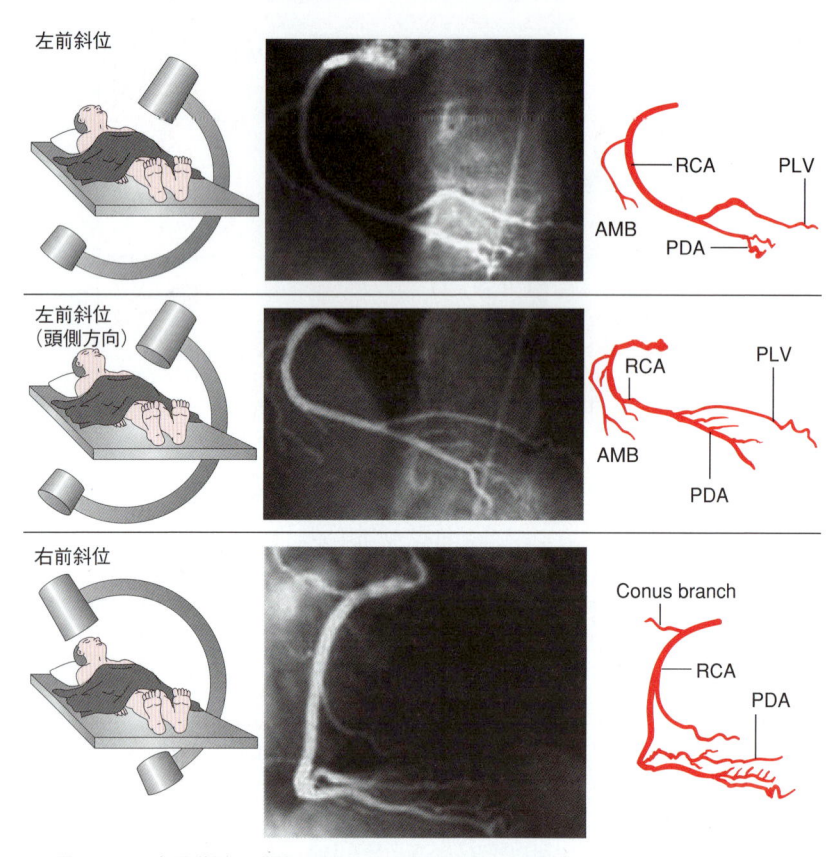

図 25-30　右冠動脈の造影。AMB：鋭角枝，Conus branch：円錐枝，PDA：後下行枝，PLV：後側壁枝，RCA：右冠動脈 (Braunwald E, Zipes DP, Libby P, et al., eds. Braunwald's Heart Disease：A Textbook of Cardiovascular Medicine, 7th ed. Philadelphia：Elsevier；2004 より許可を得て引用)

キシーショックまで生じうる。もし重篤なアレルギー反応が起きた場合には，10 μg のアドレナリンをボーラス投与するべきである。造影剤アレルギーの既往があるか疑われる場合には，prednisone（20 mg 1 日 3 回経口，24〜48 時間），ジフェンヒドラミン（25 mg 1 日 3 回経口，24〜48 時間）および H_2 受容体拮抗薬（シメチジンまたはラニチジン）の前投与により，二次反応のリスクを 5〜10％に，重篤な反応（気管支痙攣やショック）のリスクを 1％未満に軽減することが可能である。

冠動脈造影の決定的な弱点は，冠動脈疾患において血管腔外の病態を評価することができないことである。冠動脈疾患の進行過程において，血管内腔への病変進展は通常，動脈硬化の最後のステージで起こる。この弱点は，カテーテル検査時に血管腔外の病変を評価するために血管内エコー（intravascular ultrasound：IVUS）を併用することで克服可能である（第 26 章「血管内エコー」の項を参照）。一方，心臓 CT や MRI では余分なコストをかけずに冠動脈の血管腔外の評価が可能である。

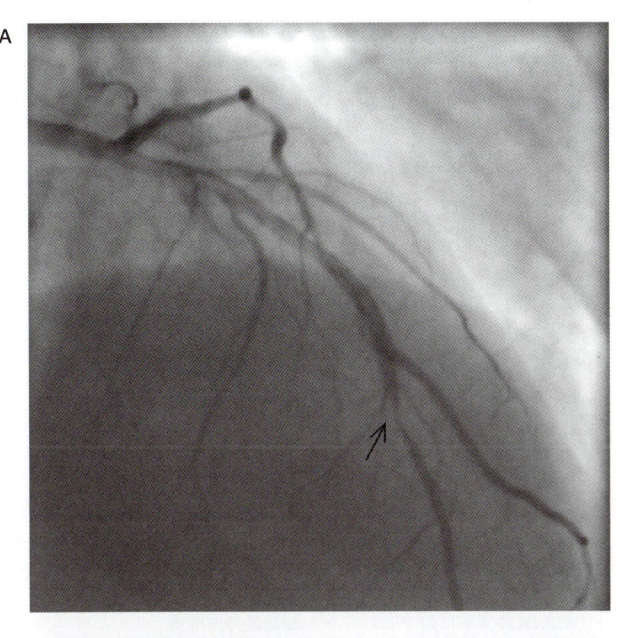

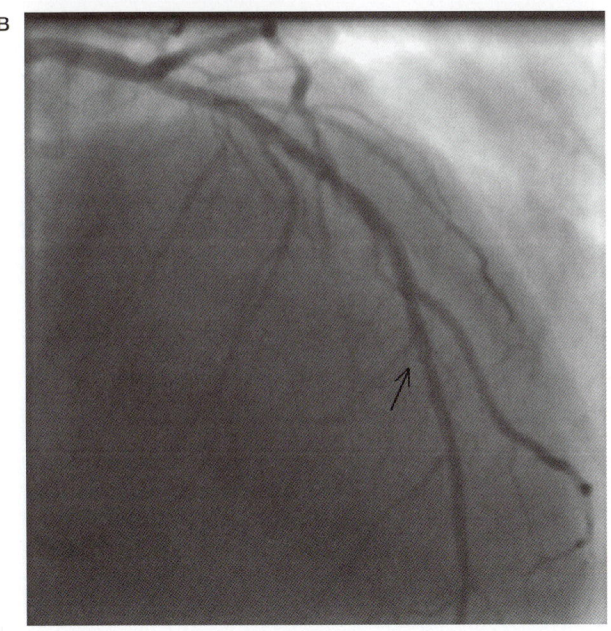

図 25-31　A：左前下行枝中間部の高度狭窄を示す。B：A の狭窄部位に対するステント留置後の造影所見。

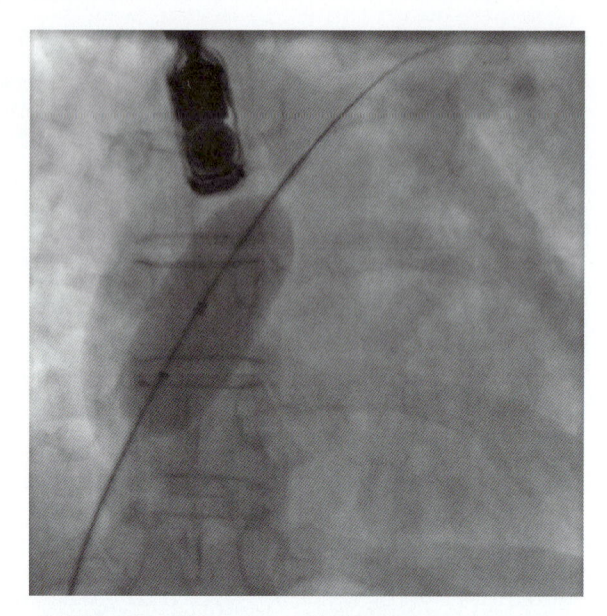

図 25-32　肺動脈弁狭窄に対するバルーン肺動脈弁形成術。

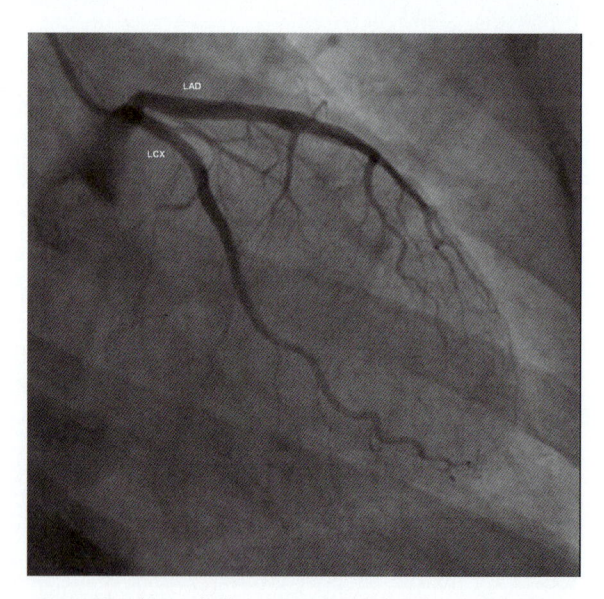

図 25-33　別々の開口部から起始する左前下行枝(LAD)と左回旋枝(LCX)の造影所見。("double-barrel left main arteries")

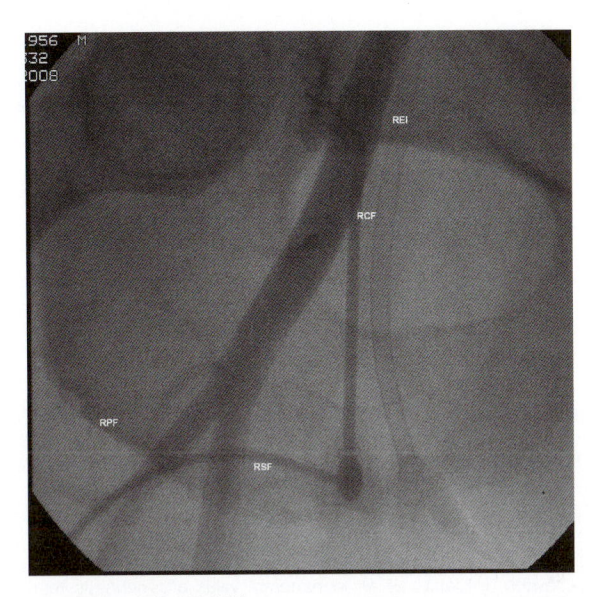

図 25-34　右大腿部の末梢血管造影。REI：右外腸骨動脈，RCF：右総大腿動脈，RSF：右浅大腿動脈，RPF：右深大腿動脈。

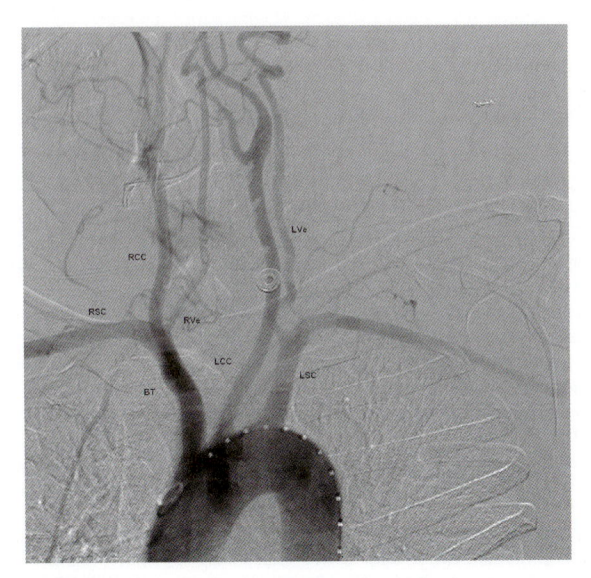

図 25-35　大動脈弓部のデジタルサブトラクション血管造影。BT：腕頭動脈幹，RSC：右鎖骨下動脈，RCC：右総頸動脈，RVe：右椎骨動脈，LCC：左総頸動脈，LSC：左鎖骨下動脈，LVe：左椎骨動脈。

結 論

心臓カテーテル検査は空間・時間分解能に優れ，現時点で冠動脈病変の評価のゴールドスタンダードである．弁膜症や心筋症，先天性心疾患を評価するために重要な血行動態の情報も知ることができる．さらには，冠動脈疾患，末梢動脈疾患に対し，直接機械的なインターベンション治療も可能である．主な欠点は，頻度は低いが無視することのできない血管合併症，腎不全，アレルギー反応などのリスクを有することである．

画 像

図 25-31〜25-35 を参照．

参考文献と推奨文献

Baim DS. Grossman's Cardiac Catheterization, Angiography and Intervention, 7th ed. Baltimore : Lippincott Williams & Wilkins ; 2006 : 53.

Bax JJ, Visser FC, Blanksma PK, et al. Comparison of myocardial uptake of fluorine-18-fluorodeoxyglucose imaged with PET and SPECT in dyssynergic myocardium. J Nucl Med 1996 ; 37 : 1631-1636.

Berman D, Hachamovitch R, Lewin H, et al. Risk stratification in coronary artery disease : implications for stabilization and prevention. Am J Cardiol 1997 ; 79(128): 1-6.

Berman DS, Hachamovitch R, Kiat H, et al. Incremental value of prognostic testing in patients with known or suspected ischemic heart disease : a basis for optimal utilization of exercise technetium-99 m sestamibi myocardial perfusion single-photon emission computed tomography. J Am Coll Cardiol 1995 ; 26 : 639-647.

Berman DS, Kiat H, Friedman JD, et al. Separate acquisition rest thallium-201/stress technetium-99 m sestamibi dual-isotope myocardial perfusion single-photon emission computed tomography : a clinical validation study. J Am Coll Cardiol 1993 ; 22 : 1455-1464.

Birck R, et al. Acetylcysteine for prevention of contrast induced nephropathy : meta-analysis. Lancet 2006 ; 362 ; 598-603.

Chuah SC, Pellikka PA, Roger VL, et al. Role of dobutamine stress echocardiography in predicting outcome in 860 patients with known or suspected coronary artery disease. Circulation 1998 ; 97 : 1474.

Crouse LJ, Harbrecht JJ, Vacek JL, et al. Exercise echocardiography as a screening test for coronary artery disease and correlation with coronary arteriography. Am J Cardiol 1991 ; 67 : 1213.

Gibbons RJ, Hodge DO, Berman DS, et al. Long-term outcome of patients with intermediate-risk exercise electrocardiograms who do not have myocardial perfusion defects on radionuclide imaging. Circulation 1999 ; 100 : 2140-2145.

Grundy SM, Pasternak R, Greenland P, et al. Assessment of cardiovascular risk by use of multiple-risk-factor assessment equations : A statement for healthcare professionals from the American Heart Association and the American College of Cardiology. Circulation 1999 ; 100 : 1481-1492.

Hachamovitch R, Berman DS, Kiat H, et al. Exercise myocardial perfusion SPECT in patients without known coronary artery disease : incremental prognostic value and use in risk stratification. Circulation 1996 ; 93 : 905-914.

Hachamovitch R, Berman DS, Shaw LJ, et al. Incremental prognostic value of myocardial perfusion single photon emission computed tomography for the prediction of cardiac death : Differential stratification for risk of cardiac death and myocardial infarction. Circulation 1998 ; 97 : 535-543.

IMV Medical Information Division. 2003 Nuclear Medicine Market Summary Report. December 1, 2003. http://www.asnc.org/imageuploads/Imaging%20Guidelines.pdf.

Martin WH, Delbeke D, Patton JA, et al. FDG-SPECT : correlation with FDG-PET. J Nucl Med 1995 ; 36 : 988-995.

McCullough PA, et al. Acute renal failure after coronary intervention : incidence, risk factors and relationship to mortality. Am J Med 1997 ; 103 : 368-375.

Merten GJ, et al. The prevention of radiocontrast-agent-induced nephropathy with sodium bicarbonate : a randomized control trial. JAMA 2004 ; 291 : 2328-2334.

Quinones MA, Verani MS, Haichin RM, et al. Exercise echocardiography versus ^{201}Tl single-photon emission computed tomography in evaluation of coronary artery disease. Analysis of 292 patients. *Circulation* 1992 ; 85 : 1026.

Scanlon P, Faxon D, Audet A, *et al*. ACC/AHA guidelines for coronary angiography. *J Am Coll Cardiol* 1999 ; 33 : 1756.

Seward JB, Khandheria BK, Freeman WK, *et al*. Multiplane transesophageal echocardiography : image orientation, examination technique, anatomic correlations, and clinical applications. *Mayo Clin Proc* 1993 ; 68 : 523.

Sharir T, Berman DS, Lewin HC, *et al*. Incremental prognostic value of rest-distribution Tl-201 single photon emission computed tomography. *Circulation* 1999 ; 100 : 1964-1970.

Stevenson JG. Appearance and recognition of basic Doppler concepts in color flow imaging. *Echocardiography* 1989 ; 6 : 451.

Takeuchi M, Araki M, Nakashima Y, *et al*. Comparison of dobutamine stress echocardiography and stress thallium-201 single-photon emission computed tomography for detecting coronary artery disease. *J Am Soc Echocardiogr* 1993 ; 6 : 593.

Takuma S, Zwas DR, Fard A, *et al*. Real-time, 3-dimensional echocardiography acquires all standard 2-dimensional images from 2 volume sets : a clinical demonstration in 45 patients. *J Am Soc Echocardiogr* 1999 ; 12 : 1.

Tommaso CL. Contrast-induced nephrotoxicity in patients undergoing cardiac catheterization. *Cathet Cardiovac Diagn* 1994 ; 31 : 316.

Udelson JE. Choosing a thallium-201 or technetium 99 m sestamibi imaging protocol. *J Nucl Cardiol* 1994 ; 1 : S99-S108.

Waggoner AD, Bierig SM. Tissue Doppler imaging : A useful echocardiographic method for the cardiac sonographer to assess systolic and diastolic ventricular function. *J Am Soc Echocardiogr* 2001 ; 14 : 1143.

第26章　新しい診断的画像検査（CT, MRI, PET, IVUS）

Sujith Kalathiveetil, Michael O. Barry, Ibrahim M. Saeed, and Tillmann Cyrus

■ 概　要

　心血管疾患の分野における画像検査法は，この20～30年の間にさまざまなモダリティが著しく進歩した。この進歩には，心臓コンピュータ断層撮影（心臓CT），心臓磁気共鳴断層撮影（心臓MRI），ポジトロン断層撮影（PET），血管内エコー（IVUS）など多種の技術の開発が含まれている。臨床医は，患者の心臓を評価する手段を選ぶ際のオプションが多いことで，その選択に混乱をきたすことがあってはならない。以下の項では，これらの技術に関して適切な適応に焦点を当てながら詳細に論じる。実際，心臓CTおよび心臓MRIの2つの画像検査法については急速な発展と普及により，複数の専門学会による適応基準が発表をされている。各検査の技術的側面についてできるだけ簡単に記述したが，詳細な記述はこの本の範囲を超えるものとなる。原理や画像登録などについて詳細は，章末に記載した参考文献を参照されたい。

■ 心臓CT

はじめに

　心臓CTは心臓病専門医にも一般内科医にも多くの情報を提供する画像検査である。冠動脈を画像化するCT冠動脈造影（CT coronary angiography：CTCA）は，従来の診断的心臓カテーテル検査の代替となる可能性がある。心臓CTは心臓の内腔や周辺の構造物についても評価が可能で，さらに，冠動脈石灰化のスクリーニングは冠動脈疾患の一次予防におけるリスク層別化に重要な役割を担っている。

　CTをオーダーする際には，基本的な画像収集，重要なことだが放射線被曝についての知識，また従来の撮影装置と多検出器CT（MDCT）の違いについて理解しておくことが大切である。

　収集したデータを再構成して得られる最も薄い断層画像は，撮影装置のスライス厚によって決定される。1ミリ未満の冠動脈画像が得るには非常に高い空間分解能が要求されるため，従来のスキャナー（4列または16列）よりも，より薄いスライス厚で撮影できる64列のスキャナーが適している。

　心臓CTの画像収集は心周期に同調しなければならず，心電図に同期して撮影する。

表 26-1 心臓の画像化における有効放射線量の比較

医療以外での標準的な年間放射線被曝量	1 mSv
標準的な胸部 X 線撮影	0.1 mSv
診断的心臓カテーテル検査	5 mSv
負荷心筋血流核医学検査	10～35 mSv
非心電図同期胸部 CT	8 mSv
冠動脈石灰化 CT 検査	1～1.5 mSv
心電図同期 CT 血管撮影(64 列)	18～22 mSv
放射線量調節心電図同期冠動脈 CT(64 列)	9～15 mSv

　CTCA で最も一般的に用いられる方法は，全心周期を通して X 線が照射される逆追形同期法(retrospective gating)である．冠動脈は拡張期に血管腔内が満たされるが，収縮期にも照射を加えることによりさらなる画像の情報が得られ，シネ画像(全心周期を通しての心臓の動きの観察)を可能にしている．これは，左室駆出率や，壁運動，弁口面積の計測に有用である．

　CT の**放射線**は，電離放射線の放出部が被験者の身体の回りを回転する点で一般的な X 線の放射線とは異なる．放射線の潜在的な影響と放射線量は多くの要素に依存するが，シーベルト(Sv)で定義される**実効線量**や線量当量は，さまざまな体組織に照射された放射線量の総和である．無害にみえるような非侵襲的な検査であっても，患者にかなりの被曝を強いることを覚えておく必要がある．画像検査間の放射線リスクを比較できるよう，**表 26-1** にそれぞれの実効線量を記載した．肥満患者は，十分な組織透過性と空間分解能を得るために X 線管からより大きな出力の放射線量を必要とするため，より大量の放射線を受けることになる．

応　用

CT 冠動脈造影

　心臓カテーテル法による冠動脈造影は，今でも冠動脈の動脈硬化性病変に対する診断および定量化における標準的検査であるが，一方でそれ固有の限界がある．本来，侵襲的な検査法である．従来の冠動脈造影検査の他の限界として，血管内腔以外の観察が不可能なことが挙げられる．CTCA(図 26-1)は，血管内腔と動脈壁の両方の評価が可能である．これにより，アテローム動脈硬化病変の早期に生じる血管リモデリングの評価が可能である．**positive remodeling** は増大した動脈硬化性プラークに対して内腔を維持するために生じる動脈横断面積拡大と定義されているが，従来の血管造影法では正確に評価できなかった．

　動脈硬化性病変の重症度と広がりの程度を評価する能力について，16 列および 64 列の CTCA と従来の冠動脈造影法が複数の研究で比較検討されている．これらの研究結果から，CTCA は有意な冠動脈狭窄を除外する陰性適中率が非常に高いことが示されている．

　救急部を受診した急性の胸痛患者の診断における心臓 CT の有用性については，検討段階である．CTCA は胸痛を主訴とするものの急性冠症候群の診断が確定的ではない救急患者(発症初期で心筋マーカーでの診断が不可能な患者，心電図で ST 部分の上昇がみられない，または新たに左脚ブロックが出現している患者，あるいは肺塞栓や大動脈解離，心膜炎など非冠動脈疾患の可能性がある患者など)に対して考慮するべきである．

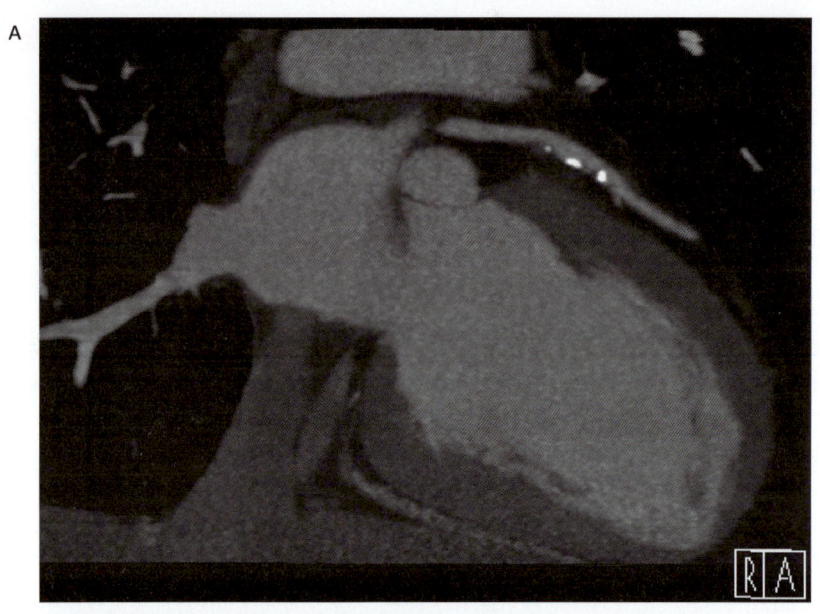

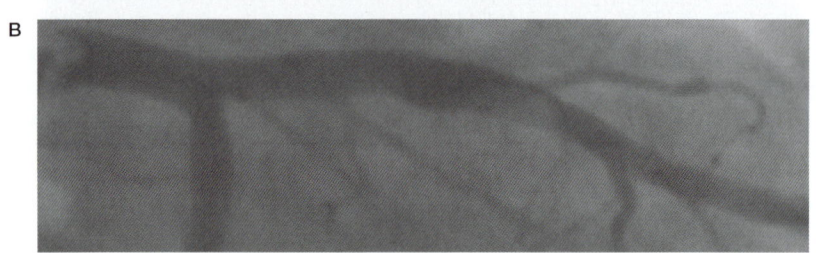

図 26-1　左前下行枝近位側のリモデリングを伴った動脈硬化性変化。A：CTCA，B：従来の冠動脈造影

　CTCAの適応は以下のようなものである。
- 心臓の解剖を明らかにする（先天奇形，肺静脈の形態，冠動脈バイパスの位置，腫瘍や血栓）
- 冠動脈疾患の危険因子を有する患者や負荷試験の結果で確定できない患者における非典型的胸痛（待機的CTCA）
- 救急部門における急性胸痛の評価（三大重篤疾病の除外：冠動脈疾患，肺塞栓，大動脈疾患）
- Framingham研究に基づく無症状の高リスク患者のスクリーニング

冠動脈の石灰化
　心臓CTのもう1つの利用法は冠動脈の石灰化を定量化することである。非閉塞性のプラークは破綻して血栓形成をきたすリスクを有するという不安定プラークの理論は，大半の心筋梗塞が軽度～中等度狭窄病変から生じることを示した数多くの研究結果により支持

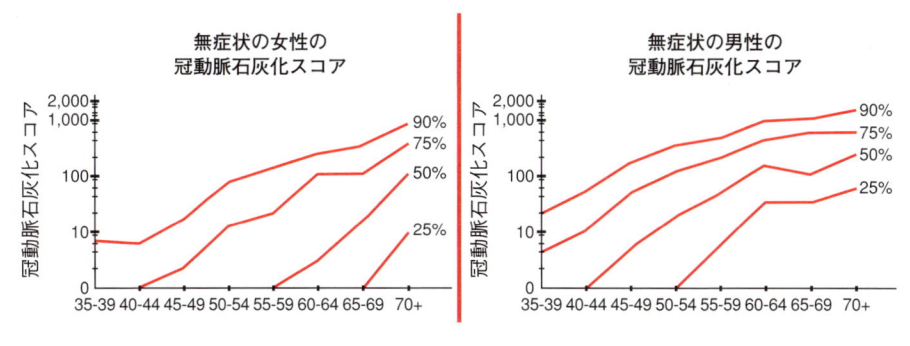

石灰化スコア	臨床所見	冠動脈疾患リスク
0	識別可能なプラークなし	非常に低く、一般的には5%未満
1～10	識別可能な微小プラーク	低く、10%未満
11～100	明らかな、軽度以上の動脈硬化性プラーク	軽度または最小の冠動脈狭窄の可能性あり
101～400	明らかな、中等度以上の動脈硬化性プラーク	軽度の冠動脈病変がある可能性が高く、有意狭窄の可能性もあり
≧401	重度の動脈硬化性プラーク	有意な冠動脈狭窄を示す病変が少なくとも1つある可能性が高い

図 26-2　冠動脈石灰化スコア。解説および詳細は本文を参照。

されている。長期的な(心筋梗塞や死亡といった)心血管イベントを予測するうえでは，狭窄率の問題よりも，全体としての動脈硬化性病変そのものが重要である。このことは，アテローム病変と冠動脈石灰化の間に強い相関を認めることからも明らかである。

　石灰化の定量化(図 26-2)は，冠動脈石灰化指数(Agatston スコア)によってなされる。この指数は，石灰化プラークの面積(mm^2)と密度(Hounsfield 数)を乗算することによってコンピュータが算出する。冠動脈石灰化スコアが高値であることは，冠動脈狭窄が高度であることとは一致せず，重度のアテローム病変，すなわち死亡や心筋梗塞の高リスクを意味する。安静時心電図異常などのスクリーニングの方法として，薬物や造影剤，運動負荷などを行わなくても，制限された放射線量を用いて冠動脈石灰化指数を計算することにより，冠動脈疾患のリスク層別化が可能である。近年の研究結果から冠動脈石灰化指数は，主に Framingham リスクスコアが中等度(10 年の心血管系イベント発生リスクが 10～20%)の無症状の患者，侵襲的検査前の症状のある患者におけるリスク層別化に有用であることが示されている。重要なことであるが，患者のリスクの層別化は，年齢から予測される冠動脈石灰化指数，絶対的な冠動脈石灰化指数の両者によってなされる。詳細については第 10 章を参照。

心臓 CT の限界

　心臓 CT 検査を行う前に考慮すべき以下のような禁忌がある。
- 血清クレアチニン値＞1.5 mg/dL

- 妊婦
- 授乳婦
- 静注造影剤の重症アレルギーの既往

以下のような患者においては，画質が低下しうる．

- 不整な心拍（心房細動，心房粗動，頻発性の上室または心室期外収縮）のため，不適切な心電図同期によってスライスのずれや放射線量調整の失敗をきたす．
- 陰性変時作用をもつ薬物に抵抗性の速い心拍（＞70/min）はモーションアーチファクトを生じる．
- 著明な肥満（BMI＞40 kg/m^2）は，過度の放射線減衰とそれによる S/N 比の減少を生じる．
- 金属を含む物質（外科用クリップ，機械弁，ペースメーカや植込み型除細動器のリード）は放射線散乱を生じる傾向があり，線状のアーチファクトの原因となる．冠動脈ステントの開存性は評価可能であるが，常に信頼できるとはかぎらない．

■ 心臓 MRI

はじめに

　磁気共鳴画像（MRI）では，強い磁場とラジオ波を使用することで内臓や組織の詳細な画像が得られる．この技術の最大の利点は，X 線を使用しないため DNA 損傷をきたさないことであり，このことは疾病の治療経過中に多くの画像検査が必要とされる患者において重要となる．心臓と冠動脈を撮影中のモーションアーチファクト軽減と画質向上を図るため，単純な呼吸停止法や，心電図同期などの先進技術を導入している．限界もあるが，造影剤使用により診断における実用性を向上させることが可能である．MRI の原理は非常に興味深いが，本書の範囲を超えるものであり，ここでは割愛する．短い記述では十分でないことがあるため，興味がある読者は他のテキストを参照されたい．

応　用

　高解像度の心臓 MRI（cardiovascular magnetic resonance：CMR）は心臓の壁厚や詳細な心筋構造の解析により，心筋症の分類，ヘモクロマトーシスにおける鉄の検出，左室緻密化障害のような稀な疾患の診断に役立つ．また，心臓の動きを画像として提供する機能により，すべての心臓弁の機能評価，駆出率の算定，およびシャントの描出など非侵襲的評価が可能である．重要なことは，磁気共鳴の技術は体形にかかわらず高解像度の画像をもたらすことである．CMR は安静状態での心筋バイアビリティの評価に使用されるが，経験豊富な施設ではルーチンでエルゴメータ運動やドブタミンを負荷して CMR を実施している．CMR のさらに有利な点は，血流の画像化が可能なことであり，X 線血管造影に必須な造影剤を使用せずに動脈系の評価が可能である．もう 1 つの利点は，心エコー検査では画像の障害となる肺や瘢痕組織の影響を受けることなく詳細な画像と再現性の高い心機能計測ができることである．

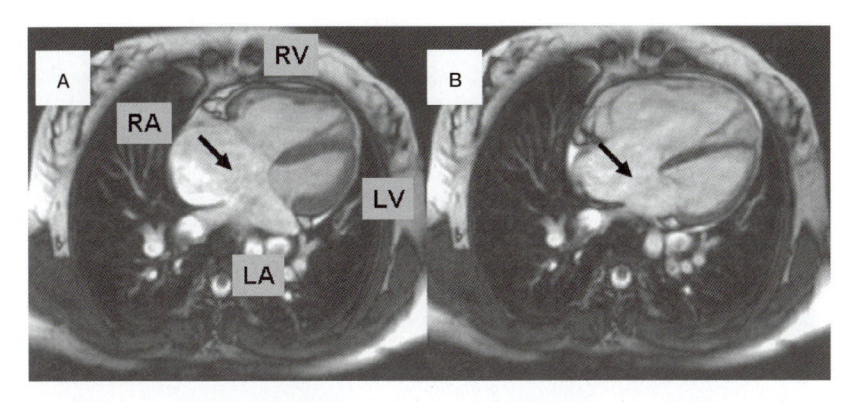

図 26-3　一次孔型心房中隔欠損。巨大欠損孔（矢印）の収縮期像（A）と拡張期像（B）。

適用
先天性心疾患
　CMR は従来，先天性心疾患の評価において重要な役割を担ってきた。複雑な心臓奇形を診断するのに必要な三次元データが構築でき，放射線を必要としないことから，繰り返し検査が行われる若年患者の複雑心奇形評価には有利である。複雑な解剖ばかりでなく瘢痕組織や肺の存在が心エコーによる評価を困難とするため，術後の患児にとっても CMR は特に有用である。

　多くの先天奇形の診療において CMR が重要な役割を果たすのは以下の場合である。
- 内臓心房位の異常
  - 内臓逆位または内臓不定位
  - 心臓位置異常（右胸心，または左胸心）
- 心房中隔欠損症の証明とシャントの定量（図 26-3）
- 心室中隔欠損症の描出
- 複雑奇形
  - Fallot 四徴症
  - 肺動脈閉鎖症
  - 三尖弁閉鎖症
  - 単心室および両動脈管右(左)室起始
- 大動脈縮窄症の術前・術後評価
- Valsalva 洞動脈瘤
- Marfan 症候群，Ehler-Danlos 症候群に伴う大動脈拡張
- 肺-体循環シャントおよび人工血管の開存性評価
- 冠動脈の起始部および走行の異常

心筋症
　CMR は左室と右室の心筋重量ならびにその機能に対する評価法として確立されている。CMR で得られる左室・右室の定量化パラメータは，心エコーの断層像および M モー

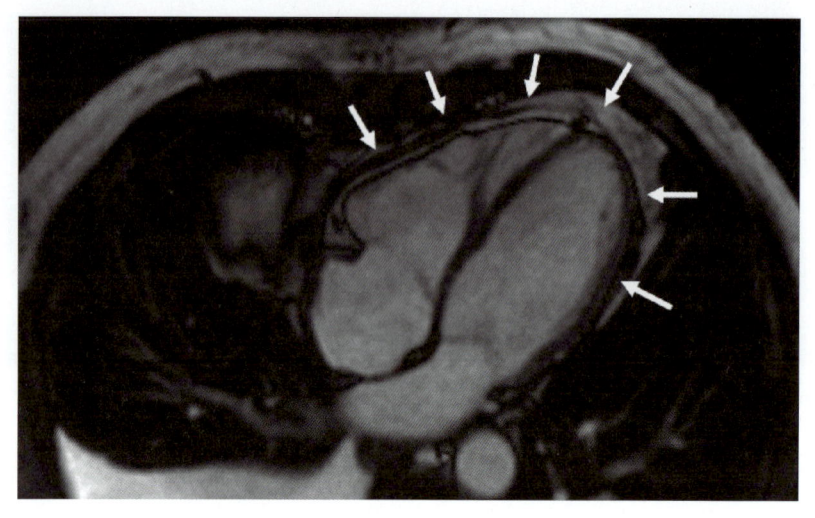

図 26-4　収縮性心膜炎。左室・右室周囲における心膜の同心性の肥厚と収縮（矢印）。

ドによって得られるパラメータよりもより信頼性が高いとされている。CMR は以下のような多くのタイプの心筋症の評価に用いられる。
- 不整脈原性右室異形成/心筋症
- 浸潤性心筋症
  - アミロイドーシス
  - ヘモクロマトーシス
  - サルコイドーシス
- 心筋炎における局所炎症性変化
- 心臓移植後の拒絶反応に対する定期的な評価
- 収縮性心膜炎における心膜の厚さ（図 26-4）
- 心臓突然死のリスクや心不全の悪化につながる線維化領域の検出
- 左室緻密化障害：胚発生期に粗に配列された心筋線維から成熟した緻密化心筋が形成される過程の障害で，高解像度 MR 検査が行われるようになり認識が高まっている。
- 腫瘍浸潤：嚢腫，脂肪腫，転移性悪性黒色腫，出血性腫瘍および血管腫瘍の心膜内への浸潤さ（図 26-5）。

心臓弁膜症

　心臓弁膜症のルーチン検査において，経胸壁心エコー（TTE）と経食道心エコー（TEE）は費用対効果が高く，広く用いられている。CMR は，経胸壁心エコーで遭遇するような音響窓が狭い例での弁の形態や機能的評価が可能であり，患者が経食道心エコーを望まないときの代替ともなる。その精度から高解像度 CMR は連続して行われる画像検査においても有用である。CMR は重症の大動脈弁狭窄症や肺動脈弁逆流症の評価において，心エコーと同様，ジェット中心部における最大速度を計測することができ，修正 Bernoulli の式を用いて圧較差を算出することも可能である。多くの人工弁は磁気に対し安全であるが，部

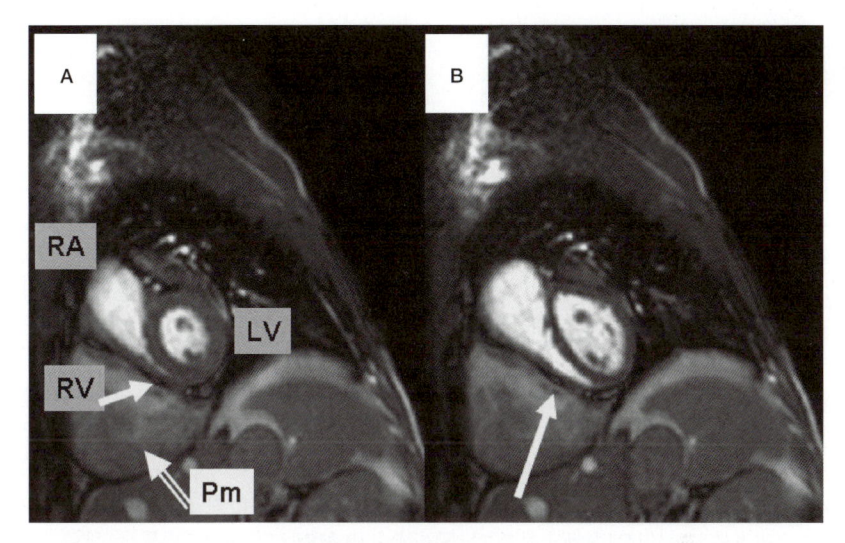

第 26 章　新しい診断的画像検査（CT, MRI, PET, IVUS）

図 26-5　**右室の圧迫**。A：収縮期に心臓周囲の塊（Pm, 二重矢印）が右室（白矢印）を圧迫しており，右房は拡大している。B：拡張期の右室充満が明らかに障害されている。

分的なアーチファクトを生じ画像を不鮮明にさせてしまうことがある。

血管疾患

　従来の X 線による血管造影と大きく異なる CMR の特徴は，大動脈解離，血栓，炎症，動脈硬化性プラークなど，さまざまな血管壁の画像化が可能なことである。磁気共鳴血管撮影（magnetic resonance angiography：MRA）は，飛行時間（time-of-flight）技術を用いることで造影剤なしに，あるいはガドリニウム造影剤を静注して行われる。このため MRA は，X 線造影剤が禁忌の患者や腎不全患者においてとりわけ有用である。しかし近年，重症腎不全患者において，ガドリニウム造影剤の稀だが重篤な副作用である腎性全身性線維症（NSF）が生じうることが報告されていることから，これらの患者には注意が必要である（下記参照）。CMR による血管壁画像と血管撮影の結合画像は，胸部および腹部の大動脈瘤や大動脈解離の診断に有用である。CMR はまた，Marfan 症候群患者の大動脈病変の経過観察や術後の定期検診における理想的な画像検査法である。

冠動脈疾患

　MRA による冠動脈の画像化はここ数年で目覚ましく改良されたが，現在もなお，特にモーションアーチファクトに対する技術改善が必要な状況にある。CMR は虚血や急性・慢性心筋梗塞の診断を目的とした心筋灌流評価に有用である。心筋梗塞は CMR のガドリニウム遅延造影像を使用することで診断可能である。画像はガドリニウム造影剤投与前および静注 20 分後に撮影される。ガドリニウムは細胞外造影剤なので正常な心筋内に保持し続けることはできないが，梗塞心筋は大きな細胞外分画を有することから，造影剤は梗塞部位からゆっくりと洗い出される。保持されたガドリニウムは，遅延造影像で明るい信号として表現される。さらに，CMR は安静時ならびに運動負荷やドブタミン負荷時の局所壁運動異常の検出にも有用である。動脈硬化性プラークの検出や血管壁の画像化も可能

である（上記の「血管疾患」参照）が，ほとんどが研究段階である。

造影検査

他の画像検査と同様に，MRI も造影剤の使用による利点がある．通常の MR 用造影剤は組織内の局所における磁場と緩和のパラメータを変化させることで増強効果を生む．最も一般的にはガドリニウムキレートが造影剤として使用される．

これらの造影剤使用によるアナフィラキシー様反応の出現率は 0.1％未満である．X 線血管造影で使用されるヨード系造影剤と比べ，ガドリニウムキレートは腎毒性がより少ないことから造影 X 線検査を受けることができない患者での代替検査となっている．しかしながら，**腎性全身性線維症**という稀ではあるが重篤な副作用がガドリニウムキレート投与後に生じたことが近年報告されるようになった．この結果から，FDA は 2007 年 5 月に黒枠警告をすべてのガドリニウム系造影剤の添付文書に表示するよう通達した．腎性全身性線維症は重度腎不全患者に発生しており，現行の勧告では，急性および慢性の重症腎不全患者，腎機能障害の重症度にかかわらず肝腎症候群と肝移植周術期の患者において，ガドリニウム系造影剤はそのリスクと有用性を十分検討したうえで使用することとされている．これらの患者においては，診断上必須で，造影なしの MRI が有効でない場合以外には，ガドリニウム系造影剤の使用を避けるべきである．透析患者においてもガドリニウム造影は診断上必須の場合のみとし，MRI 終了後できるだけ早期に透析を行うべきである．

妊　婦

発達段階の胎児に対する MRI の影響については十分なデータがない．現在のガイドラインでは，妊婦の MRI 撮影は診断上必須な場合のみとし，理想的には臓器形成が完了する妊娠初期の 3 カ月を過ぎてから施行することを推奨している．胎児に対する有害性は報告されていないが，胎児は熱や雑音により敏感である可能性が否定できない．重要なこととして，ガドリニウム化合物は胎盤通過性を有するため，妊婦への使用は推奨されない．

禁　忌

絶対禁忌（例外も含む）

- ペースメーカ，植込み型除細動器（ICD），および他の移植電子機器は，移植された装置への磁場の影響というより，装置の不適切な作働をきたしうることから，通常は絶対禁忌とされている．
- 目の中の金属片は瘢痕組織によってしっかり固定されていないことから，目に入ってから長い年月が経過していても MRI による磁気で容易に移動してしまう．もし，目の中に金属片があると疑われるときには，MRI に先だって眼窩 X 線撮影を行うべきである．
- 脳動脈瘤治療用のクリップも瘢痕組織で固定されないため，磁場によって位置がずれる可能性がある．

相対禁忌

- 整形外科用の移植装置は，埋め込まれてから数週間経過していれば安定していることが多いが，撮影領域の近傍にあるとアーチファクトを生じる．
- ステープルは術後数週間たっていれば安全とされている．
- 勾配磁石のワイヤを流れる電流が素早くオン／オフを切り替えられることによって，コイルそのものが膨張と収縮をきたし，音響ノイズを生じる．その主磁場が強ければ強いほ

ど，騒音はより大きくなる．3テスラの装置では，撮影方法にもよるが，騒音は130 dB以上に達する．したがって，適切な防音保護具が必須である．

■ PET

はじめに

臨床においては SPECT (single photon emission computed tomography) が主な核医学的手法であったが，PET (positron emission tomography) は SPECT よりも優れている可能性があり，貴重な研究手段から重要な臨床検査法へと推移しつつある．

PET の臨床での有用性を理解するには，PET の原理について知る必要がある．陽電子（ポジトロン）は電子と同一の質量をもつ陽性荷電した粒子である．PET のトレーサー（つまり PET 撮影に用いられる代謝化合物）は陽電子を放出することによって崩壊する．陽電子と電子がお互いに極めて近接して遭遇するときには，両者はともに消滅し，両者の静止質量は反対方向に放射される 2 本の γ 線に変換され，消滅放射線が生じる．PET の検出器は消滅で形成されたこのような γ 線を検出する．これらの γ 線が発生した場所を同定することによって，PET 検出器は体内で消滅放射線が発生した部位を示す画像を作成することが可能となる．

陽電子を放出する多くのトレーサーがあるが，心臓核医学で頻用されているのはフッ素-18 (^{18}F) とルビジウム-82 (^{82}Rb) の 2 つである．^{18}F は FDG (18-fluorodeoxyglucose) を作るのに利用され，FDG は細胞の代謝需要に比例するグルコースの代謝に応じて細胞に取り込まれる．^{82}Rb はカリウム類似物であり，血流を反映する．どちらも非常に心筋特異的である．

適　応

PET は心筋の血流，バイアビリティ，代謝，神経支配や受容体密度を評価するために用いられる．

PET による心筋血流画像 (図 26-6) の目標は心筋梗塞と虚血を検出することである．心筋血流を評価するために最も一般的に用いられる放射性トレーサーは，窒素-13 (^{13}N)，ルビジウム-82 (^{82}Rb) および酸素-15 (^{15}O) である．SPECT と同様，はじめに安静時画像を得る．次に薬物負荷（アデノシンまたはジピリダモール）を行い，冠血流予備能 (coronary flow reserve) を評価する．これら 3 種類の放射性トレーサーは半減期が非常に短いため，運動負荷試験は施行できない．

^{18}FDG は心筋バイアビリティを評価する際に最も一般的に用いられるトレーサーである．生存している虚血心筋は代謝面で（グルコースを利用して）活動し続けている．したがって心筋バイアビリティは，^{18}FDG を ^{13}N や ^{82}Rb，炭素-11 (^{11}C)，^{15}O とともに投与したり，SPECT 検査を利用することによって評価される．PET 心筋血流画像や SPECT で用いられる放射性トレーサーは心筋血流を評価するものだが，^{18}FDG と ^{11}C では心筋代謝を評価する．典型的には，虚血状態にあるが生きている組織は，血流は低下しているがグルコース代謝や脂肪酸代謝は保たれているというミスマッチパターンを示す．

生体分子をほぼ無制限に放射性トレーサーで標識できるため，PET は心筋代謝における

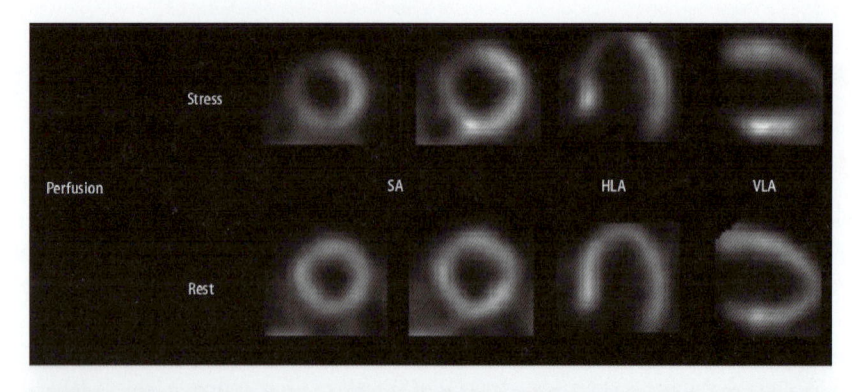

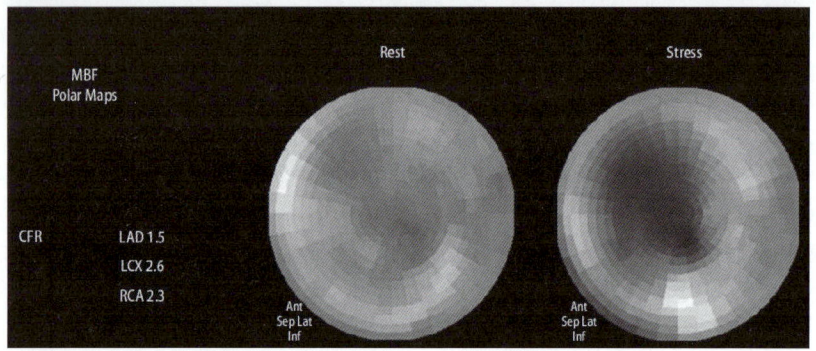

図 26-6 安静時とアデノシン負荷時の^{13}N-アンモニア PET による心筋血流像。上図：中隔，前壁と心尖部の可逆的な血流欠損が認められる。下図：定量化された心筋血流が示されており，左前下行枝領域の冠血流予備能の低下が認められる。

基質利用についての検査で大きな役割を果たしてきた。基質利用の評価には，^{18}FDG（グルコース輸送），^{11}C glucose（グルコース代謝），^{11}C acetate（クエン酸代謝），^{11}C palmitate（脂肪酸代謝），^{18}F-thioheptadecanoic acid（脂肪酸取り込み），^{11}C lactate（乳酸利用）などが用いられる。

^{11}C-hydroxyephedrine（HED），^{11}C-epinephrine（EPI），^{123}I-meta-iodobenzylguanidine（MIBG）は，心筋の神経支配を評価するために用いられる放射性トレーサーである。これらの放射性トレーサーは交感神経ニューロンに取り込まれるため，移植心臓の交感神経再支配についての研究や，不整脈のリスクを有する患者における交感神経支配の影響についての研究に用いられてきている。

限　界

PET の主な欠点はコストと利便性である。PET は SPECT に比べ費用が極めて高い。また，SPECT の放射性トレーサーは PET のトレーサーよりも簡便に使用できる。^{18}F は半減期が 2 時間であるため，PET 検知器の近くにあるサイクロトロンで作成する必要がある。^{11}C のようにさらに半減期の短い放射性トレーサーでは，その場にサイクロトロンが必

要である。^{82}Rb の半減期は非常に短い（76 秒）が，より半減期の長いストロンチウム-82（^{82}Sr）から作成することが可能である。最後に，PET で冠血流予備能を評価する場合には薬物負荷が必要である。運動負荷は時間がかかるため，半減期の短い PET の放射性トレーサーは不向きであり，運動耐容能の評価で得られるはずの重要な生理学的情報が得られなくなる。

■ 血管内エコー（IVUS）

はじめに

　血管内エコー（intravascular ultrasound：IVUS）はカテーテルによる超音波検査で，リアルタイムで高解像度の画像が得られ，冠動脈の内腔やプラークの大きさ，組成を評価することができる。最初の IVUS システムは 1971 年にロッテルダムで，Bom とその同僚によって心内腔や弁を画像化するようにデザインされた。その後，1988 年に Yock とその同僚によってヒト動脈の血管内腔画像が初めて記録された。IVUS は現在，心臓カテーテル検査室においてインターベンションや電気生理学的操作のガイドとして日常的に使用されている。

　IVUS カテーテルは小型の超音波プローブを搭載しており，冠動脈壁や心内腔構造の高

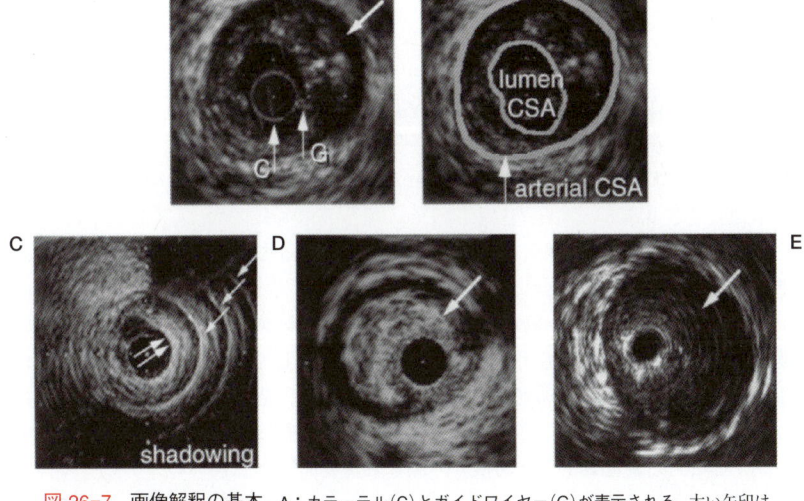

図 26-7　画像解釈の基本。 A：カテーテル（C）とガイドワイヤー（G）が表示される。太い矢印は低エコーの"medial stripe"を示しており，これは重なったプラークの影響のため厚く見えている。B：（A）の画像に中膜-外膜境界線と内腔境界線を示す灰色の線を加えたもの。これらの境界は動脈の横断面（arterial CSA）と内腔横断面（lumen CSA）の計測にそれぞれ対応する。C：多重反射（一本白線）は矢印）を示す石灰化プラーク（2 本矢印）。12 時から 8 時の部位に陰影がみられる。外側に広がる淡いエコーノイズを示している。D：石灰化のないプラークでの反射エコー（太い矢印）。E：エコー透過性プラーク（太い矢印）。プローブが近い部位（7 時から 11 時方向）の外膜の輝度が遠い部位（12 時から 3 時方向）よりも高いことがわかる。（Principles and Practice, 2nd ed. Philadelphia：Churchill Livingstone；2002 より許可を得て引用）

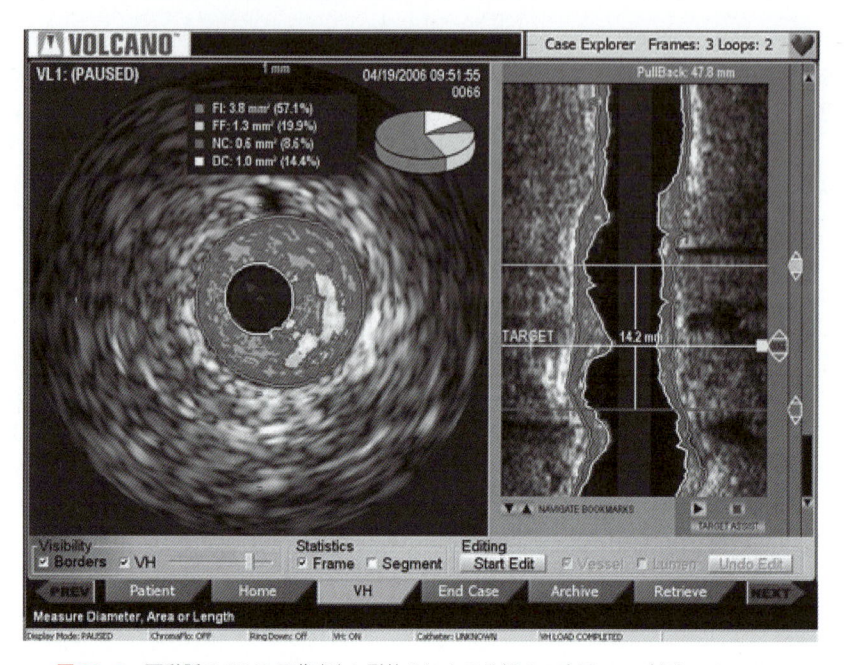

図 26-8　冠動脈の IVUS 画像（A）と引抜きによる血管の二次元マップ（B）。標的部位の長さを測定することで適切な長さのステントを選択できる。(出典：Volcano Corporation IVUS website：http://www.volcanocorp.com/products/ivus-imaging/s5-imaging.asp. Volcano and the Volcano Logo are registered trademarks of Volcano Corporation)

分解能の超音波画像が得られる。通常 10～20 MHz の超音波がカテーテル先端から放出され，プローブに戻った後，外部のコンピュータ超音波装置に送信される。カテーテル先端周囲のリアルタイム超音波画像は，返信された超音波を再構成したものである。

適　応

IVUS は，狭窄のある冠動脈入口部や左主幹部，重なっている領域など血管造影画像が信頼できないと考えられる場合に，狭窄の程度を決定する目的でしばしば用いられる（図 26-7，26-8）。IVUS はまた，経皮的冠動脈インターベンションやステント留置に先だって複雑病変を評価するためにも用いられる。血管壁に対してステント拡張が不十分であると，ステントと血管壁の間に乱流が生じる可能性があり，急性ステント血栓症の病巣が形成される。もう 1 つの適応は，心房中隔欠損や卵円孔の経皮的閉鎖術のガイドとしての使用である。また，心臓電気生理学的検査の際に右房から冠静脈洞へのカテーテル挿入のガイドとしても用いられる。

IVUS は，心筋梗塞の原因となりうる病変の特徴を調べたり，アテロームプラークの径や大きさに対する薬物治療の有用性を評価するための研究手段としても用いられてきている。固定されたシースを通してモニター付きのプローブを一定の速度で引き抜くことにより，断面画像から正確な長さや大きさを測定することが可能となっている。この技術はメカニカルな IVUS カテーテルでのみ利用できる。引抜きによる横断的な IVUS 計測の妥当

性は複数の *in vitro* の研究によって確認されている。

内腔はカテーテルに隣接した暗い領域(エコー透過性)として描出される。冠動脈の血管壁は明るく(エコー源性)，内膜，中膜，外膜の 3 層として認められる。内膜・中膜と血管内腔が明確に描出される IVUS 画像から，プラークの形態や径，血管閉塞の程度についての重要な情報が得られる。IVUS ではプラークの組成についての正確な生化学的情報は得られないが，エコー輝度により病変をいくつかのタイプに分類することは可能である。

限　界

心臓カテーテル検査室における IVUS のルーチン使用の主な欠点は，高価で手技時間が長いこと，そしてインターベンション医や不整脈専門医がほぼ独占的に使用していることである。

覚えておくポイント

心臓 CT
- 心臓 CT は大きく進歩しており，心臓の構造や，血管壁内部の詳細を含む冠動脈についての解剖学的評価に優れている。
- 冠動脈の石灰化スコアもまたリスク層別化に有用である。
- 主な欠点は，放射線被曝，造影剤負荷，心拍が早く不整な場合はうまく撮像できないこと，生理学的評価ができないことである。

心臓 MRI
- 心臓 MRI は，先天性心疾患の非侵襲的で経時的な評価，心機能の精巧な画像化，心筋症と心筋炎の鑑別，電気生理学的検査の補助，進行した虚血性心疾患の検出など，臨床の多くの局面で用いることができる。
- 心臓 MRI は心臓と血管の解剖を非常に詳細に描出でき，X 線を使用する画像検査で必要とされる放射線や腎毒性のある造影剤を使用せずに血管撮影ができるという特徴がある。
- 心臓 MRI は，心臓の径，構造の異常，壁運動，駆出率，シャント，弁機能などを評価するのに有用である。
- 遅延造影像から，核医学検査と同様，心筋のバイアビリティの評価が可能である。
- 心臓 MRI は副作用の少ない安全な検査であるが，閉所恐怖症の患者に使用できないことのほか，腎機能が高度に低下した患者にガドリニウム系造影剤を用いた場合に腎性全身性線維症を稀に生じる。

PET
- PET は臨床および研究の場において有用な検査法である。
- 技術的には SPECT よりも優れている。
- PET が広く使用されることを妨げる要因は，コストがかなり高いことと，放射性トレーサー使用に伴う困難さである(サイクロトロン使用と，極めて短い半減期)。

IVUS
- IVUS は冠動脈や心内構造を画像化するための有用かつ高度に専門化された手段である。
- IVUS の診断における有用性とともに，コストや時間，リスクなどを併せて考慮しなければならない。

参考文献と推奨文献

Achenbach S, Giesler T, Ropers D, et al. Detection of coronary artery stenoses by contrastenhanced, retrospectively electrocardiographically gated, multislice spiral computed tomography. Circulation 2001 ; 103 : 2535-2538.

Assomull RG, Pennell DJ, Prasad SK. Cardiovascular magnetic resonance in the evaluation of heart failure. Heart 2007 ; 93 : 985-992.

Bacharach SL, Bax JJ, Case J, et al. PET myocardial glucose metabolism and perfusion imaging. Part 1 : Guidelines for data acquisition and patient preparation. J Nucl Cardiol 2003 ; 10 : 543-556.

Barkhausen J, Ruehm SG, Goyen, M, et al. MR evaluation of ventricular function : true fast imaging with steady-state precession versus fast low-angle shot cine MR imaging : feasibility study. Radiology 2001 ; 219 : 264-269.

Bax JJ, Valkema R, Visser FC, et al. FDG SPECT in the assessment of myocardial viability. Comparison with dobutamine echo. Eur Heart J 1997 ; 18(suppl D) : D124-D129.

Bengel FM, Ueberfuhr P, Schiepel N, et al. Effect of sympathetic reinnervation on cardiac performance after heart transplantation. N Engl J Med 2001 ; 345 : 731-738.

Bom N, Lancee CT, van Egmond FC. An ultrasonic intracardiac scanner. Ultrasonics 1972 ; 10 : 71-76.

Bruce CJ, Packer DL, Seward JB. Transvascular imaging : feasibility study using a vector phased array ultrasound catheter. Echocardiography 1999 ; 16 : 425.

Cademartiri F, Runza G, Mollet NR, et al. Impact of intravascular enhancement, heart rate, and calcium score on diagnostic accuracy in multislice computed tomography coronary angiography. Radiol Med (Torino)2005 ; 110 : 42-51.

Cyrus T, Lanza GM, Wickline SA. Molecular imaging by cardiovascular MR. J Cardiovasc Magnet Res 2007 ; 9 : 827-843.

Dayanikli F, Grambow D, Muzik O, et al. Early detection of abnormal coronary flow reserve in asymptomatic men at high risk for coronary artery disease using positron emission tomography. Circulation 1994 ; 90 : 808-817.

Depre C, Vanoverschelde JL, Gerber B, et al. Correlation of functional recovery with myocardial blood flow, glucose uptake, and morphologic features in patients with chronic left ventricular ischemic dysfunction undergoing coronary artery bypass grafting. J Thorac Cardiovasc Surg 1997 ; 113 : 371-378.

Di Carli MF, Tobes MC, Mangner T, et al. Effects of cardiac sympathetic innervation on coronary blood flow. N Engl J Med 1997 ; 336 : 1208-1215.

Di Carli MF, Asgarzadie F, Schelbert HR, et al. Quantitative relation between myocardial viability and improvement in heart failure symptoms after revascularization in patients with ischemic cardiomyopathy. Circulation 1995 ; 92 : 3436-3444.

Di Mario C, The SH, Madretsma S, et al : Detection and characterization of vascular lesions by intravascular ultrasound : an in vitro study correlated with histology. J Am Soc Echocardiogr 1992 ; 5 : 135-146.

Dirksen MS, Jukema JW, Bax JJ, et al. Cardiac multidetector-row computed tomography in patients with unstable angina. Am J Cardiol 2005 ; 95 : 457-461.

Djavidani B, Debl K, Lenhart M, et al. Planimetry of mitral valve stenosis by magnetic resonance imaging. J Am Coll Cardiol 2005 ; 45 : 2048-2053.

Feigenbaum H. Echocardiography, 5th ed. Malvern, PA : Lea & Febiger ; 1994.

Fuessl RT, Mintz GS, Pichard AD, et al : In vivo validation of intravascular ultrasound length measurements using a motorized transducer pullback device. Am J Cardiol 1996 ; 77 : 1115-1118.

Gambhir SS, Schwaiger M, Huang SC, et al. Simple noninvasive quantification method for measuring myocardial glucose utilization in humans employing positron emission tomography and fluorine-18 deoxyglucose. J Nucl Med 1989 ; 30 : 359-366.

Garcia MJ, Lessick J, Hoffmann MH, et al. Accuracy of 16-row multidetector computed tomography for the assessment of coronary artery stenosis. JAMA 2006 ; 296(4) : 403-411.

Giesler T, Baum U, Ropers D, et al. Noninvasive visualization of coronary arteries using contrast-enhanced multidetector CT : influence of heart rate on image quality and stenosis detection. AJR Am J Roentgenol 2002 ; 179 : 911-916.

Gould K, Goldstein R, Mullani N, et al. Clinical feasibility, sensitivity and specifically of positron cardiac imaging without a cyclotron using generator produced Rb-82 for the diagnosis of coronary artery disease. J Nucl Med 1986 ; 27 : 976.

Gropler RJ, Geltman EM, Sampathkumaran K, et al. Comparison of carbon-11-acetate with fluorine-

18-fluorodeoxyglucose for delineating viable myocardium by positron emission tomography. *J Am Coll Cardiol* 1993 ; 22 : 1587-1597.
Gussenhoven EJ, Essed CE, Lancee CT, *et al*. Arterial wall characteristics determined by intravascular ultrasound imaging : an in vitro study. *J Am Coll Cardiol* 1989 ; 14 : 947-952.
Hendel RC, Patel MR, Kramer CM, Poon M. ACCF/ACR/SCCT/SCMR/ASNC/NASCI/SCAI/SIR 2006 appropriateness criteria for cardiac computed tomography and cardiac magnetic resonance imaging : a report of the American College of Cardiology Foundation/American College of Radiology, Society of Cardiovascular Computed Tomography, Society for Cardiovascular Magnetic Resonance, American Society of Nuclear Cardiology, North American Society for Cardiac Imaging, Society for Cardiovascular Angiography and Interventions, and Society of Interventional Radiology. *J Am Coll Cardiol* 2006 ; 48 : 1475-1497.
Herrero P, Weinheimer CJ, Dence C, *et al*. Quantification of myocardial glucose utilization by PET and 1-carbon-11-glucose. *J Nucl Cardiol* 2002 ; 9 : 5-14.
Herzog C, Britten M, Balzer JO, *et al*. Multidetector-row cardiac CT : diagnostic value of calcium scoring and CT coronary angiography in patients with symptomatic, but atypical, chest pain. *Eur Radiol* 2004 ; 14 : 169-177.
Hodgson JMcB, Eberle M, Savakus A. Validation of a new real time percutaneous intravascular ultrasound imaging catheter [Abstract]. *Circulation* 1988 ; 78 : II-21.
Kaul T, Agnohotri A, Fields B, *et al*. Coronary artery bypass grafting in patients with an ejection fraction of twenty percent or less. *J Thorac Cardiovasc Surg* 1996 ; 111 : 1001-1012.
Knez A, Becker CR, Leber A, *et al*. Usefulness of multislice spiral computed tomography angiography for determination of coronary artery stenoses. *Am J Cardiol* 2001 ; 88 : 1191-1194.
Kopp AF, Schroeder S, Kuettner A, *et al*. Non-invasive coronary angiography with high resolution multidetector-row computed tomography : results in 102 patients. *Eur Heart J* 2002 ; 23 : 1714-1725.
Kramer CM, Budoff MJ, Fayad ZA, *et al*. ACCF/AHA Clinical Competence Statement on Vascular Imaging with Computed Tomography and Magnetic Resonance. A report of the American College of Cardiology Foundation/American Heart Association/American College of Physicians Task Force on Clinical Competence and Training. *J Am Coll Cardiol* 2007 ; 50 : 1097-1114.
Kuettner A, Kopp AF, Schroeder S, *et al*. Diagnostic accuracy of multidetector computed tomography coronary angiography in patients with angiographically proven coronary artery disease. *J Am Coll Cardiol* 2004 ; 43 : 831-839.
Leber AW, Knez A, von Ziegler F, *et al*. Quantification of obstructive and nonobstructive coronary lesions by 64-slice computed tomography : a comparative study with quantitative coronary angiography and intravascular ultrasound. *J Am Coll Cardiol* 2005 ; 46 : 147-154.
Leschka S, Alkadhi H, Plass A, *et al*. Accuracy of MSCT coronary angiography with 64-slice technology : first experience. *Eur Heart J* 2005 ; 26 : 1482-1487.
Levine GN, Gomes AS, Arai AE, *et al*. Safety of Magnetic Resonance Imaging in Patients with Cardiovascular Devices. An American Heart Association Scientific Statement From the Committee on Diagnostic and Interventional Cardiac Catheterization, Council on Clinical Cardiology, and the Council on Cardiovascular Radiology and Intervention. Endorsed by the American College of Cardiology Foundation, the North American Society for Cardiac Imaging, and the Society for Cardiovascular Magnetic Resonance. *Circulation* 2007 ; 116 : 2878-2891, published online Nov. 19, 2007.
Mallery JA, Tobis JM, Griffith J, *et al*. Assessment of normal and atherosclerotic arterial wall thickness with an intravascular ultrasound imaging catheter. *Am Heart J* 1990 ; 119 : 1392-1400.
Marwick T, Shan K, Patel S, *et al*. Incremental value of rubidium-82 positron emission tomography for prognostic assessment of known or suspected coronary artery disease. *Am J Cardiol* 1997 ; 80 : 865-870.
Matar FA, Mintz GS, Farb A, *et al*. The contribution of tissue removal to lumen improvement after directional coronary atherectomy. *Am J Cardiol* 1994 ; 74 : 647-650.
McVeigh ER, Guttman MA, Lederman RJ. Real-time interactive MRI-guided cardiac surgery : aortic valve replacement using a direct apical approach. *Magn Reson Med* 2006 ; 56 : 958-964.
Merlet P, Delforge J, Syrota A, *et al*. Positron emission tomography with ^{11}C CGP-12177 to assess beta-adrenergic receptor concentration in idiopathic dilated cardiomyopathy. *Circulation* 1993 ; 87 : 1169-1178.
Mollet NR, Cademartiri F, Nieman K, *et al*. Noninvasive assessment of coronary plaque burden using multislice computed tomography. *Am J Cardiol* 2005 ; 95 : 1165-1169.

Nandalur KR, Dwamena BA, Choudhri AF, et al. Diagnostic performance of stress cardiac magnetic resonance imaging in the detection of coronary artery disease. *J Am Coll Cardiol* 2007 ; 50 : 1343-1353.
Nicholls SJ, Sipahi I, Schoenhagen P, et al. Application of intravascular ultrasound in antiatherosclerotic drug development. *Nat Rev Drug Disc* 2006 ; 5(6) : 485-492.
Nicholls SJ, Tuzcu EM, Sipahi I, et al. Intravascular ultrasound in cardiovascular medicine. *Circulation* 2006 ; 114(4) : e55-e59.
Nieman K, Resning B, van Geuns RJ, et al. Usefulness of multislice computed tomography for detecting obstructive coronary artery disease. *Am J Cardiol* 2002 ; 89 : 913-918.
Nishimura RA, Edwards WD, Warnes CA, et al. Intravascular ultrasound imaging : in vitro validation and pathologic correlation. *J Am Coll Cardiol* 1990 ; 16 : 145-154.
Oemrawsingh PV, Mintz GS, Schalij MJ, et al. Intravascular ultrasound guidance improves angiographic and clinical outcome of stent implantation for long coronary artery stenoses : final results of a randomized comparison with angiographic guidance(TULIP Study). *Circulation* 2003 ; 107 : 62.
Packer DL, Stevens CL, Curley MG, et al. Intracardiac phased-array imaging : methods and initial clinical experience with high resolution, under blood visualization : initial experience with intracardiac phased-array ultrasound. *J Am Coll Cardiol* 2002 ; 39 : 509.
Patterson RE, Eisner RL, Horowitz SF. Comparison of cost-effectiveness and utility of exercise ECG, single photon emission computed tomography, positron emission tomography, and coronary angiography for diagnosis of coronary artery disease. *Circulation* 1995 ; 91 : 54-65.
Peterson LR, Herrero P, Schechtman KB, et al. Effect of obesity and insulin resistance on myocardial substrate metabolism and efficiency in young women. *Circulation* 2004 ; 109 : 2191-2196.
Potkin BN, Bartorelli AL, Gessert JM, et al. Coronary artery imaging with intravascular high-frequency ultrasound. *Circulation* 1990 ; 81 : 1575-1585.
Raff GL, Gallagher MJ, O'Neill WW, et al. Diagnostic accuracy of noninvasive coronary angiography using 64-slice spiral computed tomography. *J Am Coll Cardiol* 2005 ; 46 : 552-557.
Rahimtoola SH. The hibernating myocardium. *Am Heart J* 1989 ; 117 : 211-221.
Reant P, Lederlin M, Lafitte S, et al. Absolute assessment of aortic valve stenosis by planimetry using cardiovascular magnetic resonance imaging : comparison with transesophageal echocardiography, transthoracic echocardiography, and cardiac catheterization. *Eur J Radiol* 2006 ; 59 : 276-283.
Sato Y, Matsumoto N, Kato M, et al. Noninvasive assessment of coronary artery disease by multislice spiral computed tomography using a new retrospectively ECG-gated image reconstruction technique. *Circ J* 2003 ; 67 : 401-405.
Schelbert HR, Beanlands R, Bengel F, et al. PET myocardial perfusion and glucose metabolism imaging. Part 2 : Guidelines for interpretation and reporting. *J Nucl Cardiol* 2003 ; 10 : 557-571.
Schlosser T, Malyar N, Jochims M, et al. Quantification of aortic valve stenosis in MRI. *Eur Radiol* 2007 ; 17 : 1284-1290.
Schoenhagen P, Nissen SE. Intravascular ultrasonography : using imaging end points in coronary atherosclerosis trials. *Cleve Clin J Med* 2005 ; 72(6) : 487-496.
Selvanayagam JB, Hawkins PN, Paul B, et al. Evaluation and management of the cardiac amyloidosis. *J Am Coll Cardiol* 2007 ; 50 : 2101-2110.
Sipahi I, Tuzcu EM, Schoenhagen P, et al. Static and serial assessments of coronary arterial remodeling are discordant : an intravascular ultrasound analysis from the Reversal of Atherosclerosis with Aggressive Lipid Lowering(REVERSAL)trial. *Am Heart J* 2006 ; 152(3) : 544-550.
Stack RS, ed. Interventional Cardiovascular Medicine : Principles and Practice, 2nd ed. Philadelphia : Churchill Livingstone ; 2002.
Suzuki J, Caputo GR, Kondo C, et al. Cine MR imaging of valvular heart disease : display and imaging parameters affect the size of the signal void caused by valvular regurgitation. *Am J Roentgenol* 1990 ; 155 : 723-727.
Tobis JM, Mallery JA, Gessert J, et al. Intravascular ultrasound cross-sectional arterial imaging before and after balloon angioplasty in vitro. *Circulation* 1989 ; 80 : 873-882.
Topol EJ. Textbook of Interventional Cardiology, 4th ed. Philadelphia : Saunders ; 2003.
Vogl TJ, Abolmaali ND, Diebold T, et al. Techniques for the detection of coronary atherosclerosis : multi-detector row CT coronary angiography. *Radiology* 2002 ; 223 : 212-220.
Von Birgelen C, van der Lugt A, Nicosia A, et al. Computerized assessment of coronary lumen and atherosclerotic plaque dimensions in three-dimensional intravascular ultrasound correlated with histomorphometry. *Am J Cardiol* 1996 ; 78 : 1202-1209.
Warnes CA. Transposition of the Great Arteries. *Circulation* 2006 ; 114 : 2699-2709.

Weber OM, Higgins CB. MR evaluation of cardiovascular physiology in congenital heart disease : flow and function. *J Cardiovasc Magnet Res* 2006 ; 8 : 607-617.

Wenguang L, Gussenhoven WJ, Zhong Y, *et al*. Validation of quantitative analysis of intravascular ultrasound images. *J Card Imaging* 1991 ; 6 : 247-253.

Wood JC. Anatomical assessment of congenital heart disease. *J Cardiovasc Magnet Res* 2006 ; 8 : 595-606.

Yi-qun Y, Fang-ling L, Jun T, *et al*. Assessment of autopsic samples of carotid atherosclerosis in the aged by intravascular ultrasound. *Chin Med J* 1994 ; 107 : 750-754.

Yock PG, Johnson EL, Linker DT. Intravascular ultrasound : development and clinical potential. *Am J Card Imaging* 1988 ; 2 : 185-193.

第27章　心血管疾患の集中治療

Michael O. Barry and Andrew M. Kates

■ はじめに

　重症な心疾患患者の治療は非常に困難な場合が多い。これは，心室充満の変化，心筋灌流の低下，心拍の異常，重症の弁膜症など多くの要素が複雑に作用し合っているためだが，さまざまな治療法を適切に用いることにより，患者の状態を安定化させ救命することができる。本章では，大動脈内バルーンパンピング，肺動脈カテーテル，一時的経静脈ペーシングを取りあげ，その原理および手技について論じる。

■ 大動脈内バルーンパンピング（IABP）

はじめに

　大動脈内バルーンポンプ（パンピング）〔intraaortic balloon pump（ing）：IABP〕は1960年代に開発された循環補助装置を用いた最初の治療であり，心筋における酸素の需要と供給のバランスを改善し血液循環を補助する。IABPは簡便で，挿入が容易であり，臨床使用の豊富な実績もあることから，機械的循環補助として最も広く用いられている。

カウンターパルセイションによる血行動態への効果

　大動脈内のバルーンは，カウンターパルセイションにより血行動態への効果を発揮する（図27-1，表27-1）。バルーンは拡張期に速やかに膨張し，収縮期に虚脱する。その膨張と虚脱により血行動態における2つの効果を生じる。
- 拡張早期（大動脈弁閉鎖直後）に急速に膨張することにより，拡張期血圧が上昇する。その結果，冠灌流圧を有意に改善する。
- 等容収縮期（大動脈弁開放直前）に急速に虚脱することにより，大動脈内の血液容積が減少する。これにより大動脈の収縮期血圧は低下し血管抵抗も減少する。その結果，左室拍出量は増大し，後負荷の軽減により心筋酸素需要量を効果的に減らすことができる。

手技

　バルーン挿入の手技を熟知することにより，臨床での有効性や合併症をより深く理解することができる。バルーン挿入に際し，まず患者に禁忌がないかを検討する（下記参照）。続いて，患者の体格に合わせた適切なサイズのバルーンを選択する。そして，大腿動脈を

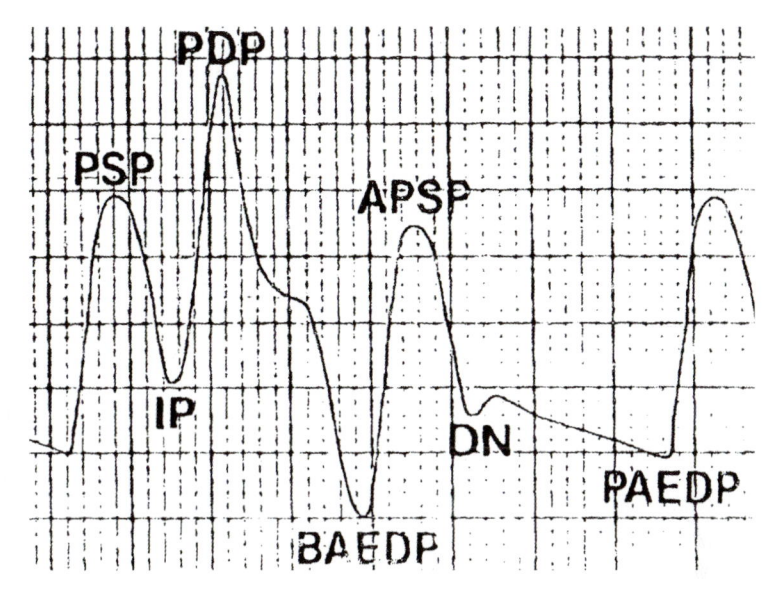

図 27-1 IABP を 1：2 で駆動した際の正常動脈圧波形（1 拍おきにバルーンが膨張・虚脱する）。APSP：補助最大収縮期圧，BAEDP：バルーン大動脈拡張終期圧，DN：重複切痕，IP：膨脹開始点，PAEDP：自己大動脈拡張終期圧，PDP：最大拡張期圧，PSP：最大収縮期圧。(Sorrentino M, Feldman T. Techniques for IABP timing, use, and discontinuance. *J Crit Illn* 1992；7(4)：597-604, より許可を得て引用)

表 27-1 IABP の用語	
用語（1：2 駆動時）	意味
最大収縮期圧	IABP が駆動していないときの自己収縮期圧
膨張開始点	動脈圧波形上のバルーンの膨張開始点で，重複切痕の直後
最大拡張期圧	カウンターパルセイションによって大動脈内腔でバルーンが膨張することによる拡張期圧の上昇
バルーン大動脈拡張終期圧	バルーンの虚脱による大動脈圧の最低値
補助最大収縮期圧	IABP の駆動による後負荷軽減後の収縮期圧
重複切痕	大動脈弁の閉鎖と拡張期の開始を示す，大動脈圧波形の下降曲線上の点

穿刺し，穿刺針を通してガイドワイヤーを腹部大動脈内に進める。抵抗がないことを確認しながら行い，ワイヤーの位置は X 線透視にて確認する。続いて，Seldinger 法によりワイヤーを介して 7～9 Fr のシースを挿入する。シースから少量の造影剤を注入して血管造影を行い，IABP 留置に支障をきたすような腸骨-大腿動脈系の高度の血管障害がないかを評価する。なお，製品によってはシースを用いずに長いワイヤーを介して挿入可能なものもある。緊急時など X 線透視が利用できない場合には，ベッドサイドで処置を行うことも可能だが，その場合には胸部 X 線検査で IABP 先端の位置が大動脈弓の直下（左鎖骨下動脈より遠位）にあることを留置後に確認しなければならない。そして，バルーンのチュー

ブはヘリウムガスを送り込む本体のポンプに接続し，血液ポートは圧トランスデューサに接続する．

適　応
- 心原性ショック：急性心筋梗塞，急性僧帽弁閉鎖不全症，心室中隔欠損症，心筋炎，ストレス誘発性心筋症（たこつぼ心筋症），薬物中毒など
- 不安定狭心症
- 高リスクのインターベンションにおける予防的処置
- 重症の症候性大動脈狭窄症，特に心不全を伴う場合
- 多枝病変または左主幹部病変を有する高度の冠動脈疾患患者における緊急の心臓または非心臓手術

禁　忌
- 高度の大動脈弁閉鎖不全症
- 腹部大動脈瘤
- 大動脈解離
- 敗血症
- 治療抵抗性の出血
- 高度の両側性末梢動脈疾患
- 高度の末梢動脈疾患に対する両側大腿-膝窩バイパス術後

合併症
- 下肢の阻血：挿入部においてバルーンカテーテルによる単純な物理的閉塞で生じるが，多くの場合はバルーン抜去により改善する．
- 医原性の逆行性動脈解離：ガイドワイヤー挿入の際に発生し，通常は強い背部痛を認める．
- コレステロール塞栓症：通常，両側に疼痛や冷感を伴った斑状の下肢（網状皮斑）を呈し，コレステロール塞栓による二次性の腎不全とともに，好酸球増加症，好酸球尿症や血小板減少を認める．
- 脳血管塞栓症：IABPの中心孔を血栓除去のため勢いよくフラッシュすることにより発生する．動脈血採取の目的でIABPの中心孔を使用すべきではない．
- 敗血症：稀な合併症である．
- バルーンの破裂：大動脈の石灰化により生じることがある．破裂したバルーンの内部に血栓を生じることがあり，また経皮的にバルーン抜去が困難となり血管外科医による対応が必要となる場合がある．稀にヘリウムによる塞栓症を生じることがある．

トラブルへの対処法
バルーン膨張の遅延
- バルーンが大動脈弁閉鎖後に遅れて膨張すると，拡張期血圧の上昇する時間が短縮してしまい，その結果，冠灌流時間が減少してしまう．

バルーンの早期膨張
- バルーンが大動脈弁閉鎖前に膨張すると，後負荷が増し心筋にかかる負荷が増大してしまう。
- そのため，バルーンの膨張は大動脈圧における重複切痕に一致させるのがよい。

バルーンの早期虚脱
- バルーンが等容収縮期よりも前に虚脱すると，左室駆出が起こる前に大動脈内が血液で満たされてしまう。

バルーン虚脱の遅延
- バルーンが大動脈弁開放後より遅れて虚脱すると，左室駆出は減少し心筋仕事量は増大する。
- そのため，バルーンの虚脱は大動脈圧における等容収縮期の開始に一致させるのがよい。

肺動脈カテーテル

　肺動脈カテーテル（右心カテーテルまたは Swan-Ganz カテーテル）検査の施行に先立って，患者の血行動態おける重要な問題を明らかにするべきである。また，その留置はリスクを伴うため，得られる結果が患者の治療において明らかに有益でなければならない。通常の右心カテーテル検査では，大静脈，右房，右室および肺動脈における圧と酸素飽和度を測定でき，さらに肺動脈楔入圧（PCWP）と心拍出量も計測できる。酸素飽和度の測定により，心房中隔欠損症，心室中隔欠損症や動脈管開存症で生じうる心内シャントの位置や程度を評価することができる。PCWP は通常，左房圧を正確に反映し，僧帽弁狭窄がない場合には左室拡張終期圧を示し，左室前負荷の指標となる。さらに，右心カテーテル検査により，三尖弁または肺動脈弁の狭窄や肺高血圧の重症度の評価，肺血管抵抗（PVR）の計測，ショックの原因の鑑別なども可能となる（表 27-2）。

　右心カテーテル検査におけるリスクと合併症を以下に示す。
- 空気塞栓
- 心内膜炎/敗血症
- 肺動脈破裂
- 出血
- 心タンポナーデ/穿孔
- 肺梗塞
- 右脚ブロック（左脚ブロックがある場合には完全房室ブロック）

表 27-2　ショック：病態別の血行動態

ショックの病態	肺動脈楔入圧	右房圧	心拍出量	体血管抵抗
心原性	高値	高値	低値	高値
敗血症性	低値	低値	高値/正常	低値
肺塞栓症/肺高血圧症	正常	高値	低値	高値/正常
体液量減少	低値	低値	低値	高値

- 気胸（上大静脈からのアプローチの場合）
- 持続性心室性不整脈
- 血栓塞栓症

方法およびカテーテル手技

挿入部位の選択に関して，それぞれの部位におけるリスクや利点を考慮し個々に決めるべきであるが，肺動脈にカテーテルを挿入する経路として，左鎖骨下静脈と右内頸静脈からのアプローチが最も容易である。大腿静脈も用いられるが，カテーテルの留置に技術を要し，感染のリスクが高く，左大腿静脈に留置した場合には深部静脈血栓症のリスクもある。また，経大腿静脈を介する多くの場合は，X線透視下に挿入される。特に永久ペースメーカや植込み型除細動器などの心内デバイスのある患者では，X線透視を用いた操作が推奨される。

7〜8 Fr のイントロデューサ（シースと呼ばれる）挿入の手技は，中心静脈穿刺の手技である Seldinger 法と同様である。静脈内に挿入したイントロデューサを介して肺動脈カテーテルを進め，カテーテル先端がシースから出た後にバルーンを拡張する。なお，カテーテル先端の位置は，連続的な圧の監視とX線透視により決定する。カテーテルを進める際には，バルーンを完全に拡張させておく。カテーテルが三尖弁を通過すると，圧波形が高値に劇的に変化し右室圧を示すようになるが，この部位は不整脈を生じるリスクが高いため，遅滞なくカテーテルを進める。そして，圧波形に重複切痕が出現すれば，カテーテルが肺動脈に到達したことを意味する。拡張期圧は，右室よりも肺動脈のほうが高値である。肺動脈から先は，収縮期圧が肺動脈より低くなるまでバルーンを拡張したままカテーテルをゆっくり進める。その圧が PCWP である。そこでバルーンを虚脱すれば，肺動脈圧を再び確認することができる。再びバルーンを拡張させる場合はゆっくり行う必要があり，もしごくわずかなバルーンの拡張で楔入位置となるなら，カテーテルの先端が奥まで進み過ぎていることになり，バルーンの拡張により肺動脈を破裂させる危険がある。カテーテルの位置は胸部X線検査により確認するが，その際，先端は中央から 3〜5 cm に留めるべきであり，理想的には肺の zone 3 にあることが望ましい。なぜなら，その部位では動脈圧が静脈圧や肺胞毛細血管圧よりも高く，左房まで円柱上に一定の血圧を形成するからである。なお，PCWP を測定するとき以外は，バルーンは常に虚脱した状態で留置しておく。

表 27-3 血行動態の正常値

心係数（L/min/m^2）	2.6〜4.2
肺動脈楔入圧（mmHg）	6〜12
肺動脈圧（mmHg）	16〜30/3〜12
平均	10〜16
右室圧（mmHg）	16〜30/0〜8
右房圧（mmHg）	0〜8
体血管抵抗（dynes/sec/cm^{-5}）	700〜1,600
肺血管抵抗（dynes/sec/cm^{-5}）	20〜130

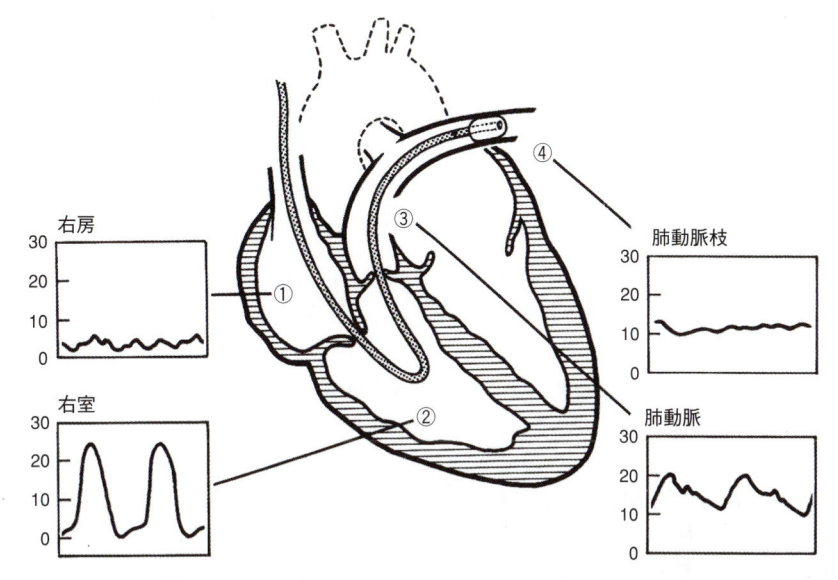

図 27-2　右心カテーテル検査における各部位での圧記録波形。(Marino PL. The ICU Book, 2nd ed. Philadelphia：Lippincott Williams & Wilkins；1997：157 より許可を得て転載)

血行動態の測定

圧測定とその波形

　カテーテルを目的とする心腔内に到達させたら，液を満たした連結管を圧トランスデューサに接続する。このトランスデューサは圧を電気信号に変換する。血行動態の正常値は表 27-3 を参照のこと。
　圧測定での誤差はさまざまな原因で生じ，圧力計におけるゼロ設定の不正確さもその一因である。

右房圧波形

- 右房の収縮は心電図上の P 波に続いて生じ，右房圧波形では a 波を形成する。弛緩に伴い x 谷と呼ばれる圧の低下を示す。
- 右房への静脈血の流入と右室収縮により三尖弁輪が右房側に動くことにより v 波が形成される。続いて三尖弁が開放し右房から右室へ血液が流入すると，右房圧は減少し y 谷が形成される。
- 典型的には a 波は v 波よりも高値を示す。

右室圧波形

　右室の収縮は QRS に引き続いて生じ，急速に上昇する収縮期圧波形を形成する。その後，心室の弛緩に伴い圧波形は低下し，最下点に達する。

肺動脈圧

　正常の肺動脈圧は，右室の収縮に一致した収縮期の圧波形である。通常，圧の下降波形には肺動脈弁の閉鎖による**重複切痕**を認める。下降波形の最下点は拡張終期圧を反映する

（図27-2）。

肺動脈楔入圧
- 記録された圧波形は間接的に左房圧を示す。波形は右房圧波形に似ており，a波，x谷，v波，y谷がみられ，それぞれ，左房の収縮，弛緩，血液充満および流出に一致している。
- 典型的にはv波はa波よりも高値である。

心拍出量
　心拍出量（cardiac output：CO）は1分間あたりの拍出量と定義され，心係数（cardiac index：CI）は心拍出量を体表面積で割った値である。心拍出量の測定では，主にFick法と熱希釈法が用いられている。

　Fick法は，臓器の酸素消費量（$\dot{V}_{O_2}$）がその臓器への血流と動静脈血酸素含有量較差の積であるという仮説に基づいている。

　CO（L/min）＝酸素消費量（mL/min）/肺における動静脈血酸素含有量較差（$A\dot{V}_{O_2}$）（mL/L）

　心拍出量を測定する場合，この原理を肺に当てはめればよい。吸気の中から吸収される酸素量と肺における$A\dot{V}_{O_2}$を測定することにより，肺の血流量を計算できる。肺の血流量は体血流に等しいことから，高度なシャントがなければ，それを心拍出量とみなすことができる。多くの施設では，ノモグラムによって酸素消費量を概算している。$A\dot{V}_{O_2}$の決定には肺動脈血と肺静脈血の酸素含有量の測定が必要であるが，肺静脈血の酸素含有量は体動脈血に近似しており（右-左シャントが存在しない場合），代用が可能である。なお，Fick法は，心拍出量が低値の患者の場合には最も誤差が少ないが，心拍出量が高値の場合やシャントを伴う疾患では不正確となる。

　熱希釈法は，心拍出量の測定のため規定された指示薬を循環血液内に注入し，血液中で完全に攪拌させ，その濃度を経時的に測定する（図27-3）。これにより時間-濃度曲線が記録され，コンピュータで計算されたその曲線の下の面積が心拍出量に相当する。なお，指示薬として最も頻用されるのは冷たい生理食塩水である。また，使用するカテーテルは，先端にバルーンと温度センサーが付き，血流に一致した方向に挿入する。温度センサーの付いた先端を肺動脈内に進め，カテーテルのポートを右房内に置く。続いて，5～10mLの冷生理食塩水をカテーテルの近位のポートから注入し，先端の温度センサーで経時的な温度変化を記録する。これにより熱希釈曲線が描かれ，心拍出量が算出される。この方法は安価であり，手技も容易で動脈血の採血も不要であるが，三尖弁閉鎖不全，肺動脈弁閉鎖不全，心内シャント，心拍出量が低い場合などでは不正確となる。

血管抵抗
　血管床における抵抗は，その血管床での圧較差を通過する血流で除した値である。

　体血管抵抗（SVR）＝（平均体血圧－平均右房圧）/心拍出量

- 高血圧患者は通常，体血管抵抗が高値である。また，心拍出量の低い患者で代償性に血管収縮をきたしている場合も高値となる。
- 心拍出量が増加する病態（敗血症，動静脈瘻，貧血，発熱，甲状腺中毒など）では，体血管抵抗は低値となる。

　肺血管抵抗（PVR）＝（平均肺動脈圧－平均肺動脈楔入圧）/心拍出量

- 肺疾患，Eisenmenger症候群，左心系の高度な弁膜症や壁運動障害などの場合，肺血管

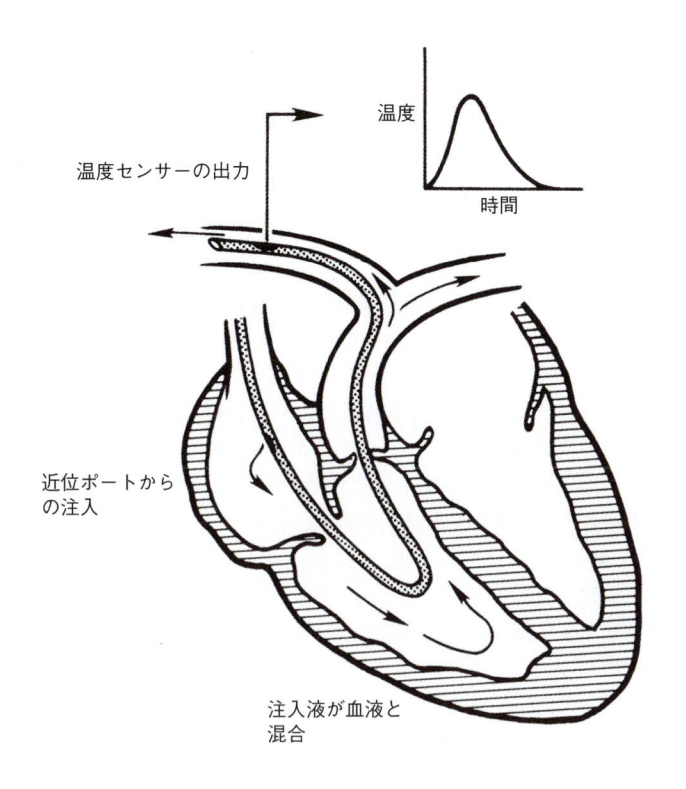

図 27-3　熱希釈法による心拍出量の評価。(Marino PL. The ICU Book, 2nd ed. Philadelphia：Lippincott Williams & Wilkins；1997：179, より許可を得て転載)

抵抗は高値となる。
シャント血流量の計算
あらゆるシャント血流の程度や方向は，酸素飽和度を用いて次式により計算される。

$\dot{Q}p/\dot{Q}s = (SAO_2 - MVO_2)/(PVO_2 - PAO_2)$

($\dot{Q}p$：肺動脈血流量，$\dot{Q}s$：体血流量，SAO_2：体動脈血酸素飽和度，MVO_2：混合静脈血飽和度，PVO_2：肺静脈血酸素分圧，PAO_2：肺動脈血酸素分圧）

通常，MVO_2はPAO_2に等しいが，シャント性疾患や先天性心疾患などの場合には，次の式にて計算される。

$MVO_2 = [(3 \times SVCO_2) + (IVCO_2)]/4$

($SVCO_2$：上大静脈血酸素飽和度，$IVCO_2$：下大静脈血酸素飽和度）

なお，PVO_2は肺動脈楔入部のカテーテル先端から採取できるが（注意深く行うこと），正確なPVO_2は左房血より得られる。$\dot{Q}p/\dot{Q}s > 1$の場合は左-右シャントを，<1の場合は右-左シャントを示唆する。

一時的経静脈ペーシング

当初,一時的心臓ペーシングは単に心拍数を増加させるために使用されていたが,電気生理学の進歩およびペーシング電極の改善により,徐脈性および頻脈性不整脈の治療手技として使用できるようになった。刺激伝導系の解剖の詳細については第19章で述べられているが,正常心拍は,右房の上大静脈との接合部付近にある洞結節から生じる。洞結節への血液は洞結節動脈から供給されるが,これは右冠動脈(60%)または左回旋枝(40%)から分枝している。房室結節は三尖弁輪に隣接した右房の後方に位置し,90%の人は右冠動脈末梢から,10%の人は左回旋枝から血流を受けている。なお,房室結節内には伝導の遅延があり,その間に心房が収縮する。続いて,刺激はHis束からPurkinje系を介して心室筋へ伝わっていく。洞結節および房室結節には,自律神経が豊富に分布している。

副交感神経と交感神経の相対的なバランスにより,安静時の自律神経活性レベルが規定される。副交感神経が活性化(すなわち迷走神経が活性化)すると,臨床的に明らかな徐脈を呈する。一般的な迷走神経刺激を以下に示す。

- 挿管
- 吸引
- 頭蓋内圧の上昇
- 著明な血圧上昇
- 排尿または排便
- 嘔吐
- 睡眠

表 27-4 刺激伝導系疾患の外因と内因

外因
 薬物
  β遮断薬,カルシウム拮抗薬,ジゴキシン,抗不整脈薬(Ⅰa群,Ⅰc群,Ⅲ群)
 急性心筋梗塞
 高カリウム血症
 甲状腺機能低下症
 感染症
  心内膜炎,Lyme病,房室ブロック,敗血症
 過剰な自律神経刺激
 迷走神経の活性亢進または頸動脈小体の過敏性
 手術による侵襲
 大動脈弁輪または僧帽弁輪

内因
 特発性変性疾患
 冠動脈疾患
 心筋症
 高血圧性心疾患
 心筋炎
 膠原病性血管病変
 浸潤性疾患
  アミロイドーシス,サルコイドーシス,腫瘍,ヘモクロマトーシス,放射線治療

原　因

　徐脈性不整脈は，刺激伝導系における内因性の疾患や刺激伝導系に影響を及ぼす外因によって生じる(表27-4)。

　心筋梗塞では刺激伝導系のさまざまなレベルのブロックを生じる。このことを理解しておくことは重要であり，刺激伝導系障害の予後や治療方法は，梗塞を起こした部位によって大きな影響を受ける。一般的に近位(房室結節)の伝導障害は右冠動脈の梗塞に関連し，一過性の房室ブロックを生じるが，その多くは一時ペースメーカの緊急留置には至らない。しかし右室梗塞に起因する房室ブロックは例外で，房室同期の回復により右室の血液充満と心拍出量が改善する。一方，遠位(房室結節より末梢)の伝導障害はしばしば左前下行枝および心室中隔の梗塞に関連し，伝導異常が持続して生命の危険に及ぶこともあるため，ペースメーカによる対応を急ぐべきである。

徐脈に対する一時的治療

　アトロピンやアドレナリン，ドパミンによる薬物治療は，ペーシングが開始されるまでの緊急処置として有用である。経皮的ペーシングは，1952年にZollによって初めて施行された最も古いペーシングの方法であり，胸壁に貼付した電極を利用して刺激する。この手技の限界としては，刺激に際し痛みを伴うこと，骨格筋や胸壁により生じる高度な干渉によって心室への電気的刺激が妨げられてしまう点である。心外膜ペーシングはしばしば心臓手術後の患者に用いられるが，この電極は術中に心外膜に付着され，随時抜去可能である。心外膜ペーシング電極は，診断と治療の両方の機能を有する。これらの電極は心房・心室それぞれの電気活動を記録できるため，心室不整脈と上室性不整脈とを容易に鑑別できる。心外膜ペーシングはまた，ある種の心房性および心室性の頻脈性不整脈をオーバードライブペーシングによって停止することができる。これは，頻拍を上回るレートでペースメーカによる電気刺激を加え，心臓をオーバードライブする方法である。

経静脈ペーシング

手技

　経静脈ペーシングは，右房または右室内にペーシングカテーテルを挿入し，心筋を直接刺激する方法である。通常，皮膚の穿刺部位として右内頸静脈か大腿静脈が選択される。なお，左側の中心静脈は永久ペースメーカが必要となった場合の挿入部位として適当であることから，可能ならば清潔な状態で温存しておくべきである。まず，Seldinger法によって6Frシースを挿入し，続いて先端にバルーンの付いた双極のペーシング電極を右室内に進める。カテーテルのバルーンを使うことで，血流にのって容易に右室心尖部へ到達する。また，J型ワイヤーも一時的右房右室ペーシングの際の心房刺激に有用である。双極のペーシング電極を適切な位置に留置するには，X線透視(広く行われている)，カテーテル先端の電位図，またはペーシング刺激中の心電図記録などを用いる。なお，三尖弁が人工弁の場合には，経静脈ペーシングの留置は相対禁忌である。また，下大静脈フィルター挿入後の患者では，大腿静脈は使用できない。

適応

　一時的ペースメーカ挿入の適応および臨床状況を表27-5に示す。なお，ある種の薬物，

表 27-5　一時的経静脈ペーシングの一般的適応

病態	症候
3度房室ブロック	症状のある先天性完全房室ブロック 症状のある後天性完全房室ブロック 症状のある手術後完全房室ブロック
2度房室ブロック	症状のある Mobiz I 型またはII型の房室ブロック
急性心筋梗塞	症状のある徐脈 高度房室ブロック(3枝ブロック) 完全房室ブロック
洞結節機能障害	症状のある徐脈性不整脈
頻脈の予防・治療	徐脈に依存する不整脈 心室不整脈を伴う QT 延長症候群

例えばβ遮断薬，非ジヒドロピリジン系カルシウム拮抗薬やジゴキシン(中毒の状態)は，加療中の患者に高度房室ブロックを生じる可能性があることを覚えておくべきである。

合併症
- 気胸
- 心筋穿孔
- 出血
- 心室期外収縮/非持続性心室頻拍
- 血栓塞栓症
- 感染

ペースメーカの使用

　シースを留置し電極を適切な位置に挿入したら，シースを皮膚表面に縫合固定する。X線透視で電極の位置を確認した後，ペースメーカに接続する。そして，ペースメーカの感度をデマンド(同期)モードか固定(非同期)モードに設定する。デマンド(同期)モードでは，電極が自己心拍の電気的活動を感知し，刺激伝導がみられない場合に設定された電位で電気刺激が加えられる。この刺激が引き金となり心室が脱分極し，収縮する。一方，固定(非同期)モードでは，自己の刺激伝導の有無にかかわらず，単位時間あたりに設定した回数の刺激を送り出す。この固定モードでのペーシングは R on T 現象による心室不整脈を引き起こす可能性があるため，稀にしか使用されない。なお，ペーシング閾値は明確にしておく必要がある。この閾値は，脱分極もしくは心室の捕捉に必要とする最小の電流(mA)と定義されるが，術者はこの閾値によってペーシング電極が心室壁に近いかどうかを推測することができる。つまり，閾値が低いほどペーシング電極が心室壁に近いことを示す。最適なペーシング閾値は 1 mA 未満であり，ペースメーカからの出力電流は通常，ペーシング閾値より少なくとも 2 mA 高い値に設定される。また，設定心拍数は臨床病態に基づいて判断される。心拍出量が著しく低値でなければ，通常は自己心拍の補助として 40～50/min に設定されるが，この場合，心房心室ペーシングが必要となる。頻脈性不整脈の予防の場合には，背景にある病態が改善するまで 100/min 程度に設定する。ペースメーカの閾値は毎日 2 回確認し，もし，閾値が 2 mA 以上になっているときは患者をベッド上安静とし，電極の位置の再調整を検討すべきである。

ペーシング不全は，電極の接続不良のような単純なものもあるが，最も多くみられる原因は，電極からの電流が心室のペーシングに十分でない場合(すなわち心室捕捉の欠落)である。捕捉の欠落は，心電図上の心室の捕捉を伴わないペーシングスパイクとして記録される(すなわち心室脱分極を認めない)。これは電極の位置がずれた可能性が高く，ペースメーカからの出力電流がペーシング閾値を下回っていることを意味しており，ペースメーカの出力を直ちに適切なペーシングが得られるレベルまで上げ，電極の位置を再調整しなくてはならない。その他のペーシング不全としては，電極の断線のほか，ペースメーカの感度が高すぎるため胸壁の骨格筋で生じた電気信号を感知してペースメーカの刺激発生を抑制してしまう，などがあり，これはペースメーカの感度を下げることによって解決する。横隔膜へのペーシングは設定電流が高すぎる場合の合併症であり，横隔神経が右室壁を介して刺激されることにより生じるが，右室壁に穿孔を起こし電極が横隔膜を直接刺激している場合もあるので，ペーシング頻度と同一の頻度で出現する患者の吃逆に注意する。

覚えておくポイント
- 右心カテーテル検査，一時的経静脈ペースメーカの挿入，IABP の挿入は，CCU において必要とされる頻度が最も高い処置である。
- 必要性と挿入部位に関しては，慎重に検討すべきである。
- 合併症を避け，また，合併症が生じた際に迅速かつ適切に対処するには，これらの処置に習熟した指導医の協力を要する。

参考文献と推奨文献

Gore JM. Handbook of Hemodynamic Monitoring. Boston：Little, Brown；1985.
Gregoratos G, Cheitlin MD, Gonill A, et al. ACC/AHA guidelines for implantation of cardiac pacemakers and antiarrhythmia devices：executives summary. A report of the American College of Cardiology/American Heart Association Task Force on Practice Guidelines(Committee on Pacemaker Implantation). Circulation 1998；97：1325-1335.
Grossman W. Cardiac Catheterization and Angiography, 4th ed. Philadelphia：Lea & Febiger；1996：113-125.
Kaushik V, Leon A, Forrester J, et al. Bradyarrhythmias, temporary and permanent pacing. Crit Care Med 2000；28(10)：N121-N128.
Keenan J. Cardiology update. Temporary cardiac pacing. Nurs Stand 1995；9(20)：50-51.
Lumia FJ, Rios JC. Temporary transvenous pacemaker therapy：an analysis of complications. Chest 1973；64：604-608.
Marino P. The ICU Book, 2nd ed. Philadelphia：Lippincott Williams & Wilkins；1997.
Mueller HS. Role of intra-aortic counterpulsation in cardiogenic shock and acute myocardial infarction. Cardiology 1994；84：168.
O'Rourke MF, Sammel N, Chang VP. Arterial counterpulsation in severe heart failure complication acute myocardial infarction. Br Heart J 1979；41：308.
Putterman C. The Swan-Ganz catheter：a decade of hemodynamic monitoring. J Crit Care 1989；4：127.
Sasayama S, Osakada G, Takahash M, et al. Effects of intraortic balloon counterpulsation on regional myocardial function during acute coronary occlusion in the dog. Am J Cardiol 1979；43：59.
Topol E. Textbook of Cardiovascular Medicine. Philadelphia：Lippincott-Raven；1998：1957-1969.
Zoll PM. Resuscitation of the heart in ventricular standstill by external electric stimulation. N Engl J Med 1952；247：768-781.

Part 9
特別な集団

第28章 特別な集団における心血管疾患

Stacey Mandras

はじめに

循環器専門医はさまざまな患者を診察する必要がある．本章では，女性，高齢者，少数民族，癌患者，HIV患者における心血管疾患の問題点をとりあげる．

女性における心血管疾患

臨床像

心血管疾患は，全世界の女性の主要な死亡原因であり，全死亡の1/3を占める．米国では，3,820万人の女性(34%)が心血管疾患を抱えて生活している．心血管疾患の発症率は閉経後に急激に上昇し，男性の発症率とほぼ同等となる．それゆえ，女性は男性より約10年遅れて発症し，その臨床像は，診断が遅れる，あるいは誤診してしまうほど男性とは異なる．女性(およびその主治医)はしばしば胸痛の訴えを心配事やストレス，他の精神的な症状のせいにしがちで，そのために診断を遅らせてしまうことがある．

胸痛は男性でも女性でも最も一般的な急性心筋梗塞の症状であるが，男性の胸痛は女性のものと比べ，冠動脈疾患をより強く疑うものである．典型的な狭心症症状を有する60歳男性が閉塞性の冠動脈疾患である可能性は90%であるが，同じような胸痛の女性では60%である．女性は男性に比べ，背中，あごや首の痛み，悪心，嘔吐，呼吸困難，動悸，消化不良，めまい，易疲労，食欲不振，失神などの非典型的な症状を呈する傾向にある．

女性の冠動脈疾患はST上昇型心筋梗塞よりも，安定狭心症として症状を呈することが多い．しかし女性がST上昇型心筋梗塞を発症した場合は，再灌流障害に伴う合併症の発現率が高く，院内死亡率も高い．

結果的に女性の冠動脈疾患の予後は男性よりも悪い．心筋梗塞発症後1年間の死亡率は男性24%に対し，女性は42%である．加えて，心筋梗塞後に一命を取りとめた女性患者は，慢性心不全に移行しやすい．それは発症年齢が高いことに加え，女性における糖尿病や高血圧の合併率の高さも一因である．

診 断

どのような状況であっても，女性における冠動脈疾患，心血管疾患の診断は，詳細な病

歴を聴取することから始まる。その患者の胸痛の特徴を明らかにし，冠危険因子の存在を評価することに焦点を当てる。男性と女性で共通する危険因子がある一方で，ある種の危険因子(糖尿病，低 HDL 血症，高中性脂肪血症，うつ状態など)は，女性において冠動脈疾患を示唆する可能性が高い。**身体所見**では，血圧，BMI，腹囲測定を含めなければならない。

　トレッドミル検査は，女性に対して最も古くからよく行われている検査である。女性の運動負荷トレッドミル検査は偽陽性率が高い(男性 7〜44%に対し女性 38〜67%)が，偽陰性率は低い。通常の運動負荷心電図検査は限界がある一方，診断の正確さを失わずに診断の手順を減らすことが示されており，検査が陰性のときは確実に冠動脈疾患を除外することができる。

　運動負荷あるいは薬物負荷による**心エコー検査**や**放射性核種イメージング**は，負荷心電図単独よりも診断精度が高い。しかし，乳房組織は前方の減衰アーチファクトの原因となるため，これを虚血を示唆する還流低下と見誤ることがある。

　冠動脈疾患の最終的な診断は**冠動脈造影**である。ある調査によると，女性が冠動脈造影や再灌流療法，二次予防のための薬物療法を受ける率は男性より 40〜50%低い。この男女差の理由として考えられるのは，女性は冠動脈疾患の危険性を低く認識していることや，医師患者関係の違い，症状の感じ方，表現の仕方の違いなどによる。

治　療

　女性患者は，冠動脈疾患の新しい治療の無作為化試験にあまり登録されていない。結局，男性の冠動脈疾患の治療(抗血小板薬，β 遮断薬，ニトログリセリン，血栓溶解薬，ACE 阻害薬，スタチンなど)は，女性にも同等の効果があると考えられている。女性は体格が小さく，高齢の場合が多く，抗血小板薬や抗凝固薬，血栓溶解薬などの投与量調整ミスによる出血性合併症を起こしやすい。

　冠動脈のステント留置とプラーク除去術の成功率は，男性と女性でほぼ同等である。男性に比べ女性は，冠動脈バイパス術(CABG)の施行が少なく，経皮的冠動脈インターベンション(PCI)の施行が多い。これは女性は併存疾患の有病率が高く，冠動脈疾患の発症が高齢で，手術の関連するリスクが高いためと考えられる。

女性の心血管疾患の予防

　2007 年 2 月，AHA は女性の心血管疾患予防に関する新しいガイドラインを発表した。AHA の勧告はエビデンスに基づいており，Framingham リスクアセスメントツールを用い，生涯のリスクを軽減することに焦点を当てている。この新しいガイドラインを下記にまとめる。

生活改善

- 禁煙
- 身体活動：中程度の強度の運動を最低 30 分，できれば毎日行う。減量の必要がある場合は，毎日 60〜90 分行う。
- リハビリテーション：最近，急性冠症候群を発症した女性，あるいは冠動脈インターベ

ンションを受けた女性は，危険因子を低下させる包括的プログラム，あるいは，医師指導のもと，家庭あるいは地域での運動プログラムに参加すべきである。
- 毎日の食生活：果実，野菜，穀類，繊維の多い食物を多く摂取することが推奨されている。魚(特に脂肪分の多い魚)を少なくとも週に2回摂取することが望ましい。飽和脂肪酸，コレステロールを制限し，飲酒は1日1 standard drink 以下，塩分は1日2.3 g 未満に制限したほうがよい。
- 体重の維持，減量：BMI 18.5〜24.9, 腹囲約 89 cm 以下を目標とする。
- ω3 脂肪酸：食事療法に加えて，冠動脈疾患患者の女性は EPA と DHA を 850〜1,000 mg，中性脂肪の高い女性は 2〜4 g 摂取するのがよい。
- うつ：指摘された時は治療を受ける。

主な危険因子への介入
- 血圧：理想的には，生活習慣の改善により，120/80 mmHg 未満を達成する。薬物療法は，血圧 140/90 mmHg 以上で開始し，また慢性腎疾患や糖尿病がある場合はそれより低くても開始する(糖尿病患者は 130/80 mmHg 以下を目標とする)。サイアザイド系利尿薬は，多くの患者で第1選択薬として適当である。高リスクの女性には，β遮断薬，ACE 阻害薬，ARB を処方すべきである。
- 脂質，リポ蛋白：目標値は LDL コレステロール＜100 mg/dL, HDL コレステロール＞50 mg/dL, 中性脂肪＜150 mg/dL, non-HDL コレステロール＜130 mg/dL である。目標を達成するために生活習慣改善と脂質低下薬治療を同時に行うべきである。冠動脈疾患のリスクが非常に高い女性は，LDL コレステロール＜70 mg/dL が望ましく，それを達成するためには，薬物の併用が必要になる場合もある。
- 糖尿病：HbA_{1c}＜7%を達成するように，生活習慣改善と薬物療法を行う。

予防のための薬物療法
- アスピリン：冠動脈疾患，脳血管疾患，末梢動脈疾患，腹部大動脈瘤，末期腎不全，慢性腎不全，糖尿病，10年 Framingham リスクスコア＞20%などの高リスク患者は，禁忌がない限り，毎日 75〜325 mg のアスピリン投与を受けるべきである。
- 健康女性，低リスク患者へのアスピリン：65歳以上の女性は，血圧がコントロールされていて，虚血発作や心筋梗塞の予防効果が，消化管出血や脳出血のリスクより勝ると思われれば，毎日もしくは隔日 81〜100 mg のアスピリン投与を考慮する。
- β遮断薬：禁忌がなければ，心筋梗塞，急性冠症候群後，あるいは心不全症状の有無にかかわらず左室機能が低下している女性には全例，無期限に用いる。
- ACE 阻害薬，ARB：禁忌がなければ，心筋梗塞後，心不全または LVEF 40%以下，糖尿病の女性に用いる。
- 抗アルドステロン薬：LVEF 40%以下で心不全症状のある心筋梗塞後の女性で，十分な ACE 阻害薬，β遮断薬が使用されており，腎障害や高カリウム血症がない場合に用いる。

女性の冠動脈疾患，心筋梗塞予防に対するクラスⅢの治療（有用でない，あるいは有害である）

- 閉経後の治療：下記の「ホルモン補充療法」参照。
- 抗酸化薬：ビタミンEやC，βカロチンなどのサプリメントは，適応を支持する十分なエビデンスに乏しいため，冠動脈疾患の一次，二次予防には推奨されない。
- 葉酸：ビタミン B_6 や B_{12} との併用の有無にかかわらず，適応を支持する十分なエビデンスに乏しいため，冠動脈疾患の一次，二次予防には推奨されない。
- 冠動脈疾患の低リスクの65歳未満の女性に対しては，心筋梗塞予防のためのアスピリンは推奨されない。

ホルモン補充療法

初期の観察研究や Heart and Estrogen/Progestin Replacement study (HERS) は，ホルモン補充療法が閉経女性における冠動脈疾患のリスクに対し，予防効果がある可能性を示唆した。しかし後の分析では，統計学上有意な時間依存傾向，つまり，ホルモン補充療法を受けて1年目の患者に冠動脈疾患の心イベントが多く，3〜5年目は少ないことが示された。

このホルモン補充療法による冠動脈疾患予防効果が継続的なものであるかを検討するために2.7年間の追跡調査として行われた HERSⅡ では，HERS でみられた予防効果は継続しないことが明らかとなった。27,347人の女性を含む，無作為試験 Women's Health Initiative は，エストロゲン単独，もしくはエストロゲン/プロゲスチン併用療法を行った女性では，冠動脈疾患イベントのリスクが上昇することを示した。

結論としては，ホルモン補充療法は女性の冠動脈疾患のリスク軽減を目的で行うべきではない。特に閉経から時間が経過している女性では，ホルモン補充療法を始める前に行うべきかどうかを検討しなければならない。

心疾患と妊娠

妊娠中に多様な心血管疾患が生じる。本項では，不整脈，周産期心筋症など最もよくみられる生命を脅かす病態と先天性心疾患女性における妊娠に焦点を当てる。

妊娠中の正常な血行動態

心血管疾患をもつ妊娠女性を評価する前に，妊娠中に生じる正常の生理学的変化を理解する必要がある。

妊娠5〜6週で血液量が40〜50％増加するため，心拍出量は増え始める。この増加は，左室拡張終期容積と心房伸展の増加をきたす。妊娠後期には心拍出量は約7L/min となり，出産中はさらに10〜11L/min へと増加する。血管抵抗が著明に低下するにもかかわらず，動脈圧や左室収縮能は変化しない。

加えて，腎血流や肝代謝は増加し，血清蛋白濃度は低下し，蛋白結合親和力も変化する。これは妊娠中に投与される薬物の動態に影響する。血漿カテコラミンやアドレナリン受容体の感受性も上昇し，さらに心臓の負担となる。

多くの健康な女性は，これらの変化に何の困難もなく適応することができる。しかし，心血管疾患を有する多くの女性は適応できない。

妊娠中の母体の不整脈

　心疾患の有無にかかわらず，妊娠中の女性はさまざまな不整脈が起こりうる。不整脈の原因には多くの要素が関与しており，上記の血行動態，神経体液性因子の変化も含まれる。タバコ，カフェイン，違法ドラッグ使用などの外的要因と同様，貧血，甲状腺機能亢進，電解質不均衡などは，以前からある不整脈を悪化させたり，新たに不整脈を生じさせる。

　女性は動悸，倦怠感，呼吸苦，胸部圧迫感，めまい，失神寸前症状，失神などの症状を呈す。これらの症状は妊娠患者に不安を与えるため，治療を始める前に正確な診断をすることが重要である。発症時の様子，重症度，頻度，症状の持続時間などの病歴，全身の身体所見，心電図などが正確な診断に重要である。QRS 幅の狭い，および広い頻脈管理のアルゴリズムを図 28-1 に示す。

　可能性のある不整脈を下記に示す。
- 洞頻脈はよくみられ，血管抵抗の変化に関係している。
- 上室性期外収縮はしばしば起こり，良性である。
- 発作性上室頻拍。
- 心房細動，心室細動も稀に起こる。主に心臓に構造的な異常がある女性にみられる。
- 症候性の徐脈は稀である。これは，妊婦の仰臥位低血圧症候群に関係しており，子宮が下大動脈を圧迫し，洞結節性の徐脈を生じる。
- 完全房室ブロックは稀であるが，出産中は一時ペーシングが必要である。

　妊娠に伴う不整脈の治療には，薬物療法と非薬物療法の両方がある。多くの抗不整脈薬は，妊娠中であっても安全に使用できる。しかし例外もあり，またすべての薬物は胎盤を通過する。

　永久ペースメーカや植込み型除細動器は，必要があれば妊娠中に植込むこともある。エコーガイド下，または胎児を守るシールドを用いて X 線透視下で行われる。

　胎児にも不整脈は生じ，重篤であったり死亡のリスクともなるが，本章では割愛する。

周産期心筋症

　周産期心筋症は妊娠の最終月，もしくは出産後 5 カ月以内に現れる左室収縮障害として定義される。以前に左室機能低下が存在せず，ほかに心不全の原因がなければ，周産期心筋症と診断する。

　米国では，周産期心筋症は 3,000～4,000 人の妊婦に 1 人の割合で生じる。危険因子は高齢出産，多経産，多胎，子癇前症，妊娠高血圧などである。アフリカ系アメリカ人が高リスクであるが，このグループは高血圧の罹患率が高いことが影響しているからかもしれない。

　周産期心筋症の原因は明らかではない。コクサッキーウイルス，パルボウイルス B19，アデノウイルス，ヘルペスウイルスなどのウイルス原因論を支持する知見がある。胎児の細胞が母体へ流れ，自己免疫性心筋症を引き起こす胎児微小キメラ化 (fetal microchimerism) も原因の 1 つであると考えられている。最後に，酸化ストレス異常も関与していることが示唆されている。

　臨床的に周産期心筋症の女性は心不全の徴候，症状を示す。労作時の息切れや下腿の浮腫は妊娠後期ではよくあることであり，そのため周産期心筋症を診断するのは難しい。咳，

A. QRS幅の狭い頻脈

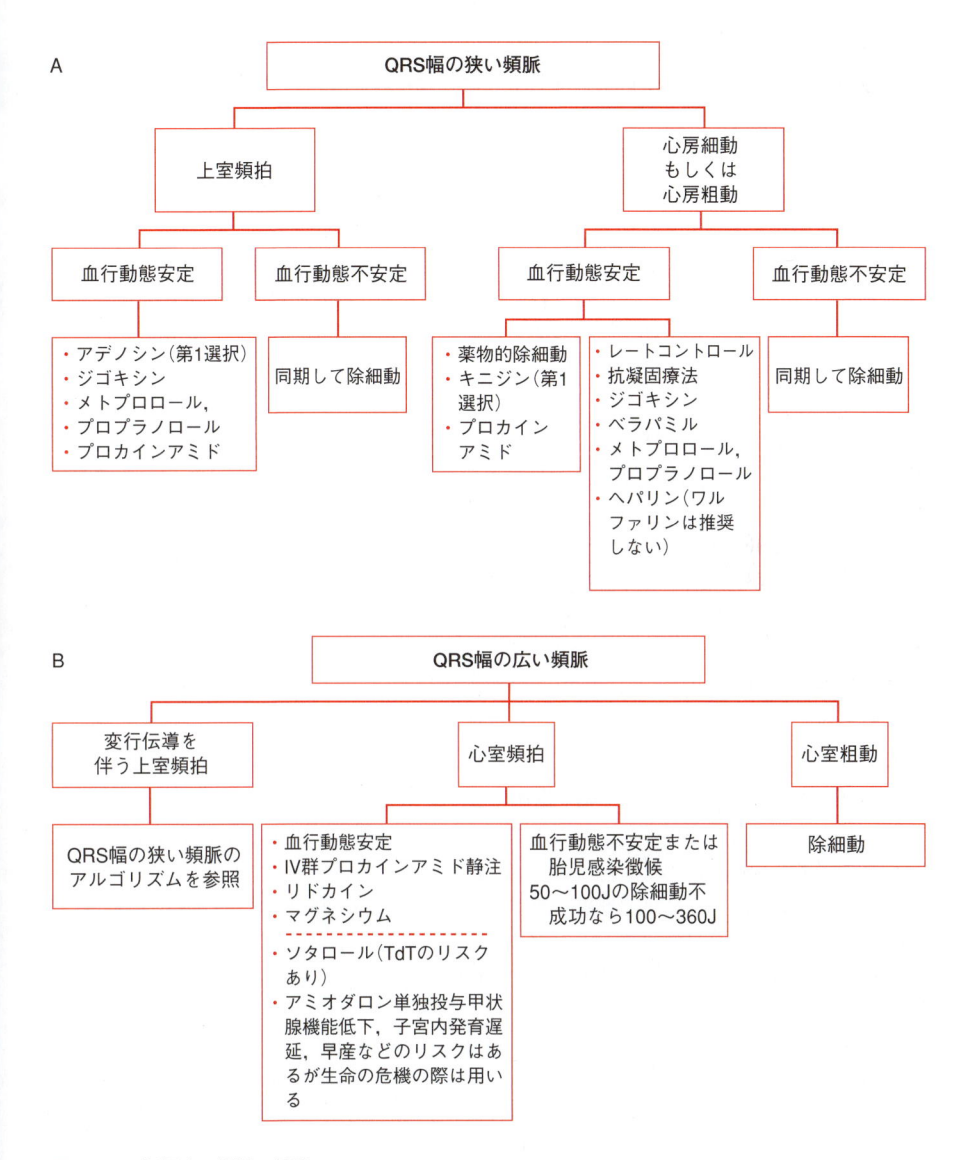

- **上室頻拍**
  - 血行動態安定
    - アデノシン（第1選択）
    - ジゴキシン
    - メトプロロール，プロプラノロール
    - プロカインアミド
  - 血行動態不安定
    - 同期して除細動

- **心房細動もしくは心房粗動**
  - 血行動態安定
    - 薬物的除細動
    - キニジン（第1選択）
    - プロカインアミド
    - レートコントロール
    - 抗凝固療法
    - ジゴキシン
    - ベラパミル
    - メトプロロール，プロプラノロール
    - ヘパリン（ワルファリンは推奨しない）
  - 血行動態不安定
    - 同期して除細動

B. QRS幅の広い頻脈

- **変行伝導を伴う上室頻拍**
  - QRS幅の狭い頻脈のアルゴリズムを参照

- **心室頻拍**
  - 血行動態安定
  - IV群プロカインアミド静注
  - リドカイン
  - マグネシウム

  - ソタロール（TdTのリスクあり）
  - アミオダロン単独投与甲状腺機能低下，子宮内発育遅延，早産などのリスクはあるが生命の危機の際は用いる
  - 血行動態不安定または胎児感染徴候 50〜100Jの除細動不成功なら100〜360J

- **心室粗動**
  - 除細動

図 28-1　妊娠中の頻脈の管理。Tdp：torsades de pointes。

　起座呼吸，発作性夜間呼吸困難などは，周産期心筋症を示唆する警告サインである。心尖拍動の偏位や新たな僧帽弁逆流の雑音も要注意である。多くはNYHA III〜IVの症状を呈するが，軽度の場合から突然の心停止をきたす場合まである。

　診断には心エコーで左室収縮機能不全を明らかにする必要がある。EF＜45%，短縮率＜30%，左室が拡大していること（四腔すべてが拡大していることもあるが）などである。機能的僧帽弁逆流は周産期心筋症患者の約48%にみられ，LVEF＜35%の症例では左室内血

栓がよくみられる。下肢，腸管，脳，肺などの全身の末梢血栓閉塞症をきたす可能性がある。心電図上，左室肥大やST-T波異常もしばしばみられる。

　治療には，前負荷，後負荷を軽減し，収縮力を増強する薬物を用いる。ACE阻害薬は周産期の患者に，ヒドララジンは妊娠中の患者に用いられる。β遮断薬は，心拍数を減少し，不整脈の発生や心臓突然死のリスクを軽減する。比較的安全に使用できるが，β_2遮断薬を避け，結果的に末梢血管を拡張させ，子宮を弛緩させるβ_1選択的遮断薬が好まれる（メトプロロールやアテノロールなど）。ジゴキシンも妊婦に使用しても安全な薬物で，収縮能を増加し，レートコントロールするために用いられるが，妊娠中は頻回に血中濃度を測定しなければならない。利尿薬は，前負荷を軽減し，症状を緩和させるために用いる。血栓塞栓症を伴う症例ではヘパリンを用い，出産後はワルファリン（Coumadin®）投与を続ける。

　一般的に周産期心筋症の予後は，非虚血性心筋症よりも良好である。産後6カ月後の左室機能改善の程度から最終的な回復程度を予測できるが，診断から2〜3年後も改善が持続することもある。

　周産期心筋症患者の次の妊娠は，さらなる左室機能の悪化をまねき，死に至ることもある。周産期心筋症の診断後は，家族計画のカウンセリングが重要で，左室機能が回復しない場合は，将来の妊娠を見合わせることが勧められる。

妊娠と先天性心疾患

　薬物および外科的治療の進歩により，先天性心疾患をもつ多くの患者が，妊娠年齢まで生き延びるようになった。この生存率の上昇のため，先天性心疾患を有する妊婦の管理に対する戦略が必要となってきている。母体にも胎児にもリスクがあり，心臓病学，産科学，麻酔科学など，多くの専門領域にわたるアプローチが，妊娠や出産を安全に成功させるために必要である。

　母体の心臓リスクとしては不整脈，脳卒中，心不全，肺水腫，死亡などがあげられる。このイベントのリスクは，患者が妊娠中の循環動態に対する生理学的ストレスに適応ができるかにかかっている。種々の先天的異常に伴うリスクは，患者の解剖や以前の手術，血行動態によって決められる（表28-1）。

　胎児のイベントリスクは，一般の妊娠より高い。リスクには子宮内発育遅延，早産，頭蓋内出血，胎児死亡などがある。これらのリスクは，低心機能，チアノーゼ性心疾患，左室流出路狭窄などを有する女性においても高い。加えて胎児にも先天性心疾患が起こるリスクは3〜12％である（一般の妊娠では0.8％）。

　妊娠中に必要なケアのレベルは，疾患の重症度による（表28-1）。低リスクの患者は，地域でケアを受けることができる。中等度から高リスクの患者は三次医療施設での経過観察が必要であり，最もリスクが高い患者は妊娠後期は安静，モニタリング，必要に応じて酸素投与を受けるため入院する必要がある。Eisenmenger症候群および他の肺高血圧をきたす病態，大動脈基部径が4 cmを超えるMarfan症候群，重度の左室流出路狭窄のある女性など，非常にリスクが高い患者には母体の病状や死亡率などのリスクをよく説明し，中絶も考えなくてはならない。

表 28-1　先天性心疾患と妊娠

疾患	可能性のあるリスク	治療
低リスク		
心室中隔欠損症	不整脈	予防的抗菌薬投与（欠損孔が残存している場合）
	心内膜炎（欠損孔が残存している場合）	
心房中隔欠損症	不整脈	ベッド上安静なら血栓予防
	血栓塞栓症	低用量のアスピリンを考慮
大動脈縮窄症の修復術後	前子癇症	血圧コントロールのためにβ遮断薬
	大動脈解離	大動脈瘤やコントロールできない高血圧があれば待機的帝王切開
	心不全	
	動脈内膜炎	予防的抗菌薬投与
	不整脈	右室不全があれば早期出産を考慮
Fallot 四徴症	右心不全	予防的抗菌薬投与
	心内膜炎	
中リスク	心房細動	β遮断薬
僧帽弁狭窄症	血栓塞栓症	低用量アスピリン
	肺水腫	妊娠後期は血栓予防をしながらベッド上安静
		予防的抗菌薬投与
	不整脈	妊娠後期は血栓予防をしながらベッド上安静
大動脈弁狭窄症	狭心症	重症大動脈弁狭窄症に対してはバルーン弁形成術を考慮。バルーン弁形成術不適応症例に弁置換術を施行した報告もある
	心内膜炎	
	左室不全	
		心不全があれば帝王切開による早期出産も考慮
		予防的抗菌薬投与
	右室機能不全	モニター監視
修正大血管転位（形態的右室）	心不全	心房粗動時は除細動
	不整脈	ACE 阻害薬を中断し，β遮断薬を考慮
	血栓塞栓症	低用量アスピリン
	心内膜炎	予防的抗菌薬投与
	出血	ベッド上安静と酸素投与を考慮
	血栓塞栓症	血栓予防
チアノーゼ性心疾患（肺高血圧を伴わない）	チアノーゼの悪化	予防的抗菌薬投与
	心不全	
	心内膜炎	
	心不全	妊娠期間を通じて，低分子ヘパリンとアスピリンを考慮
	不整脈	
	血栓塞栓症	出産中に充満圧を維持する
Fontan 手術後	心内膜炎	予防的抗菌薬投与
	上行大動脈解離	β遮断薬
		大動脈径 4.5 cm 以上なら待機的帝王切開
高リスク	妊娠に伴う死亡率は 30〜50％	中絶を考慮
大動脈基部拡張を伴う Marfan 症候群	不整脈	心血管監視モニターが必要。早期よりベッド上安静とし，肺血管拡張薬と酸素を投与
Eisenmenger 症候群	心不全	周産期 10 日間モニター監視
	心内膜炎	

出典：Uebing A et al. Pregnancy and congenital heart disease. BMJ 2006；332：401-406 より許可を得て引用

妊娠中に通常用いられる循環器系薬物の安全性

比較的安全な薬物

- アデノシン：即効性で半減期が短く，代謝も速いので，胎盤を通過する量は少ない。上

室頻拍に対して，第1選択薬として用いられる。妊娠初期の安全性は不明だが，中・後期には催奇形性はない。母体の上室頻拍停止に用いる際は，胎児心拍をモニターすべきである。
- β遮断薬：高血圧，肥大型心筋症，甲状腺中毒症，僧帽弁狭窄症，胎児頻拍などの治療のため，妊娠中に広く用いられる。β遮断薬の使用は，臍帯の血流量を減少させ，子宮収縮力を増強する（$β_2$受容体遮断薬）。末梢血管拡張と子宮筋弛緩をきたす$β_1$選択的薬物（アテノロール，メトプロロール）がより好まれる。
- カルシウム拮抗薬：胎児の上室頻拍や早産，前子癇状態の予防に広く用いられる。ベラパミルは母体，胎児ともに（急性および慢性の）上室頻拍の治療に用いられる。催奇形性はないが，母体および胎児の低血圧，徐脈，房室ブロック，左室収縮能の低下などが報告されている。ベラパミル静注は母体の血圧を下げ，子宮体血流を減らすことがある。母乳中に排泄される。
- ジゴキシン：母体，胎児の不整脈治療に広く使われ，有効血中濃度内では，最も安全な抗不整脈薬である。胎盤は自由に通過する。ジゴキシンの血中濃度は，腎排泄能が上昇するため，50％近く減少する。ジゴキシンの毒性は，胎児死亡に関与する。
- フレカイニド：広く使われてはいないが，催奇形性や胎児に対する副作用は報告されていない。胎盤は通過するが，胎児の腎で排泄される。母乳中に排泄される。
- ヘパリン：心房細動，心房粗動の除細動の前3週間，後4週間使用する。また弁膜症や血栓塞栓症の妊婦にも使われる。分子量が大きいと胎盤移行が減少するため，低分子ヘパリンより未分画ヘパリン皮下注射がよい。
- リドカイン：胎盤を通過するが胎児奇形が上昇することは知られていない。リドカインは子宮筋緊張を増強し，胎盤血流および胎児徐脈を減らす。胎児がアシドーシスの場合は，新生児期の循環系，中枢神経系毒性を引き起こす。リドカインは少量，母乳中へ排泄される。
- メキシレチン：リドカインと同様に胎盤を通過する。十分なデータはない。
- プロカインアミド：しばしば使われており，妊娠初期の催奇形性は報告されていない。十分なデータがない。
- キニジン：1930年代から妊婦に使われている。副作用は稀である。軽度の子宮収縮，早産，新生児の血小板減少を起こす。中毒量では，流産，顔面神経障害を起こす。少量が母乳から排泄される。

妊娠中の使用が安全ではない循環器系薬物
- ACE阻害薬，ARB：新生児の腎不全，低血圧，尿細管発育不全，子宮内発育遅延，頭蓋骨骨形成不全などのリスクがある。
- アミオダロン：生命にかかわる病態では使用されるかもしれないが，甲状腺機能低下症や脳障害のリスクがある。
- フェニトイン：心奇形，子宮内発育遅延，口-顔面奇形のリスクがある。
- スピロノラクトン：動物実験では，外性器奇形がみられる。カリウム保持利尿薬が必要な場合は，amilorideが好ましい。
- ワルファリン：骨格や中枢神経の形成異常，頭蓋内出血のリスクがある。

高齢者の心血管疾患

冠動脈疾患

　米国では75歳以上の高齢者の人口が急速に増加している。高齢者の冠動脈疾患罹患率は，男性が21.7%，女性が12.9%である。80歳以上の高齢者は全人口の5%を占めるにすぎないが，心筋梗塞による院内死亡の30%，心筋梗塞による入院の20%がこの年齢群である。糖尿病，高血圧，慢性心不全，心電図上のST異常などの合併症は若年者より高齢者に多く，そのため心血管事故の発生リスクも高くなる。

　一般的に処方される心血管治療薬や冠動脈血行再建術は若年患者より高齢患者でより有用であることが多くの研究で明らかにされているが，高齢者に対してはこれらの治療が十分に行われていないのが現状である。個々のレベルでは，これらの治療により症状の改善，死亡の予防，血管事故（心筋梗塞，脳卒中，動脈閉塞疾患）の再発予防，QOLの改善，そして身体障害の予防が得られる。社会的レベルでは，心血管の薬物療法により入院と施設への入所が減少し，結果として莫大な経費節減となる。

　高齢者の冠動脈疾患に有用な薬物療法とそれに伴うリスク，非薬物的治療について以下に記す。

抗血小板薬

- アスピリン：冠動脈疾患，脳卒中や血管事故のリスクが高いすべての患者に推奨される。特に高齢者に焦点を合わせた研究はなされていないが，高齢者では消化管出血や出血性脳卒中のリスクが増加する。アスピリンの有用性はイブプロフェンと併用した場合に低下する。
- クロピドグレル：アスピリン抵抗性やアレルギーがある場合に，アスピリンの代替薬として用いられる。冠動脈疾患の急性期の治療において有効性が証明されているが，慢性期の使用はアスピリンに比べて高価である。

脂質低下薬

- HMG-CoA還元酵素阻害薬（スタチン）：Heart Protection StudyとPROSPERの両試験から，高齢者における有効性が報告されている。冠動脈疾患の一次予防と二次予防の双方で，合併症発現率と死亡率を大きく低下させる。スタチンの有用性は明白だが，高齢者には依然としてあまり用いられていない。これはおそらく副作用を恐れてのことであるが，最も重篤な副作用は筋障害（とりわけ80歳以上で）である。しかしスタチンは高齢者において明らかに安全であることが繰り返し報告されている。
- フィブラート系薬：高齢者に限った報告では，VA-HITというHDLコレステロール値が低くLDLコレステロール値が正常の73歳以下の男性における二次予防を検討した試験で，冠動脈疾患と脳卒中を合わせたイベント発生が低下することが報告された。65歳以上の患者で特に著しいリスク低下を認めた。

ACE阻害薬とアンジオテンシンII受容体拮抗薬

　ACE阻害薬とアンジオテンシンII受容体拮抗薬（ARB）は，高血圧症，急性心筋梗塞，心

不全の治療に用いられる．加えて，これらの薬物には抗炎症作用，抗酸化作用，抗血栓作用，プラーク安定化作用がある．HOPE 試験では ramipril が，LIFE 試験ではロサルタンが，高齢者サブグループで有用性を示した．しかし，高齢者に限定して ACE 阻害薬と ARB の有用性を示した試験は今のところない．

β遮断薬

β遮断薬もまた，心筋梗塞後，心不全，不整脈，高血圧症や狭心痛を有する患者に有用であるにもかかわらず，高齢者にはあまり使用されていない．抑うつ，性機能障害や倦怠感などの副作用は，高齢者で微増するのみである．

カルシウム拮抗薬

カルシウム拮抗薬の高齢者における役割は，β遮断薬や ACE 阻害薬ほど明確でない．有用性はあまり明確でなく，ときに有害なこともある．この薬物は，β遮断薬，ACE 阻害薬，利尿薬や硝酸薬を用いても狭心症が持続したり，治療抵抗性の高血圧がある患者に用いるべきである．左室収縮能が正常であればベラパミルとジルチアゼムが，低下していればアムロジピン，フェロジピン，ニトレンジピンが望ましい．

長時間作用型硝酸薬

イソソルビドは狭心症状の治療に長く用いられてきた．しかし，狭心症には単独では適応はなく，安定冠動脈疾患患者の予後は改善しない．投与期間が長くなると硝酸薬に耐性が生じる．また，無症状の安定した患者には不要である．

市販の栄養補助食品とビタミン剤

冠動脈疾患に有用というエビデンスがないにもかかわらず，ビタミン剤や抗酸化薬を服用する人の多くは高齢者である．2 つの無作為化試験では，ビタミン E 単独，またはビタミン E，C と β カロチン併用の心血管系に対する有用性を示すことができなかった．ホモシステイン代謝に関連する葉酸は有用かもしれない．これは安価でおそらく安全であろうが，冠動脈疾患患者における有用性はまだ示されていない．

非 ST 上昇型急性心筋梗塞に対する早期侵襲的治療

歴史的に，非 ST 上昇型急性心筋梗塞において高齢者は若年患者に比べて冠動脈造影と血行再建術を施行されることが少ない．

高齢者の非 ST 上昇型急性心筋梗塞に対して，早期の侵襲的治療と保存的治療の有用性を比較した指標となる試験が TACTICS-TIMI 18 試験である．この試験は，非 ST 上昇型心筋梗塞と不安定狭心症の 2,220 人を対象として，その 43%が 65 歳以上であった．この試験でいくつかの重要な結論が示された．

- 非 ST 上昇型急性心筋梗塞の高齢者は虚血イベントが著明に多く，75 歳以上では 55 歳未満と比べ死亡と非致死的心筋梗塞が 4 倍多い．
- 75 歳以上では早期侵襲的治療が保存的治療と比べて，非致死的心筋梗塞と死亡の絶対リスクを 10.8%減少し，相対リスクを 56%減少させた．

- 早期侵襲的治療の有用性は若年者より高齢者で高く，年齢が上昇するほどその有用性が高くなる．
- 死亡や心筋梗塞の再発を防ぐため，早期侵襲的治療のほうが経済的である．
- 早期侵襲的治療は高齢者の脳卒中リスクを増加しない．
- 早期侵襲的治療は明らかに出血リスクを増す（保存的治療 6.5%に対して 16.6%）．この出血リスク増加は糖蛋白 Ⅱb/Ⅲa 受容体阻害薬や動脈縫合装置，新しい抗トロンビン薬の使用に関連している．

高齢者の心不全

　心不全は高齢者に多く，65 歳以上の入院理由の第 1 位である．心不全の発症は年齢とともに増加し，65 歳以上では 2〜3%，80 歳以上では 10%を超える．

　高齢者で心不全の有病率が高いのは，年齢に関連した心室機能の変化や，危険因子（高血圧症，糖尿病，脂質異常症）の有病率が増加するためである．副作用を恐れて，これらの危険因子は高齢者ではしばしば積極的に治療されていない．加えて，高齢者は一般的に心不全を悪化させる可能性のある薬物を服用している（例えば非ステロイド系抗炎症薬）．

　高齢者における心不全の原因には虚血性心疾患，高血圧性心疾患，弁膜症，非虚血性心筋症がある．収縮能が保たれている拡張不全は高齢者に多く，また高齢者ではしばしば非典型的な症状を呈する．

　心不全の診断はまず総合的な病歴聴取と身体所見をとることから始める．病歴は過去の心筋梗塞，冠動脈疾患，血行再建，危険因子，弁膜症，甲状腺疾患，服薬コンプライアンス，感染症，喫煙歴，運動耐容能，そして胸痛，労作時および安静時呼吸困難，起座呼吸，発作性夜間呼吸困難，下肢腫脹，体重増加，腹囲の増大などの症状の有無について調べるべきである．

　身体所見は頸部，肺，心臓，腹部，下肢とともに，体重，血圧，心拍数をみるべきである．可逆性または治療可能な心不全の原因を病歴から除外し，うっ血や容量負荷の程度を身体所見から正しく評価することは治療の助けとなり，最終的に予後を改善する．

　初期の検査では，胸部 X 線，心電図，生化学一般，全血球計算，甲状腺刺激ホルモン（とりわけ心房細動を伴う場合），そして左室機能（収縮と拡張）や弁膜症や器質的心疾患の評価目的で経胸壁心エコーを行うべきである．

　高齢者の心不全に特別な治療プログラムはない．薬物療法を選択する際に，高齢者は治療域が狭く，若年者と同じように反応しないかもしれないことや，副作用が発現しやすい傾向があることを忘れてはならない．

　以下はエビデンスに基づいた高齢者の心不全治療に対する勧告である．

ACE 阻害薬
- 無症状の左心不全患者では新たな症候性心不全の発症を抑制し，心筋梗塞後の左心不全患者では合併症発現率と死亡率を低下させる．
- 症状のある心不全患者の重症度，死亡率，症状および身体機能を改善する．
- 最近の研究では低用量でも効果が示されている．

アルドステロン受容体拮抗薬
- スピロノラクトンは進行性心不全の死亡と突然死のリスクを 30%減少し，心不全悪化に

よる入院を 35％減少させる。
- 高カルシウム血症や女性化乳房（エプレレノンではスピロノラクトンより少ない）の副作用がある。

アンジオテンシンⅡ受容体拮抗薬
- 若年者と高齢者の両方で，心不全の臨床所見や症状，左室駆出率，身体機能を改善し，重症度と死亡率を減少させる。
- 相反する報告もあるが，すでに ACE 阻害薬が投与されている患者に併用すると相加的な効果も期待できる。

β遮断薬
- 明らかな禁忌（徐脈や非代償性心不全）がなければ，左室駆出率 40％未満の無症候性左心機能低下や NYHA Ⅰ～Ⅲ の心不全に適応である。
- 若年者と高齢者の両者で同様に，投与開始 3 カ月という早期に重症度と死亡率を低下させる。
- 年齢にかかわらず NYHA Ⅳ の心不全における死亡リスクを 35％低下させる。

カルシウム拮抗薬
- 心不全の急性期には肺水腫や心原性ショックのリスクが増加し，慢性期には心不全が増悪し死亡率が増加するため，ベラパミル，ニフェジピン，ジルチアゼムは心不全および左室駆出率が 40％未満の患者には適応がない。
- アムロジピンとフェロジピンは有用性は不確かだが，死亡率の増加は報告されていない。

ジゴキシン
- 死亡率は低下しないが，入院や症状の増悪は減少する。
- ジゴキシン中毒は高齢の心不全患者ではよくみられ，症状の悪化や死に至る。
- ジゴキシン中毒の徴候は，不整脈，錯乱，悪心，食欲不振や視力障害などである。
- ジゴキシンの血中濃度モニターを支持するエビデンスはないが，ジゴキシン中毒が疑われる場合には濃度を測定するのが妥当である。

利尿薬
- 呼吸困難や浮腫を軽減する。

高齢者の心不全における心房細動
- 高齢者では脳卒中や全身性塞栓形成のリスクが高いため，**抗凝固療法を行うべきである**。
- 抗凝固薬が禁忌の場合は，アスピリン 75～325 mg/日を投与すべきである。

高齢者のデバイス治療
ペースメーカ
- ペースメーカ治療を受ける患者の 85％は 65 歳以上である。
- 二腔ペースメーカは多くの高齢患者において生存率や QOL を改善する。
- 患者がほとんど寝たきりか余命が限られている場合にはペースメーカを植込まないという選択は妥当である。

植込み型除細動器（ICD）
- 多くは無症状だが，心室不整脈は 60 歳以上の 70～80％に起こる。

- 高齢で冠動脈疾患，高血圧性心筋症，拡張型心筋症，弁膜症の患者は心臓突然死（SCD）のリスクがある．
- 心室不整脈に対する薬物療法は若年者と同様だが，加齢に伴う腎や肝からの薬物排泄低下や薬物の体内分布量，身体組成の変化，合併症などを考慮して，必要な際は用量を調節すべきである．
- SCD 予防に関しては，高齢者での ICD の植込みは若年者と比較して同等またはそれ以上に有用性がある．
- 運動耐容能が乏しく多数の合併症を有している，または余命が限られている超高齢患者は ICD のよい適応ではない．

少数民族における心血管系の問題点

　ここ数十年の間に，米国人口はますます多様化している．ラテン系アメリカ人ではない白人の割合は減少し，現在は 67%である．ラテン系が人口の 14〜15%，アフリカ系アメリカ人が 12%，アジア系とアメリカ先住民が残りの 7%である．
　白人と比較して少数民族では受けられる治療レベルに格差があるため，予後も異なることが報告されている．少数民族では経皮的冠動脈インターベンションや冠動脈バイパス術を施行されたり，血栓溶解療法を受けることが少ない．患者の治療における格差には，文化的感受性の欠如した医療と公衆衛生のシステム，コミュニケーションや経済的な障壁，患者の選択，疾患像の多様さや医師の偏見など多くの要因が関係している．

アフリカ系アメリカ人

　アフリカ系アメリカ人の死因第 1 位は心血管疾患であり，米国では年間死亡の 36.3%を占める．白人と比較して危険因子（高血圧症，糖尿病，肥満）の有病率が高く，適切な治療を受けていないため，心血管疾患により死亡しやすい．
　高血圧症はアフリカ系の人々の健康に非常に強い影響を与えている．米国在住のこれらの人々の 45%近くが罹患しており，若年で発症し，より重症化する傾向がある．高血圧症は脳卒中や心血管疾患，心血管疾患による死亡，左室肥大，心不全，そして末期腎疾患をきたすリスクを高める．これらのリスク増大にもかかわらず高血圧症はこの民族では治療を受けていない人が多く，良好な血圧管理を受けている割合は白人 56%に対し，アフリカ系アメリカ人ではわずか 45%である．
　合併症を伴わないアフリカ系アメリカ人の高血圧症には，依然としてサイアザイド系利尿薬が第 1 選択となっているが，これらの人々では，臓器障害の合併が多いことから，高リスクと考え多剤による治療を開始することが妥当である．降圧効果を超えた効果があるとして，ACE 阻害薬，ARB，β 遮断薬の使用を支持するエビデンスがある．
　ALLHAT 試験では，アフリカ系アメリカ人においては，リシノプリルはサイアザイド系利尿薬（クロルタリドン）やカルシウム拮抗薬（アムロジピン）と比較して降圧効果が弱いことや，サイアザイド系利尿薬は ACE 阻害薬やカルシウム拮抗薬に比べ，脳卒中，心不全，心血管疾患のリスクを低下させることが示された．それでも，ACE 阻害薬は腎，心保護効果のため，多剤併用療法に含まれるべきである．

アフリカ系アメリカ人においてβ遮断薬は，薬物によって異なる効果を示すかもしれない．例えば bucindolol はアフリカ系アメリカ人では死亡率を低下しないが，メトプロロール，カルベジロール，プロプラノロールは心血管系疾患に有用であり，死亡率の低下と入院の減少をもたらす．β遮断薬はアフリカ系アメリカ人において，特に心筋梗塞後の不整脈と SCD を減少させることが示されている．

AHeFT 試験では NYHAⅢ〜Ⅳのアフリカ系アメリカ人患者を対象に，固定用量の硝酸薬とヒドララジンを標準的心不全治療に併用すると，全死亡が 43％，心不全入院の相対リスクが 33％減少し，QOL が改善したことが示された．

白人同様に脂質異常症はよくみられるが，その脂質プロファイルは異なる．アフリカ系アメリカ人は平均 LDL コレステロール値が低く，小型高密度 LDL-コレステロール値が低く，HDL コレステロール値が高い傾向がある．

ラテン系アメリカ人

ラテン系アメリカ人でも死因の第 1 位は心血管疾患であり，死亡の 39.6％と報告されている．米国の国民栄養調査で，ラテン系の女性は肥満が非常に多く，メタボリックシンドロームの頻度が最も高いことが明らかになった．ラテン系の男性は肥満，高血圧症，運動不足などを含む心血管危険因子を有する頻度が高い．加えて，高血圧症に対する認識が乏しいため，診断を受け治療されている患者が少ないと思われる．

興味深いことに，ラテン系アメリカ人は危険因子の頻度が高いにもかかわらず，急性の非代償性心不全に至る患者は 3％しかいない．白人と比べてラテン系の患者は非代償不全の心不全に進展した場合の予後は不良であるが，アフリカ系アメリカ人と比較すると良好である．

アジア系アメリカ人とアメリカ先住民

アジア系アメリカ人とアメリカ先住民が全人口に占める割合は少なく，心血管疾患の臨床試験には十分に反映されていない．明らかになっているのは以下の点である．

- アジア系アメリカ人と太平洋諸島系では，心疾患は癌に続く主要死因であり，全死亡の 26％である．
- ハワイ在住の日本人男性は耐糖能障害のリスクが高く，脳梗塞と脳出血，冠動脈疾患，SCD や全死因の増加に関係している．
- アジア系アメリカ人は白人と比べて心疾患治療を受けていない．
- 降圧薬への反応は南アジア系と白人で類似している．
- アメリカ先住民の死因第 1 位は心疾患である．
- アメリカ先住民の心血管疾患プロファイルが最も解明されておらず，500 を超える部族間で大きな差がある．
- アメリカ先住民の心血管疾患による死亡率は一般人口と同じかそれ以上であり，心血管疾患による若年の死亡率は最も高い．
- アメリカ先住民は特に糖尿病の有病率が高い．

■ 癌患者における心血管系の問題点

ここでは，(1)化学療法中の心筋症の発症増加，(2)遅発性ステント血栓症の問題について概説する。

化学療法誘発性心筋症

アントラサイクリン系薬や高用量のシクロフォスファミド，トラスツズマブなど多くの化学療法や，縦隔への放射線治療を受ける癌患者では心毒性が重大な問題となる。

アントラサイクリン系薬

アントラサイクリン系薬は最も効果的な化学療法薬の1つだが，早期(治療開始1年以内)と後期(治療から1年以上経過して)の心毒性を有する。ドキソルビシン，エピルビシン，イダルビシンとダウノルビシンは固形癌と血液腫瘍の両方で一般的に用いられるアントラサイクリン系薬である。

アントラサイクリン系薬に関連した心不全の発症率は 1.6～2.8％である。しかし長期生存者の 57％で症候性または無症候性の左室機能不全を含む心臓の異常がみつかる。

アントラサイクリン誘発性心筋症をきたす危険因子は，年齢が 50 歳を超える，200 mg/m^2 以上のドキソルビシン投与量などである。アントラサイクリン系薬で治療を開始する前には，身体所見，心電図と心電図同期心プールシンチグラフィによる安静時の左室機能評価を行うべきである。治療中と治療後にルーチンに左室機能を評価する必要がある。

アントラサイクリン誘発性心筋症の機序として考えられているのは鉄の複合体から生じるフリーラジカルが心筋細胞に障害を与えるというものである。無作為化試験では，鉄のキレート剤である dexrazoxane の併用による心保護作用が示されている。しかし，dexrazoxane はアントラサイクリンが癌細胞を殺す効果を妨げる可能性があり，その有用性はまだ不明である。心臓のような密な毛細血管網を有する臓器には侵入しない，リポソーム封入ドキソルビシンが考案され，何らかの心保護作用をもたらすかもしれない。

化学療法誘発性心筋症の治療は他の原因による心不全と同様である。癌患者がほかの原因による心不全の場合と同じように治療に反応するかは不明であるが，適切な治療で改善する。化学療法誘発性心筋症は高頻度で頻脈を合併するため，このような患者では β 遮断薬がより重要な役割を果たすだろう。

トラスツズマブ(ハーセプチン®)

トラスツズマブはヒトモノクローナル抗体で，単独もしくはアントラサイクリン系薬との併用で HER-2 陽性の転移性乳癌の治療に用いられる。従来からの化学療法に併用した場合，生存の中央値を 25～45％増加させることが示されている。

NSABP 試験では，トラスツズマブをアントラサイクリン系薬＋シクロフォスファミド＋パクリタキセル(標準的治療)と組み合わせると，心イベント，うっ血性心不全，心臓死の発生率が，トラスツズマブを除く3剤使用時の 0.8％に比し 4.1％と増加した。トラスツズマブの無作為化試験のプール解析において，心毒性の発生は標準的治療では 2％であったがトラスツズマブ 10％であるのに対し，トラスツズマブを含まない。

トラスツズマブによる心筋症の発症機序はいまだ不明である。アントラサイクリン誘発性心筋症とは異なり，累積や用量依存による発症はない。トラスツズマブ誘発性心筋症を

きたす危険因子は，高齢，アントラサイクリン系薬使用，心疾患の既往，心不全，左室機能障害，高血圧症などである。

　トラスツズマブ投与前に患者には心プールシンチグラフィによる左室機能評価を行うべきである。左室駆出率40％未満の患者ではトラスツズマブを用いた治療を開始する前にリスクと効果の詳しい検討を行うべきである。治療期間中4〜6週間ごとに左室駆出率をモニターする。左室駆出率が10％以上低下，あるいは40％以下になった場合，心不全の症状が出現した場合は，トラスツズマブは休薬し，左室駆出率が40％以上に改善あるいは症状の消失した場合に限り再開するべきである。

　トラスツズマブ誘発性心筋症はアントラサイクリン系薬による心筋症より可逆的である。治療は他の原因による心不全と同様である。

化学療法中の患者におけるステント血栓症

　冠動脈ステント内腔の再内皮化は血栓性ステント閉塞を予防するために必要であるが，化学療法中のステント留置が必要な患者では内皮化が遅れる可能性がある。このことは多くの問題をもたらす。
- 化学療法により内皮化が遅れた場合，抗血小板薬をいつ中止するのが安全か？
- 化学療法の一般的な副作用に血小板減少症があるが，薬物溶出性ステントで治療された患者は，抗血小板薬（クロピドグレル）は少なくとも1年間，アスピリンは生涯必要となる。このため，血小板数の減少と血小板機能の低下により出血のリスクがかなり増大する。
- 癌は凝固能亢進の危険因子であり，亜急性または遅発性ステント血栓症のリスクがさらに高まる。

　これらの問題点は冠動脈疾患と診断された癌患者が経皮的冠動脈インターベンションを要する場合に考慮する必要がある。

■ HIV患者における心血管系の問題点

　1990年代に高活性抗レトロウィルス療法（highly active antiretroviral therapy：HAART）が登場してから，ヒト免疫不全ウィルス（HIV）に感染した患者の生存は劇的に増加した。後天性免疫不全症候群（AIDS）の心血管系合併症である心筋炎，拡張型心筋症，心膜液貯留，心内膜炎，心臓腫瘍，肺高血圧症などに加えて，心臓専門医は現在HIV患者における冠動脈疾患発生の増加に直面している。本項では，HIV患者の心血管の問題点について概説し，適切な治療勧告を紹介する。

HIVと冠動脈疾患

　HIV患者における冠動脈疾患の相対リスク評価の研究ではさまざまな結果となっている。概して，HAARTを受けているHIV患者における心筋梗塞の絶対リスクは，とりわけプロテアーゼ阻害薬を用いた場合，一般的集団と比べてわずかに増加するようだ。このリスクは治療期間に応じて増加し，脂質異常症やインスリン抵抗性，中心性肥満などの代謝異常に関係している。

表 28-2 HIV 患者における薬物相互作用

薬物	機序/有害反応	避けるべき薬	代替治療
プロテアーゼ阻害薬(リトナビル,アタザナビル,サキナビル)	シトクロム P450 系による代謝障害 筋障害や横紋筋融解のリスク	スタチン(シンバスタチン, lovastatin)	プラバスタチンまたはフルバスタチン(P450 で代謝されない)アトルバスタチン(減量して用いる)
プロテアーゼ阻害薬	プロテアーゼ阻害薬の濃度を下げる	セイヨウオトギリソウ	
ホスホジエステラーゼⅤ阻害薬	低血圧,視覚変化,持続勃起などの副作用増加	プロテアーゼ阻害薬	
アタザナビル	RR 間隔を延長する	伝導障害の場合,β 遮断薬,非ジヒドロピリジン系カルシウム拮抗薬,ジゴキシンに注意	
プロテアーゼ阻害薬(ホスアンプレナビル,ネルフィナビル,リトナビル,サキナビル)	CYP3A 阻害	抗不整脈薬(アミオダロン, キニジン, フレカイニド, プロパフェノン)	
プロテアーゼ阻害薬	末梢の血管攣縮や四肢虚血など麦角アルカロイド中毒のリスク増加	麦角アルカロイド	

 HIV ウイルス自体が内皮障害や炎症(CRP, TNF, インターフェロン γ の上昇),vWF 増加による血小板粘着,プロテイン S 値の低下による凝固能亢進などのアテローム動脈硬化性変化を引き起こされる.

 冠動脈疾患を有する HIV 患者はより若く(平均/中央値:42〜50 歳),喫煙者で(HIV の喫煙者は 50%を超える),HDL コレステロール値が非常に低く,中性脂肪値が高く,1 枝病変であることが多い.HIV 患者の 1/3 までが高血圧症を有し,これが HAART に関連しているという報告がある.経皮的冠動脈インターベンション後の再狭窄率は高い.冠動脈バイパス術後のグラフト開存性に関する研究はまだないが,無事故生存率は 3 年間で 81%である.

 脂肪異栄養症(リポジストロフィ:lipodystrophy),HIV に関連して生じる脂肪の再配分は HAART 開始後 1〜2 年で 20〜35%の患者に起こる.顔と四肢から脂肪が喪失し,頸部,腹部,体幹,後頸部(バッファローハンプ)へ蓄積する.脂肪異栄養症はメトホルミン内服の有無にかかわらず運動することで,軽減することができるかもしれない.

 HIV 患者において HAART は冠動脈疾患のリスクを増すが,効果はリスクよりはるかに勝っている.これら患者の冠動脈疾患治療は薬物相互作用(表 28-2)などの例外が多少あるが,一般的集団の治療と同じである.すべての冠動脈疾患患者と同様に,HIV 患者には禁煙を奨励すべきである.肥満の是正もまた,生活習慣改善の達成目標である.

心膜炎,心筋炎

 無症候性の心膜液貯留は HIV 患者では一般的にみられ,HAART 登場前は年に約 11%のHIV 患者に発症していた.心タンポナーデに至るほどの多量の心膜液貯留は一般的ではな

い。HAART 登場後は心膜液貯留と心膜炎の発生は減少している。1/3 の患者は心筋炎を併発し，死亡率が高くなる。

　ブドウ球菌やレンサ球菌が心膜液貯留の原因となることもあるが，リンパ腫や Kaposi 肉腫と同様に最もよくみられるのは結核性のものである。この HIV 患者特有の原因による心筋炎が 20%未満の患者でみられる。稀に，トキソプラズマ，アスペルギルス，ヒトプラズマ，結核，クリプトコックス，サイトメガロウイルス，単純ヘルペスウイルスや HIV そのものによる感染性心筋炎をきたす。

　心膜穿刺は診断に必須で，治療の指標となる。血行動態を危うくする原因となる心膜液貯留では，確実に適応となる。

　治療は原因により異なる。結核性心膜炎では抗結核薬，コルチコステロイドで治療し，心膜液があれば心膜ドレナージが必要である。

HIV 関連心筋症

　HAART 登場前は，HIV 患者の 15%に心エコーで左室機能障害がみつかり，そのうち 2%が心不全に至った。多くは CD4 細胞数が非常に減少した患者で，予後は極めて不良であった。HAART 登場後は HIV 関連心筋症と心不全の発症は減少している。

　HIV 関連心筋症の正確な機序はいまだに不明であるが，HIV 自体の直接的な心毒性や HAART の心毒性（とりわけジドブジンは心筋ミトコンドリア毒性を有す），サイトカインの活性化，日和見感染，静注薬の乱用または栄養欠乏が関係していると考えられる。

　心エコーによると，これらの患者では両心室の拡張がみられ，生検では筋細胞の肥大と心筋炎の所見を認める。HIV 関連心筋症の治療への反応は，日和見感染，HIV に対する自己免疫反応，HAART の心毒性の影響などにより複雑である。

心臓腫瘍

　HIV 患者に最も一般的にみられる心臓腫瘍は，Kaposi 肉腫と B 細胞リンパ腫である。

　Kaposi 肉腫患者は通常は無症状であり，しばしば広範な粘膜皮膚疾患を有する。Kaposi 肉腫は心膜，心外膜，心筋層に浸潤し，心膜液が存在することがある。治療はインターフェロンαであるが，可逆的な左室機能不全をきたすことがある。

　B 細胞リンパ腫は重症で，原発性または続発性の心臓腫瘍として，多くは右房に認める。心不全症状，房室ブロック，心筋層への浸潤による他の伝導障害，心室頻拍，心膜液貯留がみられる。治療はリンパ腫に対する化学療法となるが，腫瘍壊死によって引き起こされる不整脈をモニタリングすべきである。

HIV 患者の心内膜炎

　HIV それ自体は感染性心内膜炎の危険因子ではないが，静注薬乱用によるものであれば感染性心内膜炎の独立した危険因子となる。感染性心内膜炎はまた，長期間の中心静脈カテーテル留置でも起こる。CD4 細胞数の減少は感染性心内膜炎のリスクを高める。

　黄色ブドウ球菌は最も一般的な原因菌であり，緑色レンサ球菌もよくみられる。予後は，右心系の感染性心内膜炎の場合には死亡率 5%未満良好であり，左心系病変では 20〜30%である。外科的治療により，死亡率は右心系で 2%未満に，左心系で 15〜20%に減少

する。グラム陰性菌や真菌による感染性心内膜炎の予後は最も悪い。CD4 細胞数が 200/μL 未満または AIDS に進展した患者では死亡率が高くなる。AIDS 患者では最長期間の抗菌薬治療が必要である。

HIV と肺高血圧症

HIV 患者では原発性肺高血圧症の発症が 0.5%と，一般人口の 100 万人に 1〜2 人に比べ高い。

原発性肺高血圧症と CD4 細胞数や日和見感染によって引き起こされる右心不全との関連はわかっていない。HIV 患者に原発性肺高血圧症が多いことを説明する仮説の 1 つは，Kaposi 肉腫の原因となる病原体のヒトヘルペスウイルス 8 型に関係するものだが，これはまだ立証されていない。静注薬乱用も異物(滑石など)注入により原発性肺高血圧症を発症することが多く，混同しやすい。

診断は心エコーと右心カテーテルでなされる。組織病理学では，非 HIV 患者でみられる原発性肺高血圧症と同様に多因性動脈症(plexogenic arteriopathy)を認める。治療は非 HIV 患者と同様にカルシウム拮抗薬，利尿薬，抗凝固薬，プロスタサイクリン製剤，シルデナフィル，エンドセリン拮抗薬のボセンタンなどを用いる。予後は不良で，原発性肺高血圧症に対する HAART の効果は不明である。

覚えておくポイント

- 心血管疾患は女性の死因第 1 位である。
- ホルモン補充療法は，冠動脈疾患のリスクを減らす目的で処方されるべきではない。
- 妊娠中の女性では器質的心疾患の有無にかかわらず不整脈が起こりうる。多くの抗不整脈薬は安全だが，すべて胎盤を通過するため使用時には注意が必要である。
- 周産期心筋症は妊娠の最終月か出産後 5 カ月の間に起こる左室収縮不全である。原因は不明である。治療は前負荷と後負荷を減らすため，β遮断薬，ジゴキシン，利尿薬，抗凝固薬を用いる。
- 先天性心疾患を有する女性の妊娠リスクは，解剖学的構造，手術の既往，血行動態により決まる。心機能が低く，チアノーゼ性心疾患や左室流出路閉塞を有する女性で，胎児のリスクは高くなる。リスクが非常に高い場合は，妊娠の中断を考慮すべきである。
- 急速に高齢者人口が増えるなかで，心血管疾患はよくみられる。心血管薬治療と冠動脈血行再建は，若年者より高齢者で有用性が高いが，しばしば十分に行われていない。
- 心不全は高齢者における入院理由の第 1 位である。高齢者では拡張不全がよくみられ，しばしば非典型的症状を呈する。治療は ACE 阻害薬，アルドステロン受容体拮抗薬，β遮断薬，ジゴキシン，利尿薬，抗凝固薬を用いて行い，適応があればデバイス治療も行う。
- 心血管疾患はアフリカ系とラテン系で死因の第 1 位であり，アジア系と太平洋諸島

系では死因の第2位である。白人と比較して少数民族が受ける健康管理の水準には格差がある。
- 高血圧症はアフリカ系アメリカ人に非常に大きな影響を与えている。若年で発症して徐々に重症化し、臓器障害の合併が増加する。治療はサイアザイド系利尿薬で開始するが、多くの患者は ACE 阻害薬，ARB，β遮断薬など，降圧作用が強い薬物あるいは他の有益な作用も有する薬物との併用療法を必要とする。
- アントラサイクリンや高用量シクロホスファミド，トラスツズマブを主とする化学療法を受ける癌患者は心筋症を発症するリスクが高い。化学療法関連心不全の治療は他の原因による心不全の治療と同等である。
- HAART を受けている患者は一般人口と比較して冠動脈疾患のリスクが増す。
- HAART の登場以来，HIV 関連心筋症の発症は減少している。
- HAART と併用される心血管系薬による相互作用に注意すべきである。

参考文献・推奨文献

Alexander KP, Peterson ED. Medical and surgical management of coronary artery disease in women. *Am J Manag Care* 2001；7：951-956.

ALLHAT Officers and Coordinators for the ALLHAT Collaborative Research Group. Major outcomes in high risk hypertensive patients randomized to angiotensin converting enzyme inhibitor or calcium channel blocker vs diuretic. *JAMA* 2002；288(3)：2981-2997.

Bach RG, Cannon CP, Weintraub WS, *et al*. The effect of routine, early invasive management on outcome for elderly patients with non-T-segment elevation acute coronary syndromes. *Ann Intern Med* 2004；141：186-195.

Barrett-Connor E, Grady D. Hormone replacement therapy, heart disease, and other considerations. *Annu Rev Public Health* 1998；19：55-72.

Beta-Blocker Evaluation of Survival Trial Investigators. A trial of the beta-blocker bucindolol in patients with advanced chronic heart failure. *N Engl J Med* 2001；344：1659-1667.

Bonow RO, Carabello BA, Chatterjee K, *et al*. ACC/AHA 2006 Guidelines for the Management of Patients with Valvular Heart Disease. *J Am Coll Cardiol* 2006；48(3)：1-148.

CDC/DHHS. Heart Disease Facts and Statistics. Available at http://www.cdc.gov/heartdisease/facts.htm

CDC/NCHS. Heart Facts 2007. Available at www.americanheart.org/downloadable/heart/1176927558476AllAmAfAm%20HeartFacts07_lores.pdf.

Cohn JN, Tognoni G. A randomized trial of the angiotensin receptor blocker valsartan in chronic heart failure. *N Engl J Med* 2001；345(23)：1667-1675.

Daly C, Clemens F, Lopez Sendon JL, *et al*. Gender differences in the management and clinical outcome of stable angina. *Circulation* 2006；113：490-498.

Ferdinand KC. Coronary artery disease in minority racial and ethnic groups in the United States. *Am J Cardiol* 2006；97(2)：12-19.

Ferrero S, Colombo BM, Ragni N. Maternal arrhythmias during pregnancy. *Arch Gynecol Obstet* 2004；269：244-253.

Fonarow GC. Quality indicators for the management of heart failure in vulnerable elders. *Ann Intern Med* 2001；135：694-702.

Garg R, Gorlin R, Smith T, *et al*. The effect of digoxin on mortality and morbidity in patients with heart failure. *N Engl J Med* 1997；336：525-533.

Gibbons RJ, Abrams J, Chatterjee K, Daley J, *et al*. ACC/AHA 2002 Guideline update for the management of patients with chronic stable angina. *J Am Coll Cardiol* 2003；91：159-168.

Grady D, Herrington D, Bittner V, *et al*. Cardiovascular disease outcomes during 6.8 years of hormone therapy. Heart and Estrogen/Progestin Replacement Study Follow-up(HERS Ⅱ). *JAMA* 2002；288(1)：49-57.

Gregoratos *et al*. ACC/AHA/NASPE 2002 Guideline update for implantation of cardiac pacemakers

and antiarrhythmia devices. Available online at http://www.acc.org/clinical/guidelines/pacemaker/index.htm.
Hilfiker-Kleiner D, Kaminski K, Podewski E, et al. A Cathepsin D-cleaved 16 kDa form of prolactin mediates postpartum cardiomyopathy. Cell 2007 ; 128 : 589-600.
Hsue P, Waters DD. What a cardiologist needs to know about patients with human immunodeficiency virus infection. Circulation 2005 ; 112 : 3947-3957.
Hunt SA, Abraham WT, Chin MH, et al. ACC/AHA 2005 Guideline update for the diagnosis and management of chronic heart failure in the adult. J Am Coll Cardiol 2005 ; 46 : 1-82.
James PR. A review of peripartum cardiomyopathy. J Clin Pract 2004 ; 58(4) : 363-365.
Khan JM, Beevers DG. Management of hypertension in ethnic minorities. Heart 2005 ; 91 : 1105-1109.
Kwok YS, Kim C, Segal M, et al. Exercise testing for coronary artery disease diagnosis in women : a meta-analysis. Circulation 1996 ; I-497 : 2916.
Limat S, Demesmay K, Voillat L, et al. Early cardiotoxicity of the CHOP regimen in aggressive non-Hodgkin's lymphoma. Ann Oncol 2003 ; 14 : 277-281.
Manson LE, Hsia J, Johnson KC, et al. Women's Health Initiative Investigators : Estrogen plus progestin and risk of coronary heart disease. N Engl J Med 2003 ; 349 : 523-534.
McMurray JJ, Ostergren J, Swedberg K, et al. Effects of candesartan in patients with chronic heart failure and reduced left ventricular systolic function taking angiotensin-converting enzyme inhibitors : the CHARM-Added trial. Lancet 2003 ; 362 : 767-771.
Mosca L, Banka CL, Benjamin EJ, et al. Evidence-based guidelines for cardiovascular disease prevention in women : 2007 update. Circulation 2007 ; 115 : 1481-1501.
Ng R, Green MD. Managing cardiotoxicity in anthracycline-treated breast cancers. Expert Opin Drug Saf 2007 ; 6(3) : 315-321.
Packer M, Coats AJS, Fowler MB, et al. Effect of carvedilol on survival in severe chronic heart failure. N Engl J Med 2001 ; 344 : 1651-1658.
Panrath GS, Jain D. Trastuzumab-induced cardiac dysfunction. Nucl Med Commun 2007 ; 28 : 69-73.
Patel H, Rosengren A, Ekman I. Symptoms in acute coronary syndromes, does sex make a difference? Am Heart J 2004 ; 148(1) : 27-33.
Pilote L, Dasgupta K, Humphries KH, et al. A comprehensive view of sex-specific issues related to cardiovascular disease. Can Med Assoc J 2007 ; 176(6) : S1-S41.
Pitt B, Zannad F, Remme WJ, et al. The effect of spironolactone on morbidity and mortality in patients with severe heart failure. N Engl J Med 1999 ; 341 : 709-717.
Polk DM, Naqvi TZ. Cardiovascular disease in women : sex differences in presentation, risk factors and evaluation. Curr Cardiol Rep 2005 ; 7(3) : 166-172.
Redberg RF. Coronary artery disease in women : understanding the diagnostic and management pitfalls. Medscape Gen Med 1999. Available at http://www.medscape.com/viewarticle/408890.
Rodriguez BL, Curb JD, Burchfiel CM, et al. Impaired glucose tolerance, diabetes, and cardiovascular disease risk factor profiles in the elderly. The Honolulu Heart Program. Diabetes Care 1996 ; 19 : 587-590.
Rosengren A, Wallentin L, Gitt AK, et al. Sex, age, and clinical presentation of acute coronary syndromes. Eur Heart J 2004 ; 25 : 663-670.
Rossouw JE, Prentice RI, Manson JE, et al. Postmenopausal hormone therapy and risk of cardiovascular disease by age and years since menopause. JAMA 2007 ; 297(3) : 1465-1477.
Sliwa K, Fett J, Elkayam U. Peripartum cardiomyopathy. Lancet 2006 ; 368 : 687-693.
Smith SC, Winters KW, Lasala JM. Stent thrombosis in a patient receiving chemotherapy. Cathet Cardiovasc Diagn 1997 ; 40 : 383-386.
Strandberg TE, Pitkala KH, Tilvis RS. Benefits of optimising drug treatment in homedwelling elderly patients with coronary artery disease. Drugs Aging 2003 ; 20(8) : 585-595.
Sudano I, Spicker LE, Noll G, et al. Cardiovascular disease in HIV infection. Am Heart J 2006 ; 151 (6) : 1147-1155.
Taylor AL, Ziesche S, Yancy C, et al. combination of isosorbide dinitrate and hydralazine in blacks with heart failure. N Engl J Med 2004 ; 351 : 2049-2057.
Trappe, HJ. Acute therapy of maternal and fetal arrhythmias during pregnancy. J Intens Care Med 2006 ; 21(5) : 305-315.
Uebing A, Steer PJ, Yentis SM, et al. Pregnancy and congenital heart disease. BMJ 2006 ; 332 : 401-406.
Yamasaki N, Kitaoka H, Matsumura Y, et al. Heart failure in the elderly. Intern Med 2003 ; 42 : 283-

288.
Yancy CW, Benjamin EJ, Fabunmi RP, et al. Discovering the full spectrum of cardiovascular disease : Minority Health Summit 2003 executive summary. *Circulation* 2005 ; 111 : 1339-1349.

Yancy CW. Executive Summary of the African American Initiative. *Medscape Gen Med* 2007 ; 9(1): 28.

Yusif S, Sleight P, Pogue J, et al. Effects of an angiotensin-converting-enzyme inhibitor, ramipril, on cardiovascular events in high risk patients, the Heart Outcomes Prevention Evaluation Investigators. *N Engl J Med* 2000 ; 342(3): 145-153.

Zipes DP, Camm AJ, Borggrefe M, et al. ACC/AHA/ESC 2006 guidelines for management of patients with ventricular arrhythmias and prevention of sudden cardiac death. *J Am Coll Cardiol* 2006 ; 48 : 247-346.

第29章　糖尿病と心血管疾患

Kan Liu

■ はじめに

　糖尿病は，米国の人口の10%以上が罹患しており，高齢化と肥満化が進むにつれ罹患率が増加している。糖尿病そのものの管理にかかる費用だけでなく，合併症の管理にかかる費用のため，多大な健康管理の費用が必要となる。心血管系の合併症は，糖尿病による死亡の主要な原因である。本章では，糖尿病患者における冠動脈疾患(CHD)やうっ血性心不全(CHF)を含むさまざまな心血管疾患の病因，臨床所見，管理，そして心臓リスク軽減のための戦略に焦点を当てて解説する。

■ 糖尿病における冠動脈疾患

はじめに

　非糖尿病患者と比べて糖尿病患者は，CHDや心筋梗塞(MI)の罹患率が高く，虚血による影響が大きく，MI後の転帰と長期生存率が悪い。糖尿病患者の心臓リスクは，非糖尿病患者の2～4倍高い。糖尿病は，National Cholesterol Education Program/Adult Treatment Panel Ⅲ(NCEP/ATPⅢ)ガイドラインによると，冠動脈疾患と同等のリスクであると考えられている。

原　因
病態生理
　内皮機能障害や血栓形成の亢進など多様なメカニズムが，糖尿病患者における冠動脈疾患のリスク増加の原因として提唱されてきた。糖尿病患者の冠動脈のプラークは，脂質に富みマクロファージの浸潤が多く，プラーク破裂と血栓形成のリスクが高い。また，冠動脈側副血行路の発達が乏しく，血小板凝集や活性が亢進している。

所　見
臨床所見
　糖尿病患者における急性MIの重症度は，梗塞サイズや駆出率(EF)が同程度の非糖尿病患者と比べ高い。CHFによる急性肺水腫は糖尿病患者でより頻繁に起こり，交感神経支配

の不均一性や心筋の電気的不安定性による不整脈も同様である。糖尿病患者はさらに腎不全のような心疾患以外の合併症リスクも高い。

症状
　糖尿病患者は，虚血の痛みに対する知覚が鈍い傾向にあるため，非典型的狭心症状や無症候性虚血，さらには無症候性梗塞をきたすことがある。糖尿病神経障害による自律神経障害がその原因である。

管　理
診断
　現在の ACC/AHA によるガイドラインは，糖尿病患者に対する運動負荷心電図の診断および予後における有用性について特別に言及していない。American Diabetes Association（ADA）は，以下の糖尿病患者に対して負荷テストを推奨している。
- 典型的あるいは非典型的心症状
- 虚血あるいは梗塞を疑わせる安静時心電図
- 末梢動脈あるいは頸動脈の閉塞性疾患
- 35 歳以上の運動不足の患者に強い運動療法を行う前に
- 糖尿病に加えて以下の危険因子が 2 項目以上を有する場合
  - 総コレステロール≧240 mg/dL
  - LDL コレステロール≧160 mg/dL
  - HDL コレステロール≦35 mg/dL
  - 血圧≧140/90 mmHg
  - 喫煙
  - 若年性冠動脈疾患の家族歴
  - 微量アルブミン尿

診断的検査
　診断的負荷テストの詳細は，第 3 章を参照のこと。糖尿病患者に実施する際のいくつかのポイントを述べる。
- 運動負荷心電図検査の診断的感度および特異度は，糖尿病患者と非糖尿病患者で同等である。
- 糖尿病患者では，運動負荷心電図検査より心筋血流シンチグラフィのほうが，感度と特異度が高い。
- 負荷心エコー所見が正常な糖尿病患者であっても，特に 2 年を超えるとその後の心血管イベントのリスクが非糖尿病患者より高い。
- 糖尿病患者で広範な冠動脈の石灰化があると，冠動脈 CT における冠動脈狭窄度が判定しにくくなる。

急性冠症候群の治療
- ST 上昇型心筋梗塞（STEMI）：非糖尿病患者と同様，STEMI の糖尿病患者は，早急に経皮的冠動脈インターベンションか（primary PCI）禁忌でなければ血栓溶解療法による冠動脈再灌流療法を行うべきである。
- 不安定狭心症（UA）/非 ST 上昇型心筋梗塞（NSTEMI）：糖尿病患者の UA/NSTEMI に

は，非糖尿病患者と同様，適応であるならば早期の血行再建を考慮するべきである。
- 薬物療法：急性冠症候群（ACS）における薬物療法は，非糖尿病患者と同様である（第8章参照）。非糖尿病患者と同じく，糖尿病患者にも，抗血小板薬〔アスピリン（ASA），クロピドグレルあるいは糖蛋白（GP）Ⅱb/Ⅲa 受容体阻害薬〕，抗凝固薬，ACE 阻害薬およびアンジオテンシンⅡ受容体阻害薬（ARB）を投与するべきである。糖尿病患者で注意すべき点を以下にまとめる。
    - β遮断薬は，低血糖症状をマスクしたり，血糖コントロールを悪化させるため以前は推奨されなかったが，糖尿病患者における総合的な有用性は非糖尿病患者と同等かあるいはそれ以上であることが明らかにされてきている。
    - アルドステロン拮抗薬は，急性 MI 後の糖尿病患者において，以下の場合クラスⅠの適応がある。
        - 左室駆出率（LVEF）≦40%
        - ACE 阻害薬服用中
        - 血清クレアチニン値≦2.5 mg/dL（男性），≦2.0 mg/dL（女性）
        - 血清カリウム濃度≦5.0 meq/L
- 血圧コントロールの目標値は，糖尿病患者では 130/80 mmHg 未満にするべきである。
- LDL コレステロールの目標値は 70 mg/dL 未満もしくはベースラインから 50%の減少である。
- 血糖コントロールは非常に重要である。急性 MI および重症疾患の糖尿病および非糖尿病患者には，厳格な血糖コントロールが有用である。STEMI（NSTEMI にも適応可能であるが）に対する血糖コントロールに関する 2004 年 ACC/AHA ガイドラインは以下の通りである。
    - クラスⅠ推奨：糖尿病診断の有無にかかわらず，重症患者の血糖値を正常化するためのインスリン注射。
    - クラスⅡa 推奨：高血糖のすべての MI 患者に対するインスリン注射。
    - 退院後は，HbA$_{1c}$ 7%未満の厳格な血糖コントロールを維持すべきである（以下の「心臓危険因子の軽減」を参照）。
- 血行再建についての詳細は，第8章および第9章を参照。

合併症
　糖尿病患者は，梗塞後狭心症や心不全を含む MI に関連した合併症を起こしやすい。

トピックス　安定狭心症の糖尿病患者に対する血行再建：ACS を有する糖尿病患者と異なり，安定狭心症の糖尿病患者に対する血行再建戦略は議論がある。安定した冠動脈疾患を有する糖尿病患者において，冠動脈血行再建術を受けた群と最初に強力な薬物療法を受けた群で予後に差はあるのか？──The Bypass Angioplasty Revascularization Investigation 2 Diabetes（BARI 2D）は進行中の，この問いに答える臨床試験である。BARI と ARTS I およびその後のメタ解析に基づき，従来より多枝病変の糖尿病患者においては，冠動脈バイパス術（CABG）が PCI よりも選択されてきた。しかしながら，これらは薬剤溶出ステントが利用できる前の推奨である。

糖尿病における心不全

はじめに

　糖尿病は血圧や冠動脈疾患とは独立して心臓の構造や機能に影響を及ぼす。30年以上前にRublerらは，検死の所見に基づき「糖尿病性心筋症」という用語を提唱した。糖尿病患者で心不全の発症率が高いのは，不顕性の左室機能不全が潜在しているからといわれている。

　糖尿病が存在すると心不全のリスクは男性では2.4倍高くなり，女性では5倍高くなる。糖尿病は，合併する高血圧や冠動脈疾患とは無関係に心不全を引き起こす可能性がある。HbA_{1c}が1％増加すると，心不全のリスクが8％増加する。PCIやCABGによる血行再建後の心不全の発症率も，糖尿病患者では高い。

原　因
病理生理

　糖尿病心（図29-1）では，左室重量，壁厚，動脈の硬さが増加している。顕微鏡病理学的変化には，心筋の線維化，過ヨウ素Schiff反応陽性物質を伴う間質の浸潤，心筋毛細血管基底膜の変質が含まれる。剖検結果では，心筋のカテコラミン含有量は糖尿病患者では枯渇しており，それにより収縮能および拡張能が損なわれる。このような自律神経障害が，糖尿病における左室機能不全の一因となっている。インスリン欠乏あるいはインスリン抵抗性は，心筋細胞の糖取り込みを阻害し，その結果，糖から脂肪酸へ代謝が転換されることになる。冠微小循環の異常が糖尿病性心筋症の進展に寄与している。一酸化窒素と血管内皮成長因子（VEGF）の機能障害がこの一因である。

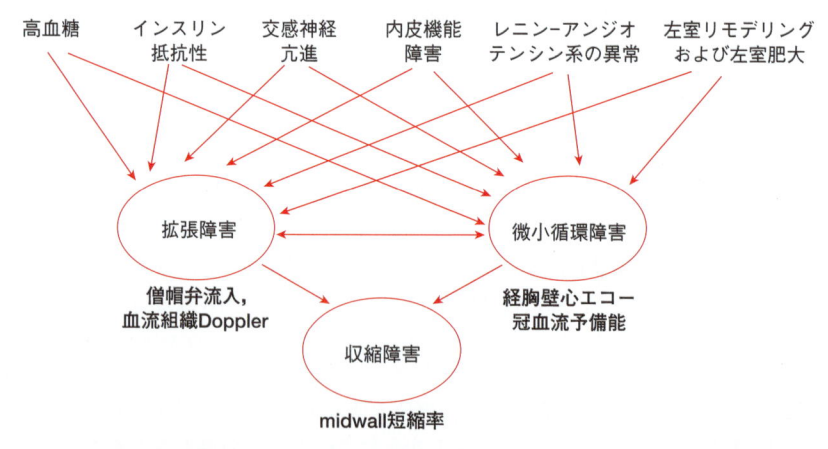

図29-1　糖尿病の代謝変化と心機能の仮説的関連図。高血糖，インスリン抵抗性，交感神経亢進，内皮機能障害，レニン-アンジオテンシン系の異常，左室リモデリングおよび左室肥大は，拡張障害や冠微小循環の障害を引き起こす。左室収縮障害は，拡張障害または冠微小循環障害の後に起こる。（Galderisi M. Diastolic dysfunction and diabetic cardiomyopathy：evaluation by Doppler echocardiography. J Am Coll Cardiol 2006；48（8）：1548-1551）。

所見

臨床所見

　糖尿病性心筋症の臨床所見は，他の心筋症の所見と類似している。拡張障害と収縮障害のどちらの臨床的徴候も，さまざまな段階の糖尿病患者で起こりうる。拡張障害は無症状の糖尿病患者の27〜70%に認められる。多くの研究によると，糖尿病患者において，尿中微量アルブミンの程度は心拡張障害の程度に比例している。この点から，**尿中微量アルブミン**が存在すれば，無症候性糖尿病患者であっても**パルスDoppler心エコー**による評価が勧められる。

管理

治療

　血糖コントロールは，糖尿病患者にとって，早期の拡張障害から顕性心不全への進行を防ぐために非常に重要である。左室機能障害の程度にかかわらず，左室肥大および心筋の線維化の減少，心筋リモデリングの予防，内皮機能の改善およびインスリン抵抗性を下げるために**ACE阻害薬**は処方するべきである。ACE阻害薬に忍容性がなければ，**ARB**を代替薬として用いる。新しい診断基準では，糖尿病の存在自体を心不全のステージ1とみなしているため，β遮断薬の投与が勧められる。β遮断薬は，リモデリングを予防し，心筋代謝を脂肪酸から糖へ変換する。それにより，心筋細胞に対する脂肪毒性を減少させる。チアゾリジン系薬は，心筋の脂肪酸含有量とその有害代謝産物を減らし心室機能を改善するが，水分貯留を引き起こし，New York Heart association（NYHA）心機能分類のⅢあるいはⅣの心不全には禁忌である。最近の勧告では，明らかな冠動脈疾患やうっ血性心不全のある患者にはrosiglitazoneは慎重に投与するよう警告している。**アルドステロン拮抗薬**は，心筋症の進展に対し抗線維化の効果がある。しかし，糖尿病性心筋症の治療におけるアルドステロン拮抗薬の有用性を示すデータはない。糖尿病は，**心臓移植**においては相対的に禁忌と考えられてきた。多様な糖尿病合併症をもつ患者は，機械的補助装置のような他の治療をしたほうが結果がよいかもしれないが，特に顕著な糖尿病性合併症がない場合は，移植の対象から除外すべきではない。

糖尿病における心疾患危険因子の軽減

はじめに

　糖尿病患者の冠動脈疾患や心不全に対する是正しうる危険因子が多く知られている。これらには，肥満，高血圧，脂質異常症および喫煙が含まれる。複数の危険因子の軽減により心血管死亡率が低下するという多くのエビデンスがある。

管理

アスピリン

　アスピリンは冠動脈疾患を伴う糖尿病患者に有用である。しかし，糖尿病患者の一次予防におけるアスピリンの有用性を検討した無作為化試験は現在のところない。

血圧コントロール

UKPDS 試験によると，平均収縮期血圧を 10 mmHg 低下させると，糖尿病合併症のリスクが 12%低下する。糖尿病患者の血圧の目標値は 130/80 mmHg 以下である。糖尿病性腎障害のある患者では，より低値が望ましい。ACE 阻害薬または ARB のいずれかと β 遮断薬の併用療法が，高血圧と糖尿病のある患者にしばしば必要となる。

血清脂質コントロール

糖尿病患者において，脂質異常の検査を少なくとも年 1 回，必要ならそれ以上行うべきである。心血管疾患をもつすべての糖尿病患者に対し二次予防のためにスタチン投与が推奨され，目標 LDL コレステロール値は 70 mg/dL 未満とされている。ADA は冠動脈疾患のないすべての糖尿病患者に対しても，LDL コレステロール値 100 mg/dL 未満を推奨している。明らかな心血管疾患のない 40 歳を超える患者においては，ベースラインの値にかかわらず，LDL コレステロール値を 30〜40%減少させることを目的にスタチンの投与を開始するべきである。non-HDL コレステロールは，糖尿病の男性と女性の両者の冠動脈疾患の強力な予測因子と考えられる。

血糖コントロール

心血管系合併症の進行は，糖尿病の罹病期間だけでなく，血糖コントロールレベルにも関連する。血糖コントロール不良や 20 歳以下の発症は，冠動脈疾患，脳血管疾患および末梢血管疾患を含む進行性の臓器機能障害を合併しやすい。細小血管疾患予防の有効性が証明されているため，1 型および 2 型糖尿病の両者において厳格な血糖コントロールが推奨される。心血管疾患予防のための厳格な血糖コントロールの重要性は，1 型糖尿病では証明されているが，2 型糖尿病においては証明されていない。現在の ADA の推奨は，HbA_{1c}を 7%未満に達成することである。患者によってはより厳格な目標が考慮されてもよい。血糖コントロールが安定している患者においてはHbA_{1c}を少なくとも年に 2 回，血糖コントロールが不良の患者においては年に 4 回は検査するべきである。

トピックス　糖尿病前の冠動脈疾患：糖尿病が急性 MI 時に初めて診断されることがある。急性 MI の非糖尿病患者においては，空腹時血糖値およびHbA_{1c}を，入院中にルーチンに測定すべきである。上昇しているが糖尿病の診断基準を満たさない検査値(すなわち，空腹時血糖障害あるいは耐糖能障害)の場合は，リスクの高い患者を識別するために，退院後に再検査する。糖尿病の診断が確定したら，できる限り早く血糖降下治療を開始すべきである。

覚えておくポイント

- 糖尿病は冠動脈疾患と同等のリスクと考えられる。
- 糖尿病患者は，MI の罹患率が高く，虚血の影響が大きく，症状に乏しく，MI 後の転帰および長期生存率が悪い。
- 糖尿病患者の多枝病変においては，従来から PCI よりも CABG が選択されてきた。しかし，薬剤溶出ステントの出現や進行中の臨床試験の結果により変わる可能性がある。
- 糖尿病は，血圧や冠動脈疾患とは独立して心臓の構造や機能に影響を及ぼす。

- 心拡張障害は，無症状の糖尿病患者のごく早期の段階にも存在し得る。
- 尿中微量アルブミンは，糖尿病患者の心拡張障害の程度に比例する。
- ACE 阻害薬あるいは ARB は，禁忌でなければ，左室機能障害の程度にかかわらず，糖尿病患者に投与するべきである。
- 糖尿病患者の血圧コントロール目標値は 130/80 mmHg 以下であり，糖尿病性腎障害の患者では，より低値となる。
- 現在の血糖コントロールの目標は，HbA_{1c} 7%未満を達成することである。より厳格な目標が必要となるかもしれない。
- 血清脂質のコントロールは，糖尿病患者の心血管系リスク軽減において極めて重要である。冠動脈疾患のある患者の LDL コレステロールの目標値は 70 mg/dL 未満である。

参考文献・推奨文献

Abaci A, Oguzhan A, Eryol NK, et al. Effect of diabetes mellitus on formation of coronary collateral vessels. *Circulation* 1999；100(22)：2219-2223.

Adler AI, Stratton IM, Neil HA, et al. Association of systolic blood pressure with macrovascular and microvascular complications of type 2 diabetes(UKPDS 36)：prospective observational study. *BMJ* 2000；321(7258)：412-419.

Albers AR, Krichavsky MZ, Balady GJ. Stress testing in patients with diabetes mellitus：diagnostic and prognostic value. *Circulation* 2006；113(4)：583-592.

Albers AR, Krichavsky MZ, Balady GJ. Stress testing in patients with diabetes mellitus：diagnostic and prognostic value. *Circulation* 2006；113(4)：583-592.

Antiplatelet Trialists' Collaboration. Collaborative overview of randomised trials of antiplatelet therapy—I：Prevention of death, myocardial infarction, and stroke by prolonged antiplatelet therapy in various categories of patients. *BMJ* 1994；308(6921)：81-106.

Bell DSH. Use of beta blockers in patients with diabetes. *Endocrinologist* 2003；13：116-123.

Bypass Angioplasty Revascularization Investigation 2 Diabetes(BARI 2D)Trial Investigators. *Am J Cardiol* 2006；97(12 A)：9 G-19 G.

Camici PG, Crea F. Coronary microvascular dysfunction. *N Engl J Med* 2007；356(8)：830-840.

Galderisi M. Diastolic dysfunction and diabetic cardiomyopathy：evaluation by Doppler echocardiography *J Am Coll Cardiol* 2006；48(8)：1548-1551.

Gundersen T, Kjekshus J. Timolol treatment after myocardial infarction in diabetic patients. *Diabetes Care* 1983；6(3)：285-290.

Haffner SM, Lehto S, Ronnemaa T, et al. Mortality from coronary heart disease in subjects with type 2 diabetes and in nondiabetic subjects with and without prior myocardial infarction. *N Engl J Med* 1998；339(4)：229-234.

Iribarren C, Karter AJ, Go AS, et al. Glycemic control and heart failure among adult patients with diabetes. *Circulation* 2001；103(22)：2668-2673.

Kambara N, Holycross BJ, Wung P, et al. Combined effects of low-dose oral spironolactone and captopril therapy in a rat model of spontaneous hypertension and heart failure. *J Cardiovasc Pharmacol* 2003；41：830-837.

Kannel W, Hjortland M, Castelli W. Role of diabetes in congestive heart failure. The Framingham Study. *Am J Cardiol* 1974；34：29.

Lu W, Resnick HE, Jablonski KA, Jones KL, et al. Non-HDL cholesterol as a predictor of cardiovascular disease in type 2 diabetes：the strong heart study. *Diabetes Care* 2003；26(1)：16-23.

Mak KH, Topol EJ. Emerging concepts in the management of acute myocardial infarction in patients with diabetes mellitus. *J Am Coll Cardiol* 2000；35(3)：563-568.

Marso S. The Handbook of Diabetes Mellitus and Cardiovascular Disease. London：Remedica；2003.

McQueen MJ, Gerstein HC, Pogue J, et al. Reevaluation by high-performance liquid chromatography：clinical significance of microalbuminuria in individuals at high risk of cardiovascular disease in the Heart Outcomes Prevention Evaluation(HOPE)Study. *Am J Kidney Dis* 2006；48(6)：889-896.

Nathan DM, Cleary PA, Backlund JY, et al. Intensive diabetes treatment and cardiovascular disease in patients with type 1 diabetes. *N Engl J Med* 2005 ; 353(25): 2643-2653.
Porte D, Sherwin RS, Baron A, eds. Ellenberg and Rifkin's Diabetes Mellitus, 6th ed. New York : McGraw Hill ; 2003.
Roffi M, Chew DP, Mukherjee D, et al. Platelet glycoprotein IIb/IIIa inhibitors reduce mortality in diabetic patients with non-ST-segment-elevation acute coronary syndromes. *Circulation* 2001 ; 104(23): 2767-2771.
Rubler S, Dlugash J, Yuceoglu YZ. New type of cardiomyopathy associated with diabetic glomerulosclerosis. *Am J Cardiol* 1972 ; 30 : 595.
Russo MJ, Chen JM, Hong K, et al. Survival after heart transplantation is not diminished among recipients with uncomplicated diabetes mellitus : an analysis of the United Network of Organ Sharing database. *Circulation* 2006 ; 114 : 2280-2287.
Sobel BE, Schneider DJ. Medical Management of Diabetes and Heart Disease. New York : Marcel Dekker ; 2002.
Stevens MJ, Raffel DM, Allman KC, et al. Cardiac sympathetic dysinnervation in diabetes : implications for enhanced cardiovascular risk. *Circulation* 1998 ; 98(10): 961-968.
The Bypass Angioplasty Revascularization Investigation(BARI)Investigators. Comparison of coronary bypass surgery with angioplasty in patients with multivessel disease. *N Engl J Med* 1996 ; 335(4): 217-225.
Third Report of the National Cholesterol Education Program(NCEP)Expert Panel on Detection, Evaluation, and Treatment of High Blood Cholesterol in Adults(Adult Treatment Panel III)final report. *Circulation* 2002 ; 106 : 3143.
Wackers FJ, Young LH, Inzucchi SE, et al. Detection of silent myocardial ischemia in asymptomatic diabetic subjects : the DIAD study. *Diabetes Care* 2004 ; 27 : 1954-1961.
Yudkin JS. How can we best prolong life? Benefits of coronary risk factor reduction in nondiabetic and diabetic subjects. *BMJ* 1993 ; 306(6888): 1313-1318.
Zarich SW, Arbuckle BE, Cohen LR, et al. Diastolic abnormalities in young asymptomatic diabetic patients assessed by pulsed Doppler echocardiography. *J Am Coll Cardiol* 1988 ; 12(1): 114-120.
Zhou Y-T, Graburn P, Karim A, et al. Lipotoxic heart disease in obese rats : implications for human obesity. *Proc Natl Acad Sci USA* 2000 ; 97 : 1784-1789.
Zuanetti G, Latini R, Maggioni AP, et al. Effect of the ACE inhibitor lisinopril on mortality in diabetic patients with acute myocardial infarction : data from the GISSI-3 study. *Circulation* 1997 ; 96(12): 4239-4245.

第30章　非心臓手術を受ける心臓病患者

Andrew M. Kates

　内科医，循環器内科医が受ける最も多いコンサルトの1つが，心血管疾患が明らかなもしくは疑われる患者の非心臓手術術前評価である．最近，米国心臓病学会（ACC）と米国心臓協会（AHA）が合同で以下のようにガイドラインを改訂した．このガイドラインおよびその要約は周術期の心臓リスクの評価の優れた指針である．

　心臓リスク評価の目的は周術期の心血管疾患および致死リスクの高い患者を識別することである．術前心血管系評価は，評価する状況や外科疾患の状態に応じて行うべきである．緊急手術の場合は，術前評価はバイタルサイン，体液量の状態，ヘマトクリット，電解質，腎機能，心電図などに限定される．手術が終了するまでは必要最小限の評価を行い，より詳細な心血管系評価は術後に行う．さらに血行再建の適応とならない患者は，非侵襲的負荷検査も通常必要ない．他方，手術自体が緊急でなければ術前の心血管評価により手術の延期，中止も起こりうる．周術期の心血管評価および治療のアルゴリズムは図30-1に記載されている．

　いくつかの点について説明する．ガイドラインの最大の変更点は"主要な臨床因子"から"活動性の心血管系状態"へ変わったことである．これらの疾患では，周術期の合併症のリスクが高い．そのため，以下の疾患が1つ以上あるときには，厳重な管理が必要となる．その場合，手術の緊急性がなければ延期もしくは中止することが望ましい．

- 不安定冠症候群
- 不安定狭心症または重症狭心症
- 最近の心筋梗塞
- 非代償性心不全
- 重症不整脈
- 重症弁膜症

　中等度リスク因子は以下のような改訂版心臓リスク指数（revised cardiac risk index：RCRI）における因子を含むものに変更された．

- 虚血性心疾患の既往
- 心不全の既往
- 脳血管疾患の既往
- 糖尿病
- 腎不全

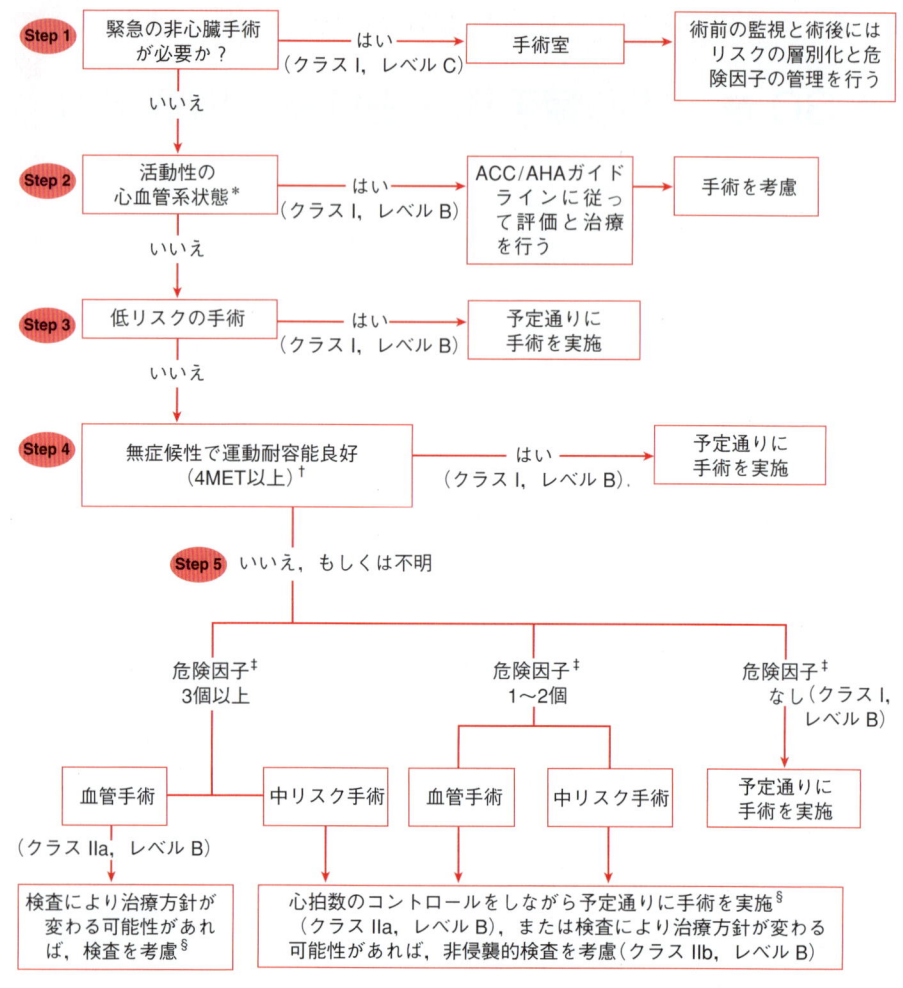

```
Step 1  緊急の非心臓手術が必要か？ ──はい（クラスI，レベルC）──→ 手術室 ──→ 術前の監視と術後にはリスクの層別化と危険因子の管理を行う
        │いいえ
Step 2  活動性の心血管系状態* ──はい（クラスI，レベルB）──→ ACC/AHAガイドラインに従って評価と治療を行う ──→ 手術を考慮
        │いいえ
Step 3  低リスクの手術 ──はい（クラスI，レベルB）──→ 予定通りに手術を実施
        │いいえ
Step 4  無症候性で運動耐容能良好（4MET以上）† ──はい（クラスI，レベルB）──→ 予定通りに手術を実施
        │
Step 5  いいえ，もしくは不明
```

- 危険因子‡ 3個以上
  - 血管手術（クラスIIa，レベルB）→ 検査により治療方針が変わる可能性があれば，検査を考慮§
  - 中リスク手術
- 危険因子‡ 1～2個
  - 血管手術
  - 中リスク手術
  - → 心拍数のコントロールをしながら予定通りに手術を実施§（クラスIIa，レベルB），または検査により治療方針が変わる可能性があれば，非侵襲的検査を考慮（クラスIIb，レベルB）
- 危険因子‡ なし（クラスI，レベルB）
  - 予定通りに手術を実施

図 30-1 心臓精査のアルゴリズム。 *不安定冠症候群，不安定狭心症または重症狭心症，最近の心筋梗塞，非代償性心不全，重症不整脈，重症弁膜症。†表 30-2 参照。‡虚血性心疾患の既往，心不全の既往，脳血管疾患の既往，糖尿病，腎不全。§表 30-3 参照。

　手術自体のリスク分類も改訂されている。手術リスクの分類を表 30-1 に示す。
　周術期心血管系評価において患者の機能状態の評価は必須である。さまざまな活動における機能状態を表 30-2 に示す。
　周術期における β 遮断薬の使用についてはいまだ論議があるが，高リスク患者に対する積極的使用は有用とされている。可能であれば待機的手術の数日から数週間前から開始することが望ましい。β 遮断薬の用量は，β 遮断薬の効果が認められるまで，安静時心拍数を 60/min まで漸増すべきである。β 遮断薬を用いた心拍数調節によって，術中や術後も心拍数 60〜65/min 程度に維持するべきである。具体的な指針については表 30-3 に示す。
　コンサルトを受けた医師の役割は，心血管系状態の安定性および外科疾患との関連で最

表 30-1　非心臓外科的手術に関するリスク分類*

リスク分類	手術の種類
血管手術（心臓リスク>5%）	大動脈および他の大血管手術 末梢血管手術
中リスク手術（心臓リスク 1〜5%）	腹腔内および胸腔内手術 頸動脈内膜切除術 頭部および頸部手術 整形外科手術 前立腺手術
低リスク†手術（心臓リスク<1%）	内視鏡手術 表在的手技 白内障手術 乳腺手術 外来手術

*心臓死または非致死的心筋梗塞の発症率
†これらは一般的には術前の心臓精査は必要とされない

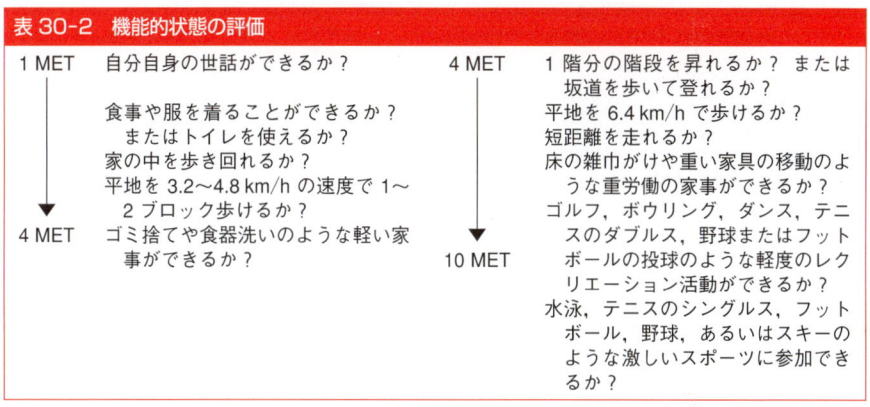

表 30-2　機能的状態の評価

1 MET ↓ 4 MET	自分自身の世話ができるか？ 食事や服を着ることができるか？またはトイレを使えるか？ 家の中を歩き回れるか？ 平地を 3.2〜4.8 km/h の速度で 1〜2 ブロック歩けるか？ ゴミ捨てや食器洗いのような軽い家事ができるか？	4 MET ↓ 10 MET	1 階分の階段を昇れるか？ または坂道を歩いて登れるか？ 平地を 6.4 km/h で歩けるか？ 短距離を走れるか？ 床の雑巾がけや重い家具の移動のような重労働の家事ができるか？ ゴルフ，ボウリング，ダンス，テニスのダブルス，野球またはフットボールの投球のような軽度のレクリエーション活動ができるか？ 水泳，テニスのシングルス，フットボール，野球，あるいはスキーのような激しいスポーツに参加できるか？

MET：代謝量 metabolic equivalent
出典：Fleisher LA, Beckman JA, Brown KA, *et al*. ACC/AHA 2007 guidelines on perioperative cardiovascular evaluation and care for noncardiac surgery：a report of the American College of Cardiology/American Heart Association Task Force on Practice Guidelines（Writing Committee to Revise the 2002 Guidelines on Perioperative Cardiovascular Evaluation for Noncardiac Surgery）. *J Am Coll Cardiol* 2007；50(17)：e159-241.

適な状態となっているかを評価することである．患者を"片づける"ことが役割ではない．このような言葉を用いることは強く戒めなければならない．ガイドラインで強調されているように，術前精査はそれにより得られた情報に基づいて，手術の施行，あるいは術中・術後の投薬やモニタリングの方法が変更される，また心血管系の状態が改善するまで手術が延期されるようなときに限り行うべきである．術前評価においては，コミュニケーションをとることが重要であり，患者および家族，外科医，麻酔科医，その他の医師と潜在的な心血管リスクについて議論すべきである．

表 30-3　β遮断薬の適応

手術	危険因子なし	1個もしくはそれ以上の危険因子あり	冠動脈疾患もしくは心血管合併症高リスク	β遮断薬内服中の患者
血管手術	クラスIIb，レベルB	クラスIIa，レベルB	術前精査で心筋虚血を確認（クラスI，レベルB）心筋虚血なし，もしくは術前精査が行われていない（クラスIIa，レベルB）	クラスI，レベルB
中リスク手術	―	クラスIIb，レベルC	クラスIIa，レベルB	クラスI，レベルC
低リスク手術	―	―	―	クラスI，レベルC

出典：Fleisher LA, Beckman JA, Brown KA, *et al*. ACC/AHA 2007 guidelines on perioperative cardiovascular evaluation and care for noncardiac surgery：a report of the American College of Cardiology/American Heart Association Task Force on Practice Guidelines(Writing Committee to Revise the 2002 Guidelines on Perioperative Cardiovascular Evaluation for Noncardiac Surgery). *J Am Coll Cardiol* 2007；50(17)：e159-241.

参考文献・推奨文献

Fleisher LA, Beckman JA, Brown KA, *et al*. ACC/AHA 2007 guidelines on perioperative cardiovascular evaluation and care for noncardiac surgery：a report of the American College of Cardiology/American Heart Association Task Force on Practice Guidelines(Writing Committee to Revise the 2002 Guidelines on Perioperative Cardiovascular Evaluation for Noncardiac Surgery). *J Am Coll Cardiol* 2007；50(17)：e159-e241.

付録　心血管系の薬物

謝　辞

我々は，James M. Hollands 博士（Clininal Pharmacist, Cardiac Intensive Care Unit at Barnes-Jewish Hospital）に本章をレビューいただいたことを感謝いたします．

略語	フルスペル	和訳
ACE	angiotensin converting enzyme	アンジオテンシン変換酵素
ACLS	advanced cardiac life support	
ACS	acute coronary syndrome	急性冠症候群
ADP	adenosine diphosphate	アデノシン 5'ニリン酸
AMI	acute myocardial infarction	心筋梗塞
aPTT	activated partial thromboplastin time	活性化部分トロンボプラスチン時間
bid	twice daily	1日2回
CABG	coronary bypass grafting	冠動脈バイパス術
CYP	cytochrome P-450 enzyme	チトクローム P450 酵素
DIC	disseminated intravascular coaglation syndrome	播種性血管内凝固症候群
ER	extended-release	徐放
GP	glycoprotein	糖蛋白
HDL	high-density lipoprotein	高比重リポ蛋白
HIT	heparin-induced thrombocytopenia	ヘパリン起因性血小板減少症
HMG-CoA	hydroxymethylglutaryl-coenzyme A	ヒドロキシメチルグリタリルコエンザイム A
IHSS	idiopathic hypertrophic subaortic stenosis	特発性肥大性大動脈弁下狭窄
ISA	intrinsic sympathomimetic activity	内因性交感神経刺激作用
IV	intravenous	静注
LDL	low-density lipoprotein	低比重リポ蛋白
PCI	percutaneous coronary intervention	経皮的冠動脈形成術
PDE	phosphodiesterase	ホスホジエステラーゼ
PE	pulmonary embolism	肺梗塞症
PO	per os (by mouth)	経口
q	every	〜ごと
qd	daily	毎日
qid	four times daily	1日4回
SC	subcutaneous	経皮
SL	sublingual	舌下
SLE	systemic lupus erythematosus	全身性エリテマトーデス
STEMI	ST-segment elevation myocardial infarction	ST 上昇型心筋梗塞
SVT	supraventricular tachycardia	上室頻拍
TG	triglyceride	中性脂肪
tid	three times daily	1日3回
TTP	thrombotic thrombocytopenic purpura	血栓性血小板減少性紫斑病
U	units	単位
VF	ventricular fibrillation	心室細動
VT	ventricular tachycardia	心室頻拍
VTE	venous thromboembolism	静脈性血栓塞栓症
WPW	Wolff-Parkinson-White	

付録　心血管系の薬物

ACE 阻害薬

一般名／商品名	剤型	適応（用量）	禁忌	重症副作用	副作用	代謝（半減期）	特性
ベナゼプリル Lotensin®	5, 10, 20, 40 mg	高血圧：20〜40 mg qd	警告：妊婦（胎児死亡と合併症発生率） ACE 阻害薬による血管浮腫の既往や両側腎動脈狭窄例では投与を避ける 利尿薬服用例では用量を50%減らす	アナフィラキシー，血管浮腫，高カリウム血症，腎不全，無顆粒球症	咳, 低血圧, めまい, 高カリウム血症	肝(10 h)	
※チバセン®	2.5, 5, 10 mg	高血圧：5〜10 mg 分 1					
カプトプリル Capoten®	12.5, 25, 50, 100 mg	高血圧：25〜50 mg bid〜tid 心不全：6.25〜50 mg tid 腎障害：25 mg tid 心筋梗塞：12.5〜50 mg tid				肝(<3 h)	
※カプトリル®	12.5, 25 mg	高血圧：37.5〜75 mg 分 3（最大 150 mg 分 3）					
エナラプリル Vasotec®	2.5, 5, 10, 20 mg 静注剤もあり	高血圧：2.5〜40 mg qd 心不全：2.5〜20 mg bid 心筋梗塞：10 mg bid 腎障害：5〜20 mg qd				肝(11 h)	
※レニベース®	2.5, 5, 10 mg	高血圧：5〜10 mg 分 1 心不全：5〜10 mg(忍容性があれば 20 mg)					
fosinopril Monopril®	10, 20, 40 mg	高血圧：10〜80 mg qd 心不全：10〜40 mg qd				肝・胆道系(11.5 h)	
※(一)							
リシノプリル Prinvil®, zzestril®	2.5, 5, 10, 20, 40 mg	高血圧：10〜40 mg qd 心不全：2.5〜20 mg qd 心筋梗塞：5〜10 mg qd				なし(12 h)	
※ロンゲス®，ゼストリル®	5, 10, 20 mg	高血圧：10〜20 mg 分 1 心不全：5〜10 mg 分 1（忍容性があれば 20 mg）					
moexipril Univasc®	7.5, 15 mg	高血圧：7.5〜30 mg qd				肝(12 h)	組織 ACE 系に作用する
※(一)							
ペリンドプリル Aceon®	2, 4, 8 mg	高血圧：4〜16 mg qd 安定性冠動脈疾患：4〜8 mg qd				肝(1 h)	組織 ACE 系に作用する
※コバシル®	2, 4 mg	高血圧：2〜4 mg 分 1（最大 8 mg）					
キナプリル Accupril®	5, 10, 20, 40 mg	高血圧：10〜80 mg qd 心不全：5〜20 mg bid				肝・胆道系(1〜2 h)	組織 ACE 系に作用する
※コナン®	5, 10, 20 mg	高血圧：5〜20 mg 分 1					
ramipril Altace®	1.25, 2.5, 5, 10 mg	高血圧：2.5〜20 mg qd 心不全：5 mg bid 心筋梗塞：5 mg bid 心臓リスク軽減：2.5〜10 mg qd				肝(13〜17 h)	組織 ACE 系に作用する
※(一)							

ACE阻害薬（つづき）

一般名／商品名	剤型	適応（用量）	禁忌	重症副作用	副作用	代謝（半減期）	特性
トランドラプリル Mavik®	1, 2, 4 mg	高血圧：2〜4 mg qd 心不全：4 mg qd 心筋梗塞：4 mg qd				肝(6 h)	組織ACE系に作用する
※オドリック®, プレラン®	0.5, 1 mg	高血圧：1〜2 mg 分 1					

アンジオテンシンII受容体拮抗薬

一般名／商品名	剤型	適応（用量）	禁忌	重症副作用	副作用	代謝，CYP（半減期）
カンデサルタン Atacand®	4, 8, 16, 32 mg	高血圧：4〜32 mg qd 心不全：32 mg qd				肝(9 h)
※ブロプレス®	2, 4, 8, 12 mg	高血圧：2〜8 mg 分 1 (最大 12 mg 分 1) 心不全：4 mg(最大 8 mg 分 1)				
eprosartan Teveten®	400, 600 mg	高血圧：400〜800 mg qd				グルクロン抱合(5〜9 h)
※（一）						
イルベサルタン Avapro®	75, 150, 300 mg	高血圧：75〜300 mg qd 腎障害：300 mg qd				肝 CYP2C9(11〜15 h)
※アバプロ®	50, 100 mg	高血圧：50〜100 mg 分 1(最大 200 mg 分 1)				
ロサルタン Cozaar®	25, 50, 100 mg	高血圧：25〜100 mg qd 腎障害：50〜100 mg qd	警告：妊婦（胎児死亡率と合併症発生率），両側腎動脈狭窄	高カリウム血症，血管浮腫，腎不全，低血圧	めまい，背部痛，倦怠感	肝 CYP2C9, CYP3A4(2〜9 h)
※ニューロタン®	25, 50, 100 mg	高血圧：25〜50 mg 分 1(最大 100 mg 分 1) 糖尿病性腎症：50 mg 分 1(最大 100 mg 分 1)				
オルメサルタン Benicar®	5, 20, 40 mg	高血圧：10〜40 mg qd				最小(13 h)
※オルメテック®	5, 10, 20 mg	高血圧：10〜20 mg 分 1(最大 40 mg 分 1)				
テルミサルタン Micardis®	20, 40, 80 mg	高血圧：20〜80 mg qd				最小(24 h)
※ミカルディス®	20, 40 mg	高血圧：40 mg 分 1(最大 80 mg 分 1)				
バルサルタン Diovan®	40, 80, 160, 320 mg	高血圧：80〜320 mg qd 心不全：40〜160 mg qd 心筋梗塞：20〜160 mg qd				肝 CYP2C9(6 h)
※ディオバン®	20, 40, 80, 160 mg	高血圧：40〜160 mg 分 1 (最大 160 mg 分 1)				

付録　心血管系の薬物

β遮断薬

一般名／商品名	剤型	適応(用量)	禁忌	重症副作用	副作用	代謝(半減期)	特性
アセブトロール Sectral®	200、400 mg	高血圧：400〜800 mg qd VT/VF：600〜1200 mg qd				肝(3〜4 h)	β_1選択性，ISA
※アセタノール®，セクトラール®	100、200 mg	高血圧：200〜400 mg 分1〜2 狭心症，頻脈性不整脈：300〜600 mg 分3					
アテノロール Tenormin®	25、50、100 mg 静注剤もあり	高血圧：50〜100 mg qd 狭心症：50〜200 mg qd AMI：5 mg IV を2回，その後50 mg bid				なし(6〜7 h)	β_1選択性
※テノーミン®	25、50 mg	高血圧：50 mg 分1(最大100 mg 分1) 頻脈性不整脈：50 mg 分1(最大100 mg 分1)					
ベタキソロール Kerlone® ※ケルロング®	10、20 mg 5、10 mg	高血圧：10〜20 mg qd 高血圧：5〜10 mg 分1(最大20 mg 分1) 腎性高血圧：5 mg 分1(最大10 mg 分1) 狭心症：10 mg 分1(最大20 mg 分1)				肝(14〜22 h)	β_1選択性
ビソプロロール Zebeta® ※メインテート®	5、10 mg 2.5、5 mg	高血圧：2.5〜20 mg qd 高血圧：5 mg 分1 狭心症：5 mg 分1 心室期外収縮：5 mg 分1	警告（選択的β遮断薬）：突然の中断は避ける 重度の徐脈，房室ブロック，心原性ショック，うっ血性心不全	気管支攣縮，心ブロック，徐脈，Raynaud現象	倦怠感，無気力，便秘，抑うつ，四肢冷感，悪夢	肝(9〜12 h)	β_1選択性
カルベジロール Coreg® Coreg CR® ※アーチスト®	3.125、6.25、12.5、25 mg 10、20、40、80 mg(ER) 1.25、2.5、10、20 mg	心不全：6.25〜25 mg bid または 20〜80 mg qd (ER) 高血圧：6.25〜25 mg bid または 20〜80 mg qd (ER) 心筋梗塞，左室不全：25 mg bid または 80 mg qd(ER) 高血圧：10〜20 mg 分1 狭心症：20 mg 分1 心不全：2.5 mg 分2で開始，5〜20 mg 分2で維持				肝(6〜10 h)	$\alpha_1, \beta_1, \beta_2$受容体拮抗作用
esmolol Brevibloc® ※(−)	静注剤のみ	SVT：初期用量 500 μg/kg，その後 50 μg/kg/min 高血圧：初期用量 80 mg，その後 150 μg/kg/min				赤血球(9 min)	β_1選択性 半減期が極めて短い
ラベタロール Trandate® ※トランデート®	100、200、300 mg 静注剤もあり 50、100 mg	高血圧：200〜400 mg bid 高血圧性クリーゼ：40〜80 mg IV q10min 高血圧：150 mg 分3(最大 450 mg 分3)				肝(5〜8 h)	$\alpha_1, \beta_1, \beta_2$受容体拮抗作用

β遮断薬（つづき）

一般名／商品名	剤型	適応（用量）	禁忌	重症副作用	副作用	代謝（半減期）	特性
メトプロロール							
Lopressor®	25, 50, 100 mg	高血圧：50～200 mg bid または 25～400 mg qd（ER）				肝 CYP2D6（3～7 h）	β_1選択性
Toprol XL®	25, 50, 100 mg（ER）静注剤もあり	狭心症：50～200 mg bid または 100～400 mg qd（ER） AMI：5 mg IV q 3min，その後 50 mg qid 心不全：12.5～200 mg qd（ER）					
※ロプレソール®，セロケン®	20, 40 mg	狭心症：60～120 mg 分 2～3 頻脈性不整脈：60～120 mg 分 2～3 高血圧：60～120 mg 分 3（最大 240 mg 分 3）					β_1選択性
※ロプレソール SR®，セロケン L®	120 mg	高血圧：120 mg 分 1	警告（選択的β遮断薬）：突然の中断は避ける 重度の徐脈，房室ブロック，心原性ショック，うっ血性心不全	気管支攣縮，心ブロック，徐脈，Raynaud現象	倦怠感，無気力，便秘，抑うつ，四肢冷感，悪夢		
ナドロール							
Corgard®	20, 40, 80, 120, 160 mg	高血圧：40～80 mg qd 狭心症：40～80 mg qd				なし（20～24 h）	非選択性
※ナディック®	30, 60 mg	高血圧，狭心症，頻脈性不整脈：30～60 mg 分 1					
ペンブトロール							
Levatol®	20 mg	高血圧：20 mg qd				肝（5 h）	非選択性 ISA
※ベータプレシン®	10, 20 mg	高血圧：20 mg 分 2（最大 40 mg 分 2）					
ピンドロール							
Visken®	5, 10 mg	高血圧：5～15 mg bid				肝 CYP2D6（3～4 h）	非選択性 ISA
※ブロクリン L®	5, 15 mg	高血圧：15 mg 分 1					
プロプラノロール							
Inderal®	10, 20, 40, 60, 80 mg	高血圧：80～240 mg bid 狭心症：80～320 mg/日 分 2～3				肝 CYP2D6（3～5 h）（ER：8～11 h）	非選択性 上室頻拍T：1～3 mg IV
Inderal LA®, InnoPran XL®	60, 80, 120, 160 mg（ER）静注も可能	心筋梗塞：180～240 mg/日 分 3～4 心房細動：10～30 mg po tid～qid 片頭痛：160～240 mg/日 分 3～4 本態性振戦：120 mg/日 分 2～3 IHSS：20～40 mg tid～qid 褐色細胞腫：60 mg/日 分 1～2					
※インデラル®	10, 20 mg（注射 2 mg, 2 mL）	高血圧：30～60 mg 分 3（最大 120 mg 分 3） 狭心症：30 mg 分 3（最大 90 mg 分 3） （静注）1 回 2～10 mg 心房細動，心室期外収縮：30 mg 分 3 褐色細胞腫：30 mg 分 3					

付録　心血管系の薬物

β遮断薬（つづき）

一般名／商品名	剤型	適応(用量)	禁忌	重症副作用	副作用	代謝(半減期)	特性
※インデラル LA®	60 mg	高血圧：60 mg 分 1 狭心症：60 mg 分 1	警告（選択的β遮断薬）：突然の中断は避ける 重度の徐脈，房室ブロック，心原性ショック，うっ血性心不全	気管支攣縮，心ブロック，徐脈，Raynaud現象	倦怠感，無気力，便秘，抑うつ，四肢冷感，悪夢		
timolol Blocadren®	5, 10, 20 mg	高血圧：10～20 mg bid 心筋梗塞：10 mg bid 片頭痛：10～30 mg/日 分 1～2				肝 CYP 2D6 (2～4 h)	非選択性
※(一)							

カルシウム拮抗薬

一般名／商品名	剤型	適応(用量)	禁忌	重症副作用	副作用	代謝(半減期)，CYP	特性
アムロジピン Norvasc®	2.5, 5, 10 mg	高血圧：5～10 mg qd CAD：5～10 mg qd				肝 CYP3A4(30～50 h)	ジヒドロピリジン系
※ノルバスク®，アムロジン®	2.5, 5 mg	高血圧：2.5～5 mg 分 1 狭心症：5 mg 分 1					
ジルチアゼム Cardizem®	30, 60, 90, 120 mg	高血圧：120～180 mg bid(12h ER)または180～480 mg qd(24h ER)	非ジヒドリピリジン系は下記疾患患者には投与を避ける：房室ブロック，洞不全症候群，肺うっ血を伴う急性心筋梗塞，WPW症候群	ジヒドロピリジン系：低血圧，失神 非ジヒドロピリジン系：房室ブロック，徐脈，心不全	ジヒドロピリジン系：四肢浮腫，頭痛，顔面潮紅，倦怠感，歯茎増殖 非ジヒドロピリジン系：四肢浮腫，便秘	肝 CYP3A4(3～4 h)	非ジヒドロピリジン系
Cardizem CD® Cardizem LA®	60, 90, 120 mg (12 h ER)	狭心症：30～90 mg qid または 120～480 mg qd(24h ER)					
Cartia XT® Dilacor XR® Dilt-CD® Diltia XT® TaztiaXT® Tiazac®	120, 180, 240, 300, 360, 420 mg(24 h ER) 静注剤もあり	心房細動：0.35 mg/kg IVの15分後に 0.25 mg/kg IV。その後，5～15 mg/h IV SVT：0.35 mg/kg IVの15分後に 0.25 mg/kg IV。その後，5～15 mg/h IV					
※ヘルベッサー®	30, 60 mg (注射 10 mg 50 mg)	狭心症，異型狭心症：90 mg 分 3（最大 180 mg 分 3） 高血圧：90～180 mg 分 3 (注射)頻脈性上室性不整脈：1 回 10 mg を 3 分で静注 (注射)手術時などの異常高血圧：1 回 10 mg を 1 分で静注または 5～15 μg/kg/min で点滴静注 (注射)不安定狭心症：1～5 μg/kg/min で点滴静注					
※ヘルベッサー R®	100, 200 mg	狭心症，異型狭心症：100 mg 分 1（最大 200 mg 分 2） 高血圧：100～200 mg 分 1					
フェロジピン Plendil®	2.5, 5, 10 mg	高血圧：2.5～10 mg qd				肝 CYP3A4(9 h)	ジヒドロピリジン系
※ムノバール®，スプレンジール®	2.5, 5 mg	高血圧：5～10 mg 分 2（最大 20 mg 分 2）					

カルシウム拮抗薬（つづき）

一般名／商品名	剤型	適応(用量)	禁忌	重症副作用	副作用	代謝(半減期), CYP	特性
isradipine							
DynaCirc CR®	2.5, 5 mg 5, 10 mg（ER）	高血圧：2.5～5 mg bid または 5 mg qd(ER)	非ジヒドロピリジン系は下記の患者には投与を避ける：房室ブロック，洞不全症候群，肺うっ血を伴う急性心筋梗塞，WPW症候群	ジヒドロピリジン系：低血圧，失神 非ジヒドロピリジン系：房室ブロック，徐脈，心不全	ジヒドロピリジン系：四肢浮腫，頭痛，顔面潮紅，倦怠感，歯茎増殖 非ジヒドロピリジン系：四肢浮腫，便秘	肝 CYP3A4（8 h）	ジヒドロピリジン系
※（一）							
ニカルジピン							
Cardene®	20, 30 mg	高血圧：20～40 mg tid または 30～60 mg bid（ER）または 5 mg/h IV 血圧に応じて用量調節				肝 CYP3A4（8 h）	ジヒドロピリジン系
Cardene CR®	30, 45, 60 mg（ER）						
※ペルジピン®	静注剤もあり 10, 20 mg，散 10%（注射 2 mg, 2 mL 10 mg, 10 mL 25 mg, 25 mL）	狭心症：20～40 mg tid 高血圧：30～60 mg 分 3 （注射）高血圧：0.5～10 μg/kg/min （注射）急性心不全：0.5～2 μg/kg/min					
※ニコデール®	10, 20 mg，散 10%	高血圧：30～60 mg 分 3					
※ペルジピン LA®，ニコデール LA®	20, 40 mg	高血圧：40～80 mg 分 2					
ニフェジピン							
Procaridia®	10, 20 mg	血管攣縮：10～20 mg tid または 30～90 mg qd(ER)				肝 CYP3A4（2 h）(ER, 7 h)	ジヒドロピリジン系
Procaridia XL®	30, 60, 90 mg（ER）	狭心痛：10～20 mg tid または 30～90 mg qd（ER）					
Adalat CC®		高血圧：30～90 mg qd（ER）					
※アダラート L® ※セパミット R®	10, 20 mg 10 mg，細粒 2%	狭心症：40 mg 分 2 高血圧：20～40 mg 分 2					
※アダラート CR®	10, 20, 40 mg	狭心症，異型狭心症：40 mg 分 1（最大 60 mg 分 1） 高血圧：20～40 mg 分 1					
nimodipine							
Nimotop®	30 mg	SAH：60 mg q4h×21 日間				肝 CYP3A4（8～9 h）	ジヒドロピリジン系
※（一）							
ニソルジピン							
Sular®	10, 20, 30, 40 mg	高血圧：20～40 mg qd				肝 CYP3A4（7～12 h）	ジヒドロピリジン系
※バイミカード®	5, 10 mg	高血圧：5～10 mg 分 1 狭心症，異型狭心症：10 mg 分 1					
ベラパミル							
Calan®	40, 80, 120 mg	狭心症：80～120 mg tid 高血圧：80～120 mg tid または 120～480 mg/日 分 2（12 h ER）				肝 CYP3A4（6～10 h）	非ジヒドロピリジン系
Calan SR®	120, 180, 240 mg（12 h ER）	120～480 mg qd（24 h AM）					
Verelan®	120, 180, 240, 360 mg（24 h AM）	100～400 mg 眠前（24 h PM） 心房細動：80～120 mg tid～qid または 2.5～10 mg IV					
Verelan PM®	100, 200, 300 mg（24 h PM） 静注剤もあり	SVT：2.5～10 mg IV SVT の予防：80～120 mg tid～qid					

カルシウム拮抗薬（つづき）

一般名／商品名	剤型	適応（用量）	禁忌	重症副作用	副作用	代謝（半減期），CYP	特性
※ワソラン®	40 mg（注射 5 mg，2 mL）	狭心症，陳旧性心筋梗塞：120～240 mg 3×頻脈性不整脈：1 回 5 mg ゆっくり静注	非ジヒドロピリジン系は下記の患者には投与を避ける：房室ブロック，洞不全症候群，肺うっ血を伴う急性心筋梗塞，WPW症候群	ジヒドロピリジン系：低血圧，失神　非ジヒドロピリジン系：房室ブロック，徐脈，心不全	ジヒドロピリジン系：四肢浮腫，頭痛，顔面潮紅，倦怠感，歯茎増殖　非ジヒドロピリジン系：四肢浮腫，便秘		

高脂血症治療薬

一般名／商品名	剤型	禁忌	重症副作用	副作用	代謝（半減期），CYP	特性
HMG-CoA 還元酵素阻害薬（スタチン）						
アトルバスタチン Lipitor®	10, 20, 40, 80 mg				肝 CYP3A4（14～30 h）	LDL：39～60%↓ HDL：5～9%↑ TG：19～37%↓
※リピトール®	5, 10 mg					
フルバスタチン Lescol® Lescol XL®	20, 40 mg 80 mg（ER）				肝 CYP2C9（3 h, 9 h ER）	LDL：33～38%↓ HDL：3～11%↑ TG：19～25%↓
※ローコール®	10, 20, 30 mg					
lovasta mevacor® Altoprev®	10, 20, 40 mg 10, 20, 40, 60 mg（ER）				肝 CYP3A4（3 h）	LDL：21～42%↓ HDL：2～10%↑ TG：6～27%↓
※（−）						
プラバスタチン Pravachol®	10, 20, 40, 80 mg	説明できない肝酵素上昇	筋症，横紋筋融解症，肝炎，膵炎	便秘，下痢，胃酸異常症	肝（77 h）	LDL：22～37%↓ HDL：2～12%↑ TG：15～24%↓
※メバロチン®	5, 10 mg，細粒 0.5%, 1%					
ロスバスタチン Crestor®	5, 10, 20, 40 mg				肝 CYP2C9（19 h）	LDL：45～63%↓ HDL：8～14%↑ TG：10～35%↓
※クレストール®	2.5, 5 mg					
シンバスタチン Zocor®	5, 10, 20, 40, 80 mg				肝 CYP3A4（2 h）	LDL：26～47%↓ HDL：8～16%↑ TG：12～34%↓
※リポバス®	5, 10, 20 mg					

高脂血症治療薬（つづき）

一般名／商品名	剤型	禁忌	重症副作用	副作用	代謝(半減期), CYP	特性
フィブラート						
フェノフィブラート TriCor® ※リピディル®, トライコア®	48, 50, 54, 107, 145, 160 mg（錠） 43, 67, 130, 134, 200 mg（カプセル） 67, 100 mg		肝炎, 膵炎, 横紋筋融解症(特にHMG-CoA還元酵素阻害薬と併用した時)	悪心, 下痢, 便秘, 筋症	グルクロン分解（16〜20 h）	LDL：20〜30%↓ HDL：3〜11%↑ TG：23〜54%↓
gemfibrozil Lopid® ※(ー)	600 mg				肝 CYP2C9(1.5 h)	LDL：0〜10%↓ HDL：10〜20%↑ TG：20〜60%↓
ナイアシン						
niacin Niacor® Niaspan® ※(ー)	500 mg 500, 750, 1000 mg（ER）		肝毒性	顔面潮紅, 瘙痒, 視力低下	肝(30 min)	LDL：6〜25%↓ HDL：15〜35%↑ TG：20〜60%↓
小腸コレステロールトランスポーター阻害薬						
エゼチミブ Zetia® ※ゼチーア®	10 mg 10 mg		アナフィラキシー	腹痛, 下痢	胆道, 肝(22 h)	LDL：18%↓ HDL：0〜1%↑ TG：8%↓
陰イオン交換樹脂						
コレスチラミン Questran® ※クエストラン®	4 g 包 散(4 g)		便秘	なし		LDL：5〜30%↓ HDL：0〜5%↑ TG：0〜10%↓
colesevelam WelChol® ※(ー)	625 mg		便秘	便秘, 膨満感	なし	LDL：15〜18%↓ HDL：3〜5%↑ TG：0〜10%↓
colestipol Colestid® ※(ー)	1 g（錠）, 5 g 包			なし		LDL：15〜30%↓ HDL：0〜5%↑ TG：0〜10%↓

硝酸薬

一般名／商品名	剤型	適応(用量)	禁忌	重症副作用	副作用	代謝(半減期)	特性
硝酸イソソルビド							
Isordil® Biovail®	2.5, 5, 10 mg (SL)	狭心症:10〜40 mg bid〜tid 急性狭心症:2.5〜10 mg 舌下投与, q2〜3 h				肝(1〜5 h)	効果発現(SL):2〜5 min
Dilatrate-SR®	5, 10, 20, 30, 40 mg (ER)						効果発現(ER):60〜90 min
※ニトロール®	5 mg	狭心症, 心筋梗塞:15〜30 mg 分 3					持続時間(SL):1〜3 h
※ニトロール R® ※フランドル®	20 mg (ER)	狭心症, 心筋梗塞:40 mg 分 2					持続時間(ER):12 h
一硝酸イソソルビド							
Monoket® Ismo® Imdur®	10, 20, 30, 60, 120 mg	狭心症予防:20 mg bid または 30〜60 mg qd				肝(5 h)	効果発現:30〜60 min
※アイトロール®	10, 20 mg	狭心症:40 mg 分 2 (最大 80 mg 分 2)					持続時間:5〜12 h
ニトログリセリン軟膏							
Nitoro-Bid®	2% 軟膏	狭心症:1/2 インチ, q6h	勃起障害治療薬(PDE V 阻害薬, シルデナフィル, タダラフィル, バルデナフィル)	重症低血圧, メトヘモグロビン症	低血圧, 頭痛, 頻脈, 顔面紅潮	肝, 赤血球(1〜3 min)	効果発現:30〜60 min
※バソレーター®	2% 軟膏 30 g	急性心不全:1 回 15〜30 mg 6 時間ごと塗布 狭心症:1 回 6〜18 mg 塗布 tid					持続時間:8〜12 h
ニトログリセリン経皮吸収型製剤							
Nitro-Dur® Minitran®	0.1, 0.2, 0.3, 0.4, 0.6 mg/h 貼布薬	狭心症:0.2〜0.4 mg/h を貼付, qd				肝, 赤血球(1〜3 min)	効果発現:30〜60 min
※ニトロダーム TTS®	25 mg	狭心症:1 枚貼付 qd					持続時間:3〜5 h
※ミリステープ®	5 mg	狭心症:12 時間ごとに貼付 bid					
※メディトランステープ®	27 mg	狭心症:1 枚貼付 qd					
ニトログリセリン経舌製剤							
NitroMist®	0.4 mg 定量噴霧	狭心症:1〜2 噴霧 SL q3〜5 min				肝, 赤血球(1〜3 min)	効果発現:1〜3 min
※ミオコール®	スプレー 1 噴霧中 0.3 mg	狭心症発作の寛解:1 回 1 噴霧 追加もう 1 噴霧まで					持続時間:30〜60 min
ニトログリセリン舌下製剤							
NitroQuick® Nitrosta® NitroTabt®	0.3, 0.4, 0.6 mg	狭心症:1 錠 SL q3〜5 min				肝, 赤血球(1〜3 min)	効果発現:1〜3 min
※ニトロペン®	舌下錠 0.3 mg	狭心症, 心筋梗塞, 心臓喘息:1 回 0.3〜0.6 mg 舌下					持続時間:30〜60 min

硝酸薬（つづき）

一般名／商品名	剤型	適応(用量)	禁忌	重症副作用	副作用	代謝(半減期)	特性
ニトログリセリン静注製剤 Tridil®	静注剤	不安定狭心症：5 μg/min、迅速な用量調整を行う 心筋梗塞を伴う心不全：5 μg/min、迅速な用量調整を行う	勃起障害治療薬（PDE V 阻害薬、シルデナフィル、タダラフィル、バルデナフィル）	重症低血圧、メトヘモグロビン症	低血圧、頭痛、頻脈、顔面潮紅	肝、赤血球 (1～3 min)	効果発現：すぐに 持続時間：3～5 min
※ミリスロール®	静注用	手術時の血圧管理：0.5～5 μg/kg/min 急性心不全：0.05～0.1 μg/kg/min 不安定狭心症：0.1～0.2 μg/kg/min					

利尿薬

一般名／商品名	剤型	禁忌	重症副作用	副作用	代謝(半減期), CYP
ループ利尿薬					
bumetanide Bumex® ※(−)	0.5, 1, 2 mg	腎不全症例に注意 利尿薬使用時は腎機能と電解質を頻回に測定すること。	重症低カリウム血症、体液量減少、代謝性アルカローシス、耳毒性	頻尿、低カリウム血症、めまい、筋痙攣	肝(1～2 h)
フロセミド Lasix® ※ラシックス® ※オイテンシン®	20, 40, 80 mg 20, 40 mg, 細粒 4% 40 mg(徐放カプセル)				肝(30～60 min)
torsemide Demedex® ※(−)	5, 10, 20, 100 mg				肝 CYP2C9(3～4 h)
ethacrynic Acid Edecrin® ※(−)	25 mg				肝(1h)
サイアザイド系利尿薬					
chlorothiazide Diuril® ※(−)	250, 500 mg		重症低カリウム血症、体液量減少、代謝性アルカローシス		なし(1～2 h)
chlorthalidone Hygroton® ※(−)	25, 50, 100 mg				なし(40 h)
ヒドロクロロチアジド Microzide® ※ダイクロトライド®	12.5, 25, 50, 100 mg 25 mg				なし(5～15 h)
indapamide Lozol® ※(−)	1.25, 2.5 mg				肝(26 h)
metolazone Zaroxolyn® ※(−)	2.5, 5, 10 mg				なし(14 h)

付録 心血管系の薬物

利尿薬（つづき）

一般名／商品名	剤型	禁忌	重症副作用	副作用	代謝(半減期), CYP
カリウム保持性利尿薬					
amiloride					
Midamor®	5 mg	警告：重症高カリウム血症	高カリウム血症、腎不全、無顆粒球症、再生不良性貧血	頭痛、悪心、下痢、日光過敏症	なし(6〜9 h)
※（一）					
トリアムテレン					
Dyrenium®	50、100 mg				肝(1〜3 h)
※トリテレン®	50 mg				
スピロノラクトン					
Aldactone	25、50、100 mg			悪心、女性化乳房、男性型多毛症、発赤、下痢	肝(1〜3 h)
※アルダクトン A®	25、50 mg、細粒 10%				

抗血小板薬、抗凝固薬

一般名／商品名	剤型	適応(用量)	禁忌	重症副作用	副作用	作用機序	代謝(半減期), CYP
抗血小板薬							
アスピリン							
	81、165、325、500、650 mg	ACS：162〜325 mg 分 1 心筋梗塞リスク軽減：81〜325 mg qd	アスピリン喘息、重症上部消化管出血	アナフィラキシー、気管支攣縮、消化管出血、肝毒性	胃酸異常症、耳鳴り	プロスタグランジン生成阻害	肝、血漿(2〜6 h)
※バイアスピリン®	100 mg	狭心症、心筋梗塞、虚血性脳血管障害、CABG 後、PCI 後における血栓塞栓抑制：100 mg 分 1（最大 300 mg 分 1）川崎病：急性期 30〜50 mg/kg 分 3 川崎病：慢性期 3〜5 mg/kg 分 1					
※バファリン®	81 mg	狭心症、心筋梗塞、虚血性脳血管障害、CABG 後、PCI 後における血栓塞栓抑制：81 mg 分 1（最大 324 mg 分 1）川崎病：急性期 30〜50 mg/kg 分 3 川崎病：慢性期 3〜5 mg/kg 分 1					
シスタゾール							
Pletal®	50、100 mg	跛行：100 mg bid	警告：心不全	心不全、無顆粒球症、出血、	頭痛、下痢	PDE III 阻害	肝 CYP3A4(11〜13 h)
※プレタール®	50、100 mg、散 20%	慢性動脈閉塞症、脳梗塞再発抑制：200 mg 分 2					
クロピドグレル							
Plavix®	75 mg	ACS：300 mg 分 1、75 mg qd ステント内の血栓予防：75 mg qd 最近の心筋梗塞、脳卒中、末梢動脈疾患：75 mg qd	消化管出血、頭蓋内出血	出血、TTP、血管浮腫	出血、胃酸異常症、あざ	血小板でのADP受容体阻害	肝 CYP2C9(8 h)
※プラビックス®	25、75 mg	虚血性脳血管障害後の再発抑制：50〜75 mg 分 1 急性冠症候群：300 mg 分 1 で開始し 75 mg 分 1 で維持					

抗血小板薬，抗凝固薬（つづき）

一般名／商品名	剤型	適応（用量）	禁忌	重症副作用	副作用	作用機序	代謝（半減期），CYP
抗血小板薬							
チクロピジン Ticlid® ※パナルジン®	250 mg 100 mg，細粒 10%	脳卒中予防：250 mg bid ステント内血栓予防：250 mg bid 血管手術や体外循環時の血栓塞栓治療：200〜300 mg 分 2〜3 慢性動脈閉塞症：300〜600 mg 分 2〜3 虚血性脳血管障害：200〜300 mg 分 2〜3 または 200 mg 分 1 くも膜下出血術後：300 mg 分 3	警告：好中球減少症，TTP，再生不良性貧血	血液異形成，TTP，出血			肝 CYP2C19（8〜12 h）
GP IIb/IIIa 受容体阻害薬							
abciximab Reopro® Tirofiban® ※（−） **aggrastat**	静注剤	PCI の補助治療：0.25 μg/kg ボーラス後，0.125 μg/kg/min まで ACS：0.25 μg/kg ボーラス後，10 μg/min まで	血小板減少症，出血	血小板減少症，出血，アナフィラキシー	出血，背部痛，徐脈，血尿	血小板での GP IIb/IIIa 受容体阻害	なし（<30 min）
Integrillin® ※（−） **eptifibatide**	静注剤	ACS：0.4 μg/kg/min×30 min その後 0.1 μg/kg/min	出血	出血，アナフィラキシー			なし（2 h）
※（−）	静注剤	PCI の補助治療：180 μg/kg ボーラス投与 2 回，その後 10 分間隔で 2 μg/kg/min まで ACS：180 μg/kg ボーラス後，2 μg/kg/min まで	出血，血小板減少症，腎不全	出血，血小板減少症，アナフィラキシー			なし（2.5 h）
血栓溶解薬							
ウロキナーゼ Abbokinase® ※ウロキナーゼ®	静注剤	PE：4400 U/kg を 10 min 以上かけて 4,400 U/kg/h×12 時間まで 脳血栓症（発症 5 日以内）：1 日 1 回 6 万単位 7 日間点滴静注 末梢動静脈閉塞（発症 10 日以内）：1 日 6〜24 万単位，以後 7 日間漸減 AMI（発症 6 時間以内）：48〜96 万単位冠注，96 万単位 30 分で点滴静注	出血，脳出血または 1 年以内の脳卒中，頭蓋内腫瘍，重症でコントロール不良の高血圧，外傷	出血，アナフィラキシー，再灌流性不整脈	出血	プラスミノーゲンをプラスミンに還元，線溶	肝（12 min）

付録　心血管系の薬物

抗血小板薬，抗凝固薬（つづき）

一般名/商品名	剤型	適応(用量)	禁忌	重症副作用	副作用	作用機序	代謝(半減期), CYP
血栓溶解薬							
アルテプラーゼ Activase® ※グルトパ®, アクチバシン®		心筋梗塞：体重に基づいて決定 PE：100 mg を 2 時間かけて 脳血管事故：0.9 mg/kg 1 時間かけて（10%はボーラス投与する） 虚血性脳血管障害（発症 3 時間以内）：34.8 万単位/kg 点滴静注（10%ボーラス後 1 時間で） AMI（発症 6 時間以内）：29〜43.5 万単位/kg 点滴静注（10%ボーラス後 1 時間で）	出血，脳出血または 1 年以内の脳卒中，頭蓋内腫瘍，重症でコントロール不良の高血圧，外傷				肝(35 min)
reteplase Retavase® ※(ー)		心筋梗塞：10 U IV×2（発症 30 分以内）					肝, 腎(15 min)
tenecteplase TNKase® ※(ー)		心筋梗塞：体重に基づいて決定					肝(2 h)
抗トロンビン薬							
アルガトロバン Argatroban® ※ノバスタン®, スロンノン®	静注剤	PCI の補助治療：350 µg/kg ボーラス後, 活性化凝固時間を調節 HIT：2 µg/kg/min 脳血栓症（発症 48 時間以内）：2 日間は 1 日 60 mg 希釈し 24 時間で点滴静注，その後 5 日間 1 回 10 mg 朝夕 2 回 3 時間で点滴静注 慢性動脈閉塞症（四肢潰瘍, 安静時疼痛）：1 回 10 mg 朝夕 2 回 2〜3 時間で点滴静注, 4 週以内	出血	出血，心停止	出血，INR 上昇なし，低血圧	直接トロンビン抑制	肝 CYP3A4(45 min)
bivalirudin Angiomax® ※(ー)		PCI の補助治療：0.75 mg/kg ボーラス後, 活性化凝固時間を調節	出血	出血，血小板減少症	出血，背部痛，不安		腎(25 min)
lepirudin Refludan® ※(ー)		HIT：0.4 mg/kg ボーラス後, 16.5 mg/h まで, aPTT を調整	出血	出血，アナフィラキシー	出血，血尿		不明(1.5 h)

抗血小板薬，抗凝固薬（つづき）

一般名／商品名	剤型	適応(用量)	禁忌	重症副作用	副作用	作用機序	代謝(半減期), CYP
抗血栓薬							
未分画ヘパリン							
※ヘパリン	静注剤，経皮吸収剤	VTE 予防：5000 U SC bid〜tid VTE 治療：80 U/kg ボーラス後，18 U/kg/h IV ACS：60 U/kg（最大 4000 U）静注後，12 U/kg/h（最大 1000 U/h）まで DIC：10,000 単位/日点滴静注 aPTT にて加減 体外循環装置使用時，カテーテル挿入時の血栓塞栓症の治療および予防：10,000 単位/日点滴静注，aPTT にて加減	出血，血小板減少症，HIT	出血，血小板減少症，HIT	出血	トロンビンや他の凝固因子の活性抑制	肝(1.5 h)
エノキサパリン Lovenox® ※クレキサン®	経皮吸収剤	VTE 予防：30〜40 mg qd q12h VTE 治療：1 mg/kg q12h ACS：1 mg/kg q12h STEMI：30 mg IV＋1 mg/kg SC q12h 股関節，膝関節手術時の静脈性血栓塞栓症の発症抑制：4,000 単位 12 時間ごと皮下注	警告：硬膜外，脊椎血腫，腎不全，HIT	脊椎血腫，出血，血小板減少症，人工弁血栓(エノキサパリン)	刺入部の疼痛，出血，LFT の上昇	低分子ヘパリン，X 因子阻害＞II 因子阻害	肝(4〜7 h)
ダルテパリン Fragmin® ※フラグミン®		VTE 予防：5000 U SC qd VTE 治療：200 U/kg SC qd ACS：120 U/kg SC q12h 体外循環装置使用時 DIC：1 日 75 単位/kg を 24 時間で点滴静注					肝(3〜5 h)
tinzaparin Innohep® ※(一)		VTE 治療：175 anti-Xa U/kg SC qd					不明(3〜4)
フォンダパリヌクス Arixtra® ※アリクストラ®		VTE 予防：2.5 mg SQ qd VTE 治療：5, 7.5 または 10 mg SC qd 体重に基づいて決定 下肢整形外科手術時の静脈性血栓塞栓症の発症抑制：1 日 1 回 2.5 mg				選択的 X 因子阻害	不明(17〜21)
ワルファリン Coumadin® Jantoven® ※ワーファリン®	1, 2, 2.5, 3, 4, 5, 6, 7.5, 10 mg 0.5, 1, 5 mg 1 日 1 回 1〜5 mg PT-INR 値にて加減	抗凝固療法：遺伝的多型に基づいて，投与量を変更する 血栓塞栓症(静脈血栓症，心筋梗塞症，肺塞栓，脳血栓症)の治療および予防	警告：致死的出血の危険 妊婦は避ける	出血，皮膚壊死	あざ，出血，胃腸障害，他剤との相互作用	ビタミン K 依存性凝固因子生成阻害	肝 CYP2C9＋その他(20〜60 h)

付録　心血管系の薬物

抗不整脈薬

一般名／商品名	剤型	適応(用量)	禁忌	重症副作用	副作用	代謝(半減期)	作用機序
アデノシン Adenocard® ※アデホス L コーワ®	静注剤 注射 10 mg, 2 mL 20 mg, 2 mL 40 mg, 2 mL	ACLS, SVT：6 mg IV×1 心不全：5～40 mg 分 1～2 静注	洞不全症候群（ペースメーカなし）	徐脈, VF, VT	間欠性無収縮, 顔面潮紅	赤血球, 血管内皮 (<10 sec)	房室結節伝導の延長
イソプロテレノール Isuprel® ※プロタノール L®	静注剤 注射 0.2 mg, 1 mL 1 mg, 5 mL	徐脈：2～10 μg/min 急性心不全：1 回 0.2～1 mg 点滴静注 Adams-Stokes 症候群：1 回 0.2～1 mg 点滴静注	狭心症	てんかん, 低血圧	いらいら, 落ち着きがない, 振戦	肝, 組織 (1～3 min)	β受容体刺激
Ia 群薬							
ジソピラミド Norpace® Norpace CR® ※リスモダン R®	100, 150 mg 100, 150 mg (ER) 150 mg	VT/VF：初期用量 300 mg PO, その後 150 mg q6h または 300 mg PO q12h(ER) 頻脈性不整脈：300 mg 分 2	警告：心筋梗塞や冠動脈疾患による死亡率の上昇	不整脈, うっ血性心不全, 血液組成異常	低血圧, うっ血性心不全, 視力低下, QRS延長	肝 CYP3A4 (12 h)	Naチャネル遮断薬, 伝導速度をゆっくりさせる, 不応時間延長
プロカインアミド Pronestyl® Pronestyl SR® Procanbid® ※アミサリン®	250, 375, 500 mg 250, 500, 750 mg (ER) 静注剤もあり 125, 250 mg	心房細動または VT/VF：初期用量 15～17 mg/kg IV を 30 min かけて, その後 1～6 mg/min IV。QRS 間隔50%拡大, 不整脈の抑制の際には最大用量(1.5 g)とする。プロカインアミドの濃度ごとに用量調節を行う 期外収縮, 発作性頻拍の治療と予防, 発作性心房細動, 慢性心房細動：1 回 250～500 mg q 3～6 h	薬剤誘発性 SLE, 催不整脈作用, 血液組成異常	不整脈, 無収縮, 発作, 血液組成異常, SLE	低血圧, 徐脈, 味覚異常, 幻覚, QT延長	肝 (3～4 h)	
キニジン Quinidine gluconate® Quinidine sulfate®	324 mg (ER) 200, 300 mg, 300 mg (ER)	心房細動または VT/VF：324～648 mg または 300～600 mg q8～12	警告：器質的心疾患がある場合は死亡率の上昇	QT延長, 不整脈, 房室ブロック, TTP, SLE	下痢, 胃腸障害, 色覚変化, 知覚鈍磨, QT延長	肝 CYP3A4 (6～8 h)	

抗不整脈薬（つづき）

一般名／商品名	剤型	適応(用量)	禁忌	重症副作用	副作用	代謝(半減期)	作用機序
Ia 群薬							
※キニジン®	100 mg	期外収縮，発作性頻拍，発作性心房細動の予防，心房粗細動，電気ショック療法との併用とその後の洞調律維持：200〜600 mg 1〜3×					
Ib 群薬							
メキシレチン Mexitil®	150，200，250 mg	VT/VF：200 mg q8h	警告：心筋梗塞や冠動脈疾患による死亡率の上昇	不整脈	胃腸障害，振戦，めまい	肝 CYP2D6 (10〜12 h)	Na チャネル遮断薬。活動電位持続時間低下，不応時間を短縮，伝導速度には影響を与えない
※メキシチール®	50，100 mg	心室性頻脈性不整脈：300〜450 mg 分 3 糖尿病性神経障害：300 mg 分 3					
リドカイン Xylocaine®	静注剤	ACLS, VT/VF：1〜1.5 mg/kg IV 分 1 VT/VF：1〜4 mg/min		発作，気管支攣縮，心ブロック	振戦，混迷，視力変化，耳鳴り	肝 CYP3A4 (2 h)	
※キシロカイン®，オリベス®		期外収縮，発作性頻拍，急性心筋梗塞や手術に伴う心室性不整脈の予防：1回 1〜2 mg/kg を1〜2 分で静注 10〜20 分間隔で追加投与可 1〜2 mg/min で点滴静注(最大 4 mg/min)					
Ic 群薬							
フレカイニド Tambocor®	50，100，150 mg	心房細動：50〜300 mg 分 2〜3	警告：心筋梗塞や冠動脈疾患，催不整脈作用	不整脈，心不全，QT 延長，血液組成異常	めまい，視力障害，悪心，振戦	肝 CYP2D6 (20 h)	Na チャネル遮断薬，著明な伝導速度低下。不応時間には影響を与えない
※タンボコール®	50，100 mg	頻脈性不整脈(発作性心房細動，心房粗動，心室性)：100 mg 分 2(最大 200 mg 分 2)					
プロパフェノン Rythmol®	150，225，300 mg	心房細動：150 mg PO q8h	警告：最近の心筋梗塞や冠動脈疾患，ペースメーカを装着していない洞不全症候群，重症低血圧	不整脈，QT 延長，心不全	めまい，味覚異常，不安，徐脈	肝 CYP2D6 (2〜12 h)	
Rythmol SR®	225，325，425 mg (ER)	心房細動：225〜425 mg PO q12h (ER)					
※プロノン®	100，150 mg	頻脈性不整脈：450 mg 分 3					

抗不整脈薬（つづき）

一般名／商品名	剤型	適応(用量)	禁忌	重症副作用	副作用	代謝(半減期)	作用機序
II，III 群薬							
ソタロール Betapace® Betapace® ※ソタコール®	80，120，160，240 mg 80，120，160 mg 40，80 mg	VT/VF：80〜160 mg q12h 心房細動：80〜160 mg PO q12h 心室頻拍，心室細動：80 mg 分 2（最大 320 mg 分 2）（他の薬剤が無効の場合）	警告：心電図モニターや投与前 Ccr 測定，洞性徐脈，QT 延長	不整脈，QT 延長，心ブロック，徐脈	息切れ，倦怠感，徐脈	なし(7〜18 h)	β受容体遮断薬。活動電位持続時間延長，それによる不応期延長
III 群薬							
アミオダロン Coedarone Pacerone® ※アンカロン®	100，200，400 mg 静注剤もあり 100 mg	VT/VF：300 mg IV 分 1 VT/VF，心房細動：200〜600 mg PO qd 心室頻拍，心室細動，肥大型心筋症による心房細動：導入期：400 mg 1〜分 2 1〜2 週間 維持期：200 mg 1〜分 2	警告：肺，肝毒性，催不整脈作用 入院にて導入，他薬剤を優先 洞性徐脈	肺，肝，甲状腺毒性，重度の徐脈，不整脈	角膜沈着物，倦怠感，胃腸障害，皮膚の変色（青），他剤との相互作用	肝 CYP3A4 (58 日)	活動電位持続時間延長，それによる不応期延長（K チャネル）
dofetilde Tikosyn® ※(—)	125，250，500 μg	心房細動	警告：処方できる医師を制限すること，入院して心電図や腎機能をモニターする，もとからの QT 延長，腎不全	QT 延長，不整脈	頭痛，胸痛，めまい	肝 CYP3A4 (10 h)	活動電位持続時間延長，それによる不応期延長（K チャネル）
ibutilide Covert® ※(—)	静注剤	心房細動：1 mg IV を 10 min で	警告：心室性不整脈管理に慣れた医師による継続心電図モニター下の服薬，催不整脈作用 I，III 群薬服薬後 4 時間空けて服薬	不整脈	QT 延長，非持続性心室頻拍，頭痛	肝(6 h)	活動電位持続時間延長，それによる不応期延長（Na チャネル）
V 群薬							
ジゴキシン Lanoxin®	0.125，0.25 mg，静注剤もあり	心不全または心房細動：初期用量 0.75〜1.25 mg PO，0.125〜0.5 mg まで qd	閉塞性肥大型心筋症，洞不全症候群	房室ブロック，上室性・心室性不整脈，妄想	めまい，胃腸障害，頭痛，動悸，他剤との相互作用	肝(1.5〜2 日)	副交感神経活動上昇，それによる房室結節伝導の低下

抗不整脈薬（つづき）

一般名／商品名	剤型	適応(用量)	禁忌	重症副作用	副作用	代謝(半減期)	作用機序
V 群							
※ジゴキシン KY®	0.25 mg	先天性心疾患, 弁膜症, 高血圧, 虚血性心疾患, 肺性心によるうっ血性心不全, 心房細動, 心房粗動, 発作性SVT, 他の頻脈の予防と治療：急速飽和：初回 0.5～1.0 mg, 以後 0.5 mg を 6～8 時間ごと 維持：1 日 0.25～0.5 mg 分 1					
※ハーフジゴキシン KY®	0.125 mg						
※ジゴシン®	0.125, 0.25 mg, 散 0.1%						

強心薬

一般名／商品名	適応(用量)	α受容体(血管収縮)	β受容体(心拍出量)	ドパミン受容体(腎血管拡張)
アトロピン				
※硫酸アトロピン®	ACLS, 頻脈/無脈性電気活動 徐脈, 伝導障害		(++++) アセチルコリン受容体	
アドレナリン Adrenalin®	ACLS, 無脈性電気活動：1 mg (1：10000 sol) IV q3～5 min アナフィラキシー：0.1～0.5 mg (1：1000 sol) SQ/筋肉内注射	(++++)	(+++)	
※ボスミン®, エピネフリン	低血圧, ショック			
ドブタミン Dobutrex®	心原性ショック：2～20 µg/kg/min IV	(+)	(++++)	
※ドブトレックス®	急性循環不全 1～5 µg/kg/min IV (最大 20 µg/kg/min)			
ドパミン	ACLS, 頻脈：2～10 µg/kg/min IV 低血圧：1～50 µg/kg/min IV	(10～20 mg/kg/min)	(5～10 mg/kg/min)	(1～5 mg/kg/min)
※イノバン®, カコージン®, カタボン®	急性循環不全：1～5 µg/kg/min IV (最大 20 µg/kg/min)			
イソプロテレノール Isuprel®	頻脈：2～10 µg/min		(++++)	
※プロタノール L®	急性心不全, Adams-Stokes 症候群：1 回 0.2～1 mg 点滴静注			
ノルアドレナリン Levophed®	低血圧：2～12 µg/min IV	(+++)	(++)	
※ノルアドレナリン	急性低血圧, ショック：1 回 0.1～1 mg 皮下注, 1 mg を 250 mL の生理食塩水に溶解して 0.5～1mg/min			
ミルリノン Primacor®	急性心不全：50 µg/kg を 10 分で静注後 0.5 µg/kg/分で点滴静注		(++++) PDE 受容体	
※(－)				
バソプレシン Pitressin®	ACLS, 無脈性電気活動：40 U IV 分 1 低血圧：0.04 U/min	(+++) V_1受容体		
※ピトレシン®	適応なし			

付録　心血管系の薬物

血管作用薬（つづき）

一般名／商品名	適応(用量)	α受容体(血管収縮)	β受容体(心拍出量)	ドパミン受容体(腎血管拡張)
フェニレフリン Neo-Synephrine® ※ネオシネジン®	低血圧：40〜180 μg/min IV 低血圧，ショック：1回 2〜5 mg （範囲 1〜10 mg），10〜15分おき 皮下注，筋注	（＋＋＋＋）		

その他

一般名／商品名	剤型	適応(用量)	禁忌	重症副作用	副作用	代謝(半減期)
クロニジン Catapres®	0.1，0.2，0.3 mg	高血圧：0.1〜0.3 mg BID		高血圧のリバウンド	口渇，意識低下，徐脈	肝(12 h)
Catapres TTS®	0.1，0.2，0.3 mg/ 24 h 貼付剤	高血圧：1パッチ/週				
※カタプレス®	75，150 μg	高血圧：225〜450 μg 分3 （最大 900 μg 分3）				
エプレレノン Inspra®	25，50 mg	うっ血性心不全，心筋梗塞：50 mg qd 高血圧：50 mg qd〜bid	高カリウム血症，腎不全	高カリウム血症，狭心症	高カリウム血症，倦怠感	肝 CYP3A4(4〜6 h)
※セララ®	25，50，100 mg	高血圧：50 mg 分1 （最大 100 mg 分1）				
ヒドララジン Apresolone®	10，25，50，100 mg 静注剤もあり	高血圧：10〜50 mg qid 高血圧クリーゼ：10〜20 mg IV q2〜4 h うっ血性心不全：50〜100 mg PO tid		心筋梗塞，血液組成異常，SLE	頭痛，頻脈，狭心症	肝(3〜7 h)
※アプレゾリン®	10，25 mg	高血圧：30〜40 mg 分3〜4				
hydralazine BiDil®	37.5/20 mg	うっ血性心不全：1錠 tid	重症低血圧	SLE，低血圧	頭痛，めまい，胸痛	
※(−)						
メチルドパ Aldomet®	125，250，500 mg	高血圧：250〜500 mg bid	肝不全	肝不全，溶血性貧血，心筋炎	意識低下，頭痛，筋力低下，黒色舌	神経，肝(1.5 h)
※アルドメット®	125，250 mg	高血圧：125〜250 mg 分1〜3				
nesiritide Natrecor®	静注剤	急性心不全：2 μg/kg ボーラス後，0.01〜0.03 μg/kg/min まで	低血圧	低血圧，腎不全	低血圧，腎不全	不明(18 min)
※(−)						
ニトロプルシド Nipride® Nitropres® ※ニトプロ®	静注剤 注射 6 mg, 2 mL 30 mg, 10 mL	高血圧クリーゼ：3〜4 μg/kg/min IV 手術時の血圧コントロール：	警告：低血圧，シアン化毒	重度の低血圧，メトヘモグロビン血症	悪心，めまい，胃腸障害，頻脈	赤血球，肝(2 min)
ranolazine Ranexa®	500，1000 mg	狭心症：500〜1000 mg bid	QT延長，肝不全，腎不全	QT延長，徐脈	便秘，めまい，他の薬剤と相互作用	肝，胆道 CYP3A4 (6〜22 h)
※(−)						

索　引

欧　文

I型ヘパリン起因性血小板減少症　70
1度房室ブロック　251
II音肺動脈成分　203
II型ヘパリン起因性血小板減少症　70
2：1房室ブロック　251
2度房室ブロック　251
3D心エコー　327
3度(完全)房室ブロック　251
18-fluorodeoxyglucose　322, 359

A

abdominal aortic aneurysm(AAA)　296
ACE阻害薬　55, 74, 92, 121, 124, 384
acute coronary syndrome(ACS)　61
acute decompensated heart failure(ADHF)　40, 120
acute limb ischemia(ALI)　288
ADP拮抗薬　70
advanced cardiac life support(ACLS)　263
　　――徐脈アルゴリズム　32
　　――頻拍アルゴリズム　34
　　――プロトコール　248
Agatston スコア　353
AHA(American Heart Association)心不全ステージ　22
angiotensin II receptor blocker(ARB)　74, 124, 384
angiogenic growth factor　67
ankle-brachial index(ABI)　287
aortic regurgitation(AR)　301
arrhythmogenic right ventricular cardiomyopathy(ARVC)/arrhythmogenic right ventricular dysplasia(ARVD)　28, 267
arterial-pulmonary shunt　172
Ashman現象　274
atrial fibrillation(AF)　5, 273
atrial septal defect(ASD)　165
atrial standstill　5
automated external defibrillator(AED)　270
AV nodal reentry tachycardia(AVNRT)　238
AV reciprocating tachycardia(AVRT)　238
A型大動脈病変　299
　　――，治療　303

B

Bachmann束　6
basic life support(BLS)　263
Bayesの定理　51
Bernoulliの式　217
Bezold-Jarisch反射　94, 255
bicuspid aortic valve(BAV)　169, 296
biventricular pacemaker(BiV)　127
Blalock-Taussig手術　177
bradycardia-tachycardia syndrome　251
Brockenbrough-Braunwald徴候　138
Bruceの負荷プロトコール　51
Brugada基準　35
Brugada症候群　236, 268
B型大動脈病変　300
　　――，治療　303
B型ナトリウム利尿ペプチド〔brain natriuretic peptide(BNP)〕　17, 67, 117
β遮断薬　54, 73, 88, 124, 263, 268, 276, 302, 384, 390, 407
βミオシン重鎖　137

C

Canada狭心症分類　46
cardiac index(CI)　374
cardiac output(CO)　374
cardiovascular magnetic resonance(CMR)　354
CARE-HF　127
Carvallo徴候　216
$CHADS_2$スコア　280
Chagas病　256
CHARM試験　124, 129
chronotropic incompetence　251
CK-MB　66
claudication　287
commotio cordis　270
complete AV block　251
contrast-induced nephropathy(CIN)　342
coronary artery bypass grafting(CABG)　57
coronary artery disease(CAD)　117
coronary artery ectasia　47
coronary flow reserve　359
Cox-Maze手術　280
critical limb ischemia(CLI)　288
CT
　　――，実効線量　351

――冠動脈造影〔coronary angiography (CTCA)〕 350, 351
――線量当量 351
――造影剤 293
――多検出器 350
Cushing 症候群 134
Cushing 反射 256
cystic medial degeneration 296
C 反応性蛋白 111

D

DeBakey 分類 299
deep venous thrombosis (DVT) 309
digital subtraction angiography (DSA) 289
dilated cardiomyopathy (DCM) 133
dip-and-plateau 型 152
Doppler 解析 326
Doppler 効果 326
Doppler 法
　――, カラー 325
　――, 三次元エコー法 325
　――, パルス 325
　――, 連続波 325
Down 症候群 165
Dressler 症候群 94, 144
Duke のトレッドミルスコア 51
Duplex 超音波測定 289
D ダイマー 309
Δ 波 237

E

Ebstein 奇形 176
　――, 外科的治療 176
ectopic atrial tachycardia (EAT) 238
Einthoven の三角 5, 7
Eisenmenger 症候群 163, 166, 185, 388
electrical alternans 149
endless loop tachycardia 255
enhanced external counterpulsation (EECP) 57
epicardium 144

F

facilitated PCI 91
Fallot 四徴症 171
　――, 妊娠 174
fibromuscular dysplasia (FMD) 292
Fick 法 374
first-degree AV block 251
fluoroscopy 340
Fontan 手術 177, 178

Fontan 循環狭窄 177
Forrester 分類 22, 84
Framingham リスクスコア 97, 101, 353

G

Gallavardin 現象 192
Gaucher 心筋症 136
Glenn 手術 177
γ カメラ 318

H

Heart and Estrogen/Progestin Replacement study (HERS) 385
heart failure (HF) 116
heparin-induced thrombocytopenia (HIT) 70
His-Purkinje 5
His 束 246
HIV 患者 398
　――, 心内膜炎 400
　――, 心膜液貯留 399
　――, 肺高血圧症 401
　――, 薬物相互作用 399
HIV 関連心筋症 400
HMG-CoA 還元酵素阻害薬 56, 72, 92, 105
Holter 心電図 249
HOPE 研究 55
Hurler 心筋症 136
hypertensive emergency 38
hypertensive urgency 38
hypertrophic cardiomyopathy (HCM) 137, 267
hypertrophic obstructive cardiomyopathy (HOCM) 137

I

idiopathic hypertrophic subaortic stenosis (IHSS) 137
idioventricular conduction delay (IVCD) 5
image intensifier 342
implantable cardioverter defibrillator (ICD) 127, 263
infective endocarditis (IE) 222
intraaortic balloon pumping (IABP) 41, 368
intravascular ultrasound (IVUS)
　――, エコー透過性プラーク 361
　――, エコーノイズ 361
　――, 多重反射 361
　――, 反射エコー 361
ischemic cardiomyopathy (ICM) 20, 127

索 引

J
Jatene 動脈スイッチ手術　180, 181
J 点　236
J 波　237

K
Kaposi 肉腫　400
Killip 分類　84
Kussmaul 徴候　16, 94, 152

L
Laplace の法則　298
LDL コレステロール　105
left bundle branch block (LBBB)　234
left axis deviation　6
left ventricular assist device (LVAD)　127
left ventricular ejection fraction (LVEF)　20
left ventricular end-diastolic pressure (LVEDP)　23
left ventricular hypertrophy (LVH)　7
left ventricular outflow tract (LVOT)　137
Leiden 変異　314
lipodystrophy　399
Loeffler 症候群　215
Loeffler 心内膜炎　136
long-QT syndrome (LQTS)　268
low molecular weight heparin (LMWH)　71, 312
Lyme 病　256

M
magnetic resonance angiography (MRA)　357
Marfan 症候群　297
microvascular angina　48
Mobitz Ⅰ, Ⅱ型ブロック　251
Morrow 法　140
MRI　358
multifocal atrial tachycardia (MAT)　238
Mustard 手術　180
myocardial perfusion imaging (MPI)　320
M モード心エコー法　324, 326, 329

N
nephrogenic systemic fibrosis (NSF)　293
New York Heart Association (NYHA) 機能分類　22, 123
non-ST-segment elevation myocardial infarction (NSTEMI)　61
non-sustained ventricular tachycardia (NSVT)　37, 262
nonischemic cardiomyopathy (NICM)　20, 127, 133

Nyquist リミット　327
N-アセチルシステイン　342

O
opening snap　192
Osborne 波　237

P
patent ductus arteriosus (PDA)　183
patent foramen ovale (PFO)　165
PDE V 阻害薬　73, 89
penetrating atherosclerotic ulcer (PAU)　298
percutaneous coronary intervention (PCI)　56
　──, 関連心筋梗塞　62
pericardial fluid　144
pericardial friction rub　145
pericardial space　144
pericardium　144
peripheral anterial disease (PAD)　286
piezoelectric effect　325
pleuropericardial window　151
plexogenic arteriopathy　401
pneumoplethysmograph　289
poor R-wave progression　135
positron emission tomography (PET)　359
premature ventricular contraction (PVC)　5, 262
preserved systolic function (PSF)　116, 129
primary PCI　87, 90
Prinzmetal 型異型狭心症　47, 63
PR 間隔　5, 6
pulmonary embolism (PE)　309
pulmonary hypertension (PH)　157
pulmonary stenosis (PS)　171
pulseless electrical activity (PEA)　149, 259
pulsus paradoxus　149
pulsus parvus et tardus　16
Purkinje 線維　246
P 波　5, 6

Q
QRS 波　5
QRS 幅　7
　──, 広い頻拍の鑑別診断基準　239
QTc　7
　── 延長　268
QT 延長症候群　268
　──, 植込み型除細動器　269
　──, 心臓突然死　268
QT 間隔　7
　── 延長　7
Q 波　8

―― 梗塞　61, 81

R

rate control　276
reduction aortoplasty　304
remodeling　62, 351
rescue PCI　91
restrictive VSD　169
revised cardiac risk index (RCRI)　413
rhythm control　276
right bundle branch block (RBBB)　5, 237
right axis deviation (RAD)　6
right ventricular outflow tract VT (RVOT-VT)　268
R on T 現象　378
Ross 手術　170, 305
RR 間隔　5
rSR パターン　237

S

second-degree AV block　251
Seldinger 法　369
Senning 手術　180
SHOCK 試験　42, 93
sine wave　236
single photon emission computed tomography (SPECT)　318, 320, 323, 359
sinus arrest　250
sinus bradycardia　250
sinus pause　250
$S_I Q_{III} T_{III}$　237
Sokolow-Lyon の診断基準　237
square root sign　152
ST-segment elevation myocardial infarction (STEMI)　61
ST-T 変化　72
Stanford 分類　298
ST 上昇　8, 87, 236
　――, 相反性変化　234
　――, 急性心膜炎　146
ST 上昇型心筋梗塞　18, 35, 80, 300, 406
　――, ICU 管理　91
　――, 胸痛　82
　――, 禁忌　83
　――, 検査　85
　――, 診断基準　86
　――, 治療　36, 87
ST 低下　8, 236
subacute bacterial endocarditis (SBE)　225
sudden cardiac death (SCD)　127, 259
supraventricular tachycardia (SVT)　238

syncope　25

T

T-wave alternans (TWA)　266
tetralogy of Fallot (TOF)　171
therapeutic lifestyle change (TLC)　103, 105
third-degree AV block　251
thoracic aortic aneurysm (TAA)　296
TIMI リスクスコア　64, 84
toe-brachial index (TBI)　288
torsades de pointes　7, 35
transesophageal echocardiography (TEE)　331
transient loss of consciousnes　25
transmyocardial laser revascularization (TMLR)　57
transthoracic echocardiography (TTE)　329
T 波　6
　―― 陰転　8

U

UA/NSTEMI　406
Uhl 奇形　158
unfractionated heparin　70
unstable angina (UA)　61

V

venous thromboembolism (VTE)　309
ventricular fibrillation (VF)　33
ventricular septal defect (VSD)　167
ventricular tachycardia (VT)　5, 33, 238
Virchow の三徴　309
VMAC 研究　120
von Willebrand 因子　63

W

Wellen 波　8, 237
Wells 診断基準　309
Wenckebach 型　251
Wolff-Parkinson-White (WPW) 症候群　5, 237, 277

X

X 線発生装置　340
x 谷　149

Y

yttrium-aluminum-garnet (YMG) レーザー　57
y 谷　149, 152

索引

和文

あ

アスピリン　54, 69, 88, 108, 291, 384
圧電効果　325
圧迫エコー　310
アデノシン　52, 160
アテローム動脈硬化　98, 286, 287, 292, 296, 298
アテロームプラーク　62, 81, 362
アドレナリン　33, 344, 377
アトロピン　252, 331, 377
アミオダロン　33, 35, 263, 277
アミロイドーシス　135, 268
アルコール性心筋症　134
アルドステロン受容体拮抗薬　92, 125, 407
アンジオテンシンⅡ　124
アンジオテンシンⅡ受容体拮抗薬　→ARBをみよ
アンジオテンシン変換酵素阻害薬　→ACE阻害薬をみよ
安静時洞徐脈　250
アンダーセンシング　255
アンチトロンビンⅢ　70
安定狭心症　46, 57
　——，心電図　50
　——，鑑別疾患　48
　——，危険因子　49
　——，経過観察　58
　——，重症度分類　46
　——，治療　54
アントラサイクリン系薬　134
　——，心毒性　397

異型狭心症　63
異常Q波　210
異所性心房調律　5
異所性心房頻拍　238
一時的経静脈ペーシング　376
一過性脳虚血発作　27
一酸化窒素　159
遺伝性QT延長症候群　269
イベントレコーダ　249
インスリン抵抗性　108

ウイルス性心膜炎　151
植込み型除細動器　127, 263, 264, 394
植込み型ループレコーダ　249
右脚　246
右脚ブロック　5, 269, 274
右軸偏位　6

右室圧波形　373
右室梗塞　87, 94, 157, 234
　——，ST上昇　234
右室抬起　16
右室壁運動異常　94
右室ペーシングパターン　86
右室流出路起源心室頻拍　268, 270
右心カテーテル　160, 371
右心性Ⅳ音　186
右心不全　157, 160, 176
右房圧波形　373
右房化した右室　176
右房腫瘤　215
右房負荷　176
運動負荷試験　52, 195
　——，高齢者　53
　——，女性　53
　——，心エコー検査　28, 52

永久ペーシング　252
エコー透過性　363
エラスチン　171, 297
炎症性大動脈炎　298
エンドセリン-1　159
エンドセリン拮抗薬　163
エンドレスループ頻拍　255

オーバードライブペーシング　377

か

解剖学的左室　180
化学療法
　——，ステント血栓症　398
　——誘発性心筋症　397
拡張型心筋症　133, 207
　——，褐色細胞腫　134
　——，感染性　133
　——，高拍出性　134
　——，自己免疫性　135
　——，先天性　135
　——，中毒性　134
拡張期圧波形　152
拡張期逆流性雑音　197
拡張期ノッチ　289
下肢壊疽　313
下肢虚血　288
下肢塞栓症　288
下肢末梢動脈疾患　287
　——，治療　290
家族性胸部大動脈瘤　297
家族性大動脈疾患　306

下大静脈-静脈洞型欠損　165
下大静脈フィルター　313
下腿浮腫　23
褐色細胞腫クリーゼ　40
カテーテルアブレーション　280
ガドリニウム造影剤　293, 357
下壁心筋梗塞　234
カラー Doppler 法　325
カルシウム拮抗薬　55, 74, 160, 162, 302, 390
カルチノイド心疾患　136, 216
癌患者　397
間欠性跛行　287, 291
冠血流予備能　322, 359
冠静脈洞型欠損　165
感染性心筋症　268
感染性心内膜炎　222
　──, Duke 基準　226
　──, 亜急性　225
　──, 急性　227
　──, 原因菌　222
　──, 抗菌薬　228
　──, 徐脈　256
　──, 治療　227
　──, 分類　223
　──, 予防　230
感染性塞栓　223
感染性動脈瘤　298
完全大血管転位　181
完全(3度)房室ブロック　251
冠動脈
　──, カルシウム
　──, 支配領域　9
　──, 石灰化　352
　── 解離　56
　── 再灌流　42
冠動脈拡張症　47
冠動脈形成術　56
冠動脈疾患　117
　──, 運動処方　110
　──, 検査前確率　51
　──, 侵襲的検査　53
冠動脈造影　68, 383
冠動脈バイパス術　57
貫壁性梗塞　81
冠攣縮性狭心症　47, 63

奇異性塞栓　176
奇異性中隔運動　216
機械的合併症　41
器質的心肺疾患　25
器質的僧帽弁疾患　212

偽性狭窄　195
偽性心室瘤　93
偽性跛行　287
喫煙　49, 261, 287
奇脈　16, 149
逆追形同期法　351
逆行性心房刺激　255
逆行性動脈解離　370
急性冠症候群　61, 248
　──, ST 上昇型(STEACS)　61
　──, 非 ST 上昇型(NSTEACS)　61
急性心筋梗塞　61, 81
　──, ST 上昇型(STEMI)　61
　──, 伝導異常　255
　──, 非 ST 上昇型(NSTEMI)　61
急性心膜炎　84, 144
　──, 治療　147
急性大動脈症候群　296, 299
　──, 治療　302
急性非代償性心不全　40, 120
　──, ICU　122
　──, β遮断薬　129
　──, 外来　123
　──, 退院　123
　──, 治療　121
急性リウマチ熱　218
狭心症　46
　──, 安定　46, 57
　──, 冠攣縮性(Prinzmetal 型)　63, 47
　──, コカイン誘発性　75
　──, 治療　54, 72
　──, 二次性　63
　──, 微小血管性　48
　──, 不安定　61
　──, 労作性　62
強心薬　126, 161
胸痛　14, 46
　──, 除外診断　14
　──, 心電図所見　16
共通房室弁口　165
胸部大動脈瘤　296, 304
局所壁運動異常　333
虚血性心筋症　20, 127, 321
　──, 心臓突然死　265
虚血性僧帽弁閉鎖不全症　207, 208, 212
挙上試験　288
巨大 v 波　211
巨大陰性 T 波　8
起立性低血圧　25
筋ジストロフィ症　135
緊張性気胸　18

駆出率　127（左室駆出率も参照）
クレアチンキナーゼ MB 分画（CK-MB）　17, 66

経胸壁心エコー検査　301, 329
頸静脈怒張　23, 149, 160
経静脈ペーシング　377
経食道心エコー検査　299, 301, 331
経心筋レーザー血行再建術　57
携帯型心電図モニター　28
頸動脈狭窄症　294
頸動脈ステント留置　295
頸動脈洞マッサージ　27
経皮的冠動脈インターベンション（PCI も参照）　362
経皮的大動脈弁形成術　194
経皮的大動脈弁置換術　194
経皮的肺静脈隔離術　280
経皮的バルーン僧帽弁切開術　205, 206
経皮的バルーン弁形成術　171
経皮的ペーシング　33
経皮的弁置換術　171
外科的結紮術　184
外科的交連切開術　171
外科的心膜切除術　154
外科的僧帽弁切開術　206
外科的ドレナージ　151
外科的内膜摘除術　295
血圧測定　106
結核性心膜炎　145
血管拡張薬　120, 199
血管雑音　288
血管収縮薬　41
血管新生性増殖因子　67
血管抵抗　374
血管内エコー　361
血管リモデリング　62, 351
血行再建術　291
　　──，腎動脈　293
血行動態測定　373
　　──，正常値　372
血小板-フィブリン沈着物　222
血栓形成傾向　313
血栓塞栓症　177, 280
血栓溶解　91
血栓溶解薬　92
剣状突起下心膜切開術　151
減衰アーチファクト　383
減衰補正　320, 323

抗アルドステロン薬　384

抗核抗体　119, 147
高カリウム血症　236
高感度 CRP　111
抗凝固薬　147
抗凝固療法　276, 311
　　──，期間　312
高血圧　106, 120
高血圧緊急症　38
　　──，コカイン　40
高血圧性脳症　39
抗血小板療法　69
抗血栓療法　69
抗好中球細胞質抗体　119
抗酸化薬　385
好酸球増加症候群　136
高周波カテーテルアブレーション　263
拘束型心筋症　135, 154
　　──，鑑別診断　153
梗塞心筋　321
後負荷軽減療法　217
抗不整脈薬　263, 278, 279
後壁梗塞　86
抗リン脂質抗体　312
高齢者
　　──，冠動脈疾患　391
　　──，心不全　393
　　──，心房細動　394
　　──，早期侵襲的治療　392
　　──，デバイス治療　394
　　──，非 ST 上昇型急性心筋梗塞　392
固定性分裂　166
コレステロール　105
コレステロール塞栓症　370
コレステロール低下薬　56

さ

サイアザイド系利尿薬　122
再灌流療法　90
再狭窄　56
細菌性心内膜炎　169, 172, 225, 227
サイトカイン　67
再分極　6
左脚　246
　　──ブロック　86, 140, 234
左軸偏位　6
左室拡張終期圧　23, 157
左室機能　320
　　──障害　124
左室駆出率　20, 262
左室駆出力　302
左室収縮障害　386

左室自由壁破裂　93
左室-大動脈間圧較差　138
左室緻密化障害　135, 356
左室内血栓　94
左室肥大　7
左室補助装置　127
左室容積　320
左室瘤　37
左室流出路圧較差　140
左室流出路閉塞　137
左心低形成症候群　177
左心不全　35, 40
サルコイドーシス　136
サルコメア　137
三次元(3D)心エコー　327
三尖弁　214
　　──奇形　176
三尖弁狭窄　214
三尖弁形成術　217
三尖弁逆流　217
三尖弁閉鎖不全症　216
酸素飽和度　375

磁気共鳴画像　354
磁気共鳴血管撮影　357
ジギタリス効果　236
ジギタリス中毒　236
刺激伝導系　245
刺激伝導系疾患　376
ジゴキシン　125, 126, 277, 390
自己肺動脈弁　170
脂質異常症　105
指尖容積脈波記録　289
失神　25
　　──, 鑑別アルゴリズム　29
　　──, 器質的心肺疾患　25
　　──, 起立性低血圧　25
　　──, 神経調節性　25
　　──, 心原性　28
　　──, 心電図所見　27
　　──, 治療　30
　　──, 反射性　25, 28
　　──, 病歴聴取　27
　　──, 分類　26
自動体外式除細動器　270
ジピリダモール　52
ジフェドラミン　344
脂肪異栄養症　399
シャント血流　168, 375
　　──, 定量的評価　167
周産期心筋症　386, 388

収縮期駆出性クリック　301
収縮期駆出性雑音　137
収縮機能障害　118
収縮性心膜炎　151, 154
　　──, 鑑別診断　153
　　──, 治療　153
収縮予備能　331
周術期
　　──, β遮断薬　414
　　──, 致死リスク　413
重複切痕　369, 373
縮小大動脈形成術　304
術前心血管系評価　413
上下差異性チノアーゼ　183
上行大動脈瘤　305
硝酸薬　55
上室頻拍　33, 241
静脈性血栓塞栓症　309
　　──, DNA検査　314
　　──, 一次予防　314
　　──, 二次予防　313
女性
　　──, 心血管疾患　382
　　──, 生活改善　383
徐脈　31, 245, 246, 377
　　──, 管理　252
徐脈頻脈症候群　248, 251
心移植　128
心エコー検査　324
　　──, Doppler
　　──, 緊急　35
　　──, 経胸壁　301, 329
　　──, 経食道　299, 331
　　──, 限界　335
心外膜　144
　　──ペーシング電極　377
心筋
　　──, アポトーシス　116
　　──, 酸素需要　47, 55, 137
　　──, 神経支配　360
　　──, 線維化　116
心筋虚血　117, 322
心筋血流イメージング　320, 359
心筋梗塞　236, 377
　　──, ICU管理　35
　　──, PCI関連　62
　　──, Q波　61, 81
　　──, ST上昇型　35, 61
　　──, 下壁　234
　　──, コカイン　75
　　──, 遅発性合併症　35

索 引　**447**

　　──，伝導障害　37
　　──，非 ST 上昇型急性　61
　　──，メタンフェタミン　76
心筋疾患　135
心筋症
　　──，Gaucher　136
　　──，HIV 関連　400
　　──，Hurler　136
　　──，アルコール性　134
　　──，化学療法誘発性　397
　　──，拡張型　133
　　──，虚血性　127
　　──，拘束型　135
　　──，周産期　386
　　──，ストレス誘発性　134
　　──，たこつぼ　134
　　──，糖尿病性　117, 408
　　──，トラスツズマブ誘発性　397
　　──，非虚血性　127
　　──，肥大型　28, 137, 267
　　──，閉塞性肥大型　137
心筋代謝　359
心筋バイアビリティ　318, 320, 322, 359
心筋マーカー　17, 66, 87
心腔内圧の等圧化　151
心係数　84, 374
神経体液性因子　116
神経調節性失神　25
心血管疾患
　　──，一次予防　98
　　──，二次予防　108
　　──，リスク評価　97
　　──，予防　104
　　──，運動　103
　　──，喫煙　104
　　──，脂質管理　108
　　──，生活習慣の是正　102
腎血管性高血圧症　293
心原性失神　28
心原性ショック　40, 88, 149
　　──，治療　93
人工グラフト置換　305
人工心臓弁　217
　　──，機械弁　217
　　──，生体人工弁　218
　　──，同種移植弁　218
心室再分極　268
心室間相互依存現象　152
心室期外収縮　5, 262
心室機能不全　180
心室細動　33, 259

心室早期興奮　237
心室中隔欠損症　167, 169
心室中隔心筋切開切除術　140
心室中隔穿孔　93
心室内伝導障害　5
心室頻拍　5, 37, 238
　　──，右室流出路起源　268, 270
　　──，束枝　268, 270
　　──，多形性　259
　　──，単形性　35, 259
　　──，無脈性　33
心室不整脈　172
心室瘤　94
心室レート　239
浸潤性心筋疾患　135
浸潤性心筋症　268
腎性全身性線維症　293, 357, 358
新生内膜肥厚　56
振戦　168
心尖拍動　192
心尖部全収縮期雑音　210
心尖部肥大型心筋症　138
心臓 CT　350
　　──，禁忌　353
　　──，心周期　350
　　──，肥満　354
　　──，血管造影　68
心臓 MRI　68, 354
　　──，心筋症　355
　　──，心臓弁膜症　356
　　──，先天性心疾患　355
心臓カテーテル検査　336
　　──，造影剤　341
　　──，適応　342
心臓再同期療法　127
心臓腫瘍　400
心臓震盪　270
心臓精査のアルゴリズム　414
心臓超音波検査　→心エコー法をみよ
心臓突然死　127, 140, 141, 176, 259
　　──，一次予防　265
　　──，危険因子　259
　　──，生物学的モデル　262
　　──，治療　263
心臓負荷画像検査　51
心臓弁膜症　190
心臓リスク指数　413
心臓リハビリテーション　110
心タンポナーデ　18, 37, 38, 149
心電図　234
　　──，解剖学的分布　86

──，間隔 6
──，軸偏位 5
──，心筋障害 8
──，波形 8
腎動脈狭窄 291
腎動脈血行再建術 293
シンドローム X 63
心内圧の等圧化 152
心内シャント 160
心内膜炎 229
心内膜心筋疾患 136
心内膜生検 153
心内膜線維弾性症 215
心拍応答ペーシング 254
心拍出量 20, 371, 374
心拍数 4
──コントロール 205, 276
心拍同期直流通電 278
心破裂 37
深部静脈血栓症 309
──，Wells 診断基準 311
──，治療 311
心不全 20, 23, 116, 141
──，右心 157
──，左室収縮能が保たれた 21, 119, 129
──，収縮能低下 20
──，長期管理 123
──，治療抵抗性 126
──，非代償性 40
──，分類 22
──，末期 128
──，慢性 123
──，問診 21
──，予後 128
──，予防 117
心房期外収縮 273
心房細動 5, 140, 204, 273
──，管理 276
──，抗凝固療法 280, 281
──，心電図 275
──，薬物治療抵抗性 278
心房心室同期 252
心房静止 5, 250
心房中隔欠損作成術 163
心房中隔欠損症 165
──，妊娠 167
心房中隔欠損閉鎖術 167
心房内スイッチ手術 180
心房内バッフル 180, 181
心房不整脈 166, 176
心膜 144

──，コンプライアンス 149, 151
心膜液 144
心膜液貯留 37, 145, 147
心膜炎 87, 236
──，ウイルス性 151
──，急性 144
──，結核性 145
──，収縮性 151
──，特発性 151
──，尿毒症性 145
心膜腔 144
心膜腫瘍 155
心膜穿刺 38, 148, 151
心膜嚢胞 155
心膜ノック音 152
心膜剝離術 154
心膜摩擦音 145, 148
心抑制 27

頭蓋内圧亢進 256
頭蓋内動脈瘤 184
スタチン →HMG-CoA 還元酵素阻害薬を
みよ
ステント 306
ステント血栓症 56
ストレス誘発性心筋症 134
ストレプトキナーゼ 89
ストロンチウム-82 361

成人先天性心疾患 165
──，外来診療 186
──，患者教育 187
──，外科的治療 173
──，チアノーゼ性 172
──，妊娠 186
赤色血栓 56, 81
脊柱管狭窄症 287
石灰化結節 62
石灰化性大動脈弁狭窄 191
石灰化プラーク 353
セリアック病 135
線維筋性異形成 292
線維弾性欠損症 207
全収縮期雑音 168, 209
線状出血 225
全身性エリテマトーデス 135
穿通性アテローム動脈硬化性潰瘍 298, 299
線溶療法 90, 91

造影検査 358
──，腎毒性 293

造影剤腎症　342
早期再分極　236
僧帽性P波　203
僧帽弁　201
　　——，圧較差　204
　　——，開放音　202
僧帽弁逸脱　208
僧帽弁逆流　202, 206, 207
僧帽弁狭窄症　201
　　——，外科的治療　206
　　——，血行動態　205
　　——，塞栓症予防　206
　　——，治療　204
　　——，病態生理　203
　　——，リウマチ性　201
僧帽弁収縮期前方運動　138
僧帽弁切開術　206
僧帽弁閉鎖不全　206
　　——，器質的　206
　　——，機能的　207
　　——，急性　208
　　——，虚血性　207, 208, 212
　　——，治療　212, 214
　　——，病態生理　209
　　——，閉鎖式　206
　　——，慢性　208
足関節上腕血圧比　287, 289
足趾上腕血圧比　288
束枝心室頻拍　270
促進心室固有調律　37, 94
足底屈曲試験　288
組織Doppler法　325, 327

た

体液量評価　130
待機的除細動　279
体血管抵抗　374
胎児死亡　313
胎児循環　183
胎児微小キメラ化　386
体循環心室　180, 182
大動脈炎　298
大動脈解離　18, 40, 84, 144, 169, 298
大動脈起始部病変　195
大動脈基部拡大　304
大動脈疾患　296
大動脈縮窄　184
大動脈症候群　296
大動脈造影　302
大動脈内バルーンパンピング（大動脈内バルーンポンプ）　41, 368

大動脈二尖弁　169, 184, 191, 296
大動脈弁　190
大動脈弁開放音　192
大動脈弁逆流　195, 301
大動脈弁狭窄　169, 170, 190
　　——，病態生理　191
　　——，治療　193
　　——，弁下狭窄　169
　　——，弁上狭窄　171
大動脈弁形成術　194
大動脈弁置換術　193, 199
　　——，経皮的　194
大動脈弁閉鎖不全　179, 195
　　——，治療　199
　　——，病態生理　196
　　——，弁置換術　201
大動脈瘤
　　——，胸部　296
　　——，スクリーニング　306
　　——，腹部　296
　　——，無症候性　296
体-肺動脈シャント　172
多形性心室頻拍　259, 268
多形性心房頻拍　238
多源性心房調律　5
たこつぼ心筋症　134
多重リエントリー波　274
脱分極　5
　　——波　245
タリウム201　318, 322
単形性心室頻拍　35, 259
単心室　177
断層（二次元）心エコー　324
蛋白漏出性腸症　177

チアノーゼ　176, 185
チエノピリジン　88
チクロピジン　70
血性心膜液貯留　147
中隔アブレーション　140
中皮腫　155
超急性期T波　86
直接トロンビン阻害薬　71, 89
治療的生活習慣改善　105
チルト試験　28
低心拍出状態　122
低分子ヘパリン　71, 89
テクネチウム99m　318, 322
デジタルサブトラクション血管造影　289
デスモゾーム　267
デマンドモード　378

デュアルチャンバーペーシング　253
転移性心膜腫　155
電気的交互脈　149
電気的除細動　278, 279
伝導障害
　——，β遮断薬　256
　——，カルシウム拮抗薬　27
　——，ジゴキシン　256

洞結節　5, 245
　——機能不全　248, 249
洞結節動脈　245, 376
透視シネ装置　336
　——，撮像　340
　——，透視　340
等尺性筋収縮　30
洞徐脈　250
洞性P波　250
洞性心拍　255
糖蛋白Ⅱb/Ⅲa受容体阻害薬　71, 89
洞調律　5
　——維持　279, 280
洞停止　250
動的狭窄　191
糖尿病　49, 106
　——，運動負荷心電図　406
　——，冠動脈疾患　405
　——，血行再建術　407
　——，血清脂質コントロール　410
　——，血糖コントロール　410
　——，心機能　408
　——，心筋症　117, 408
　——，腎障害　410
洞不全症候群　249, 278
洞房ブロック　250
動脈解離　370
動脈管開存　183
動脈硬化性腎動脈狭窄症　292
動脈硬化性プラーク形成　191
動脈-肺動脈シャント術　177
動脈瘤　37
　——，感染性　298
ドパミン　377
ドブタミン　52, 122, 331
トラスツズマブ　397
トレッドミル　331
トロポニンⅠ　17
トロポニンT　17, 137
トロンビン　63, 70

な

内臓逆位　355
内皮増殖　159
内膜摘除術
　——，頸動脈　294
　——，外科的　295
ニトログリセリン　39, 73, 88
ニトロプルシド　39, 302
乳頭筋断裂　94
尿中微量アルブミン　409
尿毒症性心膜炎　145
妊娠
　——，血行動態　385
　——，循環器系薬物　389
　——，先天性心疾患　388
　——，頻脈　387
　——，不整脈　386

熱希釈法　374

脳血管塞栓症　370
脳性ナトリウム利尿ペプチド（BNP）　117
脳卒中　273
囊胞性中膜変性　296

は

肺血管抵抗　374
肺血栓塞栓症　84
肺高血圧症　157, 180
　——，強皮症　158
　——，外科的治療　163
　——，心房中隔欠損作成術　163
　——，治療　161, 162
　——，二次性肺静脈性　161
　——，妊娠　161
　——，肺静脈性　158, 160
　——，肺動脈性　158
　——，予後　163
肺静脈圧迫　177
肺静脈還流異常　165
肺静脈奇形　167
肺水腫　120
肺塞栓症　18, 158, 309
　——，心電図　237
肺体血流比　167
肺動脈圧　373
肺動脈カテーテル　118, 371
　——，血行動態　119
肺動脈狭窄　171
肺動脈楔入圧　41, 84, 157, 371, 374

索 引

肺動脈収縮期圧 216
肺動脈弁 217
肺動脈弁置換術 171
肺動脈弁閉鎖不全 171, 172
肺内皮細胞障害 159
肺胞低換気障害 158
白色血栓 56
跛行 287, 291
パルス Doppler 法 325, 327
バルーンカテーテル 368, 370
反射性失神 25, 28

非 Q 波梗塞 61, 81
非 ST 上昇型急性冠症候群 (NSTEACS)
　──, 鑑別診断 63
　──, 危険因子 64
　──, 心電図変化 65
　──, 早期侵襲的治療 392
　──, 退院 75
　──, 治療 68
非虚血性心筋症 20, 127, 133, 266
非持続性心室頻拍 37, 262
非ジヒドロピリジン系カルシウム拮抗薬 276
微小気泡検査 167, 186
微小血管性狭心症 48
非浸潤性心筋疾患 136
非心臓手術
　──, リスク分類 415
　──, 術前評価 413
非ステロイド系抗炎症薬 (NSAID) 74, 147
肥大型心筋症 28, 137
　──, 植込み型除細動器 267
　──, 合併症 140
　──, 心臓突然死 267
　──, 治療 139
　──, 閉塞性 137
非代償性心不全
　──, 急性 40
　──, 重症大動脈弁狭窄症 193
非対称性肥大 137
左冠動脈主幹部 341
左前下行枝 234
左内胸動脈 341
左-右シャント 134, 183
非同期下高エネルギーショック 33
非同期心室ペーシング 254
非同期心房心室ペーシング 254
非同期ペーシングモード 254
ヒドララジン 39, 125
肥満 107, 261

頻拍
　──, QRS 幅の狭い (正常) 33, 238
　──, QRS 幅の広い 33, 239
　──, RP 間隔の狭い 239
　──, RP 間隔の広い 239
　──, エンドレスループ 255
　──, 早期興奮 238
　──, ペースメーカ起因性 253, 255
頻脈 33, 237

不安定狭心症 61
不安定プラーク 62
フィブリノーゲン 63, 111, 309
フィブリン溶解療法 →線溶療法をみよ
負荷心エコー 331
負荷心筋血流イメージング 52
不完全右脚ブロック 166, 237
副伝導路 5, 176
腹部腫瘤 300
腹部大動脈瘤 296
　──破裂 300
不整脈 37, 94, 177
　──, 徐脈性 245, 246
　──, 心原性 25
　──, 正常 QRS 幅 33
　──, 頻脈性 237
不整脈原性右室異形成 (心筋症) 28, 157, 267, 356
プラーク破裂 62, 81
プラークびらん 62, 81
プロトロンビン 314

ベアメタルステント 56
閉塞性肥大型心筋症 137, 191
壁内血腫 299
ペーシング
　──, オーバードライブペーシング 377
　──, 経静脈ペーシング 377
　──, ペーシング不全 378
　──閾値 378
　──スパイク 253
　──不全 255, 379
　──モード 254
　──レート 254
ペースメーカ 378, 394
　──機能不全 253, 254
ペースメーカ起因性頻拍 253, 255
ペースメーカ細胞 245
ヘパリン 70, 89, 390
　──, 低分子 71, 89
　──, 未分画 70

ヘパリン起因性血小板減少症　70, 312
変行伝導　238, 274
　　──, 上室頻拍　238
変時性応答能　248
弁通過血流速度　150

房室回帰性頻拍　238
房室結節　5, 245
房室結節伝導　276
　　──, 抑制　33
房室結節リエントリー性頻拍　238
房室ブロック　5, 250
補充収縮　250
ホスホジエステラーゼ（PDE）阻害薬　163
捕捉不全　255
発作性心房細動　273
ホルモン補充療法　111, 385

ま

マイクロボルトT波交互脈　266
末梢臓器低灌流　127
末梢動脈疾患　286
　　──, 下肢　287
慢性心不全　123

ミオグロビン　17, 66
右冠動脈　344
右-左シャント　184, 185
水瓶様心陰影　148
未分画ヘパリン　70, 312

無脈性心室頻拍　33
無脈性電気活動　149, 259

メタボリックシンドローム　49, 108
モルヒネ　74, 89

や

薬剤溶出ステント　56

薬理学的除細動　279
有効逆流弁口面積　208
容量負荷　20, 168
　　──, 評価　23

ら

卵円孔開存　165

リウマチ因子　147
リウマチ性心炎　218
リウマチ性弁膜症　190
リウマチ熱
　　──, Jonesの基準　218
　　──, 急性　218
リズムコントロール　276, 278
リチウム　176
リード異常　255
リドカイン　33, 263, 390
利尿薬　120, 126, 161, 215, 217, 388
リポジストロフィ　399
リポ蛋白(a)　111

ルビジウム-82　359

レニン-アンジオテンシン系　292
レニン-アンジオテンシン-アルドステロン系　116
連続波Doppler法　325, 327

労作性狭心症　62
労作性呼吸困難　159

わ

ワルファリン　161, 312
腕動脈拍動　172

ワシントンマニュアル循環器内科アップグレード
定価（本体6,000円＋税）

2010年3月1日発行　第1版第1刷Ⓒ

編者　フィリップ S ククーリッチ
　　　アンドリュー M ケーツ

監訳者　池田宇一

発行者　株式会社 メディカル・サイエンス・インターナショナル
　　　　代表取締役　若松　博
　　　　東京都文京区本郷1-28-36
　　　　郵便番号 113-0033　電話番号(03)5804-6050
　　　　　　　　　　　印刷：三報社印刷／表紙装丁：トライアンス

ISBN978-4-89592-626-3　C3047

JCOPY 〈(社)出版者著作権管理機構 委託出版物〉
本書の無断複写は著作権法上での例外を除き禁じられています．
複写される場合は，そのつど事前に，(社)出版者著作権管理機構
（電話 03-3513-6969, FAX 03-3513-6979, info@jcopy.or.jp）の
許諾を得てください．